Omas Großes Gesundheitsbuch

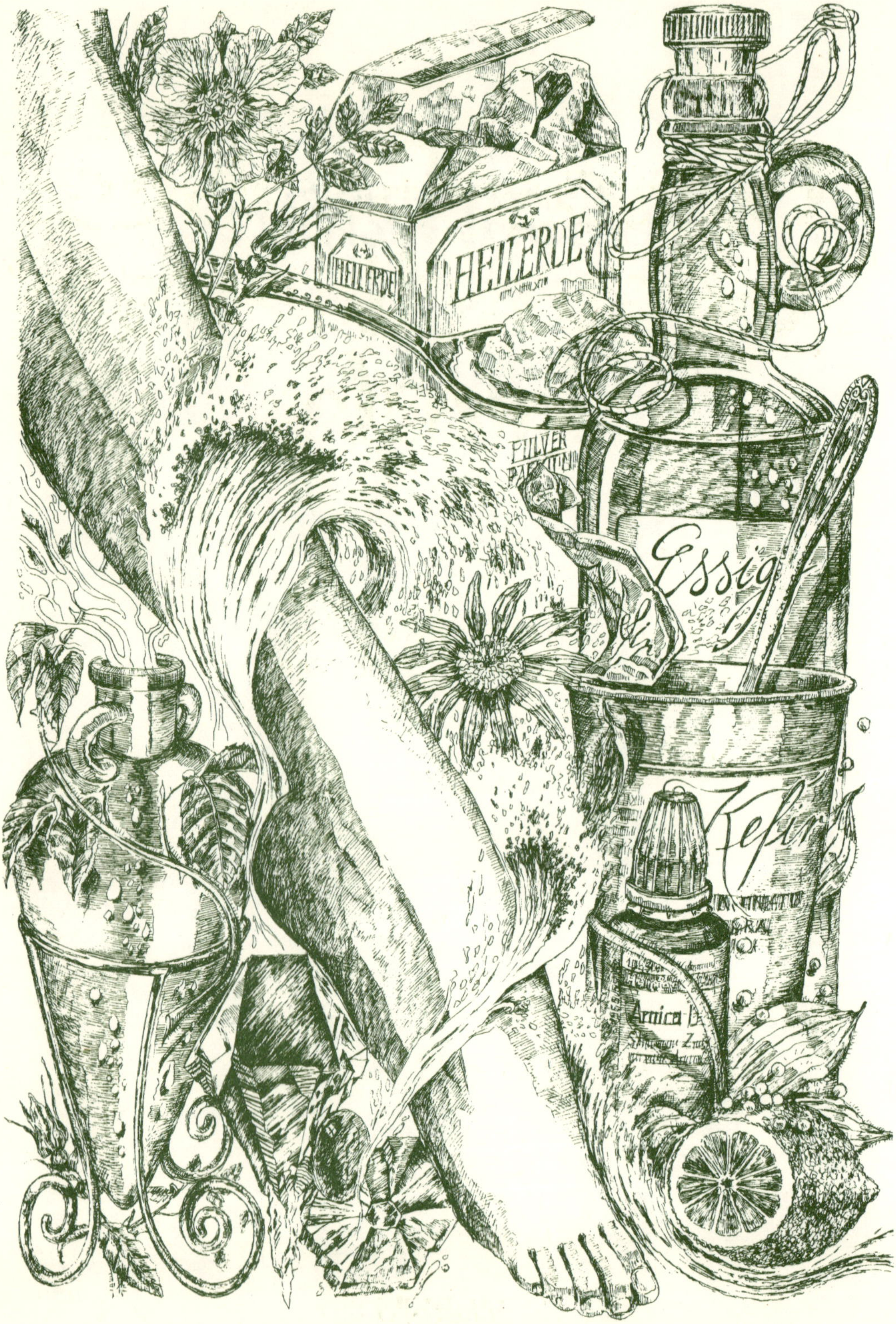
HEILERDE
HEILERDE
PULVER
Essig
Kefir
Arnica

Omas Großes Gesundheitsbuch

Dr. med. Christiane Lessing
unter Mitarbeit von Dr. Jörg Zittlau

Weltbild

INHALT

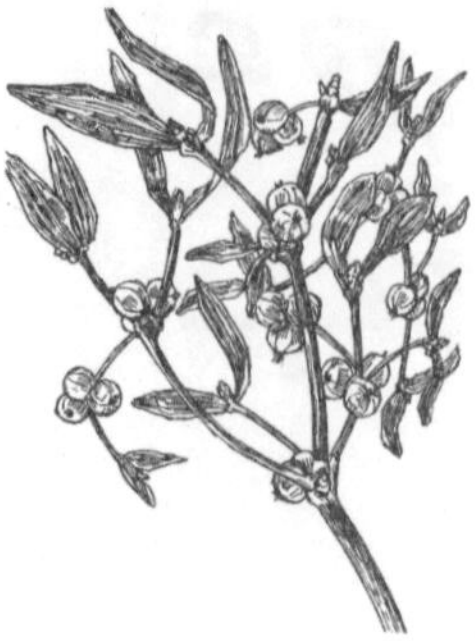

Mistel ist eine Heilpflanze, die schon seit Jahrhunderten zur Behandlungen von Herzproblemen verwendet wird.

Gegen Kopfschmerzen und Migräne ist so manches Kraut gewachsen.

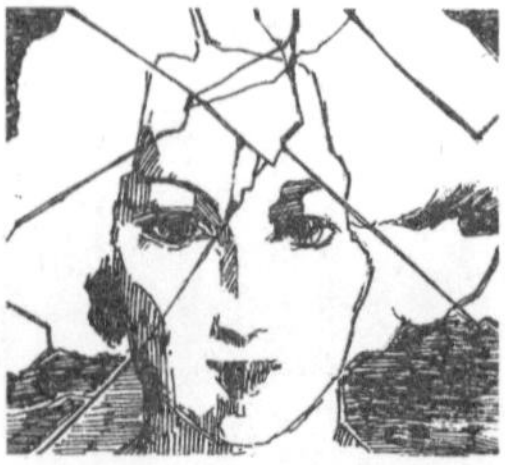

Beinweill wurde früher zur Heilung von Knochenbrüchen verwendet.

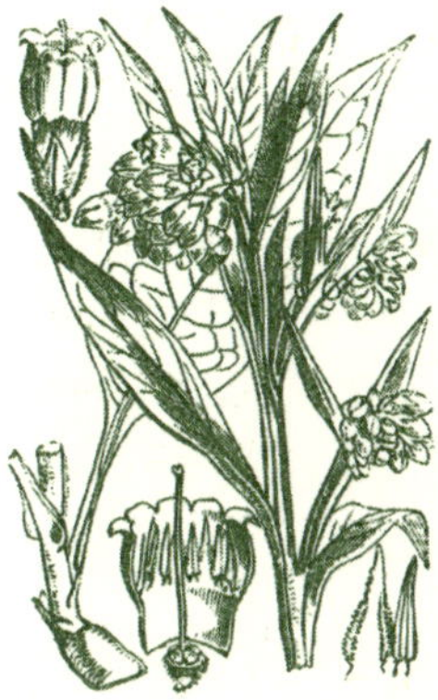

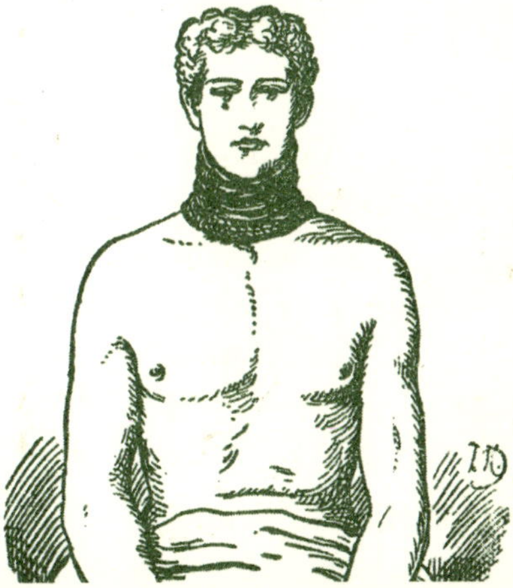

Halswickel helfen gegen den Schmerz.

Kühlen ist ein probates Heilmittel bei Knieverletzungen.

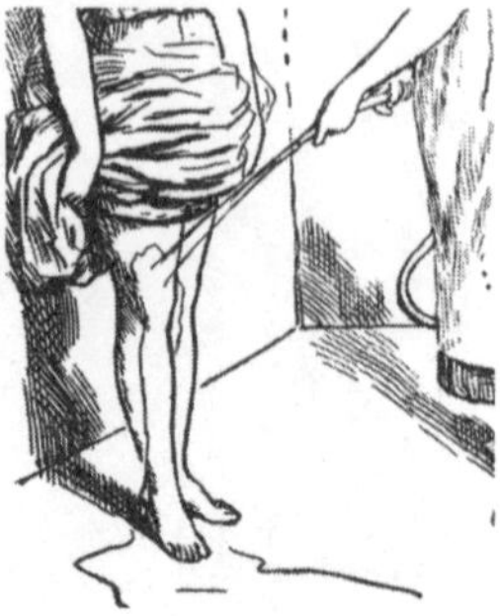

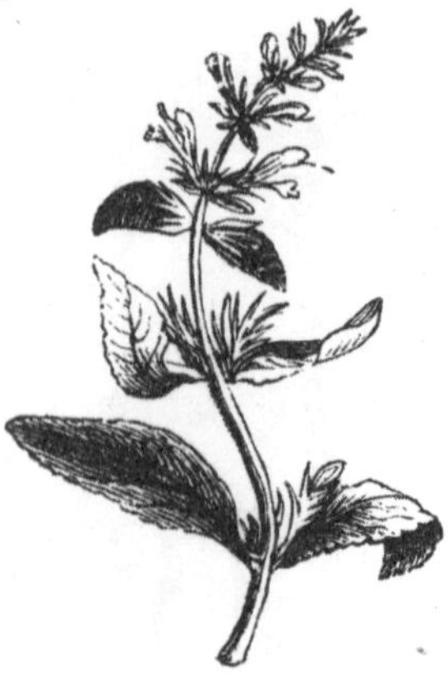

Zahnfleischentzündungen können wirksam mit Salbeitee behandelt werden.

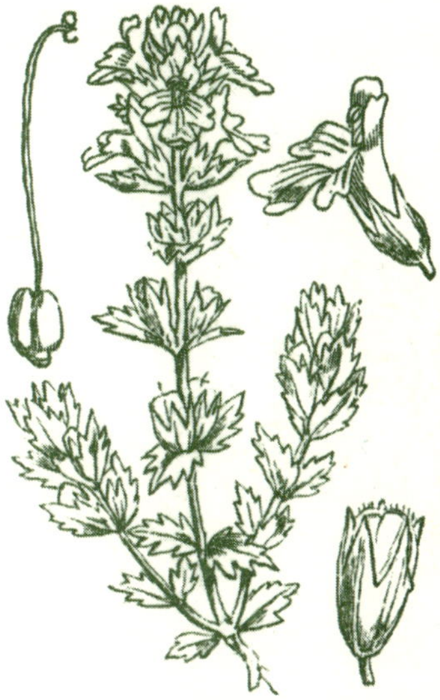

Beim Augentrost ist der Name Programm.

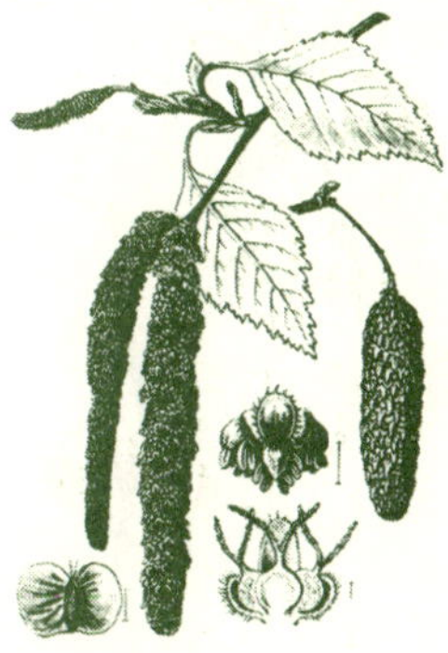

Die Birke ist ein weit verbreiteter Laubbaum. Ihre Blätter besitzen große Heilkraft.

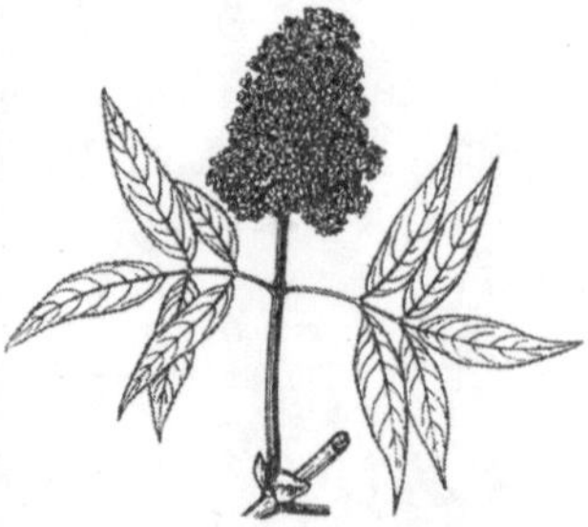

Holunderbeeren und Holunderblüten versprechen nicht nur kulinarische Genüsse.

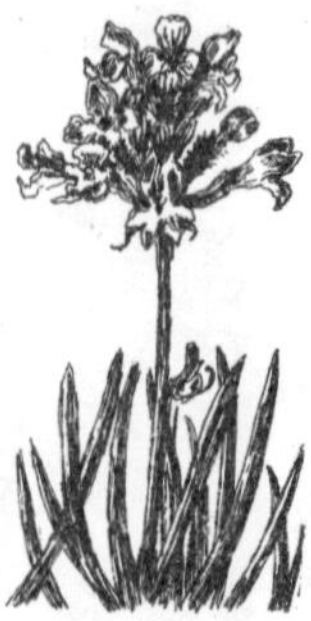

Die ätherischen Öle des Lavendels werden in der Parfümherstellung verwendet.

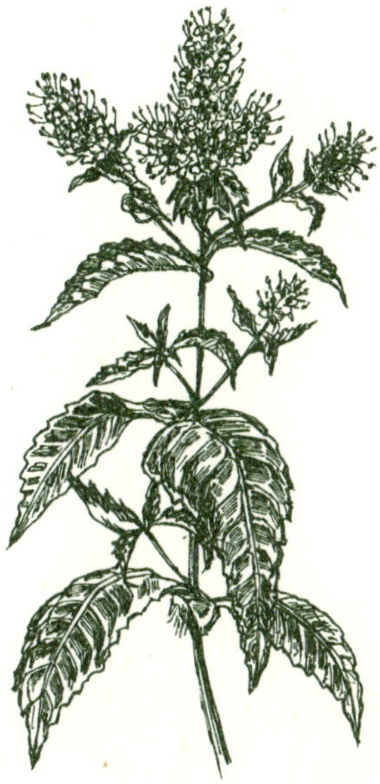

Frischer Pfefferminztee ist ein gesunder Genuss.

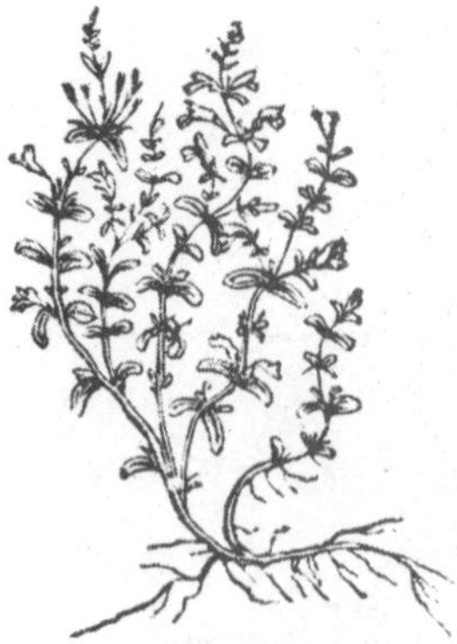

Thymian bekämpft Husten und Bronchitis.

Zimt kann helfen, hohe Zuckerwerte zu senken.

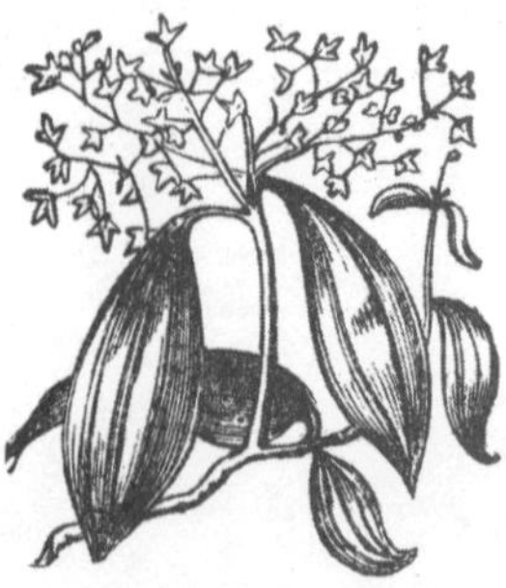

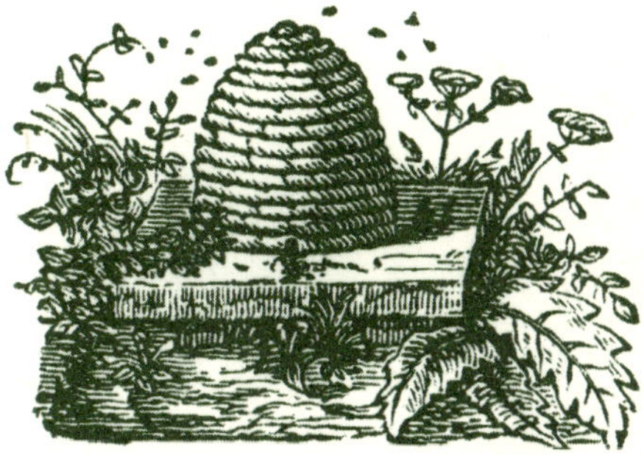

Bienen liefern uns ein altes Hausmittel, ihren Honig.

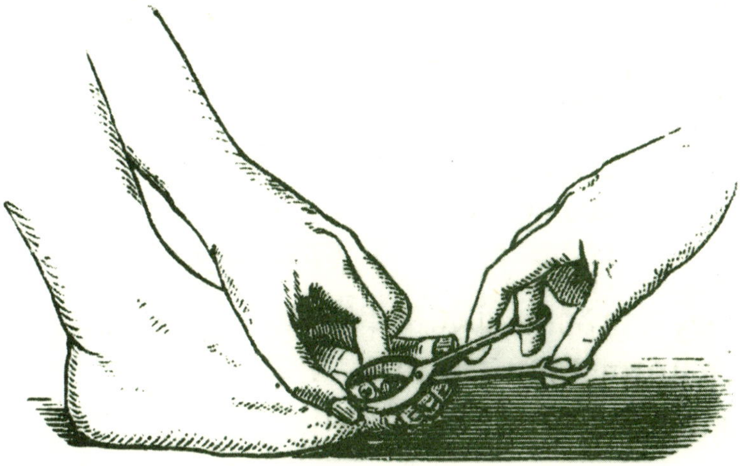

Entfernen Sie keinesfalls Hühneraugen mit scharfen Gegenständen. Es gibt bessere Methoden.

Die richtige Zahnpflege hilft, Mundgeruch zu vermeiden.

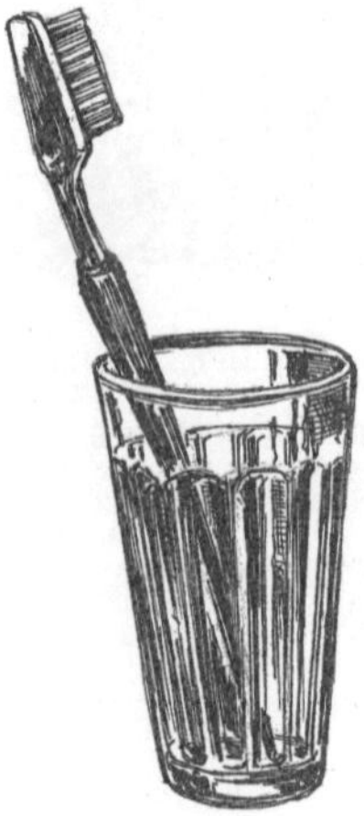

Großmutter weiß Rat, wenn die Ohren schmerzen.

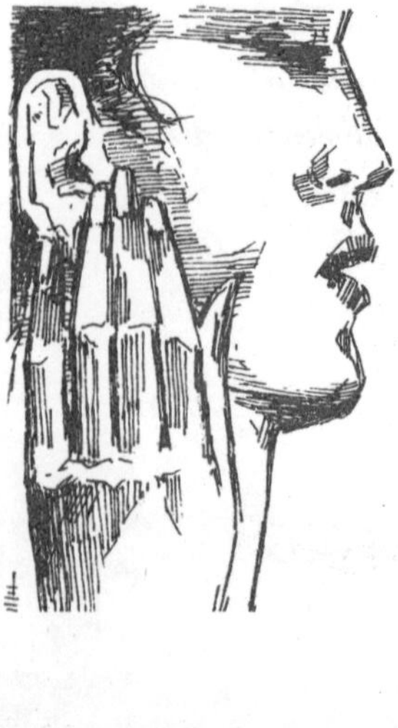

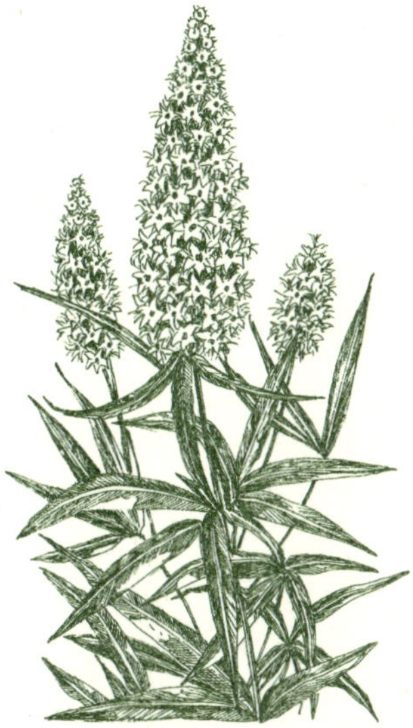

Mönchspfeffer liefert dem weiblichen Körper hormonähnliche Stoffe.

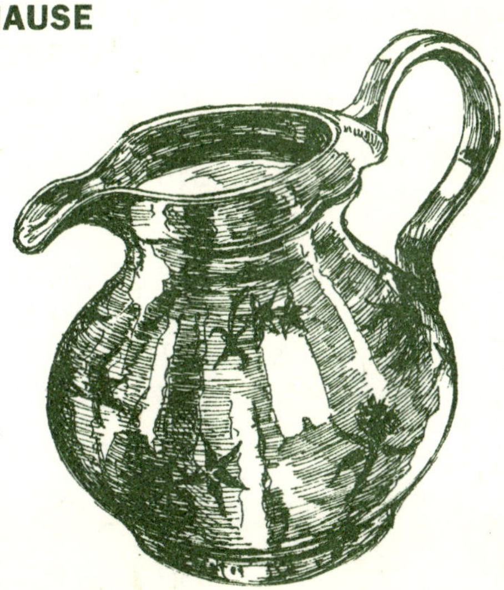

Milch ist ein wichtiger Bestandteil wirksamer Kuren.

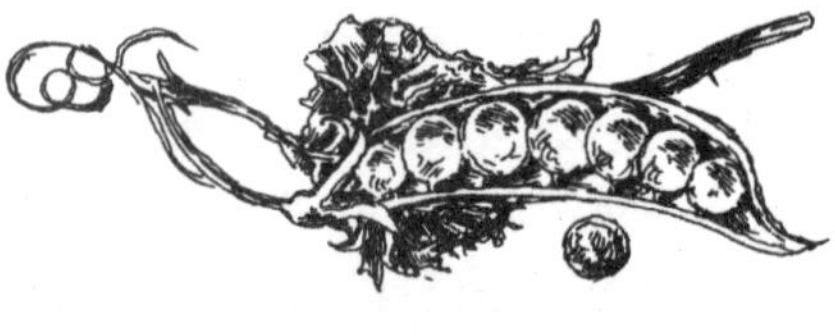

Erbsen schmecken nicht nur gut, sie sind auch überaus gesund.

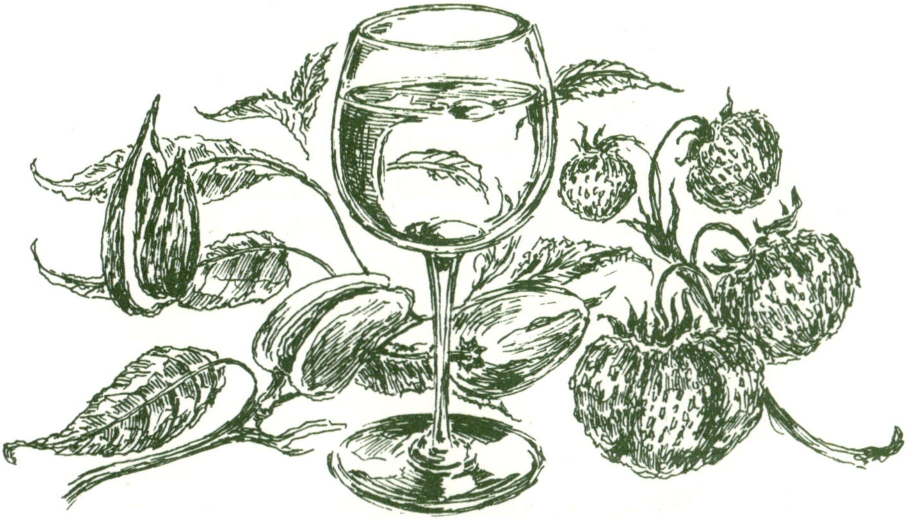

Ein Glas Rotwein am Abend schützt das Herz.

Der Lein ist eine unserer ältesten Kulturpflanzen.

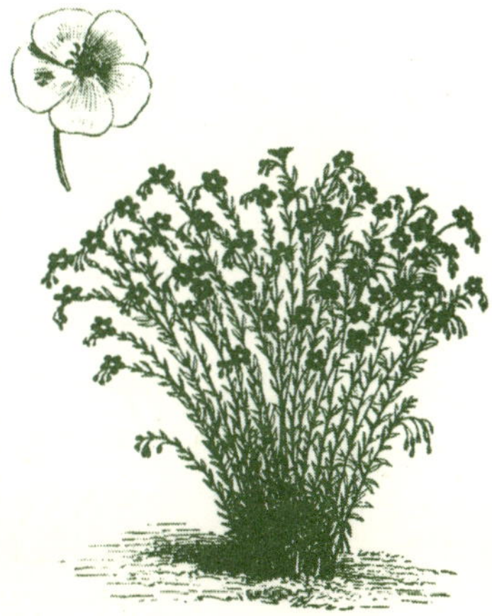

VORWORT

Immer mehr Menschen fragen sich, ob es notwendig und gesundheitlich sinnvoll ist, kleinere Erkrankungen und Beschwerden mit nebenwirkungsträchtigen Medikamenten behandeln zu lassen. Vergessenes Gesundheitswissen, für unsere Großmütter noch allgegenwärtig, kommt so wieder zu Ehren. Dabei geht es nicht nur um Anwendungen mit Heilkräutern, die in den letzten Jahren eine Renaissance erlebten, sondern auch um einfache Hausmittel wie zum Beispiel Zwiebelumschläge oder kalte Wickel.

Ratgeber für zu Hause

So mancher von uns erinnert sich an Ratschläge von Mutter oder Großmutter, wenn er mit einer Grippe im Bett liegt und sich überlegt, wie er wohl die Begleiterscheinungen – zum Beispiel Fieber und Kopfschmerzen – lindern kann. Doch die meisten wissen einfach nicht mehr genau, wie man einen kalten Wickel anlegt oder was am besten mit Heilerde zu tun ist. Zum Glück gibt es jetzt dieses Buch. Es ist ein zuverlässiger Ratgeber für die ganz alltäglichen Gesundheitsfragen, die ab und zu in jeder Familie auftauchen, und gibt gleichzeitig konkrete Hilfen, wie den Wehwehchen und Krankheiten am schnellsten beizukommen ist.

Hausmittel erleben derzeit eine regelrechte Renaissance. Immer mehr werden Naturheilmittel auch in der Schulmedizin anerkannt und eingesetzt.

Kein Ersatz für den Arztbesuch

Kein noch so ausführlicher Ratgeber kann jedoch den Besuch beim Arzt ersetzen! Ernsthafte Erkrankungen gehören in ärztliche Obhut. Sie finden in den einzelnen Kapiteln des Buches auch deutliche Hinweise darauf, wann Sie zum Arzt gehen sollten. Diesen Rat sollten Sie unbedingt annehmen.
Eine Krankheit muss zunächst von Ihrem Hausarzt genau diagnostiziert werden, und Sie müssen zusammen mit ihm versuchen, die Ursachen für die Erkrankung herauszufinden. Leiden Sie an einer chronischen Krankheit wie Diabetes oder

Bluthochdruck, sollten Sie die unterstützenden Maßnahmen, die Sie gern selbst zu Hause durchführen möchten, ebenfalls mit Ihrem Arzt abstimmen. Auf keinen Fall dürfen Sie verschriebene Medikamente ohne Rücksprache absetzen!

Krankheiten erkennen

Das erste Kapitel des Buches beschäftigt sich ausschließlich damit, wie Sie die Krankheiten, unter denen wir am häufigsten leiden, genau zuordnen können. Dort erfahren Sie auch in Kürze, wann ein sofortiger Arztbesuch nötig ist oder ob Sie selbst mit einem passenden Hausmittel etwas tun können.
Weitere Krankheitssymptome finden Sie im vierten Kapitel, das die besten Hausmittel beschreibt, vor allem für leichtere Beschwerden wie zum Beispiel Blähungen oder Frühjahrsmüdigkeit.

Es gibt für die meisten Beschwerden zahllose Möglichkeiten, mit natürlichen Mitteln Ihre Beschwerden zu lindern. Treffen Sie eine Auswahl! Viele Mittel gleichzeitig anzuwenden, bringt keinerlei Vorteil – im Gegenteil! Manche Wirkungen können sich gegenseitig aufheben. Also: Suchen Sie sich eine Anwendung aus, die Ihnen zusagt, und bleiben Sie dabei. Und seien Sie nicht zu ungeduldig: Es kann länger dauern, bis sich eine Wirkung zeigt.

Natürlich vorbeugen und heilen

Den Heilungsprozess mit möglichst natürlichen Mitteln zu fördern, ist das Anliegen der Autoren. Sie finden deshalb im zweiten Kapitel eine umfangreiche Auflistung aller Heilpflanzen mit den wichtigsten Einsatzgebieten und ganz konkreten Anwendungsmöglichkeiten.
Mit der schnellen Hilfe durch einfache Hausmittel beschäftigt sich das vierte Kapitel. Dazu gehören kühlende Kompressen genauso wie wärmende Bäder oder Mittel aus Großmutters Essigapotheke. Die Empfehlungen aus der homöopathischen Hausapotheke nehmen ebenfalls einen breiten Raum ein.
Entgiften und Entschlacken sind die Hauptthemen für die besten Kuren, die Sie vorbeugend durchführen können. Außerdem ist ein ganzes Kapitel Großmutters besten Tipps zur Schönheitspflege gewidmet. Sie erhalten viele Ratschläge, wie Sie Ihr Haar zum Glänzen bringen und wie Sie Pflegeprodukte ganz einfach selbst herstellen können.
Zu guter Letzt erfahren Sie noch allerlei Wissenswertes über die zwanzig gesündesten Nahrungsmittel und warum diese so wichtig für unser Wohlbefinden sind.

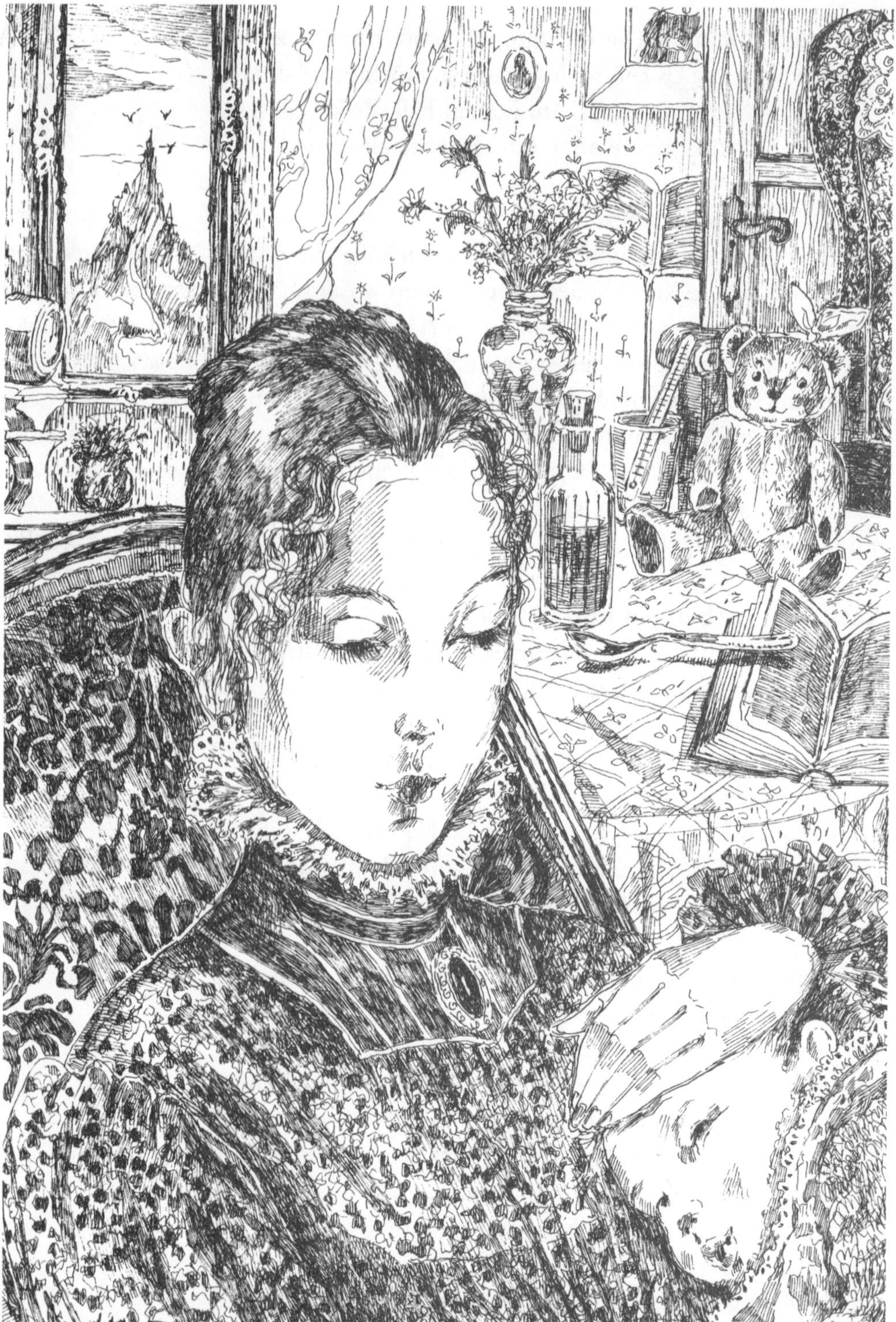

WIE SIE KRANKHEITEN ERKENNEN

Es gibt viele Erkrankungen, bei denen Sie selbst durch natürliche Heilverfahren und -anwendungen zur Besserung beitragen können.
In diesem Kapitel finden Sie beschrieben, wie sich solche Krankheiten und Verletzungen beim Menschen bemerkbar machen. Sie erfahren auch, wann Sie unbedingt sofort zum Arzt müssen. Es wird geschildert, wodurch zum Beispiel Arthrose oder eine Nebenhöhlenentzündung entsteht und worauf Sie im Zusammenhang mit der Erkrankung besonders achten sollten beziehungsweise, was Sie vermeiden können.

ABWEHRSCHWÄCHE

So erkennen Sie Abwehrschwäche

- Infektionskrankheiten wie Erkältungen, Bronchitis, grippalen Infekte und Ähnliches treten wiederholt auf.
- Bereits bestehende Infektionskrankheiten werden relativ »schlecht weggesteckt«. Sie brauchen eine überdurchschnittlich lange Zeit, um auszuheilen.

Das Immunsystem der Menschen wird im Laufe der Jahre immer schwächer – deswegen steigt auch ihr Infektionsrisiko. Zudem verlaufen in höherem Alter Infekte anders als bei jüngeren Menschen, man entwickelt beispielsweise nicht mehr so hohe Körpertemperaturen zur Bekämpfung der Erreger, weil der Organismus nicht imstande ist, ein hohes Fieber in Gang zu setzen. Senioren dürfen daher mäßig erhöhte Temperaturen bis 38 Grad Celsius nicht als selbstverständliches Indiz dafür nehmen, dass der Infekt harmlos ist.

Wie die Krankheit entsteht

Hauptauslöser für Immunschwächen sind Ernährungsfehler sowie längere seelische und körperliche Belastungen. Sie treten auch im Zusammenhang mit schwerwiegenden Erkrankungen auf, die den Körper erheblich geschwächt haben.

Worauf Sie achten sollten

Der Zustand unseres Immunsystem ist in hohem Maße abhängig von unserer Psyche. Stärkend auf das Immunsystem wirken Hoffnung, Lebensfreude, Gelassenheit, Zufriedenheit; Trauer, Angst, Unruhe, Verzweiflung und Hoffnungslosigkeit hingegen schwächen unsere Abwehrkräfte.
Außerdem neigen gestresste Menschen aufgrund ihres chronischen Zeitmangels eher zu ungünstigen Ernährungsgewohnheiten. Sie suchen öfter Fastfood-Restaurants oder Imbissstände auf, essen rasch mal einen kalorienreichen, aber vitaminarmen Schokoriegel zwischendurch, anstatt sich die Zeit zum genüsslichen Kauen eines biostoffreichen Salats zu nehmen.

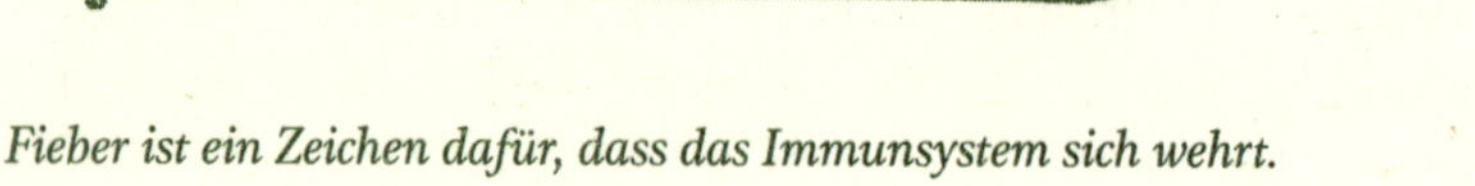

Fieber ist ein Zeichen dafür, dass das Immunsystem sich wehrt.

AKNE

So erkennen Sie Akne

- Zunächst treten Hautunreinheiten und Mitesser auf, vor allem im Gesicht und auf dem Rücken.
- Dann bilden sich Entzündungsherde, die zu großen, eitergefüllten Pusteln werden.

Sie essen gern Schokolade und verzichten wegen Ihrer Akne darauf? Das müssen Sie nicht. Bisher konnte keinerlei Zusammenhang zwischen der Ernährung und dem Auftreten eines Akneschubs nachgewiesen werden.

Wie die Krankheit entsteht

Die Hauptursache der gewöhnlichen Akne ist eine Verstopfung der Talgdrüsengänge: Der Talg kann nicht mehr abfließen, die Gänge sind verschlossen und entzünden sich.
Gefördert wird dieser Prozess durch eine hormonell gesteuerte übermäßige Aktivität der Talgdrüsen sowie durch spezielle Aknebakterien.

Das Erbgut spielt mit

Die Wahrscheinlichkeit, dass ein Kind in der Pubertät an Akne erkrankt, wenn beide Elternteile eine Akne durchgemacht haben, liegt bei 50 Prozent. Es lohnt sich also nicht, sich über die angeblich Akne fördernden Ernährungssünden zu beklagen – die entzündliche Hauterkrankung wird uns größtenteils in die Wiege gelegt.

Worauf Sie achten sollten

Die Ernährung spielt – auch wenn viele Betroffene es glauben – bei der Akne wohl nicht die Hauptrolle. Selbst der übermäßige Verzehr von Süßigkeiten scheint keine Akneschübe zu provozieren.
Auch die Psyche spielt eher eine Nebenrolle. Die oft zu beobachtenden psychischen Beschwerden bei Aknepatienten sind weniger die Ursache als vielmehr das Resultat der Hautkrankheit, die für die Betroffenen meist als große Belastung erlebt wird.

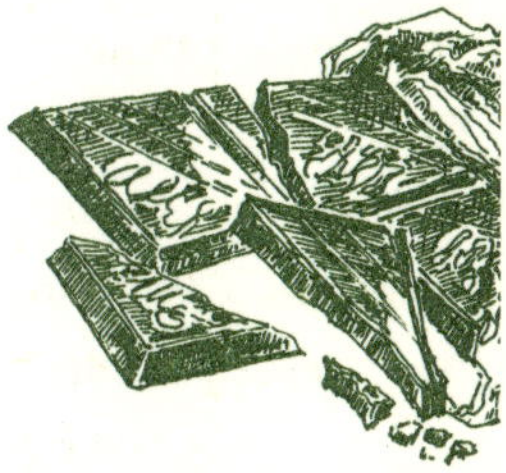

Schokolade hat nichts mit dem Ausbruch von Akne zu tun.

ANGINA PECTORIS (»BRUSTENGE«)

So erkennen Sie Angina pectoris

- Sie spüren eine Enge in Brust und Hals.
- Sie haben pochende Schmerzen, die bis in den linken Arm ausstrahlen, und Angstgefühle.
- Die Symptome der Angina pectoris ähneln denen eines Herzinfarkts, aber auch vielen Krankheiten im Brust- und Schulterbereich, die eher harmlos sind. Die »Brustenge« ist daher kein Grund zur Panik – aber sie sollte als Warnzeichen für eine mögliche Herzerkrankung ernst genommen werden!

Wie die Krankheit entsteht

Angina pectoris ist Vorläufer des Herzinfarkts, sie sollte daher unbedingt ernst genommen werden. Man kann sie prinzipiell als letzte Aufforderung unseres Körpers verstehen, etwas an unserem Lebensstil zu ändern.

Hauptursache für Angina pectoris ist eine Sauerstoffnot im Herzmuskel. Die Gründe dafür sind meistens eine Verengung der Herzkranzgefäße aufgrund von Fett- und Kalkablagerungen, dazu kommt eine Herzschwäche und ein erhöhter Puls. Der Herzmuskel wird im Moment des Schlagens nur schlecht durchblutet, und je höher der Puls ist, desto weniger Sauerstoff steht dem Menschen zur Verfügung.
Weitere mögliche Ursachen für die Sauerstoffnot im Herzen sind starker psychischer Stress und hoher Zigarettenkonsum.

Worauf Sie achten sollten

Angina pectoris ist in der Regel das Ergebnis eines ungesunden Lebenswandels. Bewegungsmangel treibt den Ruhepulsschlag nach oben und erhöht zusammen mit einer fett- und zuckerreichen Ernährung den Anteil des gefäßverengenden Cholesterins im Blut. Nikotin aus Zigaretten beschleunigt die Pulsfrequenz weiter, verengt die Herzkranzgefäße und fördert darüber hinaus die Blutverklumpung.
Schließlich zählt auch chronischer Stress zu den Risiken für das Herz, weil er die Ausschüttung von gefäßverengenden Hormonen (Adrenalin) fördert.

APHTHEN (MUNDAUSSCHLAG)

So erkennen Sie Aphthen

- Es zeigen sich weiße Flecken auf der Mundschleimhaut, die von einem roten, entzündeten Rand umgeben sind und vorwiegend Wangeninnenseiten, Zunge und Gaumen befallen.
- Aphten können beim Essen starke Schmerzen verursachen.

Wie die Krankheit entsteht

Über die Auslöser von Aphthen ist wenig bekannt; in jüngerer Zeit werden vor allem allergische Reaktionen auf bestimmte Gifte und Konservierungsmittel diskutiert. Diese findet man zum Beispiel in Obst und Gemüse aus konventionellem Anbau.

Eine sorgfältige Mundhygiene hilft beim Heilungsprozess. Außerdem sollten Sie sich gesund und darmfreundlich ernähren, um Ihr Immunsystem zu unterstützen.

Worauf Sie achten sollten

Die Mundschleimhaut hat eine enge Beziehung zur Psyche. Als erwiesen gilt, dass ständiger Stress, gepaart mit Ängsten und Aggressionen, die Mundschleimhaut trockener und dadurch anfälliger für Infektionen und Entzündungen macht. Auch das Rauchen schwächt die Imunabwehr der Mundschleimhaut.

Hartnäckiger Ausschlag

Aphthen können überaus hartnäckig sein und sich allen Therapieversuchen widersetzen. Problematisch ist darüber hinaus, dass man sie beim Kauen immer wieder mit den Zähnen aufreißt und dadurch die Entzündungsreaktion verstärkt.

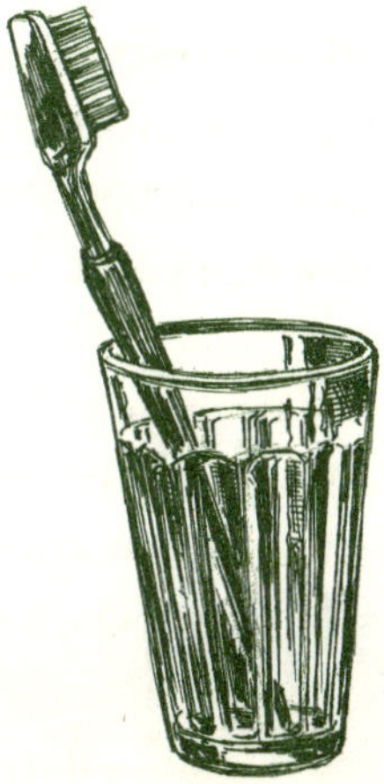

Regelmäßiges Zähneputzen beugt Entzündungen im Mund vor.

ARTHRITIS

So erkennen Sie Arthritis

- Anzeichen für eine entzündliche Arthritis sind Gelenkschmerzen, die meist mit Schwellung, Rötung und Erwärmung eines oder mehrerer Gelenke verbunden sind.
- Vorwiegend betroffen sind Fingermittel- und -grundgelenke, Handgelenke, Ellenbogen-, Knie- sowie Sprung- und Zehengrundgelenke.
- Im fortgeschrittenen Stadium finden sich »Rheumaknoten« an Gelenken, Knochenvorsprüngen und Sehnen.

Arthritische Erkrankungen werden umgangssprachlich auch unter dem Begriff Rheuma eingeordnet. Es handelt sich dabei um Entzündungen, die hauptsächlich in den Gelenken der Beine, Füße, Hände und Arme auftreten. Diese sind meist schmerzhaft und mit Einschränkungen in der Beweglichkeit verbunden.

Wie die Krankheit entsteht

Die rheumatoide Arthritis ist eine chronische Gelenkentzündung und gehört zu den so genannten Autoimmunkrankheiten, bei denen sich der Körper gegen sich selbst wendet.
Das Immunsystem verliert die Orientierung und richtet sich zerstörerisch gegen körpereigene, gesunde Zellen der Gelenkinnenhaut, was dort zu schmerzhaften Entzündungen und Wucherungen führt.

Worauf Sie achten sollten

Rheumatoide Arthritis entsteht aus einer Fehlorientierung des Immunsystems. Als Ursachen dafür werden Erbanlagen, Infektionen, Ernährungsfehler, aber auch psychische Einflüsse vermutet – aber genau geklärt ist das noch nicht.
Von der Psyche her haben Menschen mit arthritischen Erkrankungen in der Regel Probleme, ihre Aggressionen zu artikulieren: Sie lassen die Wut nicht heraus, sondern richten sie gegen sich selbst.

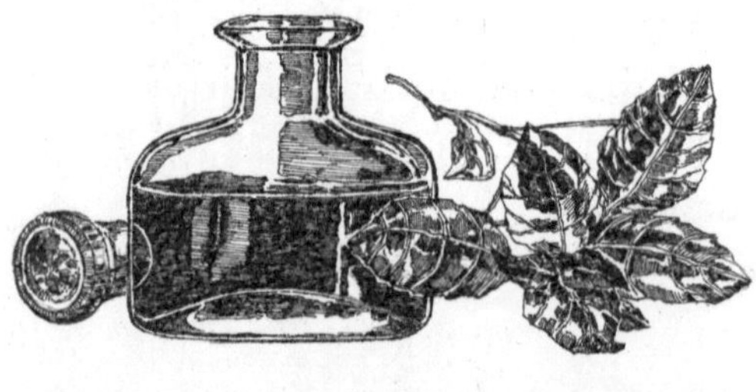

Ungesättigte Fettsäuren aus Pflanzenölen sind gut gegen rheumatische Erkrankungen.

ARTHROSE

So erkennen Sie Arthrose

- Die Abnutzung von Gelenken – nichts anderes ist Arthrose nämlich – betrifft vornehmlich Knie-, Hüft- und Fingergelenke.
- Sie spüren zunächst eine Spannung im Gelenk und hören ein Knirschen bei der Bewegung. Das Gefühl dabei ist so, als ob etwas das Gelenk blockiert.
- Im späteren Verlauf treten Schmerzen und Schwellungen auf, besonders während so genannter »aktivierter Arthroseschübe«.
- Morgens sind die Gelenke steif, im Laufe des Tages bessert sich das durch Bewegung.
- Im Spätstadium verformt sich das Gelenk. Das geht mit starken Bewegungseinschränkungen bis hin zur völligen Steifheit einher.

Die Symptome von Arthritis und Arthrose können sehr ähnlich sein. Daher sollte eine genaue Abklärung durch einen Arzt erfolgen, denn die Behandlung beider Erkrankungen unterscheidet sich.

Wie die Krankheit entsteht

- Die primäre Arthrose ist eine Abnutzungserscheinung, also das Resultat des Alterns oder einer Überbeanspruchung der Gelenke, etwa durch Übergewicht, Schwerstarbeit oder Leistungssport.
- Die sekundäre Arthrose entsteht als Folge von angeborenen Gelenkveränderungen oder -fehlstellungen, Erkrankungen oder Unfällen.

Die Schmerzen und Bewegungseinschränkungen versucht man durch Ausgleichsbewegungen zu umgehen. Dadurch kommt es auch zu Beschwerden in anderen Gelenken und Muskeln.

Worauf Sie achten sollten

Der Gelenkknorpel besitzt keine eigene Blutversorgung, sondern wird durch eine »Schmiere« im Inneren des Gelenks versorgt. Der Patient muss sich auf eine langwierige Heilung einstellen – meist kann der Knorpelverschleiß nicht mehr korrigiert werden. Ziel der Behandlung ist, eine Verschlimmerung des Zustands zu verhindern.

ASTHMA BRONCHIALE

Wie Sie Asthma erkennen

Akute Kältereize führen zur spontanen Engstellung der Bronchien. Bleiben Sie bei arktischen Temperaturen lieber zu Hause, oder ziehen Sie sich wenigstens einen Schal über Mund und Nase!

- Asthma zeigt sich in Anfällen von Atemnot (stoßartige Atemzüge, erschwertes Ausatmen), einem Enge- und Druckgefühl in der Brust, krampfartigem Husten.
- Ein Asthmaanfall ist oft von starken Ängsten begleitet, der Patient ist ganz auf seine Atmung fixiert und kaum ansprechbar.
- Der Anfall kann von wenigen Minuten bis zu Stunden und Tagen (»Status asthmaticus«) dauern.

Wie die Krankheit entsteht

Bei Erkrankungen im Alter von bis zu 40 Jahren wird Asthma meist durch eine allergische Reaktion verursacht. Bei älteren Patienten entsteht es oft im Anschluss an eine Infektion, als Begleiterscheinung eines Emphysems (Lungenüberblähung) und anderer Lungenkrankheiten. Auch inhalierte Reizstoffe und bestimmte Medikamente können Asthma auslösen.
Asthma zählt zudem zu den psychosomatischen Krankheiten, denn asthmatische Anfälle treten unter seelischen Belastungen besonders häufig auf. In der Psychosomatik wird der Asthmaanfall als unterdrücktes Weinen erklärt. Für diese These spricht, dass ein Asthmaanfall unter Schluchzen ein Ende finden kann und dass gerade diejenigen unter Asthma leiden, die in ihrer Kindheit Zurückweisungen erlebten.

Worauf Sie achten sollten

Während des Schlafes sorgt das Nervensystem für eine Engstellung der Bronchien, weil weniger Sauerstoff benötigt wird. Diese Engstellung hält auch noch eine gewisse Zeit nach dem Aufwachen an, obwohl eigentlich schon wieder mehr Sauerstoff gebraucht wird. Aus diesem Grunde treten Asthmaanfälle häufig in den frühen Morgenstunden auf.

AUGENERMÜDUNG

Wie sich Augenermüdung bemerkbar macht

- Die Sicht ist verschwommen.
- Die Augen brennen; dazu kommt das Gefühl, etwas im Auge zu haben.
- In der Folge treten häufig Kopfschmerzen auf.

Wie die Beschwerden entstehen

Heutzutage starren wir häufig stundenlang auf Fernseh- oder Computerbildschirme, lassen die Pupillen beim Autofahren und Lesen aufmerksam hin- und herwandern und orientieren uns bei all unseren Bewegungen vorwiegend an Bildern, die uns der Sehsinn anbietet. Da sind Überanstrengungen der Augen unvermeidlich. Hinzu kommen oft noch unerkannte Sehfehler, die unsere Augenmuskeln zu Daueranstrengungen zwingen, sowie eine zu geringe Blinzelfrequenz.

Unter starkem Stress begeben sich unsere Pupillen in »Pass-auf-Stellung«, um den vermeintlichen Feind (der ja immer noch das Ziel unserer schon in der Urzeit entwickelten Stressreaktionen ist) genau im Visier zu haben. Für die Augenmuskeln ist dieser Zustand außerordentlich anstrengend und ermüdend.

Was Sie wissen sollten

Eine entscheidende Rolle bei unserem Sehvermögen spielt die Tränenflüssigkeit. Sie wird von den Tränendrüsen ausgeschüttet und durch den Lidschlag über das Auge verteilt. Die Tränenflüssigkeit verbessert die optischen Eigenschaften der Hornhaut, schwemmt Staub, schädigende Dämpfe und Ähnliches weg und schützt das Auge vor Austrocknung und Krankheitserregern.

Beim ständigen Starren auf einen Bildschirm ist die Produktion der Tränenflüssigkeit jedoch eingeschränkt, außerdem sinkt die Lidschlagfrequenz von vierzehn auf sieben Schläge pro Minute. Mit anderen Worten: Bildschirmarbeit belastet das Sehvermögen und beeinträchtigt ausgerechnet diejenigen Funktionen, die das Auge in Form halten sollen. So kommt es unweigerlich zu Ermüdungserscheinungen.

BÄNDERVERLETZUNGEN AM FUSSGELENK

Wie Sie die Verletzung erkennen

Immer wieder ist zu beobachten, dass der am Fußgelenk verletzte Patient seinen Schuh auszieht. Ein Fehler! Denn der Schuh wirkt als Kompresse gegen die zu erwartende Schwellung. Richtig wäre es, den Schuh anzulassen und einen dicken Eisbeutel um das Fußgelenk zu legen!

- Beim Umknicken über den Innen- oder Außenknöchel tritt ein akuter, stechender Schmerz auf.
- Das Sprunggelenk schwillt mehr oder weniger stark an; das Ausmaß der Schwellung entspricht nicht unbedingt der Schwere der Verletzung. Bänderdehnungen können relativ stark anschwellen und Bänderrisse mitunter regelrecht schmerz- und schwellungsarm verlaufen, weil die Blutung durch den Riss ins Gelenkinnere abgeleitet wird.

Wie es zur Verletzung kommt

Bänderverletzungen am Fuß entstehen meistens durch ein Umknicken im Sprunggelenk. Dadurch werden die Gelenkkapsel und die sie umgebenden Bänder stark belastet und gedehnt, im schlimmsten Fall kommt es zum Riss eines oder mehrerer Bänder.

Um Letzteres auszuschließen, ist in jedem Fall ein Gang zum Arzt erforderlich. Bänderrisse erfordern häufig weitergehende Maßnahmen wie eine Verstauchung.

Was Sie wissen sollten

Die Konstruktion des Fußgelenks ist außerordentlich komplex. Diese Struktur sorgt dafür, dass im Fall eines Bänderrisses die Muskeln von Fuß und Wade die Rolle des Gelenkstabilisators übernehmen können.

So kann es passieren, dass ein austrainierter Athlet einen Bänderriss gar nicht bemerkt, weil es ihm wegen seiner starken Muskulatur gelingt, weiterhin alle notwendigen Bewegungen zu machen.

BÄNDERVERLETZUNGEN AM KNIEGELENK

Wie Sie die Verletzung erkennen

- Je nach Schwere der Verletzung treten mehr oder weniger heftige Schmerzen im Gelenkinneren auf.
- Es bildet sich rasch eine Schwellung mit zunehmendem Druckgefühl im Gelenk.
- Bei einem Bänderriss (Kreuzband) kommt es unter Umständen zu einer Instabilität des Kniegelenks.
- Vorsicht: Ein Nachlassen des Schmerzes heißt nicht, dass keine ernsthafte Verletzung vorliegt! Manche Sportler sind schon einige Minuten nach der Verletzung schmerzfrei; erst wenn sie sich wieder bewegen, kommt der Schmerz zurück.

Wie es zur Verletzung kommt

Neben äußeren Reizen wie Tritten, Schlägen oder Stürzen wird die Bänderverletzung am Knie oft durch falsche Bewegungsabläufe verursacht.
Die dramatische Zunahme der Knieverletzungen im Profi-Fußball hat allerdings damit zu tun, dass diese Sportart immer athletischer geworden ist. Knieverletzungen beim Skifahren passieren meistens am dritten Urlaubstag, wenn die Urlauber übermütig werden, obwohl ihr ungeübter Körper eigentlich nach einer Ruhepause verlangt.

Die Untersuchung eines verletzten Knies, vor allem dann, wenn der Sportler von plötzlich einschießenden Schmerzen berichtet, sollte grundsätzlich von einem Arzt vorgenommen werden. Neben Bewegungstests wird auch eine Röntgenaufnahme nähere Aufschlüsse über die Gelenkschäden geben.

Was Sie wissen sollten

Ursache Nummer eins für Bänderverletzungen am Knie ist der Fußballsport. Hier sind auch die Hobbyspieler gefährdet, weil sie häufig zu untrainiert sind und außerdem mit zunehmendem Alter die Bewegungsabläufe nicht mehr so gut koordinieren können.

BINDEHAUTENTZÜNDUNG

(KONJUNKTIVITIS)

Wie Sie Bindehautentzündung erkennen

- Die Augen sind rot, jucken, tränen und brennen.
- Bei einer infektiösen Bindehautentzündung bildet sich immer Eiter.
- Ist die Entzündung die Folge einer Allergie, treten eventuell zusätzliche Beschwerden im Mund- und Rachenraum auf.

Wie eine Bindehautentzündung entsteht

Stressreize wie Angst und Hektik können das Risiko von Bindehautentzündungen erhöhen, weil sie den Tränenfluss hemmen und die Frequenz der Lidschläge verlangsamen.

Es gibt drei mögliche Ursachen, wie es zu einer Bindehautentzündung kommen kann:

- Verletzung des Auges bzw. Reizung durch Gase, Sonnenlicht oder Staub
- Infektionen mit Bakterien und Viren
- Allergien

Was Sie tun können

Die Augen sollten immer vor zu viel Sonnenlicht (gute Sonnenbrille) und vor allem vor dem Eindringen von Fremdkörpern (Sand, Staub) geschützt werden.

Eitrige Bindehautentzündungen werden durch Bakterien (seltener durch Viren) verursacht, sie sind meistens hochansteckend. Die Betroffenen sollten daher andere Handtücher, Waschlappen und Seifen benutzen als die übrigen Mitglieder der Familie, um eine Ansteckung zu vermeiden.

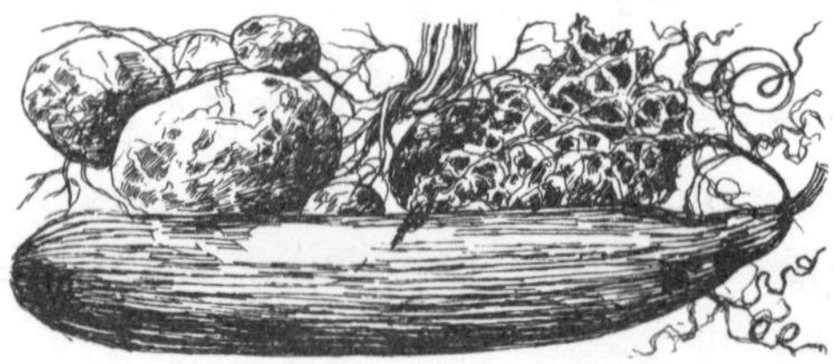

Gurkenscheiben beruhigen überanstrengte und entzündete Augen.

BLASENENTZÜNDUNG (ZYSTITIS)

Wie sich eine Blasenentzündung bemerkbar macht

Die Signale für eine Blasenentzündung sind eindeutig:

- Brennen beim Wasserlassen
- Schmerzen nach dem Wasserlassen
- Starker Harndrang

Schmerzen im Nierenbereich weisen auf eine Nierenbeckenentzündung hin.

Leiden Sie immer wieder an einer Blasenentzündung, sollten Sie sich bei einem Urologen eingehend untersuchen lassen. In einigen Fällen können nämlich auch Fehlbildungen der Harnblase oder der Harnröhre zur Entzündung führen.

Wie eine Blasenentzündung entsteht

Auslösende Keime der Blasenentzündung sind in 80 Prozent der Fälle Kolibakterien (Escherichia coli). Normalerweise sind sie im menschlichen Darm zu Hause, wo sie uns beim Verdauen helfen. Gelangen Kolibakterien aber vom Darm in die Harnröhre, so können sie dort zu einem Problem werden. Frauen haben ein sehr viel größeres Risiko für eine Blasenentzündung als Männer: Von 50 Erwachsenen mit Harnwegsinfektion ist nur einer ein Mann. Der Grund: Die weibliche Harnröhre ist nur etwa vier Zentimeter lang im Unterschied zu 20 Zentimetern beim Mann. Für die entzündungsauslösenden Keime ist also der Weg bei Frauen deutlich kürzer.

Bei einem Drittel der Patientinnen besteht außerdem eine stark ausgeprägte Neigung der Haut- und Schleimhautzellen, Bakterien »festzuhalten«. Dies bedeutet konkret: Kolibakterien und andere krank machende Keime werden nicht mit dem Urin einfach fortgespült, sondern sie erhalten die Chance, sich in den Harnwegen einzunisten.

Achten Sie darauf, dass beim Entleeren des Darm die Bakterien nicht Richtung Blasenöffnung gelangen können!

Was Sie tun können

Setzen Sie sich nicht auf kalte Steine, wechseln Sie nach dem Schwimmen sofort den Badeanzug – Kälte erhöht die Infektionsgefahr.

BLASENSCHWÄCHE (INKONTINENZ)

Wie Sie Blasenschwäche erkennen

Beim Husten, Niesen, Lachen oder Pressen verlieren Sie Harn aus der Blase.

Wie eine Blasenschwäche entsteht

Ist die Muskulatur des Beckenbodens zu schwach, ist es den Betroffenen nicht mehr möglich, bei Anstrengung (in schweren Fällen schon bei mäßig gefüllter Blase ohne Anstrengung) die Kontrolle über den Verschluss der Blase zu behalten. Besonders häufig sind davon Frauen betroffen, die eines oder mehrere Kinder haben. Viele Inkontinente verschweigen ihr Problem, weil sie diese Erkrankung als typische Alterserscheinung auffassen. Jüngere Erhebungen belegen, dass schon im Alter von 15 bis 21 Jahren knapp acht Prozent aller Frauen unter Blasenschwäche leiden.

Etwa sechs Millionen Menschen leiden in Deutschland an Blasenschwäche. Eine Volkskrankheit mit hohem Verbreitungsgrad also, die vor allem Frauen trifft. Doch sie wird nur selten behandelt. Laut Berufsverband der Frauenärzte gehen allenfalls vier von zehn Betroffenen mit ihrem Inkontinenz-Problem zum Arzt. Der Rest leidet still.

Schon regelmäßiges Joggen strapaziert den Beckenboden in einem Maße, dass es zu Inkontinenzproblemen kommen kann. Bei anderen Frauen reichen die Hormonschwankungen im normalen Monatszyklus aus.

Kein Grund zur Sorge

Der gesamte Blasentrakt wird stark von der Psyche beeinflusst. So kann ein Schwall von Gefühlen unser vegetatives Nervensystem so in Erregung versetzen, dass der Blasenschließmuskel außer Kontrolle gerät. Solche »spontane Urinabgänge« ereignen vor allem bei der Vorfreude auf ein bevorstehendes Ereignis, aber auch zum Beispiel beim Hören eines tröpfelnden Wasserhahnes; sensible Menschen neigen dazu, dem Geräusch »Taten« folgen zu lassen. All das ist menschlich, aber kein Grund, sich Sorgen zu machen. In einigen Fällen kann kräftigende Gymnastik für den Beckenboden gegen die Beschwerden helfen.

BLUTHOCHDRUCK (HYPERTONIE)

Wie Sie Bluthochdruck feststellen

- Leichter Bluthochdruck besteht bei Werten von 140–159/ 90–99 Millimeter Quecksilber.
- Mittelschwerer Bluthochdruck besteht bei Werten von 160–179/100–109 Millimeter Quecksilber.
- Schwerer Bluthochdruck besteht bei Werten von über 180/ 110 Millimeter Quecksilber.
- Das Problem ist bei leichtem Hochdruck, dass selten Beschwerden wie Schwindel, Kopfschmerzen, Schlafstörungen, Atemnot oder Leistungsabfall auftreten.
- Jahrelang unbehandelter Bluthochdruck verursacht irreparable Schäden an Herz, Nieren, Gefäßen, Augen oder Gehirn.

Die Rolle des Kochsalzes bei der Entstehung des Bluthochdrucks ist nicht eindeutig geklärt. Sicher ist jedoch, dass das Kochsalz für die Entstehung der Hypertonie von viel geringerer Bedeutung ist als bislang angenommen – nur so genannte kochsalzsensitive Personen reagieren auf zu viel Kochsalzzufuhr mit einem erhöhten Blutdruck. Die alleinige Reduktion der Salzzufuhr reicht daher in den allermeisten Fällen nicht aus, um bestehenden Bluthochdruck zu senken.

Wie Bluthochdruck entsteht

Bluthochdruck kann viele Ursachen haben:

- Übergewicht
- Bewegungsmangel
- Rauchen und Alkoholmissbrauch
- Stress und Angstzustände
- Erbliche Veranlagung
- Diabetes oder Nierenfunktionsstörungen

Was Sie wissen sollten

Die Medizin unterscheidet zwischen primärer und sekundärer Hypertonie. Die primäre ist mit etwa 90 Prozent aller Fälle die häufigste, sie hat keine organische Ursache und kann durch eine gesunde Lebensweise und Medikamente behandelt werden. Bei der sekundären Hypertonie besteht hingegen ein organischer Defekt, wie etwa eine Funktionsstörung der Nieren, der dann zu einer Blutdruckerhöhung führt. Hier muss die eigentliche Erkrankung behandelt werden.

BRONCHITIS

Wie Sie Bronchitis erkennen

- Zunächst macht sich die Erkrankung durch ein Brennen in der Brust und trockenen, schmerzhaften Reizhusten bemerkbar.
- Dann tritt zunehmend starker Husten mit ein wenig zähem Auswurf auf. Eine akute Bronchitis ist oft mit Fieber und allgemeinem Krankheitsgefühl verbunden.

Die chronische Bronchitis erzeugt kein Fieber, der Husten kommt besonders bei raschem Temperaturwechsel oder wenn der Patient seine Lage verändert (vom Sitzen zum Liegen oder umgekehrt) zum Ausbruch.
- Nach einigen Tagen löst sich der Husten mit reichlich weißem Schleim (bei bakterieller Infektion grünlicher Schleim).

Wie eine Bronchitis entsteht

Die Infektionsanfälligkeit der Bronchien steht und fällt mit dem Zustand der Psyche. Unter Stress und Angst haben es Parasiten leichter, sich in den Bronchialwänden festzusetzen.

Bei der Bronchitis handelt es sich um eine akute oder chronische Entzündung der Schleimhäute der Bronchien, über die die Luft in die Lunge und aus ihr herausbefördert wird. Eine akute Bronchitis tritt meist zusammen mit Schnupfen, Hals- und Rachenentzündung auf. Meist wird sie durch Viren verursacht, selten durch Bakterien. Wenn Bakterien beteiligt sind, dann häufig erst als so genannte Sekundärinfektion bei einer bereits bestehenden Bronchitis. Die chronische Bronchitis entsteht vorwiegend durch jahrelanges Inhalieren von Zigarettenrauch oder ähnlich krank machenden Giften.

Was Sie beachten sollten

Die Bronchitis gehört zu den Krankheiten, deren Symptome durch die Abwehrmaßnahmen des Körpers zugespitzt werden. Der Organismus verstärkt die Durchblutung der Bronchien mit der Folge, dass die Schleimhaut anschwillt und dadurch die Atmung erschwert wird.

DARMENTZÜNDUNG

Wie sich eine Darmentzündung bemerkbar macht

- Es kommt zu Durchfall und Blähungen, oft auch zu einer dunklen Verfärbung des Stuhls und krampfartigen Bauchschmerzen
- Achtung: Zeigen sich außerdem Frösteln und eine starke Muskelanspannung im rechten Unterbauch, besteht der Verdacht auf eine Blinddarmentzündung. In diesem Fall muss der Patient sofort ins Krankenhaus eingeliefert werden, wo dann je nach Schweregrad eine antibiotische oder operative Behandlung erfolgt!

Die häufigsten chronischen Darmentzündungen sind Morbus Crohn und Colitis ulcerosa, an denen mittlerweile 300 000 Menschen in Deutschland leiden. Die genauen Ursachen sind noch nicht ganz geklärt. Sicher ist, dass sie durch eine Fehlorientierung des Immunsystems ausgelöst werden. Wie es allerdings dazu kommt, dass die eigentlich für die Fremdkörperabwehr zuständigen Immunkräfte das Darmgewebe attackieren, ist bislang ungeklärt.

So entsteht eine Darmentzündung

Infektionen können Wegbereiter für eine Entzündung im Darm sein. Meist betrifft die Entzündung den Dünndarm. Erreger sind Viren, Bakterien oder andere Parasiten; nicht selten sind Lebensmittelvergiftungen und Lebensmittelallergien die Ursache. Dickdarmentzündungen zeigen auch einen starken Zusammenhang mit psychischen Belastungen. Vor allem Patienten mit Colitis ulcerosa, der geschwürigen Dickdarmentzündung, verhalten sich im Sozialleben angepasst und haben fortwährend das Bedürfnis, es jedem recht zu machen. Auch neigen sie dazu, aus Angst vor Ablehnung oder vor Verlust einer geliebten Person Gefühle zu verbergen.

Was Sie beachten sollten

Bei Darmentzündung müssen Sie zum Arzt:

- Wenn der Stuhl dunkle Blutspuren zeigt (»Teerstuhl«).
- Wenn die kolikartigen Bauchschmerzen länger dauern.
- Wenn Sie heftig erbrechen müssen.
- Wenn die Darmbeschwerden mit Kreislaufproblemen oder hohem Fieber verbunden sind.

DERMATITIS (HAUTENTZÜNDUNG, EKZEM)

Wie Sie eine Dermatitis erkennen

- Ein akutes Ekzem ist eine juckende, nässende, gerötete Stelle der Haut.
- Ein chronisches Ekzem zeigt sich in einer dauerhaften leichten Rötung, die Haut ist trocken und entzündet und juckt.
- Typische betroffene Stellen sind Knie-, Handgelenk- und Ellenbeugen, Fußsohlen, Kinn, Nacken.

Wie eine Dermatitis entsteht

Etwa fünf bis zehn Prozent aller Kinder leiden unter Neurodermitis, einer Sonderform der Dermatitis. Bei zwei Dritteln der Erkrankten bleibt sie bis ins Jugend- und Erwachsenenalter bestehen.

Mögliche Ursachen sind:

- Stoffwechselstörungen
- Lebensmittelallergien
- Kontaktallergien
- Sonstige Allergien
- Chemikalien, die die Haut reizen (Haarfarben, Putzmittel)
- Psychischer Stress

Was Sie wissen sollten

Weichspüler spielen bei der Dermatitis, auch wenn dies immer noch viele glauben, keine Rolle.

In einer Studie der Wilhelms-Universität Bonn zeigte sich sogar, dass allergieanfällige Menschen davon profitieren, wenn ihre Wäsche mit Weichspülern behandelt wird, weil sie die Textilfasern mit einem Gleitfilm bedecken, der die Haut vor Reibung und damit auch vor entzündungsfördernden Reizen schützt.

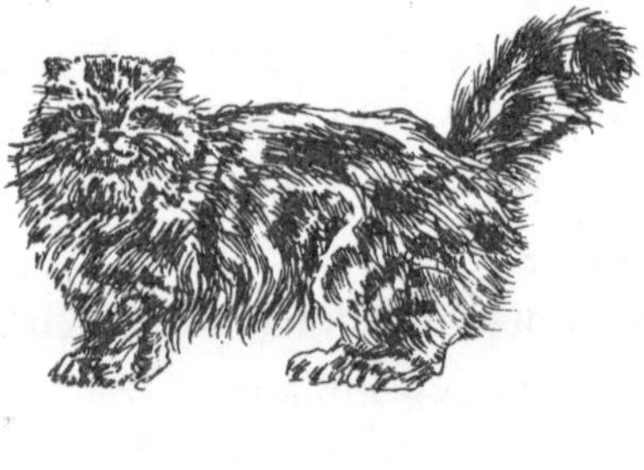

Tierhaare sind häufig Auslöser von Allergien.

DIABETES MELLITUS

(ZUCKERKRANKHEIT)

Wie Sie Diabetes erkennen

- In leichteren Fällen wird Diabetes häufig bei einer routinemäßigen Urinuntersuchung entdeckt.
- In schwereren Fällen tritt starker Durst, übermäßige Harnausscheidung, Gewichtsverlust sowie Kraft- und Antriebslosigkeit auf.
- Unbehandelte Diabetes führt mit der Zeit zu schweren Schäden u.a. an Nerven, Augen und Nieren.

So entsteht Diabetes

Bei der Zuckerkrankheit handelt es sich um eine Stoffwechselstörung, hervorgerufen durch Insulinmangel und gekennzeichnet durch die Unfähigkeit des Körpers, Zucker richtig zu verwerten und aus dem Blut zu entfernen. In der Folge sammeln sich Substanzen im Blut an, die den Organismus schädigen.

Die zwei wesentlichen Formen der Zuckerkrankheit sind:

- Typ 1 (juveniler Diabetes, Jugenddiabetes): Er befällt überwiegend junge Menschen. Die Insulin produzierenden Zellen der Bauchspeicheldrüse sind zerstört: Es besteht Insulinmangel und damit die Gefahr einer akuten Blutüberzuckerung. Diabetiker vom Typ 1 müssen in jedem Fall Insulin spritzen.
- Typ 2 (Altersdiabetes): Er ist überwiegend erblich bedingt, wird aber durch eine zuckerreiche Ernährung und Übergewicht gefördert. Der Typ-2-Diabetiker kann seine Blutzuckerwerte durch eine Umstellung der Ernährungs- und Lebensgewohnheiten meist auf Normalwerte einstellen. Falls das nicht ausreicht, stehen ihm eine Reihe von blutzuckersenkenden Medikamenten zur Verfügung.

Die Ernährung spielt die Hauptrolle! Wie groß der Zusammenhang zwischen Zuckerkrankheit und Ernährungssituation ist, zeigen folgende Zahlen: Vor dem Zweiten Weltkrieg lag die Diabetikerquote der Gesamtbevölkerung bei 0,3 Prozent, während des Krieges sank sie infolge des kargen Nahrungsangebotes auf 0,1 Prozent. Danach ging es uns wieder besser – damit stieg die Zahl der Diabetiker auch gleich auf 3,0 Prozent – die Tendenz ist weiterhin steigend!

ENDOMETRIOSE

Wie Sie eine Endometriose erkennen

- Die Endometriose – eine Abwanderung von Gebärmuttergewebe, meist in den umliegenden Bauchraum – macht häufig keinerlei Beschwerden und wird per Zufall bei gynäkologischen Untersuchungen entdeckt.
- Schmerzen im Unterleib (je nachdem wo die Endometrioseherde sitzen), die sich vor allem während der Monatsblutung bemerkbar machen und häufig mit starken Rückenschmerzen verbunden sind, geben Hinweise auf die Erkrankung.

Alle Unterleibsbeschwerden sollten zunächst medizinisch begutachtet werden, um herauszufinden, was Ihnen wirklich fehlt. Bei der Endometriose haben jedoch viele Frauenärzte bei der Diagnosestellung Probleme. Lassen Sie sich nicht vorschnell zu einer Operation überreden, nur um die Diagnose abzusichern. Holen Sie lieber erst noch die Meinung eines zweiten Arztes ein.

Wie Endometriose entsteht

Bei der Endometriose handelt es sich um Gebärmutterschleimhautinseln, die sich nicht innerhalb der Gebärmutter befinden, sondern sich in anderen Gebieten angesiedelt haben, wo sie eigentlich nicht hingehören: Häufig betroffen sind Eileiter, Eierstöcke, Bauchfell und in Extremfällen auch Lunge oder Gelenke. Warum die Schleimhautzellen der Gebärmutter auf einmal derartige »Exkursionen« unternehmen, ist noch nicht eindeutig geklärt. Nach den Wechseljahren bilden sich die Herde in der Regel von selbst wieder zurück.

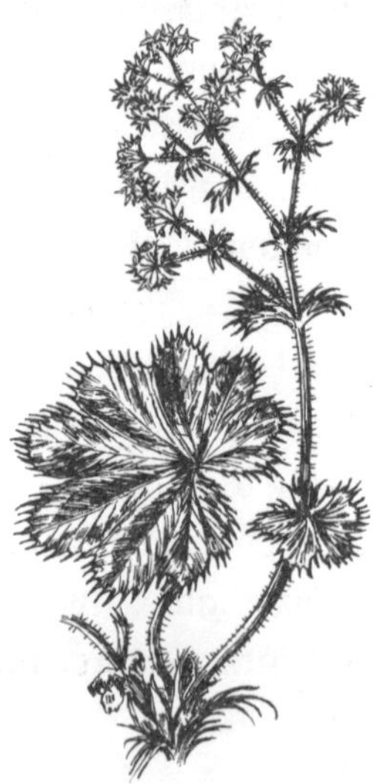

Frauenmantel wirkt gegen viele Unterleibsbeschwerden.

Was Sie wissen sollten

Frauen mit Endometriose produzieren zu viel Prostaglandin – ein Hormon, das in der Gebärmutterschleimhaut gebildet wird. Daher haben Prostaglandin hemmende Heil- oder Nahrungsmittel eine realistische Chance bei der Therapie.

ERKÄLTUNG

Wie sich eine Erkältung äußert

- Sie niesen, haben eine tropfende Nase und angeschwollene Schleimhäute.
- Daneben treten leichte Hals- und Rachenschmerzen, gelegentlich auch leichter Husten auf.
- Schwerere grippale Infekte bringen Kopf- und Gliederschmerzen und Fieber mit sich.

So entsteht eine Erkältung

Die Erkältung ist die Folge einer Virusinfektion der oberen Atemwege. Sie ist ansteckend, man holt sie sich also in der Regel von einem anderen Menschen, der seine Viren über Niesen, Husten oder Hautkontakt weitergibt.
Prinzipiell kann man zu jeder Jahreszeit eine Erkältung bekommen, doch im Winter ist die Gefahr besonders hoch. Der Grund: In den kalten Monaten haben wir häufiger kalte Füße, auf die unser vegetatives Nervensystem damit reagiert, dass die Durchblutung in den Atemwegen gedrosselt wird. Dadurch sinkt die Abwehrfähigkeit der Schleimhäute, und die Schnupfenviren haben es leichter, in den Organismus einzudringen.

Kinder leiden häufiger an Erkältungen als Erwachsene, weil ihre Nasen klein und ihre Übergänge von der Nase zum Rachen schmal und kurz sind, so dass bereits kleine Schwellungen der Schleimhäute die Atemwege blockieren können. Laut amerikanischen Untersuchungen können Kleinkinder bis zu neun Mal und Schulkinder bis zu sechs Mal im Jahr eine Erkältung haben, ohne dass die Eltern besorgt sein müssten.

Worauf Sie achten sollten

Bloß keine Sauna!Leider hält sich immer noch die irrige Meinung, wonach man eine Erkältung einfach durch Sauna oder Sport »herausschwitzen« könnte.
Tatsache ist: Kein Infekt lässt sich herausschwitzen, der Kampfplatz Körper gegen Virus oder Bakterie ist in der Regel das Blut! Wer im verschnupften Zustand schweißtreibend trainiert oder sauniert, riskiert eine körperliche Überlastung, an deren Ende nicht selten eine schwere Erkrankung, im schlimmsten Fall eine Herzmuskelentzündung steht.

FUSSPILZ

Wie Sie Fußpilz erkennen

- Es treten Rötungen und Schuppungen an den Fußsohlen und/oder zwischen den Zehen auf.
- Die Hauterscheinungen werden von einem unangenehmen Juckreiz begleitet.

So entsteht Fußpilz

Einige Menschen leiden immer wieder unter Fußpilz, auch wenn er zwischenzeitlich auskuriert wurde. Oft liegt das an mangelnder Fußhygiene. Bei einigen Patienten versteckt sich der Pilz jedoch in oder unter einem Zehennagel, wo ihm weder abtötende Salben und Puder noch Trockenheit etwas anhaben können. Wenn der Fußpilz partout nicht verschwinden will, sollte unbedingt der Arzt aufgesucht werden.

Fußpilz kann durch zahlreiche unterschiedliche Erreger verursacht werden. Die empfindliche Haut von Säuglingen, Diabetikern und Senioren wird gerne von Hefepilzen heimgesucht.
Schimmelpilze nutzen meistens Hautverletzungen für ihre Attacken oder docken sich an bereits bestehende Hauterkrankungen an.
Häufigste Fußpilzauslöser (zu etwa 80 Prozent) sind aber Fadenpilze – unter ihnen vor allem ein Mikroorganismus namens Trichophytum rubrum. Er liebt Temperaturen um die 35 Grad Celsius und siedelt sich deshalb besonders an kalten und feuchten Füßen an.
Wie andere Fadenpilze infiziert er seinen Wirt meistens nicht durch direkten Hautkontakt, sondern durch Haut- und Haarschuppen in bereits benutzten Handtüchern oder im warmfeuchten Milieu eines Schwimmbads, einer Umkleidekabine oder einer Sauna.

Worauf Sie achten sollten

Fußpilz beeinträchtigt die Leistungsfähigkeit und Abwehrkraft der von ihm befallenen Haut. Der Erreger der Wundrose beispielsweise, einer schmerzhaften Infektion, besiedelt vorzugsweise Hautpartien, die zuvor vom Fußpilz durchlässig gemacht wurden. Fußpilz muss daher stets konsequent behandelt werden.

GALLENBLASENENTZÜNDUNG

Wie Sie die Erkrankung erkennen

- Im akuten Stadium treten Fieber, Schüttelfrost, vorübergehende Gelbsucht, Erbrechen und Schmerzen im rechten Oberbauch auf.
- Bei der chronischen Verlaufsform hat man in der Regel keine Beschwerden, im Endstadium ist mit dem Ultraschall eine Schrumpfgallenblase zu sehen. Bei Laboruntersuchungen des Blutes kann eine Vermehrung der weißen Blutkörperchen und eine Erhöhung der Blutsenkungsgeschwindigkeit festgestellt werden.

So entsteht eine Gallenblasenentzündung

Zu den klassischen Auslösern der Cholezystitis – so lautet der medizinische Fachausdruck – zählen vor allem Gallensteine. Diese werden wiederum durch Stress (vor allem Ärger und Hektik) und falsche Ernährung (zu viele tierische Fette) gefördert.

Jeder vierte Mensch hat Gallensteine, Frauen etwa fünfmal häufiger als Männer. Viele Gallensteine verursachen allerdings keine Beschwerden.

Die Steine können zum Abknicken oder Verstopfen des Verbindungsgangs führen, durch den die Gallenblase mit der Leber verbunden ist.

Durch dieses Hindernis dickt sich die Gallenflüssigkeit ein, und der Inhalt der Gallenblase staut sich. Die Folge: Die Gallenblase wird überdehnt, und die Schleimhaut an ihren Innenwänden entzündet sich. Mitunter kommen bakterielle Infektionen hinzu.

Was Sie wissen sollten

Der Gallenfluss wirkt sich auf das psychische Wohlbefinden aus, nicht umsonst wurde im Mittelalter das Stocken der Gallenflüssigkeit mit Melancholie gleichgesetzt. In der chinesischen Akupunkturlehre stehen Leber und Galle für geistige Beweglichkeit.

GASTRITIS (MAGENSCHLEIMHAUTENTZÜNDUNG)

Wie Sie eine Gastritis erkennen

- In leichteren Fällen macht sich die Entzündung der Magenschleimhaut durch Sodbrennen, Völlegefühl bei leerem Magen, Aufstoßen und Appetitlosigkeit bemerkbar.
- In schweren Fällen kommt es zu Schmerzen im Oberbauch, Magenkrämpfen, Durchfall, Blähungen und Verstopfung. Nach stärkerem Alkoholgenuss besteht eine Neigung zum Erbrechen.

Wodurch Gastritis entsteht

Die Symptome der Gastritis ähneln stark denen des so genannten »Reizmagens«. Daher sind beide Erkrankungen für den Betroffenen, aber auch für viele Ärzte nicht leicht zu unterscheiden. Die Behandlung erfordert jedoch ähnliche Maßnahmen, so dass eine exakte Absicherung der Diagnose in diesem Falle entbehrlich ist.

Heute ist bewiesen, dass ein Mikroorganismus namens Helicobacter pylori an der Entstehung von Magenschleimhautentzündungen beteiligt ist. Oft lebt er jedoch in unseren Mägen, ohne irgendeinen Schaden anzurichten.

Ob er wirklich zum Krankheitserreger wird oder nicht, hängt vom Säuremilieu im Magen und vom Zustand des Immunsystems ab. Hierbei spielt wiederum die Psyche eine wichtige Rolle.

So treten Magengeschwüre und Gastritis überdurchschnittlich häufig bei Menschen auf, die starken Stressbelastungen ausgesetzt sind, die z. B. ihren Wohnort oder die ihren Partner verloren oder gewechselt haben.

Berufliche Veränderungen, vor allem, wenn sie mit einer Zunahme der Verantwortung verbunden sind, fördern ebenfalls Magenentzündungen. Falsche Ernährungsgewohnheiten, zu viel Alkohol und Nikotin sind auch verantwortlich für den Ausbruch der Erkrankung.

Was Sie wissen sollten

Viele Magenschleimhautentzündungen gehen Hand in Hand mit einer Entzündung des Dünndarms. In diesem Falle spricht man von einer so genannten Gastroenteritis.

GEHIRNERSCHÜTTERUNG

Wie Sie eine Gehirnerschütterung erkennen

- In leichteren Fällen zeigen sich Konzentrationsstörungen, Kopfschmerzen, Übelkeit, Erbrechen, Unruhe und Blässe.
- In schwereren Fällen tritt zusätzlich Bewusstlosigkeit auf, danach die gleichen Symptome wie oben.

Falls Sie Zeuge eines Unfalls geworden sind, der zu einer Gehirnerschütterung geführt hat, sollten Sie sich die einzelnen Fakten des Unfallgeschehens gut einprägen. Achten Sie außerdem darauf, wie lange der Verletzte ohnmächtig war. Beides – die Fakten des Unfallgeschehens und die Dauer der Bewusstlosigkeit – können den Ärzten wichtige Hinweise für Diagnose und Behandlung geben.

Wodurch eine Gehirnerschütterung entsteht

Eine Gehirnerschütterung entsteht immer durch eine äußere Gewalteinwirkung auf den Schädel, wobei das Gehirn an die Innenseite des Schädelknochens »geprellt« wird.
Häufige Ursache sind Stürze – von Treppen, vom Fahrrad, von der Leiter – oder harte Schläge gegen den Kopf, zum Beispiel bei einem Autounfall. Auch der Sport hat seinen Anteil: Teilnehmer an Mannschaftssportarten sind besonders durch Zusammenprallen gefährdet (Fußball, Handball).

Was Sie beachten sollten

Bewusstlosigkeit geht im Allgemeinen mit einer Gedächtnislücke einher, so dass der Verletzte nicht mehr weiß, was in den letzten Minuten vor dem Unfall geschehen ist.
Manche wissen für eine kurze Zeit sogar ihren Namen nicht mehr. Doch das soll für die beistehenden Helfer kein Grund zur Panik sein. Im Gegenteil! Wenn Sie weiterhin ruhig bleiben und dem Verletzten den Eindruck geben, alles im Griff zu haben, werden dessen Stressreaktionen gedämpft und sein Gedächtnis bald wieder zurückkehren.

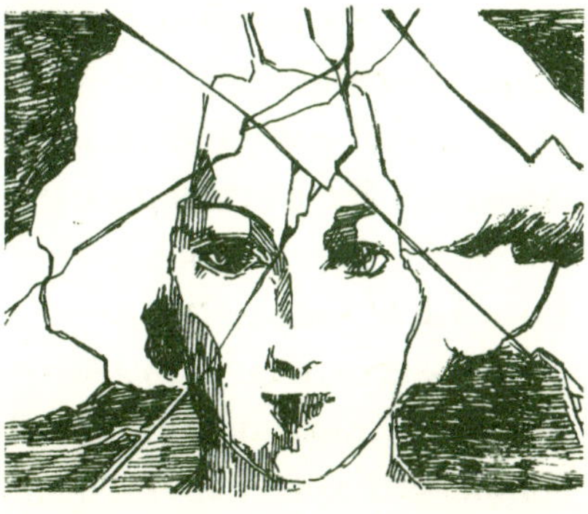

Bei Gehirnerschütterung müssen Sie sofort zum Arzt.

GICHT

Wie Sie Gicht erkennen

Dass erbliche Faktoren bei der Gicht eine große Rolle spielen, zeigt die Statistik. Demzufolge sind 95 Prozent der Patienten Männer, und bis zu 25 Prozent ihrer Verwandten haben ebenfalls erhöhte Harnsäurewerte. Insgesamt drei Prozent aller Männer müssen bis zu ihrem 65. Lebenjahr, damit rechnen an Gicht zu erkranken. Nichtsdestoweniger könnte das männliche Geschlecht das Erkrankungsrisiko durch eine Umstellung der Ernährung erfolgreich mindern.

- Gelenkentzündungen treten schubweise auf; der Anfall beginnt meist nachts und kann mehrere Tage andauern. In zwei Dritteln der Fälle sind die Zehen betroffen.
- Es tritt eine Rötung, Überwärmung und Schwellung der betroffenen Gelenke ein, begleitet von Schmerzen und eventuell Fieber.
- Nach mehreren Jahren unbehandelter Erkrankung können sich Gichtknötchen an Ohrmuscheln, Augenlidern, Nasenflügeln und Ellenbogeninnenseiten bilden.
- Nierensteine und Nieren- und Gelenkschäden sind häufig eine Spätfolge.

So entsteht Gicht

Gichtursache Nummer eins ist ein erhöhter Harnsäurewert im Blut. Wenn die Harnsäure nicht mehr über die Nieren abtransportiert werden kann, sammelt sie sich in Form von Kristallen in den Gelenken und verursacht Probleme. Die Ausbildung der Kristalle wird durch vier Faktoren begünstigt:

- Erbliche Veranlagung
- Purin- und fettreiche Ernährung (zu viel Fleisch)
- Alkohol
- Kälte

Was Sie wissen sollten

Gicht gehört wie die Arthritis zu den Krankheiten des rheumatischen Formenkreises, bei denen die Arachidonsäure eine entscheidende Rolle spielt. Denn letzten Endes ist sie es, die aus dem Anlagern der Kristalle an den Gelenken eine Entzündung macht. Eine Senkung des Arachidonsäurespiegels (weniger Fleisch, dafür mehr Fisch auf dem Teller) zeigt daher einen lindernden Effekt auf die Gichtschübe.

HARNSTEINE

Wie Sie Harnsteine erkennen

- Sehr häufig treten keine Beschwerden auf.
- Mitunter verursachen die Harnsteine ziehende Rückenschmerzen; die Betroffenen gehen daher zuerst häufig zum Orthopäden.
- Die Steine in der Niere können Nierenkoliken auslösen: wellenartig auftretende, als »vernichtend« beschriebene Schmerzen, die so ausstrahlen können, dass ein Herzinfarkt vermutet wird. Diese Schmerzen entstehen meist, wenn ein Stein sich in Bewegung gesetzt hat.

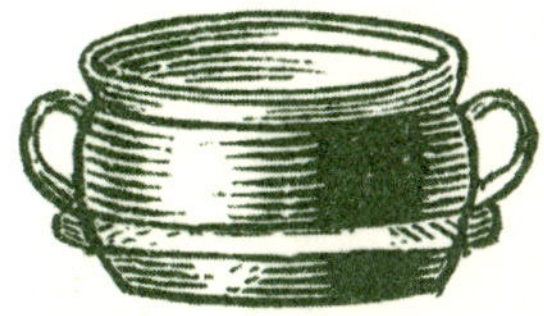

Gehen Sie, wenn Sie müssen! Es ist nicht gut, den Harndrang zu unterdrücken.

Was Harnsteine verursacht

Folgende Ursachen kommen für die Entstehung von Steinen in den Harnwegen in Frage:

- Fett- und purinreiche Ernährung (zu viel Rind- und Schweinefleisch)
- Erbliche Veranlagung
- Chronischer Flüssigkeitsmangel (zu wenig trinken)
- Niereninfektionen (selten)
- Erkrankung der Nebenschilddrüsen (selten)

In fast 70 Prozent aller Harnsteinleiden ist Kalzium an der Bildung der Steine beteiligt. Es besteht jedoch kein Grund dafür, das Mineral vom Speisezettel zu streichen. Kalzium ist nur der Baustoff, aus dem die Steine sind. Verantwortlich ist meistens eine allzu fettreiche Kost.

Was Sie wissen sollten

In jüngerer Zeit werden auch psychosomatische Aspekte als Auslöser für Harnsteinleiden diskutiert. Denn die Durchblutung in den Nieren wird wesentlich vom vegetativen Nervensystem gesteuert.

So scheinen chronische Nervosität und Gereiztheit die Entstehung von Harnsteinleiden und Koliken der Niere zu begünstigen.

Nicht umsonst wurden bereits in den USA bemerkenswerte Heilerfolge durch den Einsatz des »Beruhigungsvitamins« Pyridoxin erzielt.

HAUSSTAUBALLERGIE

Wie Sie eine Hausstauballergie erkennen

- Sie leiden unter Niesreiz, einer laufenden Nase, brennenden Augen.
- Es bilden sich Hautausschläge.
- Es tritt Husten bis hin zu Asthmaanfällen mit Atemnot auf (vor allem beim Aufenthalt in geschlossenen Räumen).
- Regelrechte Allergieattacken werden ausgelöst, wenn durch Wischen, Staubsaugen, Bettausschütteln usw. Staub aufgewirbelt wird.

Was eine Hausstauballergie auslöst

Die hausstaubmilbenfreie Wohnung ist ein Wunschtraum. Wer glaubt, die Tiere durch akribische Reinigung und Hygiene aushungern zu können, ist auf dem Holzweg. Denn bereits 0,25 Gramm Hautschuppen reichen aus, um mehrere Tausend Milben monatelang zu ernähren – und solche Mini-Mengen finden sich selbst im saubersten Haushalt.

Hauptverantwortlicher Auslöser der Hausstauballergie sind die Ausscheidungen der Hausstaubmilbe. Das Spinnentier lebt überwiegend von den Hautschuppen des Menschen und sucht daher zwangsläufig seine Nähe. Dabei spielen Schlafzimmer und Bettzeug keineswegs die Hauptrolle, wie von vielen Allergikern vermutet wird.
Hausstaubmilben halten sich vielmehr in allen bewohnten Räumen auf. Ihr ideales Milieu finden sie in Polstern, Wohntextilien und Teppichböden, sie lassen sich aber auch gerne vom Menschen in der Kleidung herumtragen.

Was Sie wissen sollten

Die größten Milbenkonzentrationen findet man in Kinderzimmern, denn diese werden in der Regel überheizt und dauernd als Schlaf- und Aufenthaltsraum genutzt. Außerdem sind sie häufig recht klein und mit Plüschtieren vollgestopft. Hier finden die Milben alles, was sie zum Leben brauchen: hohe Temperatur- und Luftfeuchtigkeitswerte, reichlich Nahrung und Rückzugsplätze, in denen es dunkel und windgeschützt ist. Hausstauballergien sind daher bei Kindern besonders häufig anzutreffen.

HERPES IM MUNDBEREICH

(HERPES LABIALIS)

Wie Sie Herpes erkennen

- Zunächst spürt man ein Spannungsgefühl und ein leichtes Kribbeln auf der Lippe.
- Kurze Zeit später treten die typischen, schmerzhaften Herpesbläschen in Erscheinung.
- In besonders schweren Fällen kann das ganze Gesicht befallen werden.

Was Herpes verursacht

Hauptauslöser ist das so genannte Herpes-simplex-Virus, das sich bei 90 Prozent der Bevölkerung findet. Meistens befindet es sich im passiven Wartestadium, doch bei einer Schwächung des Immunsystems, zum Beispiel durch eine fiebrige Erkrankung, Stress oder starke UV-Bestrahlung, »wittert« es seine Chance und wird aktiv. Deswegen sind Herpesbläschen für viele Menschen treue Begleiter bei einer Urlaubsreise in den Süden.

Herpesviren können für Menschen mit chronischen Erkrankungen wie Zuckerkrankheit, Krebs oder AIDS überaus gefährlich sein. Hier ist unbedingt ärztliche Hilfe vonnöten.

Was Sie wissen sollten

Bio-Stress macht das Herpesvirus stark. Körperliche Krisen wie Regelblutungen oder fiebrigen Erkrankungen fördern die Entwicklung der Pusteln (daher auch der Name »Fieberbläschen«).

Neben mechanischen Reizen, zum Beispiel durch scharfes Essen oder die Verwendung von Lippenstiften, spielt die Sonneneinstrahlung eine große Rolle. In Regionen mit starkem UV-Licht – zum Beispiel am Meer oder in den Bergen – kommt es besonders häufig zur Bläschenbildung.

Psychologen stellten außerdem fest, dass vornehmlich das Gefühl des Ekels die Verbreitung von Herpes fördert.

HEUSCHNUPFEN

Wie Sie die Erkrankung erkennen

Allergien sind auf dem besten Wege, als Volkskrankheit eine Spitzenposition zu ergattern. Seit 1950 steigt ihr Anteil kontinuierlich an um bis zu fünf Prozent pro Jahr. Besonders schlimm: Der Heuschnupfen, von dem derzeit etwa acht Millionen Bundesbürger betroffen sind.

- Heuschnupfen tritt meist in den Frühjahrs- und Sommermonaten auf.
- Zuerst verspüren die Betroffenen ein Nasenjucken. (Die von betroffenen Kindern häufig durchgeführte Handbewegung von der Oberlippe aufwärts zur Nasenspitze wird auch als »allergischer Gruß« bezeichnet.)
- Danach läuft ständig die Nase: Die Flüssigkeit ist meistens dünn und klar. Oft kommt es zu anhaltenden Niesattacken.
- Die Augen sind gerötet, jucken und tränen.
- In schweren Fällen kommt es auch zu Husten bis hin zu Asthmaanfällen.

Was Heuschnupfen verursacht

Auslöser des Heuschnupfens sind neben Gräserpollen die Pollen von Bäumen, Sträuchern und Kräutern. Zwischen Februar und April dominieren die Frühblüher wie Erle, Hasel und Birke, von Mai bis Juni lassen Gräserpollen die Nasen tropfen, und im Spätsommer und frühen Herbst ist es der Staub von Beifuß, Spitzwegerich und anderen Kräutern, der dem Allergiker zusetzt.

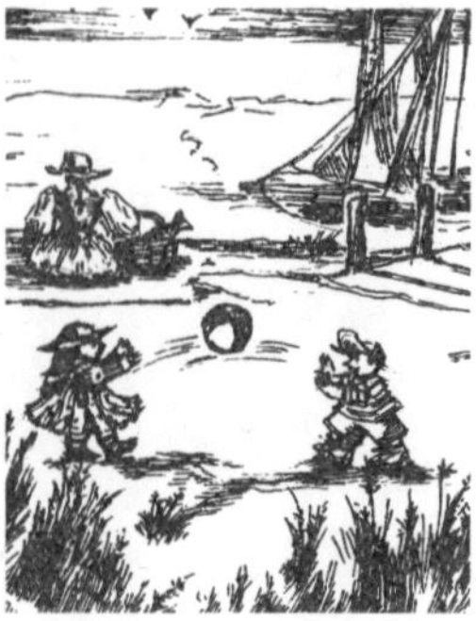

Ein Aufenthalt in reiner Luft hält den Heuschnupfen in Schach.

Was Sie wissen sollten

Die Pollenallergiker müssen wegen des wärmem Klimas in den letzten Jahren immer früher mit tropfenden Nasen und brennenden Augen rechnen. So hat sich laut Ärzteverband deutscher Allergologen die Flugzeit der Pollen von Haselnuss, Erle und Birke in den Winter hinein verlagert, zum Teil blühen diese Bäume sogar schon Anfang Februar. Besonders betroffen von dieser Entwicklung sind die Bewohner von Städten, weil hier die Durchschnittstemperaturen noch einmal um zwei Grad höher sind als auf dem Land.

HIRNLEISTUNGSSTÖRUNGEN

Wie Sie Hirnleistungsstörungen erkennen

Es kommen eine ganze Reihe von Symptomen zusammen. Dazu gehören vor allem:

- Gelegentliche Vergesslichkeit (»Wo habe ich das Auto geparkt?«)
- Lernstörungen (»Ich kann mir nichts merken!«)
- Konzentrationsstörungen (»Mir fällt es schwer, bei der Sache zu bleiben.«)

Was zu verminderter Hirnleistung führt

Die Ursachen für Hirnleistungseinbußen können mannigfaltig sein. Wenn allerdings jüngere Menschen über Gedächtnisschwäche klagen, so stecken meistens keine eigentlichen Hirnleistungskrisen dahinter, sondern andere Störungen wie Depressionen oder Angst, die die Aufmerksamkeit auf das Gedächtnis und dessen natürliche Schwächen ausrichten. Mit anderen Worten: Diese Menschen leiden weniger an Gedächtnisschwäche als vielmehr daran, dass sie ihren natürlichen Gedächtnislücken zu viel Beachtung schenken.

Generell gilt für das Gehirn wie für alle Organe: Regelmäßiges Training schützt vor Leistungseinbußen. Was jedoch viele nicht wissen: Nicht nur geistige Tätigkeiten trainieren das Hirn, auch Sport mobilisiert die grauen Zellen.

Was Sie wissen sollten

Mit zunehmendem Alter wächst die Wahrscheinlichkeit für Hirnleistungsschwächen mit organischen Ursachen. Hierzu zählen vor allem Durchblutungsstörungen infolge von Arteriosklerose (Arterienverkalkung) oder Bluthochdruck sowie die Alzheimer-Erkrankung. Aber auch Infektionen, Schilddrüsenerkrankungen sowie eine Unterversorgung mit B-Vitaminen können zu einer verminderten Leistung des Hirns führen.
Wann jedoch eine Gedächtnisschwäche ein Fall für den Arzt wird, lässt sich pauschal nicht sagen.

EXTRA: ROLLE DER PSYCHE

Eigentlich leben wir in einer Zeit des Fortschritts. Die hygienischen Verhältnisse haben sich verbessert, ebenso die Ernährung und die medizinische Versorgung. Die Arbeitszeit hat sich gegenüber früheren Jahrhunderten stark verringert, und auch die Arbeitsverhältnisse haben sich insgesamt verbessert: Heute muss niemand mehr sein Leben lang zwölf Stunden pro Tag in dunklen und feuchten Schächten nach Kohle graben.

Dennoch: Von einem Zeitalter der allumfassenden Gesundheit sind wir weit entfernt. Erkankungen wie Krebs, Herzinfarkt und Diabetes fordern nach wie vor Millionen von Todesopfern. Dazu sind neue Infektionen gekommen wie zum Beispiel AIDS, Ebola und SARS, die sich einer Therapie hartnäckig widersetzen.

Die größten Steigungsraten gab es jedoch im Bereich der psychischen und psychosomatischen Erkrankungen:

- Die Weltgesundheitsorganisation WHO erwartet, dass in 20 Jahren Depressionen nach den Herz-Kreislauf-Erkrankungen die zweithäufigste Ursache für Arbeitsunfähigkeit sein werden.
- Täglich bekommt der durchschnittliche Hausarzt Besuch von mindestens einem Angstpatienten, wobei dessen Angststörung oft durch körperliche Symptome wie Kopfschmerzen und Muskelverspannungen verdeckt wird.
- Millionen von Übergewichtigen klagen darüber, dass sie einfach nicht Herr über ihre Essgelüste werden, und auch das Heer der Spiel-, Nikotin- und Alkoholsüchtigen bekommt seine Abhängigkeiten nur selten in den Griff.
- Psychosomatische Erkrankungen, also jene körperlichen Beschwerden, die durch seelischen Stress hervorgerufen werden, nehmen dramatisch zu. Schlaflosigkeit, Spannungskopfschmerzen, Migräne, Rückenschmerzen, Neurodermitis und chronische Müdigkeit – all diese Krankheiten gehören mittlerweile zu den gesundheitlichen Standardproblemen.

Bleibt die Frage, woher dieser Psychoboom kommt.

Die Hauptursache dürfte unser moderner Lebensstil sein:

- **Bewegungsmangel:** Wir bewegen uns weniger als früher. Die Folge: Seelische und körperliche Spannungen können nicht mehr durch Bewegung aufgelöst, also »abreagiert«, werden.
- **Ärger mit den Mitmenschen:** In den frühen Zeiten der Menschheitsgeschichte wurden Konflikte durch körperliche Gewalt gelöst. Das war zwar

schmerzhaft und oft auch ungerecht, doch es hatte den Vorteil, dass nach dem Austragen des Konflikts die Sache meistens erledigt war. Heute werden Auseinandersetzungen vorwiegend verdeckt geführt.

Die Folge: Viele Konflikte werden nicht gelöst, sondern sie graben sich unbewältigt in die Seele ein.

- **Hektik:** Wir kommen kaum noch zur Ruhe. Die Arbeitszeit wurde zwar in den letzten Jahrzehnten immer weiter reduziert, doch dafür gönnt man sich in der Freizeit weniger Pause. Zur Arbeit kommt der »Freizeitstress«, mit dem Ergebnis, dass wir seelisch und körperlich weniger auftanken und regenerieren können, als es für die Gesundheit wichtig wäre.
- **Reizüberflutung:** Wir werden täglich mit zahllosen Informationen und Reizen überschüttet. Unsere Psyche droht unter dieser Lawine zu ersticken.
- **Stabilitätsverlust:** Wir haben immer weniger feste Bezugspunkte in unserem Leben, die uns einen sicheren Rahmen geben. Es gibt keine sicheren Arbeitsplätze mehr, und auch fürs Leben geschlossene Ehen scheitern schon nach wenigen Jahren. Patchwork-Familien und allein Erziehende gehören mittlerweile zum Alltag. Die geltenden Werte wandeln sich schnell: Wer heute noch als Vorbild gilt, kann morgen schon nicht mehr gefragt sein.
- **Verhärtung:** Wer heute bestehen will, muss »cool« sein. Wer sich empfindsam und verletzlich zeigt, stolpert beim Aufstieg auf der Karriereleiter. Deshalb legt man sich lieber eine Hornhaut auf der Seele zu – mit der Konsequenz, dass das menschliche Miteinander reduziert wird. Sorgen und Ängste werden im Inneren aufgestaut, anstatt sie mit anderen zu teilen.

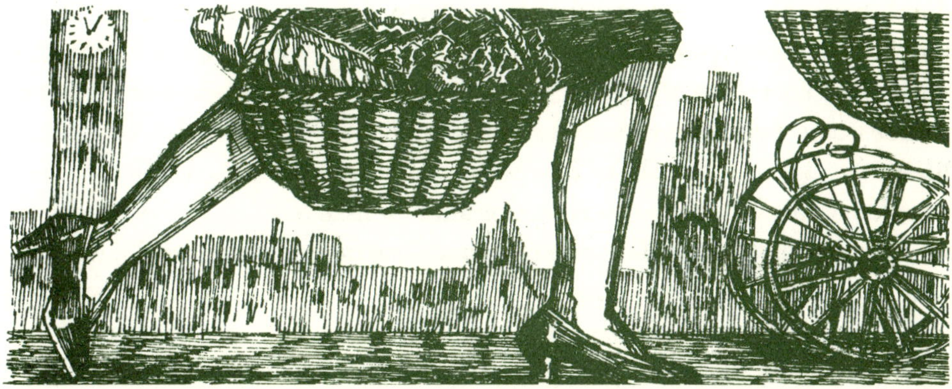

Stress verursacht die meisten psychischen Probleme.

ISCHIASBESCHWERDEN (»ISCHIAS«)

Wie sich Ischiasbeschwerden zeigen

Beim »Ischias«, einer Abkürzung für alle Rückenbeschwerden, die den Ischiasnerv betreffen, werden Nervenwurzeln an der Wirbelsäule gequetscht und gereizt. Je nachdem, welche Wurzel getroffen ist, zeigt sich der Schmerz im Gesäß, an der Vorderseite des Oberschenkels, seitlich oder hinten am Bein – er kann sogar bis in die Fußspitzen hinunterreichen. Ein erfahrener Arzt kann aus einer präzisen Schmerzbeschreibung des Patienten bereits schließen, an welcher Stelle der Wirbelsäule die Nerven gequetscht oder gereizt sind.

Was die Beschwerden auslöst

Rufen Sie den Notarzt, wenn Sie urplötzlich nicht mehr auf den Fersen oder Zehen gehen können oder wenn sich Missempfindungen und/oder Taubheit an den Oberschenkeln einstellen. Es könnte sich um einen Bandscheibenvorfall handeln, der möglichst schnell behandelt werden muss.

Hauptursache für Ischiasbeschwerden sind Abnutzungen der unteren zwei Bandscheiben der Lendenwirbelsäule. Die Bandscheiben bilden gewissermaßen den Stoßdämpfer zwischen den einzelnen Wirbelkörpern.
Sie nutzen sich nicht durch Bewegung ab, sondern durch lang andauerndes Sitzen und Bewegungsmangel. Sie werden im Laufe der Zeit immer dünner und können daher ihre Aufgabe nicht mehr ausreichend erfüllen. Sind die Bandscheiben abgenutzt, werden die Wurzeln einer oder beider Ischiasnerven zusammengedrückt – vor allem, wenn noch Muskelverspannungen im unteren Rücken (und eventuell Kälte) hinzukommen. Regelmäßiger, rückenfreundlicher Sport trägt dazu bei, dass die Regenerationskräfte der Bandscheiben mobilisiert werden. Außerdem stützt ein intakter Muskelapparat das Skelett und entlastet so die Bandscheiben.

Was Sie beachten sollten

Ischiasschmerzen unterscheiden sich vom Hexenschuss dadurch, dass die Beschwerden vom Gesäß meist ins Bein ausstrahlen.

KARIES

Wie sich Karies bemerkbar macht

- Zahnschmerzen treten vor allem beim Verzehr von heißen, kalten oder zuckerreichen Speisen auf.
- Der Zahn weist die typischen braunen Kariеslöcher auf.
- In schweren Fällen treten die Schmerzen schon auf bloße Luftbewegung hin auf oder äußern sich als besonders unangenehmer Dauerschmerz.

Was Karies verursacht

Hauptursache ist ein akuter Mineralverlust im Zahnschmelz, an dessen Stelle sich dann Kariesbakterien ansiedeln und Löcher in den Zahn »fressen«.

Der Mineralverlust kann durch zahlreiche Faktoren begünstigt werden, wobei der Vererbung, der Zahnpflege und der Ernährung die Schlüsselrollen zukommen.

Vor allem Süßigkeiten schaffen im Mund ein Milieu, das den Zahnschmelz schwächt und es den Kariesbakterien leicht macht, einen Angriffspunkt für ihr schädliches Werk zu finden.

Aus diesem Grund ist das Zähneputzen nach dem Naschen ganz besonders wichtig.

In Deutschland müssen jährlich über zehn Milliarden Euro für die Behandlung von kariesbedingten Zahnschäden aufgebracht werden. Karies ist somit nicht nur die häufigste, sondern auch die teuerste Einzelerkrankung der Deutschen.

Was Sie wissen sollten

Auch Stress kann Karies fördern. Denn er beeinträchtigt die Darmtätigkeit und dadurch die Aufnahme der benötigten Mineralien aus der Nahrung.

Die Zähne erhalten in der Folge weniger Material, um ihren Schutzmantel stabil zu halten.

Darüber hinaus drosselt unser vegetatives Nervensystem unter Stress die Produktion von Speichel, der bis zu einem bestimmten Grad die Konzentration der ätzenden Säuren im Mundraum zu reduzieren vermag.

KNOCHENBRÜCHE

Wie Sie einen Knochenbruch feststellen

Bei Kindern führen Knochenbrüche (vor allem offene Brüche) mitunter zum Schock. In diesem Fall besteht die erste Hilfe zunächst einmal darin, den Schock zu behandeln und das Kind mit angewinkelten Beinen – die Füße liegen etwas erhöht auf einer Bank oder einem Stuhl – auf den Rücken zu legen. Danach müssen Sie dann die Bruchstelle so gut es geht ruhig stellen.

- Der verletzte Bereich schmerzt und ist geschwollen.
- Der Knochenverlauf wirkt häufig unnatürlich und »verbogen«. Es sei denn, die Bruchenden sind ineinander verkeilt, wie das zum Beispiel bei Oberarm- und Oberschenkelhalsbrüchen häufiger der Fall ist.
- Beim offenen Bruch stoßen die Bruchenden des Knochens durch die Haut.

Wodurch Knochenbrüche entstehen

Ursache für einen Bruch ist immer eine äußere Gewalteinwirkung auf ein Skelettteil, das dieser Gewalt nicht standhält, sondern bricht. Dazu genügt häufig ein heftiger Stoß oder Schlag bei einem Sturz oder Unfall.

Was Sie wissen sollten

Es gibt Brüche, die nur wenige Probleme bereiten und vom Patienten häufig noch nicht einmal bemerkt werden, wie zum Beispiel unkomplizierte Rippenbrüche, die von einer Rippenprellung kaum zu unterscheiden sind. Hier werden die Bruchenden des Knochens weiterhin gegeneinander gepresst, ohne dass das umliegende Gewebe größeren Schaden genommen hat. Bei den meisten Brüchen wird jedoch auch das umliegende Weichteilgewebe verletzt, was zu den bekannten Schwellungen und Schmerzen führt.

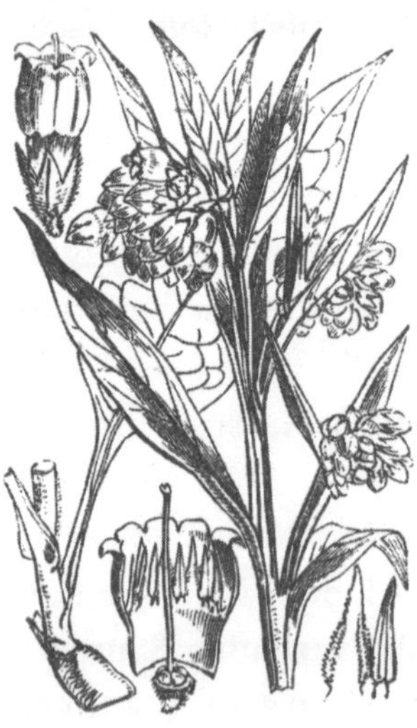

Vor fünfhundert Jahren verwendete man Beinwell zum Heilen von Knochenbrüchen.

KRAMPFADERN

Wie Sie Krampfadern erkennen

Verdickte, bläulich-rote Venen zeichnen sich zum Teil sehr deutlich unter der Haut ab. In einem späteren Stadium tritt das Blutgefäß deutlich aus der Haut hervor.
Krampfadern sind häufig wurmartig gewunden und treten vor allem an den Waden auf, reichen aber häufig bis zu den Oberschenkeln hinauf.

Etwa 10 Millionen Bundesbürger, so die Schätzungen von Experten, leiden an einer chronischen Venenerkrankung. Eine Volkskrankheit also, die ihren Ursprung in unserem bewegungslosen Lebensstil hat. Der heutige Mensch jagt und sammelt nicht mehr, sondern bringt lange Zeit mit unbeweglichem Sitzen oder Stehen zu. Das fördert den Druck in den Venen.

Was Krampfadern verursacht

Die Venen transportieren das Blut zum Herz zurück. In den Venen befinden sich so genannte Venenklappen, die verhindern sollen, dass das Blut nicht mit der Schwerkraft wieder nach unten sinkt. Schließen diese Klappen nicht mehr richtig, verlieren die Venen durch den daraus resultierenden Blutstau ihre Elastizität. Das heißt, sie werden erweitert und beginnen sich zu schlängeln. Die Gefahr einer Venenentzündung steigt.
Die Veranlagung zu Krampfadern ist angeboren, der moderne Lebensstil (viel Sitzen, wenig Bewegung, falsche Ernährung) trägt jedoch viel zur Krampfaderbildung bei.

Was Sie tun können

Am besten ist es, die Neigung zu Venenproblemen zu erkennen, bevor sich Krampfadern bilden können. Dazu gehört, die ersten Symptome der Erkrankung wahrzunehmen und mit einer angepassten Lebensführung (Bewegung) der Entstehung entgegenzuwirken.
Typisch ist ein Spannungs- und Schweregefühl in den Beinen, das sich bessert, sobald man sich bewegt. Weitere Hinweise sind nächtliche Waden- und Fußkrämpfe sowie abendliche Wasseransammlungen in den Knöcheln. Typisch ist auch, dass sich die Symptome unter Wärme verschlimmern.

KRÄTZE (SCABIES)

Wie Sie Krätze erkennen

- Winkelige, geknickte, bis zu einem Zentimeter lange Milbengänge unter der Haut, Knötchenbildung und Juckreiz zwischen den Fingern, am Handgelenk, rund um die Brust, am Gesäß, im Nabel und an den Geschlechtsteilen sind untrügliche Anzeichen für die Krätze.

Rücken und Kopf bleiben glücklicherweise verschont, weil es den Milben dort zu kalt ist.

Die Krätze tritt bei Kindern – vor allem im Kindergartenalter – häufiger auf als bei Erwachsenen. Gehen Sie mit ihnen gleich zum Arzt; er kann Medikamente verschreiben, die der Milbe schnell den Garaus machen, ohne den Kreislauf des Kindes zu belasten.

- Bei Wärme – beispielsweise unter der Bettdecke – wird das Jucken schlimmer; es verführt zum Kratzen, was Rötungen, offene Wunden und Entzündungen zur Folge haben kann.

Was Krätze verursacht

Die Krätzmilbe ist wieder auf dem Vormarsch, vor allem bei Kindern. Der Erreger der Krätze ist eine Milbe, die so genannte Krätzmilbe. Sie bohrt sich in die Oberhaut und sorgt dort durch ihre Anwesenheit für entzündliche Reaktionen. Die Milben verbreiten sich über Körperkontakt beziehungsweise Kleidungskontakt. Häufiges Wechseln der Kleidung und Körperhygiene beugen einem Befall vor.

Was Sie wissen sollten

Meist sind es die Kinder, die sich die Milben einfangen und wegen der Ansteckungsgefahr dann nicht in die Schule oder den Kindergarten dürfen.

Nur die Milbenweibchen bohren sich in die Haut, während

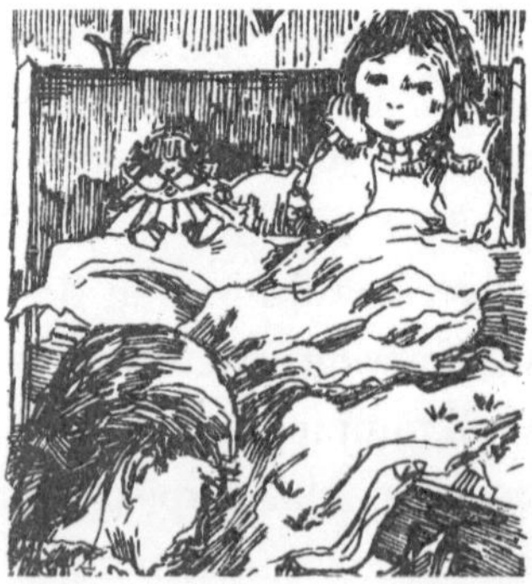

das Männchen unmittelbar nach der Befruchtung der Eier abstirbt. Das Weibchen lässt bei seinem Bohrgang Kot und Eier zurück, bei Wärme wird es an die Oberfläche gelockt, was die Beschwerden verschlimmert und die Ansteckungsgefahr noch vergrößert.

LÄUFERKNIE

Wie Sie ein Läuferknie erkennen

Das Läuferknie ist eine typische Sportverletzung, die bei Joggern und Walkern auftreten kann.

- Ein Läuferknie ist eine entzündliche Erkrankung und verursacht Schmerzen im Außenbereich des Kniegelenks, und zwar am Oberschenkelknochen auf Höhe der Kniescheibe.
- Die Schmerzen treten vor allem bei längeren Läufen auf, teilweise so heftig, dass der Sportler den Lauf unterbrechen muss; der Schmerz lässt dann zwar nach, doch beim Weiterlaufen kehrt er sofort wieder zurück.

Laufen und Walken sind gesund. Nichtsdestotrotz tut der Mensch gut daran, auf die Signale des Körpers zu hören und sich etwas einzuschränken, wenn eine Verletzung oder Erkrankung vorliegt. Kurieren Sie sich erst richtig aus, bevor Sie mit Ihrem gewohnten Programm weitermachen.

Wodurch ein Läuferknie verursacht wird

Der Sportler läuft zu sehr auf den Außenkanten seiner Füße. Dadurch reibt sich das so genannte »iliotibiale Band«, das sich an der Oberschenkelaußenseite von der Hüfte bis zum Kniegelenk erstreckt, am Oberschenkelknochen. Dadurch kommt es zu einer Entzündung.

Was Sie wissen sollten

Trainieren Sie häufig auf Straßen oder Wegen, die ein stark gekrümmtes Profil besitzen, also zu den Außenseiten stark abwärts gehen?

In diesem Falle sollten Sie auf einen ebenen Laufbelag wechseln, und Ihr Knieproblem erledigt sich möglicherweise – nach einer Trainingspause – ganz von selbst.

Das Läuferknie bereitet starke Schmerzen, die mitunter den Sportler dazu bringen, das betroffene Knie in einer Schonhaltung beim Laufen vorwärts zu führen. Dadurch verändern sich jedoch die Verhältnisse in seinem Bewegungsapparat ungünstig. Schwere Schäden (vor allem an Kniekapsel und Menisken) können die Folge sein. Kurieren Sie sich also besser aus, bevor Sie wieder zu laufen beginnen.

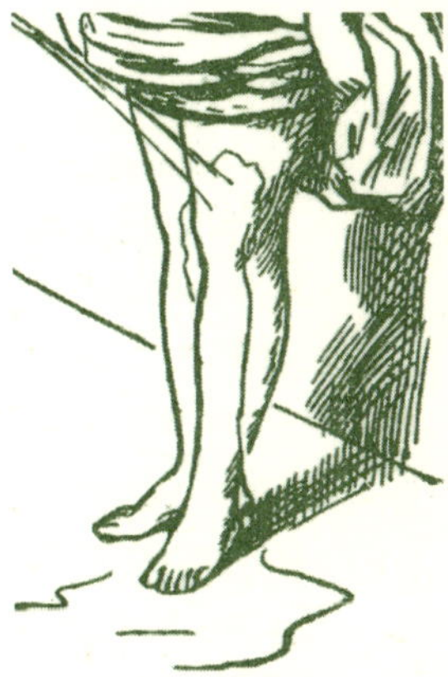

Kühlen hilft dem entzündeten Knie.

LUNGENÜBERBLÄHUNG

(LUNGENEMPHYSEM)

Wie Sie die Erkrankung erkennen

- Oft tritt schon bei geringer Belastung Atemnot auf.
- Der Brustkorb ist ständig aufgebläht, als ob man ganz tief eingeatmet hätte.
- Das Ausatmen ist ganz schwach. (In schweren Fällen kann nicht einmal eine Kerze ausgeblasen werden.)
- Dazu kommt häufiges Hüsteln oder Husten.
- Im fortgeschrittenen Stadium verfärben sich die Lippen blau.

Menschen mit einem Emphysem atmen zu wenig aus und zu viel ein. Beim Einatmen entsteht ein Vakuum, das venöses Blut ansaugt. Verharrt nun der Brustkorb in angespannter Einatemhaltung, entfällt der Rücksaugeffekt: Die linke Herzkammer stößt mehr Blut aus, als die rechte zurückerhält. Das schädigt auf Dauer den Herzmuskel.

Was die Krankheit auslöst

Im fortgeschrittenen Alter kommt es zu einem teilweisen Versagen der Lungenbläschen, oft verbunden mit einer Versteifung der Bronchienwände. Das kann entweder verteilt über die ganze Lunge auftreten oder sich auf einige Stellen konzentrieren. Als Folge dieses Versagens kommt es zu einer Überblähung der gesunden Lungenteile. Die Neigung zum Emphysem kann angeboren sein.

Worauf Sie achten sollten

Zu den Risikofaktoren für die Entwicklung eines Emphysems zählen:

- Arbeiten in staubiger oder rauchiger Luft
- Überanstrengung des Atemsystems, zum Beispiel bei Glasbläsern oder bei Musikern, die Blasinstrumente spielen.
- Chronisches Husten infolge von Bronchitis
- Rauchen
- Keuchhusten als Erwachsener

Achten Sie also vor allem darauf, die Bronchien nicht zu überlasten.

MANDELENTZÜNDUNG

Wie Sie eine Mandelentzündung erkennen

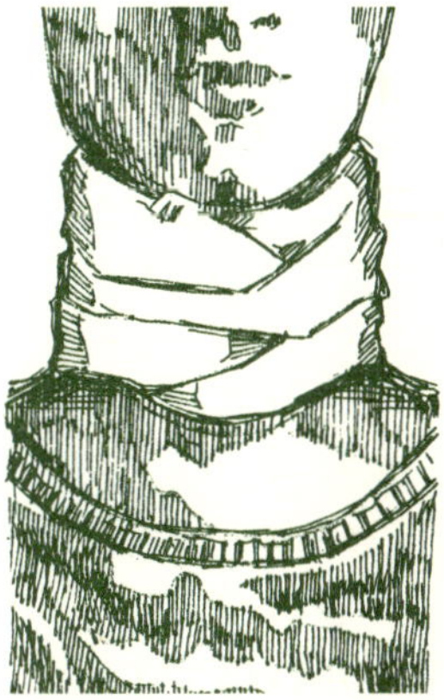

Halswickel sind ein altes Hausmittel bei Halsschmerzen.

- Es treten Schmerzen und Schwellungen im Hals auf.
- Die Entzündung wird meistens von Fieber begleitet.
- Die Schmerzen strahlen mitunter bis zu den Zähnen und Ohren hin aus.
- Auf den Mandeln sieht man einen gelblichen Belag.

Was eine Mandelentzündung verursacht

Auslöser der Mandelentzündung sind Bakterien, die umso eher angreifen können, je schwächer das Immunsystem des Menschen ist. Deswegen sind Mandelentzündungen häufig Begleiterscheinungen von Erkältungskrankheiten.
Viele Menschen besitzen darüber hinaus eine starke erbliche Veranlagung zu Mandelproblemen.

Was Sie beachten sollten

Die für Mandelentzündungen verantwortlichen Bakterien besitzen die Fähigkeit, sich tief im Schleimhautgewebe einzunisten und dort unentdeckt abzuwarten, bis sie wieder eine Chance zur Attacke bekommen.
In ihrem Versteck kann ihnen auch ein Antibiotikum nichts mehr anhaben – weswegen denn auch der Einsatz dieser Medikamente bei Mandelentzündungen oft nur vorübergehend hilft. Viele Bakterien haben außerdem mittlerweile eine Resistenz gegen verschiedene Antibiotika aufgebaut, so dass diese nicht mehr wirken.
Eine Mandelentzündung sollte immer gut auskuriert werden, denn ansonsten werden die Mandeln leicht zu chronischen Bakteriensammelstellen.
Heute werden Mandeln seltener operiert als früher, da man ihre wichtige Funktion im Abwehrsystem erkannt hat.

Wer immer wieder Probleme mit den Mandeln hat, sollte täglich zwei Minuten mit Cystus-Sud aus der Apotheke gurgeln, um seine Schleimhäute im Hals- und Rachenraum robuster gegenüber Infekten zu machen.

MASERN

Wie Sie Masern erkennen

Masern enwickeln typische Symptome. Der Erkrankte durchläuft in der Regel drei Stadien:

- Erstes Stadium (drei bis fünf Tage): Anstieg der Körpertemperatur, erkältungsähnliche Erscheinungen (Schnupfen, Halsschmerzen, Husten); Lichtscheu durch eine Bindehautentzündung; häufig Bildung weißlicher Fleckchen mit rotem Hof auf der Wangenschleimhaut; eventuell kurzzeitig bräunlicher Ausschlag auf den Wangen.
- Zweites Stadium (zwei bis drei Tage): Erneuter Temperaturanstieg (39 bis 40 Grad Celsius), dann folgt der typische Hautausschlag, der hinter den Ohren beginnt und sich dann über Hals, Gesicht, Schultern, Rumpf, Arme bis zu den Beinen ausbreitet. Die Flecken sind rosa-violett, meist klein, können aber in großen Fleckenfeldern zusammenfließen. Nach drei bis vier Tagen sinkt das Fieber.
- Drittes Stadium: Es folgt die Erholungsphase mit Anfälligkeit gegenüber anderen Erkrankungen. Die Flecken heilen unter Schuppenbildung ab.

Nach überstandenen Masern zeigen viele Kinder eine überraschende Vitalität und ein wacheres Bewusstsein als vor der Erkrankung. Der Grund: Die Krankheit führte zu einem intensiven Erleben der eigenen Körperlichkeit und der eigenen Anfälligkeit, aber auch zu der Erkenntnis, dass der Körper über Kräfte verfügt, auch aus tiefen Krisen wieder heil und gestärkt herauszukommen.

Wodurch Masern entstehen

Masern werden durch das Masernvirus hervorgerufen und sind hochgradig ansteckend. Betroffene Kinder sollten also bereits bei den ersten Krankheitsanzeichen isoliert werden.

Worauf Sie achten sollten

Masern sind eine klassische Kinderkrankheit, die bei normalem Verlauf keine ärztliche Unterstützung brauchen (nur bei besonders hohem Fieber). Man bekommt Masern nur einmal im Leben. Geschichten von Wiederholungen der Krankheit basieren meistens darauf, dass von den Eltern oder dem Arzt eine falsche Diagnose gestellt wurde.

MENSTRUATIONSBESCHWERDEN

Wie sich Menstruationsbeschwerden äußern

- Bei einer übermäßig starken Regelblutung verbrauchen Sie mehr als sechs Binden oder Tampons pro Tag.
- Sie haben häufig krampfartige Schmerzen im Unterleib. Sie sind ständig matt und leiden unter starkem Brustspannen sowie unter ausgeprägten Rückenschmerzen.
- Als Komplikationen können Blutarmut verbunden mit Konzentrations- und Kreislaufschwäche auftreten.

Was Menstruationsbeschwerden verursacht

Als biologische Ursachen kommen Gewebewucherungen in der Gebärmutter (Myome), Hormonschwankungen sowie bestimmte Verhütungsmittel wie Intrauterinpessar (»Spirale«) und Antibabypille in Frage.

Oft spielen aber auch psychische Faktoren mit, denn kein weibliches Phänomen ist in der Geschichte so verteufelt worden wie die Menstruation. Sie galt lange Zeit nicht nur als »schmutzig«, sondern auch als Beweis dafür, dass die Frau nicht ihrer zugedachten Rolle als Gebärerin nachgekommen ist.

Mittlerweile hat sich einiges an diesen Vorurteilen geändert, aber noch lange nicht alles. Immer noch wird die Regelblutung von vielen Frauen schamhaft verschwiegen – mit der Folge, dass Körper und Psyche verspannen und mit starken Menstruationsbeschwerden reagieren.

Gehen Sie sofort zum Arzt, wenn die Krämpfe unerträglich werden oder wenn Sie überdurchschnittlich starke Blutungen haben. Auch unerklärliche Zwischenblutungen sind ein Fall für den Frauenarzt.

Worauf Sie achten sollten

Das normale Menstruationsblut ist von roter bis dunkelroter Farbe und gerinnt nicht. Das Auftreten von Gerinnseln oder Blutklumpen erfordert eine ärztliche Untersuchung. Dies gilt auch für überdurchschnittlich lang anhaltende Blutungen.

MIGRÄNE

Wie Sie Migräne erkennen

Laut italienischen Studien haben Migränepatientinnen gute Chancen, durch eine Schwangerschaft und das anschließende Stillen eine Besserung ihrer Symptome zu erleben. Demnach lassen bereits in den ersten drei Schwangerschaftsmonaten bei 50 Prozent der Frauen die Kopfschmerzen deutlich nach, im letzten Drittel steigt die Quote sogar auf 90 Prozent. Nach der Geburt bleiben jedoch nur jene Frauen schmerzfrei, die ihr Baby stillen. Bei den übrigen Müttern kehrt die Migräne häufig schon eine Woche nach der Geburt wieder zurück.

- Migräne äußert sich meist als halbseitig auftretender, stehender, zumeist heftigster Kopfschmerz.
- Die Schmerzattacken werden von Übelkeit, Erbrechen, Lichtscheu, Sehstörungen und Sprechstörungen begleitet.
- Manchmal kündigt sich die Migräne durch eine so genannte Aura an, die sich als Empfindungsstörung (beispielsweise durch Hautkribbeln oder Augenflimmern) bemerkbar macht.

Was Migräne verursacht

Die Ursachen können sehr unterschiedlich sein. Am häufigsten finden sich folgende Gründe für Migräneanfälle:

- Kopfgesteuerte Menschen sind anfälliger für die Krankheit. Als weitere psychosomatische Auslöser kommen Sorgen und Kummer in Frage – der Migränekranke »zerbricht« sich im wahrsten Sinne den Kopf.
- Bestimmte Nahrungsmittel werden nicht vertragen.
- Ein niedriger Blutdruck ist ebenfalls häufig die Ursache.
- Bei vielen Menschen besteht eine erbliche Veranlagung

Was Sie wissen sollten

Unverträglichkeiten auf bestimmte Nahrungsmittel können vor allem bei Kindern und bei Frauen in den Wechseljahren zu Migräneschüben führen. Man kommt ihnen in der Regel durch ein Migränetagebuch auf die Schliche. In diesem Tagebuch werden nicht nur der Zeitpunkt der Anfälle aufgelistet, sondern auch die Speisen, die über den Tag verteilt gegessen wurden. Wenn also beispielsweise die Migräneattacken regelmäßig einige Minuten oder Stunden nach dem Verzehr von Schokolade auftreten, spricht einiges für eine Allergie oder Unverträglichkeit auf die typischen Inhaltsstoffe von Kakao.

MITTELOHRENTZÜNDUNG

Wie Sie eine Mittelohrentzündung erkennen

- Erste Anzeichen ist ein Völlegefühl im Ohr, danach kommt es zu anhaltenden und pulsierenden Ohrenschmerzen.
- Häufig wird die Entzündung von Geräuschen (Tinnitus), Schwerhörigkeit und – vor allem bei Kindern – von Fieber begleitet.
- In den ersten beiden Tagen der Erkrankung kommt es manchmal zu einem Trommelfelldurchbruch, bei dem sich Flüssigkeit aus dem Ohr entleert.

Wenn der eitrige Schleim ablaufen kann, ist das gut für den Heilungsverlauf, und die Schmerzen hören in den meisten Fällen schlagartig auf.

Das Niesen sollte auf keinen Fall unterdrückt werden, sondern der Kranke sollte kräftig dabei ausprusten – denn wer sich beim Niesen sittsam die Nase zuhält, verteilt die Keime nur in den Verbindungsgängen von der Nase zum Ohr.

Was eine Mittelohrentzündung verursacht

Bei einer Mittelohrentzündung handelt es sich um eine vorwiegend bakterielle Infektion des Mittelohrs, der meistens ein Infekt des Nasen-Rachen-Raums (Erkältung) vorausgegangen ist.

Was Sie beachten sollten

Kinder bekommen überdurchschnittlich häufig Ohrenentzündungen, weil die Verbindungsgänge zwischen Rachen und Mittelohr bei ihnen kürzer und enger sind als beim Erwachsenen. Dadurch gelangen Keime leichter in diese empfindlichen Bereiche des Ohrs.

Aus dem gleichen Grund reagieren Kinder aber auch besonders gut auf natürliche Heilverfahren wie etwa eine Zwiebelkompresse.

Viele Ohrenentzündungen ließen sich zudem vermeiden, wenn die Betroffenen grippale Infekte richtig auskurieren würden.

MUMPS (»ZIEGENPETER«)

Wie Sie Mumps erkennen

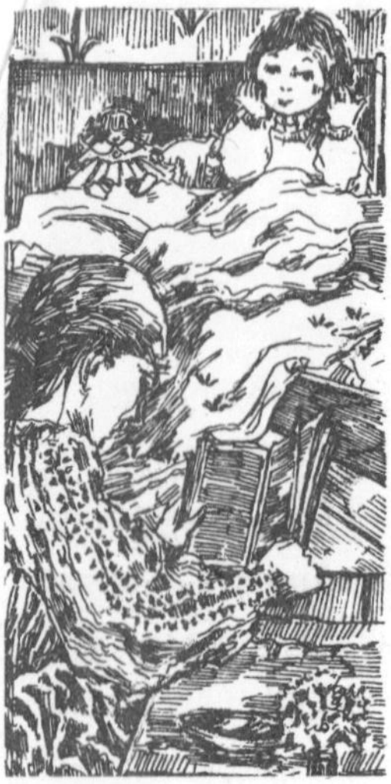

Mumps gehört zu den häufigen Kinderkrankheiten.

- Zu Beginn der Krankheit kommt es zu Fieber, das ansteigt, Unwohlsein, Kopf- und Gliederschmerzen.
- Danach tritt ein schmerzhaftes, überwiegend linksseitiges Anschwellen der Ohrspeicheldrüse (Schwellung vor und unter dem Ohrläppchen, so dass dieses absteht) auf. Die Mundschleimhaut entzündet sich. Schmerzen beim Kauen und hohes Fieber vervollständigen das Krankheitsbild.
- In etwa 75 Prozent der Erkrankungen bildet sich nach ein bis drei Tagen die Schwellung auch rechts.
- Nach fünf bis acht Tagen fällt das Fieber und die Schwellungen gehen zurück.
- Nicht selten kommt es bei Mumps zu Komplikationen: Es können andere Körperdrüsen wie die Bauchspeicheldrüse befallen werden (verbunden mit Bauchschmerzen und Erbrechen), nach der Pubertät bei Jungen auch die Hoden, was zur Unfruchtbarkeit führen kann.

Wodurch Mumps verursacht wird

Mumps wird durch das Mumpsvirus Rabula inflans ausgelöst. Die Krankheit ist sehr ansteckend.

Um Impfkomplikationen zu vermeiden, müssen Sie oder Ihr Kind bei der Impfung absolut gesund sein. Schon ein leichter Schnupfen kann die normalen Reaktionen auf die Impfung (zum Beispiel Müdigkeit oder leichte Temperatur) unangenehm übersteigern.

Worauf Sie achten sollten

Mitunter führt Mumps zu Hirnhaut- oder Gehirnentzündungen. Bei männlichen Patienten können sich die Hoden entzünden, in der Folge kann es zu einer verminderten Funktion der Keimdrüsen kommen. Mumps zählt daher keineswegs zu den unproblematischen Kinderkrankheiten.

Gegen Mumps wird schon seit langem geimpft. Empfohlen wird gemeinhin eine Kombinationsimpfung gegen Mumps, Masern und Röteln (MMR); sie kann ab dem ersten Lebensjahr durchgeführt werden.

MUNDGERUCH

Wie Sie Mundgeruch erkennen

- Unter Mundgeruch versteht man gemeinhin schlechten, unangenehm riechenden Atem.
- Machen Sie den Mundgeruchstest, um herauszufinden, wie Ihr Atem ist: Spülen Sie den Mund, lassen Sie das Wasser langsam zwischen den Zähnen hin und her wandern, und spucken Sie es dann in einen Becher. Wenn aus dem Becher unangenehme Gerüche emporsteigen, riecht auch Ihr Atem schlecht.

Was Mundgeruch versacht

In etwa 90 Prozent der Fälle stammt der Mundgeruch auch wirklich aus dem Mund, und dort sitzen die Hauptschuldigen in der Regel auf dem Zungenrücken. Denn der wird nur selten vom Speichel gereinigt, und in seinen zahlreichen kleinen Fältchen können sich Bakterien gut ansiedeln. Fallen doch auf dem Zungenrücken nicht nur Essensreste für sie ab, sondern auch Sekrete, die aus den Nasengängen heruntertropfen. Ein unerschöpfliches Nahrungsreservoir, das die Mikroben beispielsweise in den wie faule Eier riechenden Schwefelwasserstoff umwandeln.

Was Sie wissen sollten

Aktuelle Forschungen gehen davon aus, dass 23 Prozent der Menschen hin und wieder einen unangenehmen Geruch aus dem Mund verströmen, und auch das meistens nur nach einer stark gewürzten Mahlzeit oder am frühen Morgen vor dem Frühstück. Lediglich sechs Prozent leiden unter dauerhaftem Mundgeruch.

Mit dem schlechten Atem lässt sich aber viel Geld verdienen. Allein die US-Amerikaner geben 740 Millionen Dollar jährlich für Mundwässer aus.

Vor allem die Werbung suggeriert, dass guter Atem unentbehrlich für eine perfekte Persönlichkeit ist. Für viele Menschen baut sich dadurch ein enormer Druck auf, der schließlich zu einer zwanghaften Angst vor Mundgeruch führen kann: der Halitophobie. Die Betroffenen spülen permanent mit Duftwässern und antibiotischen Lösungen mit der paradoxen Konsequenz, dass ihr Mundmilieu tatsächlich umkippt und für üble Gerüche sorgt. Außerdem interpretieren sie alle möglichen Aktionen, wie etwa das Öffnen eines Fensters oder das Abwenden eines Gesprächspartners, als Folge ihres Mundgeruchs.

MUSKELKATER

Wie sich Muskelkater bemerkbar macht

- Unter Muskelkater versteht man Muskelschmerzen, die etwa 24 bis 36 Stunden nach einer ungewohnten körperlichen Belastung auftreten.
- Typisch für den Muskelkater ist die Verteilung des Schmerzes über relativ große Muskelbereiche.

Wodurch Muskelkater entsteht

Viele Hobbysportler erzählen von Muskelkaterschmerzen, die sie eine Woche lang geplagt hätten. Ein Irrtum! Muskelkater ist nach spätestens drei Tagen verschwunden; die betreffenden Sportler hatten wahrscheinlich eher eine Muskelzerrung.

Muskelkater ist die schmerzhafte Folge von mikroskopischen Muskelfaserverletzungen. Diese Schäden werden durch nachgebende Bewegungen (zum Beispiel bei Liegestützen, Skiabfahrten und Bergabwandern) ausgelöst.
Aber auch hohe Milchsäurekonzentrationen aufgrund hoher Belastungen, ungewohnter Anstrengungen oder eines schlechten Trainingszustands können einen heftigen Muskelkater hervorrufen.
Die betroffenen Muskelgruppen können ihre Stoffwechselprodukte nur noch unvollständig abtransportieren – das gilt besonders für die Milchsäure, deren Kristalle für zusätzliche Schmerzreize in den Muskeln sorgen.

Was Sie wissen sollten

Warum kommt es zum Muskelkater erst dann, wenn die sportliche Betätigung bereits 24 bis 36 Stunden zurückliegt? Die Antwort: Die Muskelfasern haben in ihrem Inneren keine Sinneszellen, die unser Gehirn über Schäden informieren könnten.
Die einzigen in Frage kommenden Sinneszellen sitzen am Faserrand. Und diese müssen eben eine gewisse Zeit warten, bis die »Unfallnachricht« aus dem Faserinnern – zum Beispiel in Gestalt von abtransportiertem Zellmaterial – bei ihnen angekommen ist.

MUSKELZERRUNGEN

Wie Sie eine Muskelzerrung erkennen

- Zunächst verspürt man nur ein leichtes Ziehen im Muskel, doch schon bald wird daraus eine schmerzhafte Verspannung, und der Muskel verhärtet sich.
- Einige Stunden nach der Verletzung verfärbt sich die gezerrte Stelle eventuell. Das ist ein deutliches Zeichen dafür, dass im Muskel Fasern geschädigt wurden; die Schädigung hält sich jedoch im Unterschied zum Muskelfaserriss im kleinen Rahmen und kann in der Regel nicht ertastet werden.

Im Verhältnis zu den 1970er und 1980er Jahren wird heute zwar weniger gespritzt, doch leider kommt es immer noch vor, dass Athleten mit einer Zerrung entzündungshemmende Spritzen (manchmal mehrere zugleich) verabreicht werden, um sie wettkampftauglich zu machen. Tatsache ist allerdings, dass der Sportler, auch wenn er es durch die Injektion nicht mehr merkt, nach wie vor mit einem geschädigten Muskel in den Wettkampf geht. Und das bedeutet, dass er nicht die volle Leistung bringen kann und ein enormes Risiko für Muskelrisse eingeht.

Wodurch Zerrungen entstehen

Zerrungen sind besonders häufig bei Muskeln, die sich über mehrere Gelenke ziehen (wie etwa Waden-, Oberschenkel- und Oberarmmuskeln).

Ermüdung, schlechtes Aufwärmen, sehr kalte (der Muskel kühlt aus) und sehr warme (der Muskel verliert durch Schwitzen Elektrolyte) Umgebungstemperaturen sowie Stress, bestehende Infekte und Muskelkater begünstigen die Entstehung von Zerrungen.

Worauf Sie achten sollten

Muskelzerrungen beeinträchtigen den Bewegungsverlauf, dennoch will der Sportler oft nicht mit seiner Betätigung aufhören, weil er hofft, dass sich die Verspannung im Laufe der Bewegungen von selbst lockert. Viele versuchen auch durch Ausschütteln des betroffenen Beines die Verspannung zu lösen. All diese Bemühungen sind jedoch vergeblich. Im Gegenteil: Je länger der gezerrte Muskel weiter belastet wird, desto stärker werden die Schmerzen.

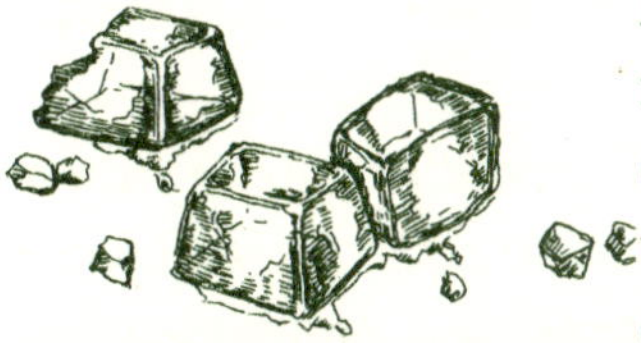

Sofortige Kühlung lindert die Schmerzen bei einer Zerrung.

NAHRUNGSMITTELALLERGIE

Wie Sie eine Nahrungsmittelallergie erkennen

Das häufigste allergene Nahrungsmittel ist mit einem Anteil von über 40 Prozent der Sellerie, erst weit danach kommen mit einem Anteil von etwa 20 Prozent die Eiweiße von Milch und Hühnerfleisch. Die als Allergieauslöser berüchtigten Walnüsse stehen mit drei Prozent erst weit am Schluss der Liste. Problematisch ist allerdings, dass Walnüsse oft versteckt verarbeitet werden (wie etwa in Marzipan).

Die Symptome können weit gefächert sein:

- Am häufigsten sind Beschwerden im Magen-Darm-Bereich. Kolikartige Bauchschmerzen mit fetthaltigem Durchfall sind ein Hinweis auf Zöliakie. Die Erkrankung beruht auf einer Unverträglichkeit von Gluten, das man in Getreide findet.
- Ebenfalls häufig sind Beschwerden im Hals- und Rachenbereich, die in der Regel unmittelbar nach dem Verzehr des problematischen Nahrungsmittels auftreten.
- Weitere mögliche Beschwerden sind Niesanfälle, Asthma, Nesselsucht mit starkem Juckreiz, Bindehautentzündungen, Migräne und Neurodermitis.

Was Nahrungsmittelallergien auslöst

Es gibt kaum ein Lebensmittel, das in jüngerer Zeit nicht in den Verdacht geraten wäre, ein Allergen (Allergieauslöser) zu sein: Austern, Thunfisch, Soja, Gewürze, Hühnereiweiß, Konservierungsstoffe – die Liste könnte beliebig fortgeführt werden. In vielen Fällen handelt es sich allerdings nicht um eine Allergie im eigentlichen Sinne, sondern um eine so genannte pseudoallergische Reaktion. Die genauen Ursachen muss auf jeden Fall ein erfahrener Allergiearzt abklären.

Was Sie wissen sollten

Allergien gegen Zusatzstoffe in der Nahrung sind relativ selten. In erster Linie ist hier der gelbe Farbstoff E102 zu nennen, der mittlerweile nur noch in Ausnahmefällen in deutschen Nahrungsmitteln zu finden ist. Durch die EU-Vereinheitlichung kann er allerdings wieder auf den deutschen Markt zurückkehren – es ist also weiterhin Vorsicht angebracht.

NEBENHÖHLENENTZÜNDUNG

Wie Sie die Erkrankung erkennen

- Zu einer Nebenhöhlenentzündung kommt es meist im Anschluss an eine Erkältung. Die Nasenatmung ist behindert, eventuell treten Kopfschmerzen auf. Viele spüren ein Druckgefühl in den Wangen, besonders wenn der Kopf nach unten hängt.
- Über den Nasennebenhöhlen (auf der Stirn, zwischen Augen und Oberkiefer) spürt man einen Druck- und Klopfschmerz.
- Bei einer Kieferhöhlenentzündung besteht die Möglichkeit der Verwechslung mit Zahn- und Kieferschmerzen. Ihr Zahnarzt kann das abklären.

Was eine Nebenhöhlenentzündung verursacht

Es kommt zunächst zu einem Schleimstau in den Nasennebenhöhlen, der für Bakterien einen idealen Nährboden bildet. Der Schleimstau kann viele Ursachen haben, meistens geht ein Schnupfen oder eine allergische Reaktion voraus.
Bei vielen Menschen liegt auch eine angeborene Verkrümmung der Nasenscheidewand beziehungsweise eine Verengung der Nebenhöhlenausgänge vor.
Haben sich die Bakterien erst eingenistet, sind sie nur sehr schwer wieder loszuwerden.

Eine Besonderheit ist die Entzündung der Keilbeinhöhle im hinteren Rachenraum. Hierbei kann eine regelrechte Eiterstraße an der Rachenhinterwand entstehen, oft werden Eiterbrocken ausgehustet.

Worauf Sie achten sollten

Keine Zigaretten! Denn der Qualm ruiniert die Schleimhäute und Schutzbehaarung der Atemwege. Das Nikotin schwächt außerdem die Immunabwehr.
Schleimhautabschwellende Nasentropfen verschaffen am Anfang Erleichterung, doch längerfristig trocknen sie die Schleimhaut aus und machen sie dadurch noch entzündungsanfälliger.

NERVENSCHMERZEN (NEURALGIE)

Wie Sie die Erkrankung erkennen

- Der Neuralgieanfall beginnt meistens plötzlich und steigert sich rasch zu dramatischer Heftigkeit.
- Es tritt ein örtlich begrenzter Schmerz auf (in dem Bereich, der vom betroffenen Nerv versorgt wird), dieser ist aber nicht auf ein bestimmtes Organ konzentriert.
- Die häufigste Neuralgie ist die Trigeminusneuralgie, bei der es zu heftigsten Schmerzanfällen in einer der beiden Gesichtshälften kommt, oft ist dabei auch das Sehvermögen eingeschränkt.

Was Nervenschmerzen verursacht

Nervenschmerzen können verheerend sein, da sie direkt jene Nervenbahnen treffen, die ansonsten für die Übermittlung von Schmerzreizen zuständig sind. Warum sie allerdings oft in Schüben auf- und abschwellen, ist unbekannt.

Nervenschmerzen können durch Reizung oder Schädigung von Nerven, durch Infektionen, chirurgische Eingriffe (zum Beispiel der Phantomschmerz bei Amputationen), Bandscheibenvorfälle oder Stoffwechselstörungen entstehen.
Oft bleibt die Nervenschmerzursache jedoch unbekannt.

Was Sie wissen sollten

Neben der Trigeminusneuralgie, einer Entzündung des Gesichtsnervs, zählt auch die Gürtelrose zu den Nervenentzündungen. Ausgelöst wird sie durch das Windpockenvirus, das nach der Windpockenerkrankung jahrzehntelang in den Nervenwurzeln von Hirnstamm und Rückenmark schlummern kann, bis es eine Immunschwäche ausnutzt, um sich in den Nervenbahnen zu verbreiten.
Eine Gürtelrose verursacht messerscharfe Schmerzen sowie oft (aber nicht immer) einen bandförmigen Hautausschlag entlang des befallenen Nervenstrangs. Die Gürtelrose zeigt sich meistens an einer Seite des Oberkörpers, manchmal aber auch im Gesicht. Hier ist die Entzündung wegen der vielen Nervenbahnen besonders schmerzhaft.

NESSELSUCHT

Wie Sie Nesselsucht erkennen

- Akute Nesselsucht erkennt man an hellroten, linsen- bis münzgroßen Quaddeln, die sich binnen weniger Minuten entwickeln können und mitunter bereits nach 60 Minuten wieder verschwunden sind. Es besteht starker Juckreiz.
- Chronische Nesselsucht zeigt sich durch das wiederholte Auftreten von Quaddeln, das oft tageszeitlichen Schwankungen unterworfen ist: So leidet die Hälfte der Patienten vor allem nachts unter Juckreiz mit der Folge, dass als zusätzliches Symptom auch noch Schlaflosigkeit hinzukommt.
- Im Unterschied zu Neurodermitikern geht das Kratzen der Erkrankten nicht in die Tiefe. Blutende Hautverletzungen sind daher bei ihnen eher selten anzutreffen.

Menschen mit Neigung zur Nesselsucht besitzen oft starke Abhängigkeitsbeziehungen gegenüber anderen Personen, die als übermächtig erlebt werden. Die Quaddeln signalisieren gewissermaßen: »Bis hierhin und nicht weiter.«

Was Nesselsucht auslöst

Auslöser für den Juckreiz der Nesselsucht sind die so genannten Mastzellen. Zu ihren Aufgaben gehört es, durch die Ausschüttung von Histamin und anderen Substanzen entzündliche Reaktionen in Gang zu setzen. Ein Mechanismus, der notwendig ist, um das Gewebe vor Schäden zu schützen, der allerdings auch zur Reizung der Nervenenden führt. Bei der Nesselsucht schießen nun die Mastzellen über das Maß hinaus, sie setzen also große Mengen an entzündungsfördernden Stoffen frei, obwohl kein Grund dafür vorliegt. Die Gründe für die Hyperaktivität der Mastzellen bleiben oft im Dunkeln. Nur in Einzelfällen lassen sich konkrete Allergien oder Nahrungsunverträglichkeiten nachweisen.

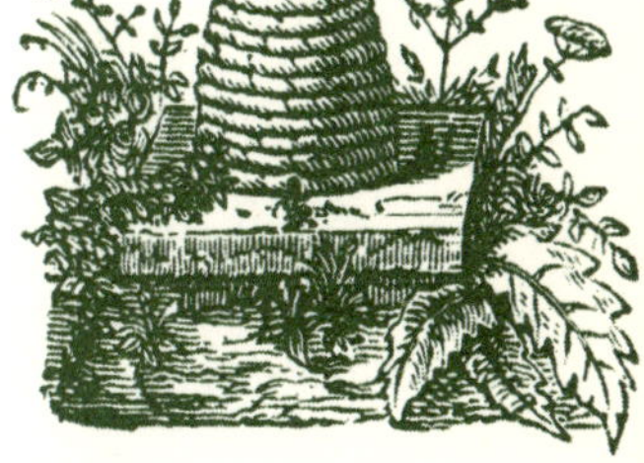

Wenn Sie unter Nesselsucht leiden, sollten Sie keinen Honig essen.

Worauf Sie achten sollten

Folgende Nahrungsmittel verstärken häufig eine Nesselsucht: Fisch, Muscheln, Erdbeeren, Milchprodukte, Getreide, Honig, Nüsse, Gewürze und Eier.

OSTEOPOROSE (KNOCHENSCHWUND)

Wie Sie Osteoporose erkennen

- Meist treten jahrelang keinerlei Beschwerden auf, denn die Erkrankung verläuft im Anfangsstadium eher schleichend.
- Danach besteht eine überdurchschnittlich große Neigung zu Knochenbrüchen, vor allem an den Handgelenken und am Oberschenkelhals, auch Spontanbrüche (besonders der Wirbelkörper) sind möglich.
- Im fortgeschrittenen Stadium haben die Erkrankten Schmerzen in den Knochen.
- In schweren Fällen bildet sich mit der Zeit der so genannte Witwenbuckel, ein Rundrücken im oberen Bereich der Wirbelsäule. Das geschieht auf Grund von Wirbeleinbrüchen, die Schultern sacken dabei nach vorne. Am Körper sieht man schließlich quer verlaufende Hautfalten, das so genannte »Tannenbaumsyndrom«.

Die Gifte des Zigarettenrauchs entziehen dem weiblichen Körper Östrogen und erhöhen dadurch das Risiko der Osteoporose. Frauen in den Wechseljahren, die täglich eine Packung Zigaretten rauchen, haben eine bis zu zehn Prozent verringerte Knochendichte.

Wie die Erkrankung entsteht

Die Ursachen sind vielschichtig und greifen oft ineinander. Zu den Ursachen gehören:

- Unterernährung und zu geringe Kalziumaufnahme
- Bei Frauen die nachlassende Östrogenproduktion während der Wechseljahre
- Bewegungsmangel
- Fehlendes Sonnenlicht auf der Haut, die körpereigene Vitamin-D-Synthese wird nicht stimuliert.
- Bestimmte Medikamente, vor allem Cortison, Beta-Blocker, Antiepileptika, Thyreostatika (Schilddrüsenblocker)
- Erbliche Veranlagung

Was Sie wissen sollten

Bewegung, kalziumreiche Ernährung und frische Luft sind das A und O bei der Vorbeugung gegen Knochenschwund.

PRÄMENSTRUELLES SYNDROM (PMS)

Wie Sie das PMS erkennen

- Die Beschwerden beginnen im letzten Drittel des Monatszyklus und steigern sich bis zum ersten Tag der Regelblutung.
- Körperlich treten Verdauungsprobleme, Gewichtszunahme, Unterleibsschmerzen, ein aufgedunsenes Gesicht, Brustschwellung, Hautjucken, Kopf- und Rückenschmerzen und eine Neigung zu Herpes- und Pilzinfektionen auf.
- Seelisch neigen die Frauen zu depressiven und aggressiven Stimmungen, Gereiztheit und Heißhungerattacken.

Wodurch das PMS ausgelöst wird

Die Ursachen des prämenstruellen Syndroms (PMS) sind noch nicht abschließend geklärt. Sicher ist, dass bestimmte psychische Faktoren, wie zum Beispiel ein gestörtes Verhältnis zum eigenen Körper, die Symptome verstärken können. Auch das Erbgut spielt mit. In einer finnischen Studie wurde ermittelt, dass 70 Prozent der Töchter unter PMS leiden, deren Mütter ebenfalls über eine solche Krankheitsgeschichte berichten. In jüngster Zeit werden auch bestimmte Ernährungsgewohnheiten (zu viel tierisches Fett und Salz sowie zu wenig B-Vitamine) diskutiert. Auch Kaffee, Tee und Cola-Getränke scheinen die Symptome zu verstärken.

Die angegebenen Symptome sind nur ein Teil der möglichen PMS-Beschwerden. Denn Wissenschaftler fassen unter dem prämenstruellen Syndrom eine Vielfalt von über 100 Symptomen zusammen, für die bislang keine Behandlungsmethode gefunden wurde.

Was Sie wissen sollten

Zu den typischen Symptomen des PMS gehört der Heißhunger auf Süßes. Die Schoko-Orgien heben die Stimmung – sofern man sie mit gutem Gewissen begeht. Und sie tragen viel weniger zum Übergewicht bei als angenommen. Gönnen Sie sich also die Süßigkeiten, die Sie brauchen.

SCHLAFSTÖRUNGEN

Wie sich Schlafstörungen äußern

Man unterscheidet drei Typen von Schlafstörungen:

- Typ 1: Einschlafstörungen
- Typ 2: Durchschlafstörungen
- Typ 3: Ausschlafstörungen

Alle Typen können auch in Kombinationen auftreten, doch dass jemand die ganze Nacht »kein Auge zukriegt« – wie oft behauptet wird – ist überaus selten.

Was Schlafstörungen verursacht

Schlafstörungen sind zur Volkskrankheit geworden. Mittlerweile leiden etwa 30 Prozent der deutschen Bevölkerung daran, und die Schlafforschung geht davon aus, dass die Hälfte von ihnen behandlungsbedürftig ist.

Viele Schlaflose neigen dazu, Stress für ihr Problem verantwortlich zu machen, doch dies muss keineswegs der Fall sein. Es gibt Krankheiten, die häufig Schlafstörungen als Begleiterscheinung aufweisen: Herzerkrankungen, Bluthochdruck, Asthma, rheumatische Erkrankungen. Bestimmte Medikamente wie Beta-Blocker, Antibiotika, Aufputschmittel und Hormonpräparate können ebenfalls Schlafprobleme fördern genauso wie der übermäßige Genuss von Alkohol und Zigaretten. Leider wird auch oft der gute Rat von Großmutter vergessen, dass man nicht mit vollem Magen ins Bett gehen sollte. Essen Sie also nicht zu spät.

Was Sie wissen sollten

Oft sind es nicht Ursachen wie Prüfungsangst, Stress oder Liebeskummer, die den Schlaf verhindern, sondern Kindheitserlebnisse, beispielsweise wenn die Eltern ihr Kind regelmäßig ins Bett schicken, weil es ihnen lästig wird – »Geh' jetzt endlich schlafen!« Denn Befehle rufen nicht selten Trotzreaktionen hervor, und so kommt es vor, dass das Kind ins Bett geht, dort aber mit allen Kräften versucht, wach zu bleiben. Und dieser Mechanismus kann sich bis ins Erwachsenenalter fortsetzen.

SCHLEIMBEUTELENTZÜNDUNG

Wie Sie eine Schleimbeutelentzündung erkennen

- Starke Schmerzen, die sich bei Bewegung und während der Nacht verschlimmern – vor allem an Schulter-, Ellenbogen- und Kniegelenk sowie am Fersenbein – sind ein sicheres Zeichen für eine Schleimbeutelentzündung.
- Dazu kommt meist eine Schwellung und starke Entzündung der betroffenen Stelle.
- Bei Bewegungen sind oft knirschende Geräusche zu hören.

Mitunter können Schleimbeutelentzündungen durch Bakterien hervorgerufen werden, die auf dem Blutweg oder durch Hautverletzungen zum Schleimbeutel vordringen konnten. Hiervon sind besonders Fußballspieler betroffen, die auf Aschenböden spielen. Die bakterielle Schleimbeutelentzündung muss allerdings in jedem Fall von einem Arzt untersucht werden.

Was eine Schleimbeutelentzündung verursacht

Die Hauptursachen sind mechanische Belastungen aufgrund von Stürzen oder durch einseitige Bewegungen. Am Fersenbein können auch drückende Schuhe die Entzündung verursachen. Durch Bakterien verursachte Schleimbeutelentzündungen sind eher selten.

Was Sie wissen sollten

Die flüssigkeitsgefüllten Schleimbeutel in und um die Gelenke herum haben die Aufgabe, Reibungskräfte zu vermindern und Druckbelastungen zu verteilen. Sie befinden sich zwischen Knochen und Sehnen und der darüber liegenden Haut. Mit anderen Worten: Der Schleimbeutel ist ein Schutzorgan; seine Entzündung sorgt dafür, dass Schäden an wichtigeren Organen des Körpers verhindert werden.

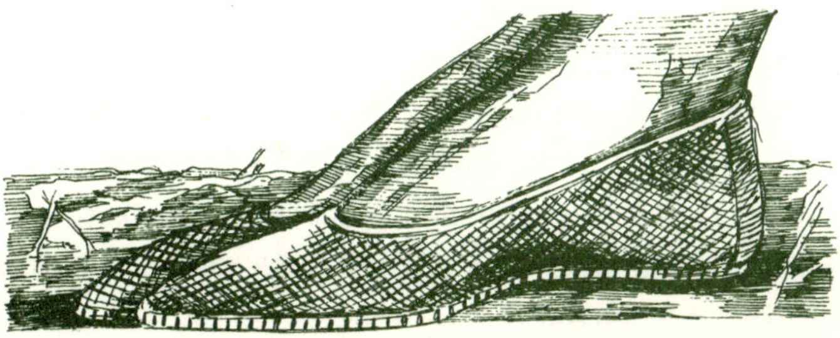

Wenn der Schuh drückt, kann daraus eine schmerzhafte Schleimbeutelentzündung werden.

SCHUPPENFLECHTE (PSORIASIS)

Wie Sie die Schuppenflechte erkennen

- Vor allem an Ellbogen, Knie, Kreuzbeinbereich und auf dem Kopf bilden sich scharf begrenzte Herde mit silbrig weißen Schuppen.
- Die Schuppen treten durch Kratzen deutlicher hervor, darunter befindet sich nur ein dünnes Häutchen, das schnell blutet. Ein Juckreiz kann, muss aber nicht auftreten.
- Häufig kommt es zu Nagel- und Nagelbettveränderungen.
- Eher selten sind Schmerzen in den Gelenken.

Was Schuppenflechte verursacht

Über zwei Millionen Menschen leiden in Deutschland an der Schuppenflechte. Die Symptome können von Patient zu Patient stark variieren. Nicht umsonst heißt es im Volksmund: »Die Schuppenflechte macht, was sie will.«

Die Hautzellen an den betroffenen Körperstellen bilden sich viel zu schnell nach, reifen nicht vollständig aus und werden schließlich als sichtbare Schuppen abgestoßen.
Hauptverantwortlich für diese nicht ansteckende Entwicklungsstörung der Haut ist die Vererbung, der Ausbruch der Krankheit (meist im zweiten Lebensjahrzehnt) wird jedoch gefördert durch:

- Fiebrige Infekte (Angina, Masern, Grippe)
- Impfungen
- Stress
- Bestimmte Medikamente (besonders Antidepressiva)
- Allergien
- Physikalisch-chemische und entzündliche Reizungen der Haut

Worauf Sie achten sollten

Alkohol, Kaffee, Tee und starke Gewürze verstärken den Juckreiz bei der Schuppenflechte. Zu den besonders problematischen Gewürzen zählen Anis, Kümmel, Muskat, Nelken und Zimt. Curcuma (Gelbwurz) soll hingegen sogar eine heilende Wirkung haben.

SEHNENSCHEIDENENTZÜNDUNG

Wie sich eine Sehnenscheiden-entzündung äußert

Eine Sehnenscheidenentzündung ist eine typische Sportverletzung vor allem der Sehnen im Unterarm bei Tennis-, Badminton- und Squashspielern. Aber auch bei Nichtsportlern, die sich ständig wiederholende Bewegungen ausführen, tritt die Erkrankung auf. Besonders gefährdet sind Schreibkräfte, die den ganzen Tag an der Tastatur sitzen.

Die Entzündung macht sich in drei Stadien bemerkbar:

- Stadium 1: Die Schmerzen treten nur nach schwerer und langer Anstrengung auf, in Ruhe klingen sie langsam ab.
- Stadium 2: Die Schmerzen sind zu Beginn des Bewegungsablaufs besonders heftig und schwächen sich nach einer gewissen Aufwärmphase ab. Nach Beendigung der Tätigkeit und in der Nacht verschlimmern sich die Schmerzen erneut.
- Stadium 3: Die Schmerzen werden chronisch, das heißt, sie halten auch noch tagelang nach der Belastung an.

Überprüfen Sie Ihre Bewegungsabläufe. Gerade bei Golf- und Tennisspielern werden Sehnenscheidenentzündungen oft durch falsche Bewegungsabläufe verursacht. Einige Trainerstunden beim Fachmann können hier oft wahre Wunder wirken!

Wie es zu einer Sehnenscheidenentzündung kommt

Bei der Sehnenscheide handelt es sich im Prinzip um einen Röhrenschutz für besonders stark beanspruchte und häufig geknickte Sehnen. Ihr Außenteil besteht aus einem spröden Gewebering, ihr Innenteil sondert Schleim ab, damit die Sehne besser gleiten kann. Die Sehnenscheide ist ein im Prinzip sehr robustes Schutzorgan. Ihre Entzündung ist ein deutlicher Hinweis auf starke Überlastungen und falsche Bewegungsabläufe (z. B. falsche Handhaltung bei der Tastatureingabe). Der Erkrankte muss seine Bewegungsabläufe überprüfen und ändern.

Sehnenscheidenentzündungen im Stadium 2 und 3 sind sehr schmerzhaft. Dadurch beeinträchtigen sie den Bewegungsablauf, wodurch weitere Probleme entstehen können.

SODBRENNEN

Wie Sie Sodbrennen erkennen

- Zunächst verspürt man ein brennendes Gefühl hinter dem Brustbein, vor allem nach dem Essen von deftigen Speisen.
- Besonders nachts im Liegen stößt man sauer auf.
- Im Magen herrscht ein Völlegefühl.

Wie es zu Sodbrennen kommt

Die Mediziner verstehen unter Sodbrennen eine »Refluxkrankheit der Speiseröhre«, mit anderen Worten: Die sauren Magensäfte bleiben nicht im Magen, sondern fließen nach oben in Richtung Mund- und Rachenraum.

Sodbrennen steht in engem Zusammenhang mit anderen Krankheiten. So tritt es beispielsweise bei Asthma- und Angina-pectoris-Patienten überdurchschnittlich häufig auf.

In der Folge kommt es zu den typischen Symptomen wie Aufstoßen, Brennen im Rachen, das unangenehme Gefühl, dass da »irgendetwas im Hals steckt«. Ursache ist meistens eine opulente Mahlzeit, die für den Magen nur noch durch die Ausschüttung enormer Säuremengen zu bewältigen ist.
Aber auch chronischer Stress oder eine angeborene Überfunktion der Drüsen in den Magenwänden können Sodbrennen auslösen.

Was Sie wissen sollten

Bei einem Drittel der Patienten führt unbehandeltes Sodbrennen zu einer irreparablen Schädigung der Schleimhäute der Speiseröhre. Darüber hinaus kann chronisches Sodbrennen auch andere Organe in Mitleidenschaft ziehen, weil jeder Rückfluss vom Magen in die Speiseröhre gleichzeitig die Funktion der Nachbarorgane wie Luftröhre, Bronchien und Herz beeinträchtigt.

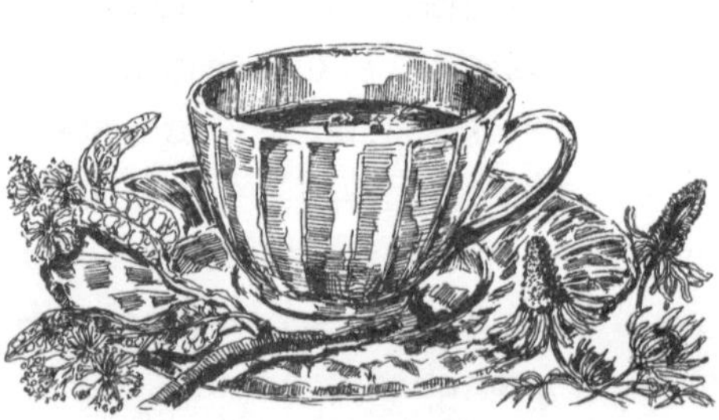

Kamillentee wirkt besänftigend auf den Magen.

SONNENALLERGIE

Wie Sie eine Sonnenallergie erkennen

- Etwa 24 Stunden nach intensiver Sonnenbestrahlung treten fleckenförmige oder unscharf begrenzte, stark juckende Herde auf, die auch auf Hautflächen übergreifen können, die gar nicht dem Sonnenlicht ausgesetzt waren.
- Manchmal kommt es zu einer Bläschenbildung, die jedoch meistens zusammen mit den anderen Symptomen nach ein paar Stunden verschwindet.
- Bei etwa einem Drittel der Fälle halten die Beschwerden länger an, die Medizin spricht dann von einer »persistierenden Lichtdermatose«, die sich zu einer chronischen Erkrankung mit der Herausbildung von Schuppen und teigiger Haut auswachsen kann.

Auch einige Nahrungsmittel stehen im Verdacht, die Empfindlichkeit gegenüber Sonnenlicht zu verstärken, so zum Beispiel Zitrusfrüchte, Feigen, Sellerie, Kümmel, Koriander und Petersilie sowie einige synthetische Süßstoffe. Kosmetika können ebenfalls photosensibilisierend wirken – ebenso Sonnenschutzmittel, vor allem dann, wenn sie mit reichlich Konservierungs- und Duftstoffen hergestellt sind.

Was eine Sonnenallergie auslöst

Starke UV-Einstrahlung führt nicht nur zur Reizung der Haut, sondern setzt auch chemische Reaktionen in Gang, wenn der Mensch mit bestimmten Substanzen (z. B. aus Kosmetika oder Arzneimitteln) in Kontakt kommt. Aus diesen Reaktionen entstehen wiederum Stoffe, die im Zusammenspiel mit einer ohnehin schon bestehenden Hautreizung zu einer Photosensibilisierung (quasi einer Allergie auf Sonnenlicht) führen können.

Was Sie wissen sollten

Im überwiegend »blassen« Deutschland soll mehr als jeder Zehnte zu einer Sonnenallergie neigen. Die Tendenz ist steigend. Dieser Anstieg hängt vermutlich damit zusammen, dass es immer mehr Faktoren gibt, die das Hautgewebe für Sonnenlicht sensibilisieren. Dazu zählen viele Medikamente aus den unterschiedlichsten Bereichen, vom Antidepressivum und Beruhigungsmittel bis zum Blutdrucksenker.

SONNENBRAND

Woran Sie Sonnenbrand erkennen

- Die Haut ist rot, gespannt und heiß.
- In schweren Fällen bilden sich wäßrig gefüllte Bläschen, die später aufplatzen (wie bei einer schwereren Verbrennung).

Wie Sonnenbrand entsteht

Die Sonneneinstrahlung hängt nicht nur von Witterung und Jahreszeit ab. Die Höhenstrahlung in den Alpen ist auch im Winter gefährlich. Schnee, Sand und Wasser können die UV-Strahlen ebenfalls deutlich verstärken.

Übermäßige Sonnenbestrahlung der Haut führt, besonders bei hellhäutigen Menschen, zum Sonnenbrand.
Das Sonnenlicht enthält zwei Typen ultravioletter Strahlung: UV-A und UV-B. UV-A gilt als Hautbräuner, während UV-B recht schnell zu Hautirritationen führt.
Darüber hinaus produziert die Sonne mit ihren Infrarotstrahlen eine Hitze, die der Haut Feuchtigkeit entzieht und sie dadurch anfälliger für Entzündungen macht.

Was Sie wissen sollten

Die Menschen reagieren auf UV-Strahlen sehr unterschiedlich, je nachdem zu welchem Hauttyp sie gehören.

- Typ I hat eine weiche und blasse Haut, häufig rötliche Haare. Er darf lediglich für fünf bis zehn Minuten ungeschützt in der Sonne bleiben, danach bekommt er einen Sonnenbrand.
- Typ II hat helle Haut und blonde oder hellbraune Haare. Die Eigenschutzzeit beträgt bei ihm 10 bis 20 Minuten.
- Typ III hat eine hellbraune Haut, dunkelblonde oder braune Haare. Seine Eigenschutzzeit beträgt 20 bis 30 Minuten.
- Typ IV hat eine hellbraune (»wettergegerbte«) bis olivenfarbene Hautfarbe und dunkle Haare. Dieser Typ darf immerhin 30 bis 45 Minuten ungeschützt in der Sonne bleiben.

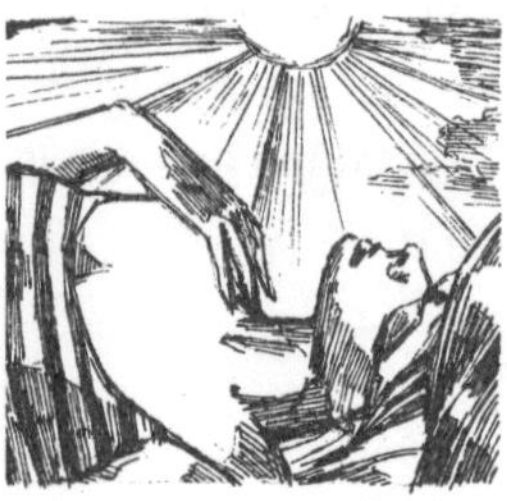

Sonnenbrand kann zu Hautkrebs führen. Schützen Sie sich davor!

SPANNUNGSKOPFSCHMERZEN

Wie Sie Spannungskopfschmerzen erkennen

Spannungskopfschmerzen sind vom Hinterhaupt ausgehende, sich diffus über die gesamte Schädeldecke ausbreitende Kopfschmerzen. Betroffene sprechen oft von dem Gefühl, als hätten sie einen zu klein geratenen Helm aufgesetzt oder ihr Schädel sei in einem Schraubstock gefangen.
Nachts und bei Entspannung lassen die Schmerzen nach.

Wie es zu Spannungskopfschmerzen kommt

Spannungskopfschmerzen haben meistens psychische Ursachen. Die Betroffenen machen für ihre Beschwerden häufig beruflichen Stress verantwortlich – eine Einschätzung, die auch wissenschaftlich gestützt wird. Denn Berufssituationen wie Termindruck, Angst vor Kündigung sowie Konflikte mit Kollegen, Vorgesetzten oder Kunden setzen in unserem Körper Stressreaktionen in Gang, die unter anderem auch dazu führen können, dass die Nackenmuskulatur – zum instinktiven Schutz vor weiteren »Nackenschlägen« – fortwährend angespannt wird.
Diese chronische Anspannung führt schließlich zu schmerzhaften Muskelverhärtungen, die bis zum Kopf reichen. Außerdem verschlechtert der dauernde Muskeldruck die Durchblutungssituation im Gehirn, was auch schmerzhafte Folgen haben kann.

Spannungskopfschmerzen sind weit verbreitet. Sie befallen jährlich etwa 88 Prozent aller Frauen und 69 Prozent aller Männer. In der Arbeitswelt sorgen sie jährlich für 920 Fehltage pro 1000 Arbeitnehmer.

Was Sie wissen sollten

Bei Kindern werden Spannungskopfschmerzen oft durch falsches Sitzen ausgelöst. Der häufigste Sitzfehler: Der Tisch ist im Verhältnis zum Stuhl zu hoch, es kommt zu einer falschen Sitzposition und damit zu einer Verspannung der Schultermuskeln, die sich schließlich bis zum Kopf hinaufzieht.

STAR (KATARAKT UND GLAUKOM)

Wie Sie die Erkrankungen erkennen

- Der graue Star (Katarakt) ist eine Linsentrübung des Auges, die sich vom Linsenrand nach innen entwickelt. Diese ist verbunden mit langsam zunehmenden Sehstörungen, die Bilder verschwimmen. Unbehandelt führt der graue Star zur Erblindung.

Der grüne Star tritt familiär gehäuft auf. Etwa zwei Prozent aller Menschen über 40 Jahre erkranken an dieser heimtückischen Augenerkrankung.

- Der grüne Star (Glaukom) führt zu anfallsweisen Sehstörungen mit Augenschmerzen und morgendlichem Kopfweh. Um Lichter herum (z. B. von Lampen und Kerzen) erscheinen farbige Ringe. Die Augen haben Probleme, sich der Dunkelheit anzupassen.

Bei einem akuten Anfall treten heftige Augenschmerzen mit steinhartem Augapfel und geröteter Bindehaut auf. Unbehandelt droht die völlige Erblindung.

Wie die Erkrankungen entstehen

Der graue Star ist eine typische Alterserkrankung. Einige Faktoren wie etwa Zuckerkrankheit, starke Hitze und Medikamente (vor allem Cortison) können seinen Ausbruch jedoch beschleunigen.

Der grüne Star ist das Ergebnis einer Drucksteigerung im Augeninneren und tritt auch meist in der zweiten Lebenshälfte auf. Außerdem gibt es bei dieser Erkrankung eine familiäre Häufung.

Was Sie wissen sollten

Der grüne Star ist weitaus gefährlicher als sein graues Pendant. Ab dem 40. Lebensjahr sollte man daher regelmäßig einmal im Jahr den Augeninnendruck messen lassen, um – falls notwendig – rechtzeitig eine Behandlung beginnen zu können. Rechtzeitig behandelt kann auch der grüne Star heute geheilt beziehungsweise operiert werden.

TENNISARM (TENNISELLENBOGEN)

Wie Sie einen Tennisarm erkennen

- Ein Tennisellenbogen äußert sich durch in den Unterarm ausstrahlende Schmerzen am äußeren Ellbogen, die sehr heftig sein können; selbst das Heben einer Kaffeetasse kann im akuten Zustand zum Problem werden.
- Man spürt ein Kribbeln im Unterarm, die Muskulatur wird relativ schnell müde.

So testen Sie, ob Sie an einem Tennisellenbogen leiden: Legen Sie die rechte Hand (bei Linkshändern die linke!) mit dem Handrücken nach oben auf den Tisch. Legen Sie die andere Hand leicht darauf. Versuchen Sie dann, Zeige- und Mittelfinger gegen den Widerstand Ihrer anderen Hand hochzuheben. Wenn es dabei auf der Ellenbogeaußenseite schmerzt, leiden Sie höchstwahrscheinlich an einem Tennisarm.

Wodurch ein Tennisellenbogen entsteht

Die Ursache für einen Tennisellenbogen ist eine Überlastung des Gelenks (zum Beispiel durch schwere handwerkliche Arbeiten oder Sport) und/oder falsch ausgeführte Bewegungsabläufe im Ellenbogen- und Handgelenk (zum Beispiel beim Tennisspielen oder der Büroarbeit). Diese Fehlbelastungen führen zu einer Entzündung der Sehnenansätze.

Was Sie wissen sollten

Beim Tennisellenbogen handelt es sich um eine Entzündung des Ansatzes der Handgelenksmuskeln am Ellenbogen.
Die Entzündung kann sich auf die dortigen Sehnenansätze oder Sehnenscheiden beschränken, sie kann aber auch auf den angrenzenden Schleimbeutel übergreifen.
In einem fortgeschrittenen Stadium ist die Behandlung meist sehr langwierig, und es kommt immer wieder zu Rückfällen.

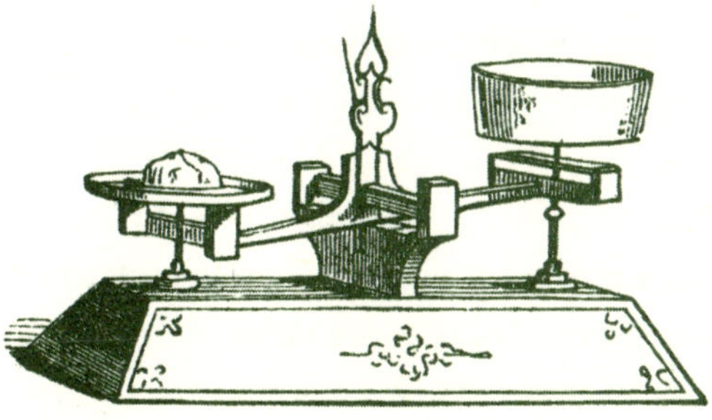

Für Sportler ist es wichtig, die Balance zwischen gesunder Belastung und ungesunder Überlastung zu wahren.

TINNITUS (OHRENSAUSEN)

Wie Sie Tinnitus erkennen

Tinnitus und Hörsturz werden gerne als typische Stresserkrankungen angesehen. Tatsache ist jedoch, dass der Stress nur einer von vielen Faktoren ist, die bei ihrer Entstehung eine Rolle spielen.

- Tinnitus äußert sich in plötzlich auftretenden und dann dauerhaft bestehenden Ohrgeräuschen.
- Dabei sind unterschiedliche Geräusche möglich: Pfeifen, Brausen, ein dumpfer Summton, grollendes Rumpeln, aber auch ein hohes Klicken, Zischen oder Knirschen
- Dazu kommt eine Beeinträchtigung des Hörvermögens.
- Ist allerdings diese Beeinträchtigung das vorherrschende Symptom, spricht man von einem »Hörsturz«.

Was Tinnitus verursacht

Tinnitus kann viele Ursachen haben. Hier sind die wichtigsten in alphabetischer Reihenfolge:

- Altersschwerhörigkeit
- Allergien
- Autoimmunerkrankungen
- Bluthochdruck (vor allem bei Hörsturz)
- Dauerhafte Belastung durch Lärm
- Erhöhte Blutfettwerte
- Gifte (z. B. Amalgam, Alkohol und Nikotin)
- Halswirbelblockaden
- Kiefergelenkserkrankungen und Zähneknirschen
- Knalltrauma (z.B. infolge eines Silvesterkrachers)
- Mangelernährung (vor allem Magnesium und B-Vitamine)
- Mittelohrentzündung
- Schädel-Hirn-Trauma infolge von Gewalteinwirkung
- Stoffwechselerkrankungen (vor allem Zuckerkrankheit)
- Stress und dadurch Durchblutungsstörungen im Innenohr
- Virusinfektionen (vor allem beim Hörsturz)
- Zeckenborreliose

Das menschliche Gehirn besitzt eine »natürliche Neigung« zum Tinnitus. Wenn man eigentlich hörgesunde Menschen in einen schallisolierten Raum setzt, so berichten sie schon bald von lästigen Ohrgeräuschen.

Häufig bleibt auch ungeklärt, was die Erkrankung ausgelöst hat.

VERBRENNUNGEN

Wie Sie Verbrennungen erkennen

Bei Verbrennungen wird nach Grad und Ausmaß unterschieden. Verbrennungen zweiten Grades gehören in ärztliche Behandlung. Bei Verbrennungen dritten. Grades müssen Sie sofort ins Krankenhaus!

- Verbrennung ersten Grades: Die Haut ist gerötet und entzündet (wie bei einem mäßigen Sonnenbrand).
- Verbrennung zweiten Grades: Es treten starke Schmerzen auf, begleitet von Blasenbildung und nässenden Hautstellen.
- Verbrennung dritten Grades: Die Haut ist weißlich, berührungsempfindlich oder tief verschorft. Die Schmerzen sind häufig gering, da zahlreiche Nervenenden zerstört wurden. Das Gewebe ist bis in die Unterhaut zerstört.

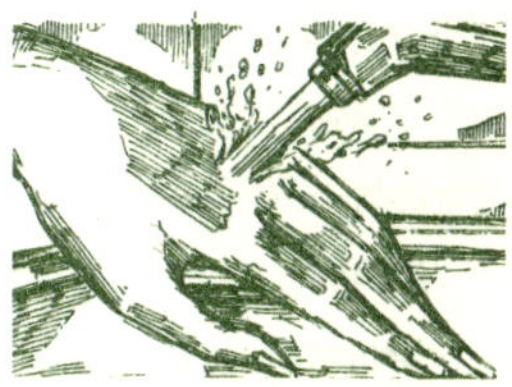

Kleinere Verbrennungen können gut mit Hausmitteln behandelt werden.

Verbrennungen ersten Grades kann der Betroffene selbst behandeln. Verbrennungen zweiten Grades gehören zum Arzt, sofern die Hautpartien großflächig geschädigt sind, das heißt mehr als die Fläche einer Handfläche bei Erwachsenen, bei Kindern mehr als die Fläche eines Zwei-Euro-Stücks. Menschen mit Verbrennungen dritten Grades zählen zu den absoluten Notfällen und müssen sofort ins Krankenhaus.

Wie Verbrennungen entstehen

Berührung mit heißen Gegenständen, Sonnenbrand, Verbrühen durch heißes Fett, Kochwasser oder heiße Dämpfe (zum Beispiel aus dem Bügeleisen) kommen als Ursache der meisten Verbrennungen in Betracht.
Bei schweren Verbrennungen dritten Grades war der Mensch meist entweder großflächig heißem Dampf ausgesetzt (zum Beispiel bei einem Arbeitsunfall) oder ist mit Feuer in Berührung gekommen (bei einem Brand oder Unfall).

Was Sie wissen sollten

Medizinisch gesehen sind Verbrennungen nichts anderes als Entzündungen oder Gewebeschäden, die durch große Hitze hervorgerufen werden.
Verbrennungen zweiten und dritten Grades stellen darüber hinaus ein großes Infektionsrisiko dar und sollten daher keinesfalls mit Mehl, Puder, Salben oder alkoholischen Tinkturen behandelt werden.

VERSTOPFUNG

Wie sich Verstopfung auswirkt

Wenn sich die Verstopfung trotz Behandlung nicht binnen sieben Tagen bessert, sollten Sie den Arzt aufsuchen. Geht eine Verstopfung mit kolikartigen Bauchschmerzen, heftigem Erbrechen und Kreislaufbeschwerden einher, muss der Notarzt gerufen werden. Es besteht die Gefahr eines Darmverschlusses.

- Die Darmentleerung erfolgt seltener als einmal in drei Tagen.
- Man hat ein ständiges Völlegefühl im Unterleib.
- Der Stuhl ist hart und trocken.
- Die Darmentleerung ist schwierig und verläuft unter relativ großer Kraftanstrengung.

Wie es zu Verstopfung kommt

Die häufigsten Ursachen für akute Verstopfungen sind:

- Orts- oder Ernährungswechsel (z. B. durch eine Reise)
- Stress
- Zu viele Bananen und/oder Schokolade
- Bestimmte Medikamente (Husten- und Schmerzmittel)

Die häufigsten Ursachen für chronische Verstopfungen sind:

- Bewegungsmangel
- Übergewicht
- Ballaststoffarme Ernährung
- Mangelnde Flüssigkeitszufuhr
- Ungelöste psychische Konflikte

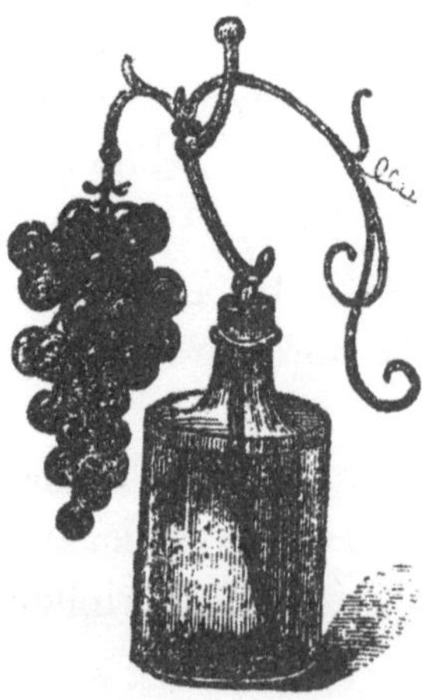

Weintrauben helfen gegen Verstopfung.

Was Sie wissen sollten

Unser Darm ist ein harter Arbeiter und ständig in Bewegung. Für seine Arbeit ist er auf die Unterstützung der Bauchmuskulatur angewiesen, doch die ist bei vielen Menschen aufgrund von Bewegungsmangel und flacher Atmung zu schwach ausgebildet. So manches Verstopfungsproblem ließe sich daher mit Atem- und Kraftübungen lösen.

VITILIGO (WEISSFLECKENKRANKHEIT)

Wie Sie Vitiligo erkennen

- Vitiligo sind milchig bis rosaweiße Flecken, die überall am Körper auftauchen können.
- Mitunter sind diese Flecken sehr großflächig und können dann ganze Körperpartien – wie das Gesicht – komplett ausgebleicht erscheinen lassen.
- Etwa ein bis zwei Prozent der Bevölkerung sind von der Erkrankung betroffen, die Hälfte von ihnen erkrankt in den ersten 20 Lebensjahren.

Was die Weißfleckenkrankheit verursacht

Vitiligo ist nicht ansteckend. Weniger klar sind jedoch die Ursachen. Man weiß mittlerweile, dass die farbstoffbildenden Zellen der Haut, die Melanozyten, ihre Arbeit einstellen. Man kann aber noch nicht erklären, warum sie es tun.
Möglicherweise liegt es an der eigentümlichen Herkunft der Melanozyten, die ihren entwicklungsgeschichtlichen Ursprung nicht in der Haut, sondern im Nervensystem des Menschen haben. Dieser hautfremde Ursprung könnte nun dazu führen, dass das Immunsystem die Melanozyten als Fremdkörper attackiert.
Eine andere These geht davon aus, dass es sich bei Vitiligo im eigentlichen Sinne nicht um eine Hauterkrankung, sondern um eine Erkrankung des Nervensystems handelt. Hundertprozentige Beweise konnten allerdings für beide Thesen bislang nicht gefunden werden.

Schwer zu sagen, ob das bleiche Gesicht des ursprünglich dunkelhäutigen Michael Jackson wirklich das Resultat der Krankheit Vitiligo ist, wie er behauptet, oder das Resultat geschickter Kosmetiker, wie seine Kritiker glauben. Zumindest aber hat der Rockstar dafür gesorgt, dass die Pigmentstörung in der Öffentlichkeit etwas bekannter wurde.

Was Sie wissen sollten

In etwa 30 Prozent der Vitiligo-Fälle verschwinden die Flecken von allein. Das ist tröstlich. Andererseits heißt das aber auch, dass Vitiligo bei 70 Prozent der Patienten bestehen bleibt – was zu einem enormen Leidensdruck führt.

WARZEN

Wie Sie Warzen erkennen

Warzen sind linsen- bis bohnengroße, meist dunkel gefärbte Geschwülste auf der Haut. Besonders häufig sind sie in der Hornhaut von Händen und Füßen zu finden.

Wodurch Warzen entstehen

Die Papillomaviren können sich bei Immunschwäche leicht über den ganzen Körper verteilen, ziehen sich jedoch auch rasch wieder zurück. So hat die Warzenspezialistin Jane Sterling von der Universität Cambridge herausgefunden, dass 65 Prozent aller Warzen innerhalb von zwei Jahren ganz von alleine verschwinden.

Verursacher von Warzen sind verschiedene Arten des so genannten Papillomavirus.
Warzen bevorzugen schlecht durchblutete Körperteile wie Hände und Füße, mitunter befallen sie jedoch auch das Gesicht. Menschen mit sensibler und gereizter Haut sind anfälliger für Virusinfekte und daher überdurchschnittlich häufig von Warzen betroffen.
Da der Überträger ein Virus ist, besteht die Möglichkeit, sich Warzen in allen Arten von öffentlichen Umkleidekabinen und Bädern »einzufangen«.

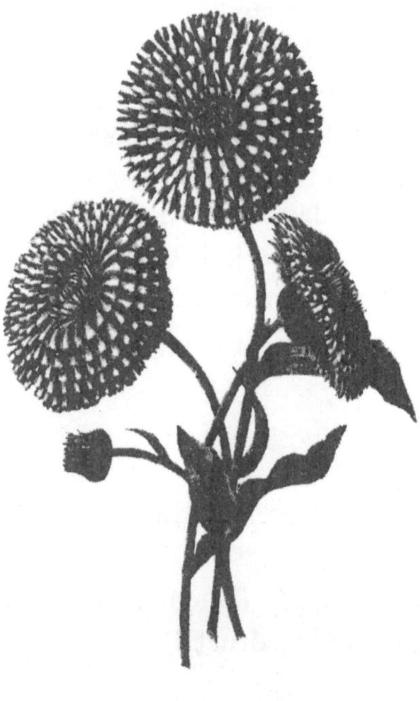

Die Ringelblume ist das beste Heilkraut bei Hautproblemen.

Was Sie wissen sollten

Etwa zehn Prozent aller jungen Erwachsenen im Alter bis zu 30 Jahren haben eine oder mehrere Warzen am Körper. Auch wenn die meisten der stecknadel- bis erbsengroßen Knötchen keine Schmerzen verursachen, können sie doch einen enormen Leidensdruck auslösen, vor allem dann, wenn sie sich im Gesicht ansiedeln.

WECHSELJAHRE-BESCHWERDEN

Wie sich Wechseljahrebeschwerden äußern

Das Erscheinungsbild ist äußerst vielfältig. Zu den wichtigsten Symptomen gehören:

- Hitzewallungen mit Schweißausbrüchen
- Depressive Verstimmungen und Reizbarkeit
- Schlafstörungen
- Nervosität
- Mangelnde Durchblutung der Haut
- Haarausfall, brüchige Fuß- und Fingernägel
- Knochenschwund (Osteoporose)
- Bluthochdruck
- Trockene Schleimhäute
- Harninkontinenz
- Gefäßverkalkung (Arteriosklerose)

Die genannten Symptome treten nur selten alle gemeinsam auf, bei den meisten Frauen dominieren Hitzewallungen, Reizbarkeit, Schlafstörungen, depressive Verstimmungen und trockene Schleimhäute.

Die Frage, ob es die Wechseljahre auch beim Mann gibt, wird von Wissenschaftlern sehr unterschiedlich beantwortet. Tatsache ist: Hormonell passiert beim Mann nichts, was den Vorgängen beim Klimakterium der Frau auch nur annährend ähnlich wäre. Männer können jedoch beim Übergang in die »besten Jahre« große psychische Probleme haben.

Was die Beschwerden verursacht

Hauptursache ist das Nachlassen der Östrogenproduktion in den Eierstöcken während der Wechseljahre (Klimakterium). Die Stärke der Symptome hängt jedoch sehr stark mit der jeweiligen psychischen Situation der Frau zusammen.

Das weibliche Klimakterium wird oft nur dann zu einem Gesundheitsproblem, wenn die Frau Probleme damit hat, sich von ihrer Fruchtbarkeit zu verabschieden. Es handelt sich ja um keine Krankheit, sondern um einen natürlichen Ablauf.

WETTERFÜHLIGKEIT

Wie sich Wetterfühligkeit äußert

Wetterfühligkeit vereint sehr unterschiedliche Beschwerden unter einem Begriff: Dazu kann alles von Abgeschlagenheit und Gereiztheit über Kopf- und Narbenschmerzen bis hin zu Schlafstörungen und Übelkeit gehören, wenn es immer im Zusammenhang mit bestimmten Wetterlagen auftritt.

Wodurch Wetterfühligkeit ausgelöst wird

Über 20 Prozent der Bundesbürger leiden an Wetterfühligkeit, weitere 35 Prozent halten ihre wetterbezogenen Beschwerden zumindest für lästig. Besonders schlimm ist es im Norden, wo sich fast zwei Drittel der Bevölkerung als wetterfühlig ansehen. Dafür leiden im Süden etwa 30 Prozent an Föhnbeschwerden.

Noch ist nicht endgültig geklärt, wie genau das Wetter biologisch unser Wohlbefinden beeinträchtigt. Als gesichert gilt, dass Menschen mit zu hohem oder zu niedrigem Blutdruck, aber auch Herzinfarkt- und Schlaganfallpatienten vor allem unter Sturmtiefs und Nieselregen leiden.
Wer schlecht schläft oder Probleme mit der Konzentrationsfähigkeit hat, der reagiert empfindlich auf Warmfronten.
Bei Menschen mit bereits verheilten Verletzungen oder amputierten Gliedmaßen rebelliert der Körper, wenn ein Kälte- oder Feuchtigkeitsschub kommt.
Letzteres lässt sich möglicherweise dadurch erklären, dass die elektromagnetischen Wellen von Gewittern und herannahenden Tiefdruckfronten unsere Hirnaktivitäten beeinflussen und entzündliche Vorgänge im Körper verstärken können.

Was Sie wissen sollten

Föhnfühlige Menschen neigen stärker als andere zu Störungen im Hormon- und Mineralienhaushalt.
Unklar ist aber weiterhin, warum bestimmte Menschen auf Föhn (einen warmen Fallwind am Gebirgsrand) mit Müdigkeit und Apathie reagieren, während andere eher gegenteilige Symptome zeigen, also Unrast, Reizbarkeit und Muskelzittern.

ZAHNFLEISCHENTZÜNDUNG

Wie Sie eine Zahnfleischentzündung erkennen

- Beim Biss in ein »knackiges« Lebensmittel (z.B. eine Möhre oder einen Apfel) oder beim Zähneputzen blutet das Zahnfleisch.
- Im fortgeschrittenen Stadium ist das Zahnfleisch gerötet und schmerzt. Häufig bildet sich am Übergang von Zahnfleisch zum Zahn ein weißlicher Rand.

Zahnfleischentzündungen können auch ein Zeichen dafür sein, dass Sie – vielleicht ohne es zu merken – Ihre Ernährung auf zuckerreiche Kost umgestellt haben. Es liegt dann der Verdacht nahe, dass Sie durch irgendetwas belastet werden, sodass Ihre Seele zum Trost Zucker braucht.

Wie Zahnfleischentzündungen entstehen

Hauptursache von Zahnfleischentzündungen sind bakterielle Zahnbeläge und Zahnstein. Diese wiederum sind die direkte Folge von ungenügender Zahnpflege.
Aber auch falsch sitzende Zahnfüllungen und Prothesen können zu Zahnfleischentzündungen führen.

Was Sie wissen sollten

Die im Zahnbelag enthaltenen Bakterien bilden giftige Stoffe, die zunächst nur eine oberflächliche Entzündung am Zahnfleisch verursachen. Doch auch oberflächliche Entzündungen reichen aus, um das Gewebe längerfristig zu schwächen. Bleibt die Entzündung unbehandelt, löst sich das Zahnfleisch schließlich vom Zahn. Es bilden sich so genannte Zahnfleischtaschen, die für Parasiten einen idealen Aufenthaltsort darstellen. In der Folge kommt es dann schließlich zu Blutungen und starken Schmerzen: der Parodontose im Endstadium. Unbehandelt führt die Erkrankung zum Verlust der Zähne.

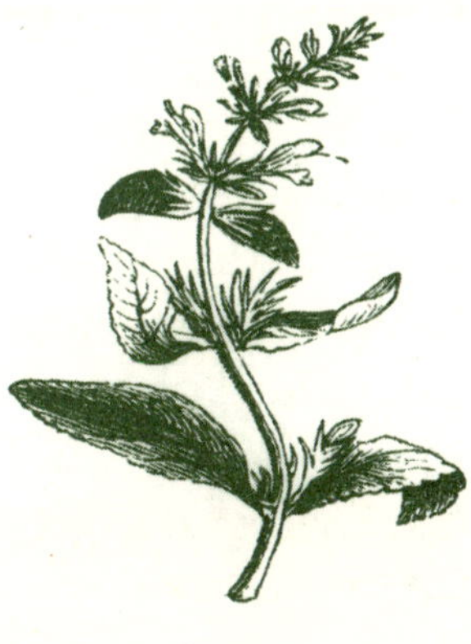

Gurgeln mit Salbeitee hilft gegen Zahnfleischentzündungen.

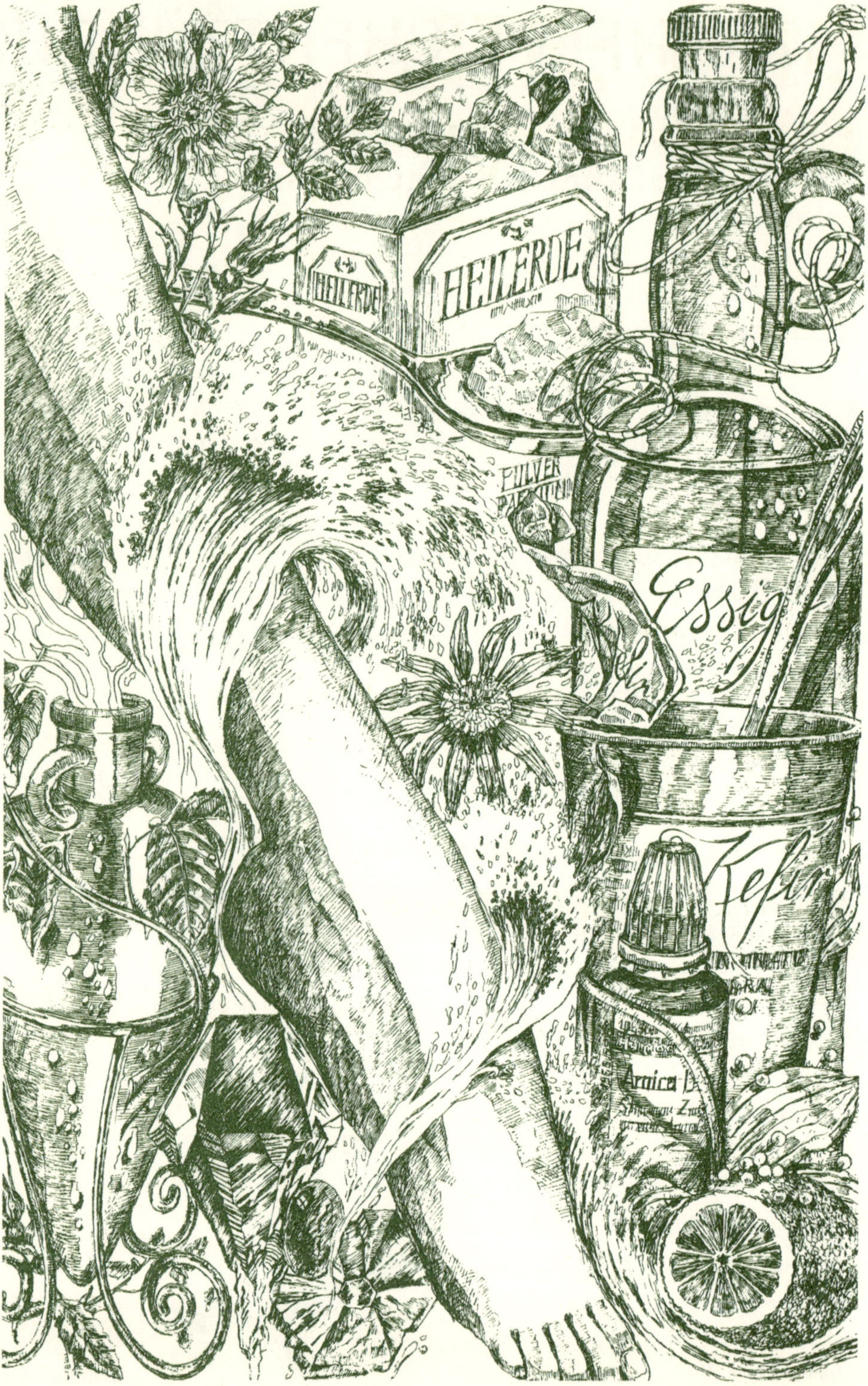
HEILERDE
HEILERDE
PULVER
Essig

DIE BESTEN HEILANWENDUNGEN

Es gibt die verschiedensten Methoden und Anwendungen, mit denen sich Leiden auf ganz natürliche Weise lindern lassen. In diesem Kapitel finden Sie die wichtigsten Heilverfahren zusammengefasst.
Von Akupressur über Blutegel bis zum Jogurt und den Vitaminen erfahren Sie, wie die einzelnen Verfahren wirken und in welcher Form sie praktisch angewendet werden.
Auch über ungewöhnliche Methoden, wie das Heilen mit Edelsteinen und die Urintherapie, wird berichtet.

AKUPRESSUR

So wirkt Akupressur

Frauen leiden während der Schwangerschaft oft unter Übelkeit, vor allem in den ersten Monaten. Ein mögliches Mittel dagegen haben norwegische Mediziner gefunden. Sie ließen 48 Frauen ein Armband tragen, dass zwei Daumen breit oberhalb der Handgelenksfalte für einen gezielten Akupressurreiz sorgte. 71 Prozent der Frauen erlebten eine deutliche Verringerung von Intensität und Dauer der Beschwerden. Die Forscher sehen daher in der Akupressur eine ernsthafte Alternative für die Behandlung von Schwangerschaftsbeschwerden.

Wenn es uns juckt oder wir irgendwo Schmerzen verspüren, dann gehen wir instinktiv mit unseren Fingern zu diesen Stellen, um dort vorsichtig zu pressen und zu massieren. In dieser instinktiven Urform gehört die Akupressur sicherlich zu den ältesten »Hausmitteln« überhaupt. Doch auch als ärztliches Heilverfahren besitzt sie eine lange Tradition, wahrscheinlich wurde sie in China schon vor 4000 Jahren parallel zur Akupunktur eingesetzt.

Akupressur und Akupunktur gründen beide auf den Vorstellungen der Traditionellen Chinesischen Medizin (TCM), wonach das gesamte Leben durch zwei polare Energien beherrscht wird, nämlich Yin und Yang, aus deren Wechselspiel sich wiederum die Lebensenergie »Qi« entwickelt.

Im Falle einer Krankheit kommt es zu einer Schwächung der Lebensenergie, Yin und Yang geraten aus der Balance. Die Aufgabe von Akupressur und Akupunktur ist es nun, den richtigen Fluss der Lebensenergie »Qi« wieder herzustellen. Gemäß traditioneller chinesischer Vorstellung ist unser gesamter Körper von einem Netz von Leitbahnen überzogen, die mit Akupunktur oder Akupressur angeregt werden können. Diese Leitbahnen stehen mit den einzelnen Organen und Körperteilen in Verbindung.

Natürlich behandeln

Akupressur hat mittlerweile auch ihren Platz in der wissenschaftlichen Therapielandschaft gefunden. Man schätzt dort vor allem ihre Eigenschaft, Spannungen und Verkrampfungen in der Muskulatur abzubauen. Dadurch verbessert sich die Durchblutung, das schmerzende Gewebe wird besser mit Nährstoffen versorgt und besser von Stoffwechselzwischenprodukten entsorgt.

Die praktische Anwendung

Für die Akupressur nimmt man Daumen, Zeigefinger oder Mittelfinger. Man massiert den entsprechenden Druckpunkt etwa eine Minute lang, bei Kindern etwa eine halbe Minute. Wichtig: Der Massagedruck darf nicht die Schmerzgrenze überschreiten, außerdem sollte er rhythmisch verstärkt und abgeschwächt werden. Am besten führt man dazu mit dem Finger kleine Kreisbewegungen aus.

Darüber hinaus sollten die Akupressurpunkte stets auf beiden Körperhälften behandelt werden, um das Gleichgewicht zu wahren – wie traditionelle chinesische Mediziner immer wieder betonen. Wer will, kann die Haut vorher mit etwas Massageöl einreiben. Durch die Anwendung von Johanniskraut- oder Ringelblumenöl lassen sich hier mitunter noch zusätzliche Effekte erzielen, vor allem bei Sportverletzungen wie Blutergüssen oder Muskelzerrungen.

Zur Beseitigung von Blutunterdruck wird der so genannte Qihai-Punkt – »das Meer der Energie« – anvisiert. Er liegt einige Millimeter unterhalb des Bauchnabels und muss täglich mehrmals für ein bis zwei Minuten mit den Fingerkuppen massiert werden. Ein weiterer Punkt zur Anregung des Blutdrucks liegt im inneren Nagelwinkel des kleinen Fingers. Er wird kräftig mit dem Daumennagel der anderen Hand massiert, für ungefähr 30 Sekunden, danach auf die andere Seite wechseln.

Akupressurpunkte bei Kopf- und Rückenschmerzen

Zur Therapie von Rückenschmerzen kennt die Akupressur eine ganze Reihe von unterschiedlichen Punkten. Besonders bewährt hat sich der Punkt B 60. Er liegt am Fuß, und zwar auf einer gedachten Linie zwischen der Spitze des Außenknöchels und der oberen Fersenbeinkante. Das Massieren dieses Punktes hilft bei Ischiasschmerzen.

Demgegenüber hilft das Massieren von PaM 108 vor allem bei Hexenschuss. Dieser Punkt liegt auf dem Handrücken zwischen dem zweiten und dritten Mittelhandknochen nahe den Fingergrundgelenken.

Auch Spannungskopfschmerzen reagieren oft positiv auf Akupressur. Hier hat sich vor allem die Behandlung des Punktes DU-MAI-20 bewährt. So finden Sie DU-MAI-20 am besten:

Setzen Sie Ihre Hand mit der Handwurzel auf den Haaransatz, die Finger zeigen nach hinten. Die kleine Fontanelle liegt dann meistens an der Fingerkuppe des Mittelfingers. Mit etwas Fingerspitzengefühl kann man sie als leichte Vertiefung deutlich ertasten.

AROMAÖLE

So wirken Aromaöle

Duftstoffe und ihre Mischungen werden schon seit langer Zeit zu Heilzwecken verwendet. In der Antike hängte man Pfefferminzkraut in den Krankenzimmern auf, um den Atem frei zu machen oder Kopfschmerzen zu lindern, und Lavendelduft wurde als Schlafmittel eingesetzt.

Einige ätherische Öle verfügen über ein gewisses allergisches Potenzial, vor allem dann, wenn sie bereits eine längere Lagerzeit hinter sich haben und ihre Fläschchen immer wieder geöffnet wurden. Patienten mit Allergien und Hautproblemen sollten daher vor der Anwendung testweise einen Tropfen des Öls auf die Armbeuge geben. Zeigt sich dort innerhalb von einer Stunde eine Rötung, sollte das betreffende Öl nicht zum Einsatz kommen.

Dass Aromaöle auf Psyche und Körper wirken, wird heute auch aus wissenschaftlicher Sicht nicht mehr bestritten. Denn sie wirken auf zweierlei Weise: Einerseits über den Geruchssinn, der als der älteste Sinn des Menschen überhaupt intensive Kontakte mit den tieferen Zentren unseres Gehirns und damit auch mit unserer Schmerzempfindung besitzt; andererseits gelangen die Duftmoleküle über die Schleimhäute von Nase und Bronchien direkt in den Blutstrom und damit auch zu den Organen. Auf diese Weise können Aromaöle tatsächlich bemerkenswerten Erfolge bei der Therapie von Erkrankungen zu erzielen.

Natürliche Antibiotika

Einige der aromatischen Öle wirken antibiotisch. Salbei-, Teebaum-, Thymian- und Zitronenmelissenöl bekämpfen vor allem jene Erreger, die sich in unseren Atemwegen einnisten.
Die Öle von Bittermandel, Geranium, Lemongrass, Pfefferminze, Quendel, Teebaum, Thymian und Zimt sagen Bakterien den Kampf an. Die Öle von Kamille, Lavendel, Neroli und indischem Sandelholz wirken beruhigend, während für Jasmin-, Patchouli-, Fenchel-, Ylang-Ylang-, Pfefferminz-, Zitronen- und Rosenholzöl Verbesserungen des Konzentrationsvermögens festgestellt wurden. Pfefferminzöl eignet sich außerdem dazu, Spannungskopfschmerzen abzubauen.
Meist erfolgt die Anwendung der Öle äußerlich. Von der inneren Anwendung wird abgeraten.

Die praktische Anwendung

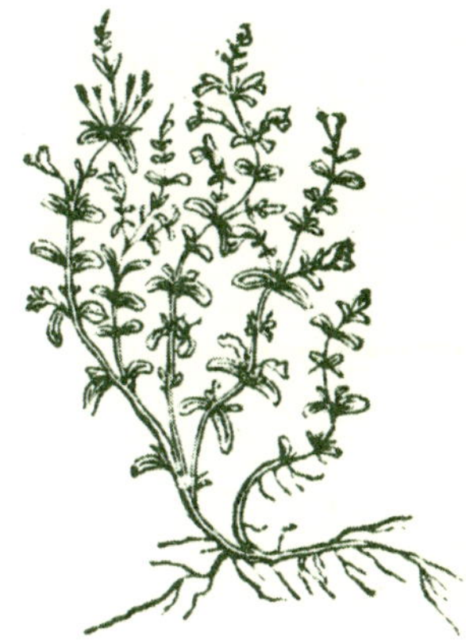

Die Wirkstoffe des Thymians helfen gegen lästigen Husten.

- Bei Prellungen, Zerrungen, Verstauchungen

Drei bis fünf Tropfen Strohblumen- oder Johanniskrautöl mit einem Teelöffel Speise- oder Massageöl vorsichtig auf der schmerzenden Stelle einmassieren.

Wichtig: Ölmassagen dürfen erst 48 Stunden nach Verletzungseintritt zum Einsatz kommen!

- Bei Nervosität

Majoran-, Ylang-Ylang- und Mandarinenöl werden zu gleichen Teilen gemischt. Dann drei Tropfen der Mischung jeweils links und rechts auf den Schläfen einmassieren.

Man kann die Wirkstoffe aber auch über eine Duftlampe oder einen Duftstein im Raum verteilen.

- Bei Schnupfen und Bronchitis

Fünf bis acht Tropfen Thymian-, Teebaum- oder Salbeiöl in einen Topf mit einem Liter dampfend heißem Wasser geben. Ein Handtuch über Hinterkopf, Nacken und Schultern legen, Kopf über das Wasser beugen, die Dämpfe wechselweise durch Nase und Mund ein- und ausatmen.

Dauer der Anwendung: zehn Minuten, zweimal täglich. Danach mindestens 30 Minuten warten, bevor Sie an die frische Luft gehen!

Damit die Aromaöle möglichst lange frisch bleiben, sollten sie dunkel, trocken und kühl aufbewahrt werden. Weiterhin gilt, sie möglichst zügig aufzubrauchen. Ausnahmen von dieser Regel sind jedoch Rosen-, Jasmin-, Sandelholz- und Patchouliöl. Sie gehören zu den Ölen, deren Qualität im Laufe der Jahre sogar zunimmt.

- Bei Kopfschmerzen

Zwei Tropfen Pfefferminz- oder Johanniskrautöl werden auf der Stirn und jeweils links und rechts auf den Schläfen einmassiert. Das Öl nicht in die Augen bringen!

- Bei Fußpilz

Zwei Liter Wasser in einer Fußwanne mit einem Teelöffel Salbei- oder Teebaumöl vermischen. Die Füße darin mindestens 20 Minuten lang täglich baden. Füße anschließend sorgfältig abtrocknen. Besonders stark befallene Stellen oder auch Nagelpilz können mit einer Mischung aus Speiseöl und einem der beiden ätherischen Öle (zu gleichen Teilen gemischt) bestrichen werden.

Teebaumöl zeigte in einer Studie bei Nagelpilz ähnliche Wirkungen wie die gängigen medizinischen Nagellacke und Salben.

BLUTEGELTHERAPIE

So wirkt die Blutegeltherapie

Blutegel wirken schwellungs- und entzündungshemmend. Wenn sie sich auf unserer Haut andocken, sondern sie dabei ein Sekret ab, das gerinnungs- und entzündungshemmende Stoffe enthält. Dadurch eignet sich die Blutegeltherapie vor allem bei Krankheiten, die mit Entzündungen, Schwellungen und Durchblutungsstörungen einhergehen. Bei Sportverletzungen und Gelenkschäden mit starker Schwellung ist sie sehr Erfolg versprechend.

Die praktische Anwendung

Durchschnittlich 20 Minuten dauert es, bis ein Blutegel satt ist. Danach fällt er in der Regel ab. Falls nicht, schiebt man einen Fingernagel oder Holzspachtel unter seinen vorderen Saugnapf. Auch das Bestreuen mit Salz löst hartnäckige Egel von der Haut ab.

Blutegel dürfen nicht angwendet werden bei angeborenen Blutgerinnungsstörungen oder während der Einnahme pharmazeutischer Blutgerinnungshemmer wie Marcumar.
Die Einnahme von Azetylsalizylsäure (Aspirin) ist kein Hinderungsgrund, weil ihr blutverdünnender Effekt nur mäßig ausfällt. Allerdings muss man sich dann beim Biss durch den Egel auf eine verstärkte Blutung einstellen.
Menschen mit Blutarmut und schwacher Immunabwehr sollten ebenfalls von einer Blutegeltherapie Abstand nehmen – ebenso Menschen, die auf die Egel und ihr Sekret allergisch reagieren!

Gut vorbereiten

Die Blutegel erhält man mittlerweile in jeder gut sortierten Apotheke. Bevor man sie jedoch aufsetzt, gilt es, einige Regeln zu beachten:

- Der Patient sollte vor der Behandlung keine Salben oder Duftstoffe auftragen, weil diese die Tiere am »Anbeißen« hindern könnten. Also: keine Duschgels, Öle, Lotionen, Tinkturen und Pasten und bitte auch keine sporttherapeutischen Salben.

- Falls dennoch Duftstoffe auf der Haut sein sollten, muss sie gründlichst gereinigt werden. Am besten mit reinem Wasser, dem ein Spritzer Kernseife zugegeben wurde.
- Die Blutegel beißen besser, wenn die Haut gut durchblutet ist. Wenn die Haut kalt ist, kann man sie vorher mit einer Infrarotlampe oder auch durch Reiben mit einem Massageschwamm anwärmen.
- Die Umgebung der »Blutegelarbeitsstelle« wird sorgfältig mit Verbandsmaterial abgedeckt. Denn die Tiere geben fortwährend Flüssigkeit ab, die aufgefangen werden muss, wenn man sich nicht die Kleidung schmutzig machen will.

Außerdem fallen die Blutegel nach vollbrachter Arbeit nicht alle gleichzeitig ab. Dadurch fließt aus einigen Bissstellen bereits Blut, während andere Egel noch aktiv sind. Man kann die Wunden schlecht abdecken, und so ist es zweckmäßig, wenn das ablaufende Blut durch Verbandsmaterial aufgefangen wird.

- Etwa eine Stunde vor der Behandlung legt man die Blutegel in abgekochtes, kühles Wasser.

Die Blutegeltherapie ist ausgesprochen arm an Nebenwirkungen. Nur sehr selten kommt es zu allergischen Reaktionen; manchmal kommt es zur Kreislaufschwäche, die jedoch nichts mit dem Blutverlust durch die Egel zu tun hat, sondern mit deren Sekret. Das Infektionsrisiko durch die Behandlung ist ausgesprochen gering, nichtsdestoweniger sollten immunschwache Patienten darauf verzichten.

Egel aufsetzen

Die Blutegel kann man einfach per Hand auf die schmerzenden Stellen setzen. Dazu bedarf es allerdings einer gewissen Übung. Das Umdirigieren auf der Haut erfolgt am besten mit einem Holzspatel.

Die Anzahl der Egel richtet sich nach dem Ausmaß der Schwellung bzw. der Größe der verletzten Körperfläche. Für Blutergüsse reichen in der Regel drei bis vier Tiere, bei Wadenkrämpfen werden auch schon mal zehn Tiere benötigt.

Zu guter Letzt

Nach dem Saugen fallen die Egel in der Regel von alleine ab. Die Bisswunden werden mit einem Verband verschlossen, der nicht zu fest sein sollte, um den Blutfluss nicht zu stören. Die Tiere kann man übrigens nach ihrem Saugakt nicht mehr verwenden. Das Aussetzen im benachbarten Tümpel oder Bach ist in Deutschland verboten.

EDELSTEINE

Edelsteine als Heilsbringer

Die geheimnisvollen Farben und die funkelnde Brillanz der Edelsteine haben die Menschheit schon immer fasziniert. Seit vielen Jahrhunderten werden sie zu kultischen, aber auch zu medizinischen Zwecken eingesetzt.
Berühmteste Vertreterin der Edelsteinlehre ist sicherlich Hildegard von Bingen (1098 bis 1179), die sich in ihren Aussagen ausdrücklich auf die Bibel bezog: Die Äbtissin interpretierte Edelsteine als Symbole des vierten Schöpfungstages, die einen besonderen Bezug zur Regenerationsfähigkeit unseres Körpers hätten.

Das Tragen von Edelsteinen am Körper ist risikolos. Einige Edelsteintherapeuten empfehlen auch die Einnahme von pulverisierten oder veraschten Edelsteinen. Dieses Verfahren ist jedoch nicht nur sehr teuer, sondern kann auch zu Vergiftungen führen!

Andere Naturheiler sehen die Heilkraft der Edelsteine vor allem darin begründet, dass sie im Laufe ihrer sehr langen Entwicklungsgeschichte gewaltige Kräfte in sich gesammelt hätten, die auch unseren angeschlagenen Gesundheitszustand wieder ins Lot bringen könnten.
Die wissenschaftliche Datenlage zur Edelsteintherapie ist allerdings dünn. Aussagen, wonach der Saphir bei grünem Star (Glaukom) und der Achat bei Epilepsie helfen könnten, entbehren jeglicher Grundlage.
Nichtsdestoweniger konnten bei einigen Steinen Heilwirkungen beobachtet werden, die auch aus physikalischer Sicht zumindest theoretisch erklärbar waren. Außerdem darf nicht unterschätzt werden, dass Edelsteine allein durch ihre Symbolik und ihre Geschichte auf psychosomatischem Wege enorme Einflüsse auf unseren Organismus ausüben können.

Gold gegen Gicht

Bei Erkrankungen des rheumatischen Formenkreises wie Arthritis und Gicht haben sich vor allem Bernstein und Gold bewährt. Gelenke, die von einem Schmuckstück aus diesen beiden Steinen geziert werden, besitzen eine deutlich geringere

Anfälligkeit gegenüber entzündlichen Erkrankungen – ein Effekt, der in wissenschaftlichen Studien belegt werden konnte!

Bislang ungeklärt ist allerdings, worin dieser Effekt begründet ist. Vermutet wird, dass beim Gold die spezifischen Strahlungswellen und beim Bernstein die enthaltenen Terpene das Entstehen schmerz- und entzündungsauslösender Stoffe im Organismus blockieren.

Wenn Sie sowieso gern Schmuck tragen, ist es vielleicht eine hübsche Idee, sich Steine auszusuchen, die nicht nur schön aussehen, sondern auch noch einen darüber hinausgehenden Nutzen haben.

Einfache Anwendung

Meistens werden die Heilsteine am Körper getragen: Bei rheumatischen Erkrankungen hilft das Tragen von Gold- und Bernsteinringen, die dann jedoch nur lokal, also an demjenigen Gelenk wirken, auf dem sie getragen werden.

Silber- oder Kupferringe besitzen übrigens keinen heilenden Effekt auf Rheuma.

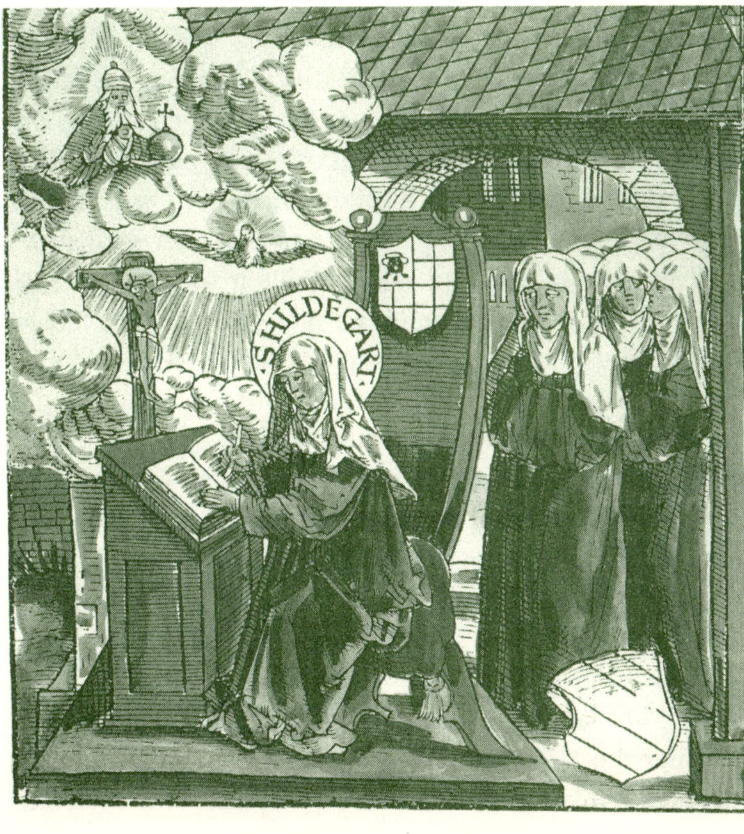

Hildegard von Bingen ist die berühmteste Vertreterin der Lehre von der Heilkraft der Edelsteine.

ESSIG

So wirkt Essig

Chemisch gesehen ist Essig eine wässrige Lösung aus Essigsäure, Mineralien, Vitaminen sowie Farb- und Aromastoffen. Zentraler Bestandteil ist die Essigsäure. Sie verleiht den sauren Geschmack und ist auch hauptverantwortlich für die medizinischen Wirkungen. Natürlich ist Essig in erster Linie immer noch ein Nahrungsmittel – medizinisch gesehen jedoch ein Mittel der Volksheilkunde.

Die Wirkungsweise von Essig wurde ausgiebig erforscht, vor allem in Japan und den USA, wo sich Reis- und Apfelessig besonderer Beliebtheit erfreuen.

Neben der Essigsäure konnten Wissenschaftler im Essig eine Substanz namens Pyrrolchinolinchinon nachweisen, kurz: PQQ. Dieser Stoff entsteht erst durch die Gärung, man findet ihn also nicht in den Ausgangsprodukten des Essigs. Werdende Mütter haben einen besonders hohen Bedarf an PQQ, weil sie es zur Bildung des Mutterkuchens, der Plazenta, benötigen. Dies erklärt auch, warum Schwangere so oft Heißhunger auf Saures verspüren.

Gegen Quallen- und Insektenstiche

Aus dem »Medical Journal of Australia« stammt eine Studie zu den Wirkungen von Essig gegen Verletzungen durch Kontakt mit Quallen. Denn bekanntermaßen können diese Kontakte zu schmerzhaften Schwellungen führen, vergleichbar mit den Stichen von Bienen und Wespen. Die australischen Forscher fanden heraus, dass die Hautentzündungen deutlich schneller zurückgehen, wenn man sie frühzeitig mit einem in Essig getunkten Wattebausch abtupft.

Zur Unterstützung der Schwangerschaft

Gleich mehrere Studien bestätigen für Apfelessig einen erheblichen Gehalt an Pyrrolchinolinchinon. Dieser Stoff unterstützt die Bildung des Mutterkuchens (Plazenta) während der Schwangerschaft.

Zur Belebung

In der Volksheilkunde gilt Essig schon länger als Frischmacher, der die Müdigkeit aus den Muskeln vertreibt. Japanische Forscher konnten diesen Effekt wissenschaftlich bestätigen. Demnach verwandelt sich Essig in unserem Körper zu Zitrat, das den Aufbau der so genannten Glykogenspeicher unterstützt. Diese Speicher werden von unseren Muskeln als unmittelbare Energiequelle herangezogen: Werden sie während der Muskelarbeit entleert, lässt die Leistung nach; werden sie nach der Arbeit schnell wieder aufgefüllt, kommt es zu einer rascheren Erholung.

Zur Blutzuckersenkung

In einer Studie der Universität Mailand zeigten sich bei Versuchspersonen, die eine essigreiche Mahlzeit zu sich nahmen, deutlich geringere Anstiege im Blutzuckerspiegel als bei essigfrei ernährten Probanden.
Das ist ein deutlicher Hinweis darauf, dass Essig uns dabei hilft, die enormen Zuckermengen in unserer Nahrung zu bewältigen. Dazu reicht es vollkommen aus, den Salat und andere Speisen mit Essig anzurichten.

Ein Essigbad klärt und strafft die Haut. Geben Sie dazu einfach einen Viertelliter Apfelessig in Ihr Vollbad. Duschen Sie sich nach dem Baden lauwarm oder kalt ab, und cremen Sie sich gut ein – am besten mit einem pflegenden Öl.

Zur Vorbeugung gegen Osteoporose

Laut einer japanischen Studie aus dem Jahre 1999 ist Essig ein »Kalzium-Booster«, das heißt, dass er im Darm dafür sorgt, dass dieses wichtige Mineral besser von unserem Organismus aufgenommen wird. Die Forscher betrachten Essig daher als nützliches Hilfsmittel zur Vorbeugung gegen Knochenschwund.

Zur sanften Darmheilung

In einer anderen japanischen Studie zeigte sich Reisessig als sanftes und trotzdem effektives Antibiotikum gegen zahlreiche Bakterien, die unseren Darm infizieren können.
Dies würde die Beobachtungen der Volksmedizin bestätigen, wonach Essig eine wirksame Hilfe bei Durchfall und anderen Darmerkrankungen sein kann.

Gegen Ohrenschmerzen

In der Naturheilkunde wird Essig schon länger zur Behandlung von Ohrenschmerzen eingesetzt. Eine Studie der Universität Seoul bestätigt dieses Einsatzgebiet. Die Wissenschaftler träufelten 15 Patienten mit Trommelfellentzündung mehrmals täglich einige verdünnte Essigtropfen ins Ohr und verglichen ihr Wohlergehen mit 15 Patienten, die mit einer antibiotischen Ohrenlösung behandelt wurden. Drei Wochen später waren die Essiganwender komplett beschwerdefrei, die Heilungsquote bei den Antibiotikumprobanden lag hingegen nur bei 65 Prozent. Ein deutliches Plädoyer für den Essig als Heilmittel bei Ohrenschmerzen.

So wenden Sie Essig an

Ein alter Klassiker aus Großmutters Hausmittelschatulle. Er hilft bei Spannungskopfschmerzen: Tauchen Sie den offenen Rand einer Papiertüte in Reis- oder Apfelessig, und setzen Sie sich dann diese Tüte wie einen Hut auf den Kopf.

Essig kann innerlich und äußerlich zum Einsatz kommen. Zur Steigerung der Fitness reicht es sicherlich aus, Essig regelmäßig zum Anrichten von Salaten zu verwenden. Wer allerdings therapeutische Effekte erzielen will, sollte morgens vor dem Frühstück einen Esslöffel Essig zu sich nehmen und am besten abends nach dem Abendessen noch einen. Das unterstützt die Darmreinigung und damit das Immunsystem, außerdem hilft es gegen Aufstoßen, Blähungen und Verstopfung. Darüber hinaus kann Essig in zahlreichen äußerlichen Anwendungen zum Einsatz gebracht werden.

Essigfußbäder

Fußbäder mit Essig wurden ebenfalls schon zu Großmutters Zeiten angewendet. Sie haben eine abschwellende Wirkung und helfen bei Venenerkrankungen. Füllen Sie eine Wanne knöcheltief mit kaltem Wasser, und gießen Sie – je nach Wassermenge – zwei bis vier Tassen Essig hinein. Waten Sie im Essigwasser hin und her, bis Ihre Füße sich entspannt haben. Ziehen Sie dabei einen Fuß immer komplett heraus (»Storchengang«). Hinterher die Füße nicht abtrocknen, sondern das Essigwasser nur abtropfen lassen und Socken anziehen.

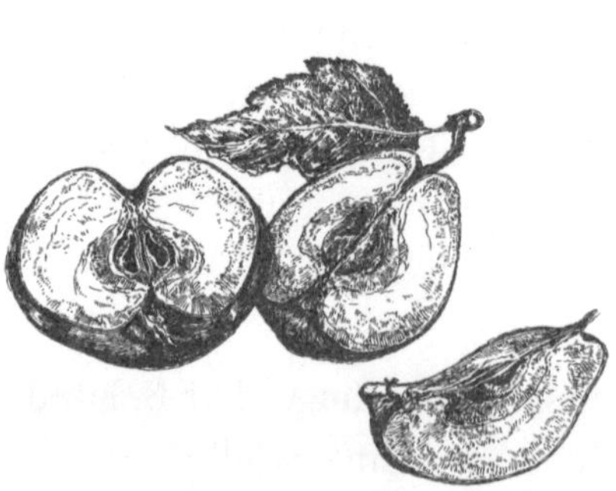

Apfelessig ist unentbehrlicher Bestandteil der Essigapotheke.

Essiginhalation

Essiginhalationen helfen bei Schnupfen: Weinessig mit Wasser zu gleichen Teilen mischen und zum Kochen bringen. In eine hohe Schüssel geben, den Kopf darüber beugen und Kopf und Nacken mit einem Handtuch abdecken, so dass die Dämpfe gebündelt werden. Dann wird inhaliert: durch die Nase einatmen, durch den Mund ausatmen. Dauer der Anwendung: zehn bis fünfzehn Minuten.

Essigstrumpf

Der Essig-Strumpf ist schon von Pfarrer Kneipp als probates Mittel gegen Nervosität und Schlafstörungen empfohlen worden. Dazu gibt man drei Esslöffel Weinessig auf einen halben Liter warmes Wasser. In dieses Essigwasser legt man dann ein Paar Baumwollkniestrümpfe, wringt sie kurz aus und zieht sie an. Beide Beine sorgfältig mit dicken Handtüchern umwickeln, eine Stunde lang wirken lassen, anschließend die Strümpfe ausziehen und ins Bett gehen. Was für den Zeitpunkt der Anwendung bedeutet, dass Sie den Essigstrumpf am besten beim abendlichen Fernsehen anlegen sollten.
Der Essigstrumpf hilft auch bei leichtem Fieber.

Es war der amerikanische Arzt Clinton Jarvis (1881 bis 1945), der den Apfelessig in der Welt berühmt machte. Er lebte als Facharzt für HNO-Krankheiten in Vermont, einem waldreichen Staat der nördlichen Appalachen. In seinem Buch »Fünfmal 20 Jahre leben« berichtete er von seinen Erfahrungen mit der Vermonter Volksmedizin. In deren Zentrum steht ein Getränk aus Honig, Wasser und Apfelessig, das Jarvis vor allem zur Vorbeugung gegen diverse Erkrankungen empfahl.

Essigwatte

Dies ist ein wunderbares Mittel gegen Prellungen und die berüchtigten »blauen Flecken«. Mischen Sie 100 Milliliter Essig mit einem halben Teelöffel Salz. Tränken Sie dann einen Wattebausch damit und legen diesen auf die verletzte Stelle. Beginnt die Auflage auszutrocknen, wiederholen Sie den ganzen Vorgang noch einmal.

Essigwickel

Eine andere Anwendung aus der Essigapotheke sind Wadenwickel. Sie helfen vor allem dann, wenn sich leichtes Fieber eingestellt hat. Mischen Sie 700 Milliliter kaltes Wasser mit 250 Milliliter Essig. Tauchen Sie zwei Leinentücher in diese Mischung. Die Tücher auswringen und locker um jeweils eine Wade wickeln, darüber kommt ein Frottiertuch.

FUSSREFLEXZONENMASSAGE

Wie Fußreflexzonenmassage wirkt

Wer schon einmal barfuß auf einer feuchten Wiese oder über einen warmen Sandstrand gelaufen ist, der weiß, wie anregend das sein kann. Und auch bei der fürsorglichen Fußsohlenmassage, beispielsweise durch unseren Partner, spüren wir angenehmes Prickeln und wohlige Durchflutung. Es tut einfach gut, wenn man die Füße aus ihren Socken- und Schuhgefängnissen befreit und sie als vollwertige Organe behandelt, die genauso viel Zuspruch verdient haben wie unsere Zähne oder unser Herz. Und auch Wissenschaftler bestätigen, dass das »Kneten« der Füße echte Heilung erzielen kann.

Wissenschaftlich bestätigt

Fußsohlenmassage darf nicht angewendet werden bei akuten Entzündungen im Venen- und Lymphsystem, Fremdkörpern in der Nähe wichtiger Organe, Aneurysmen (Ausweitungen im arteriellen Blutsystem), Patienten mit Transplantaten, Fußgangrän (Geschwür an den Zehen oder der Ferse) und Hautinfektionen am Fuß.

So belegt eine Studie an der Universitätsklinik für Innere Medizin in Innsbruck, dass die Massage an den Füßen die Nierendurchblutung anregt, und Ärzte der East Carolina University im amerikanischen Greenville linderten per Fußsohlenmassage die Ängste von Krebspatienten.
Ihr Resümee fällt eindeutig aus: »Fußreflexzonentherapie ist ein Zugang zur zwischenmenschlichen Berührung, man kann sie überall durchführen, sie ist unaufwändig und braucht kein spezielles Zubehör, außerdem beeinträchtigt sie nicht das Privatleben der Patienten.«
Das vegetative (unbewusste) Nervensystem scheint durch die Reize an den Fußsohlen ebenfalls angesprochen zu werden. Viele Patienten berichten, dass sie sich im Anschluss an die Fußsohlenmassage entspannt und müde fühlen und oft besser schlafen können.

Die verschiedenen Organe ansprechen

Zudem kann man, wie es im Begriff »Reflexzonen« angedeutet ist, mit einer gezielten Massage bestimmter Punkte Organe ansprechen, die weit entfernt vom Fuß liegen. Dabei geht die Reflexzonentherapie davon aus, dass der auf der Ferse aufliegende Fuß die Form eines sitzenden Menschen hat. Demnach liegen also die Reflexzonen der Vorderseite eines Menschen am Fußrücken, während sich die Reflexzonen seiner Rückenfront auf der Fußsohle befinden. Wer also die Muskeln an der Lendenwirbelsäule entspannen will, muss auf der Fußsohle in der Tiefe des Fußbetts massieren.

In einigen Fällen führt das Massieren der Füße zu vermehrter Schweißbildung, Juckreiz, vermehrtem Harndrang und Durchfall. Die Nebenwirkungen hängen stark von der Intensität der Massagereize ab.

In der waagrechten Ebene gelten folgende Zuordnungen:

- Die Reflexzonen von Kopf und Hals entsprechen den Zehen.
- Die Reflexzonen von Brustkorb und Oberbrauch entsprechen etwa dem Mittelfußraum.
- Die Reflexzonen von Bauchraum und Becken entsprechen den Fußwurzelknochen bis an die Knöchel.
- Die Reflexzonen der Beine entsprechen dem Übergang vom Fuß in den Unterschenkel.

So wird die Massage angewendet

Hauptanwendungsgebiete der Fußsohlenmassage sind Muskelverspannungen, Menstruationsbeschwerden und das prämenstruelle Syndrom (PMS) sowie innere Unruhe, Kopfschmerzen, Schlafstörungen und Verdauungsbeschwerden.

Wer medizinische Effekte erzielen will, sollte sich in die Hände eines qualifizierten Therapeuten begeben. Mindestens sechs, besser zehn oder sogar zwölf Sitzungen sollten dabei absolviert werden. Eine Sitzung dauert in der Regel 30 bis 45 Minuten.

Prinzipiell kann jeder eine Massage an den Füßen durchführen. Für Entspannungsmassagen am Abend, beispielsweise an den Füßen des Partners, benötigt man keine sonderliche Qualifikation. Als Massagehilfen eignen sich hier fettende Öle wie Ringelblumen- und Mandelöl.

Achten Sie darauf, in kreisenden Bewegungen, mit nicht zu starkem, aber auch nicht mit zu leichtem Druck zu arbeiten: Fußsohlenmassage darf nicht schmerzen, sie muss aber deutlich spürbar sein. (Der kräftigste Massagefinger ist naturgemäß der Daumen!) Außerdem sollten alle Flächen am Fuß gleichmäßig behandelt werden, sowohl von der Intensität als auch vom zeitlichen Aufwand her. Vergessen Sie nicht den Fußrücken! Eine reine Entspannungsmassage dauert nicht länger als 20 Minuten.

HEILERDE

So wirkt Heilerde

Schon die alten Ägypter verwendeten Löss vom Nil, um Rheuma und entzündete Gelenke zu behandeln. Die römischen Ärzte verordneten Erde aus Sizilien als Mittel bei Vergiftungen und Knochenbrüchen.

Der bekannteste Anwender in der Geschichte ist aber sicherlich der »Lehmpastor« Leopold Emanuel Felke (1856 bis 1926). Er soll bis zu seinem Lebensende über 500000 Menschen behandelt haben, die meisten davon mit Mitteln aus heilender Erde.

Durch die Kraft der Erde

Packungen aus Lehm, Löss, Moor und Fango helfen bei allen Erkrankungen, die mit Schwellungen und Entzündungen einhergehen, vor allem aber bei Erkrankungen des rheumatischen Formenkreises sowie bei Sportverletzungen wie Prellungen und Verstauchungen.

Die Wirkung kommt im Wesentlichen dadurch zustande, dass die mikroskopisch kleinen Heilerdekörner große Mengen an Schad- und Giftstoffen aufsaugen. Darüber hinaus wirken die Anwendungen anregend auf die Durchblutung.

Heilerden gibt es heute in jeder Apotheke und in Reformhäusern. Sie wird äußerlich als Packung, Gesichtsmaske und Umschlag angewandt. Bei bestimmten Erkrankungen (zum Beispiel des Darms) nimmt man sie aber auch ein.

Einfach in der Anwendung

Früher musste man Heilerden selbst ausgraben, dann auf dem heißen Herd sterilisieren und anschließend fein mahlen. Heute benutzt man die fertig zubereiteten Heilerden aus der Apotheke.

Man kann sie in der Regel direkt auf dem kranken Körperteil aufbringen – so empfahl es auch schon der »Lehmpastor« Felke. Der schwellungslindernde Effekt der Heilerde wird noch dadurch erhöht, dass man einige Tropfen Hyzum (eine Arnikalösung, die in Apotheken erhältlich ist) hinzugibt.

Die Dauer der Anwendung richtet sich nach der Verletzung. In einigen Fällen kann es durchaus sinnvoll sein, die Packung über Nacht wirken zu lassen. Dazu muss sie natürlich mit einem Mull- oder Leinentuch sowie mit einer Binde fixiert werden.

Für die äußerliche Anwendung feuchtet man die Heilerde mit kaltem oder warmem Wasser an. Dafür genügen auch weniger feinkörnige Erden, die preisgünstiger sind als feinpulvrigeZubereitungen.

Die innerliche Anwendung der Heilerde unterstützt den Aufbau der Darmflora und bekämpft nachhaltig Verdauungsbeschwerden.

Heilerde kann auch innerlich angewendet werden. Wissenschaftliche Studien belegen, dass der Verzehr von Heilerde bei Sodbrennen helfen kann. Im Darm »entschärft« sie Gifte und Faulgase; ein wenig Heilerde während der Fastenkur verhindert, dass man während der Diät Mundgeruch bekommt.

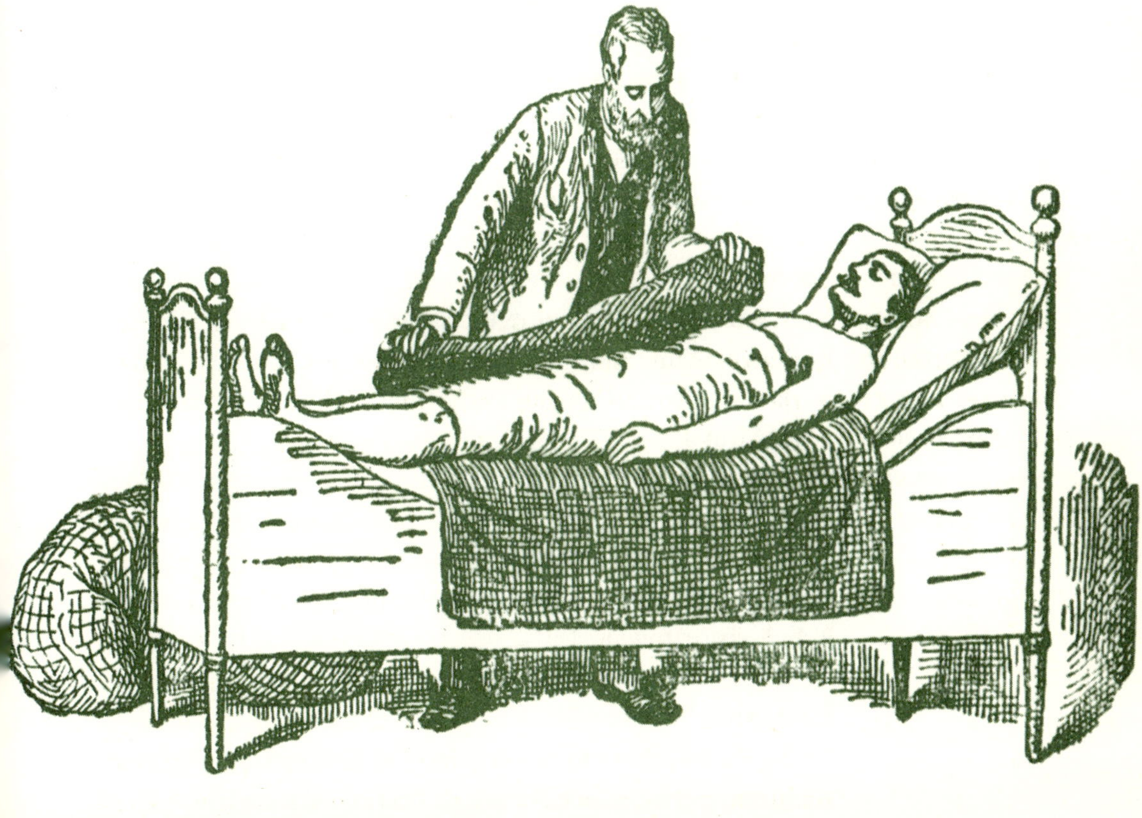

Umschläge mit Heilerde gehören zu den alten Heilmitteln aus Großmutters Erfahrungsschatz.

HEISSE WICKEL

So wirken heiße Wickel

Heiße Wickel senken die Muskelspannung, was sich vor allem bei Erkrankungen positiv auswirkt, die mit Verspannungen und Verkrampfungen einhergehen. Zudem kommt es zu einer Erweiterung der Blutgefäße. Mit der größeren Menge Blut, die nun durch das Gewebe strömen kann, gelangen mehr Sauerstoff und Nährstoffe in die Zellen. Schlacken und Gifte werden besser abtransportiert.

Wärmeanwendungen lassen das Blut schneller zirkulieren, dadurch wird das Herz stärker belastet. Bei Patienten mit Herzschwäche sind daher großflächige Wickel an Bauch und Rücken nicht angebracht. An Unterarmen und Unterschenkeln können sie jedoch bedenkenlos angewendet werden.

Die Wärme wirkt aber auch noch viel tiefer. Die inneren Organe sind nämlich mit den Nervengeflechten der Haut verbunden. Trifft ein Wärmereiz auf die Haut, gelangt dieser über die Nerven zum Rückenmark und von dort zu dem entsprechenden Organ mit der Folge, dass auch dort die Durchblutung angeregt wird.

Ganz zu schweigen von der psychischen Wirkung, die von Wärme ausgeht: Sie steht für Liebe und Fürsorge, der heiße Wickel bietet eine schützende Hülle, gewährt Ruhe und Geborgenheit.

Im Einzelnen helfen heiße Wickel bei:

- Bauchschmerzen
- Blähungen
- Erkältungen
- Ischiasbeschwerden, Hexenschuss und anderen Rückenschmerzen
- Menstruationsbeschwerden
- Nierenbecken- und Blasenentzündungen
- Schlafstörungen

Heilsame Wärme

Heiße Wickel sind ein wunderbares Heilmittel. Bei ihrer Anwendung gilt es jedoch, einige Regeln zu beachten:

- Wärmewickel machen müde. Man sollte sich deshalb für

die Zeit danach nichts Größeres mehr vornehmen. Der optimale Zeitpunkt ist zwei Stunden vor dem Schlafengehen.

- Wärmewickel an Armen, Beinen, Rücken und Schultern nicht unmittelbar nach den Mahlzeiten anlegen! Denn zu dieser Zeit wird das Blut in den Verdauungsorganen benötigt, man sollte es daher nicht per Wärmereiz zu einer anderen Stelle leiten.
- Bei Bluthochdruckpatienten sind nur lauwarme Wickel erlaubt. Patienten mit niedrigem Blutdruck sollten am besten ganz darauf verzichten. Denn durch die Erweiterung der Blutgefäße kann bei ihnen der Blutdruck noch weiter absacken.

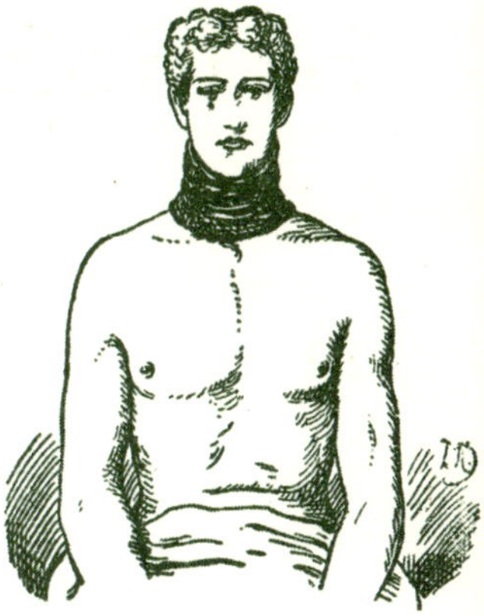

Warme Wickel sind nichts für Menschen, die unter niedrigem Blutdruck leiden.

Der klassische Wärmewickel mit heißem Wasser

Sie brauchen Baumwoll- oder Leinentücher als Innentücher, Handtücher aus Frottee als Außentücher. Und natürlich heißes Wasser, das deutlich über 40, aber unter 50 Grad Celsius warm sein sollte.

Die Innentücher werden ins Wasser getaucht und ausgewrungen. Dann legt man sie um Arme, Beine, Hals, Schulter oder Oberkörper, je nachdem, wo die Wärme gebraucht wird. Schließlich wird das Ganze mit den Außentüchern umwickelt. Denken Sie daran, den Wickel alle zehn Minuten neu mit Wärme »aufzuladen«, die Innentücher also erneut mit heißem Wasser zu tränken.

Achten Sie darauf, dass der Wickel nicht zu heiß ist, wenn er auf die Haut gelegt wird. Testen Sie seine Temperatur zum Beispiel an Ihrem Arm. Heiße Wickel müssen ständig, also etwa alle zehn Minuten erneuert werden, damit sie auch wirklich heiß bleiben. Dazu werden die Innentücher ständig ausgetauscht.

Heißer Kamillenwickel für den Bauch

Dieser Wickel ist ideal zur Behandlung von Bauchschmerzen und Blähungen. Er wird ähnlich angelegt wie der klassische Heißwasserwickel. Nur dass das Innentuch nicht in reinem heißem Wasser, sondern in heißen Kamillentee eingetaucht wird. Den Kamillentee bereiten Sie folgendermaßen zu: Zwei Esslöffel Kamillenblüten mit einem bis anderthalb Litern kochendem Wasser überbrühen, zehn Minuten zugedeckt ziehen lassen, danach abseihen. Bei Menstruationsbeschwerden hat sich als Kräuterzutat eine Mischung aus einem Esslöffel Kamillenblüten und einem Esslöffel Schafgarbe bewährt.

EXTRA: HEILMAGNETEN

Schwer zu sagen, wann dem ersten Menschen die eigentümliche Anziehungskraft von magnetischen Steinen aufgefallen ist und wann man sie das erste Mal nutzte. Jedenfalls waren es wohl Chinesen, die zuerst auf Magnete in der medizinischen Therapie setzten.

Heute ist die Magnettherapie wieder stark im Trend. In Japan entwickelte man bereits in den 1960er Jahren kleine Magnetpflaster von der Größe einer Euromünze. Daneben gibt es zahlreiche magnetische Armreifen, Fingerringe, Halsketten und andere Schmuckstücke sowie magnetische Unterbetten, Stuhlauflagen und Schuheinlagen zu kaufen. Den derzeitigen Höhepunkt der Weiterentwicklung stellen wechselpolare Magnetfolien dar, auf denen Nord- und Südpole wechselweise in Kreisen aneinander gereiht oder in Vierecken angeordnet sind. Diese Folien haben den Vorteil, dass sie sich problemlos unter der Kleidung verstecken lassen – man befestigt sie mit einem Pflaster auf der Haut. Die alte Magnettherapie wurde also technisch verfeinert – und sie scheint auch tatsächlich zu helfen.

Wundheilend und schmerzlindernd

Zu den klassischen Anwendungen der Magnettherapie gehört die Behandlung von Wunden und Knochenbrüchen. In wissenschaftlichen Arbeiten konnte gezeigt werden, dass Magnete die Tätigkeiten der Knochen bildenden Zellen anregen. Am Institut für kosmetische Chirurgie im amerikanischen Boca Raton arbeitet man schon seit einigen Jahren mit Magneten, um Operationswunden besser abheilen zu lassen. Die beschleunigte und verbesserte Wundheilung durch Magnete ist vermutlich das Resultat zahlreicher Einzeleffekte, neben Entzündungshemmung und Durchblutungsförderung spielen dabei möglicherweise auch antibiotische Kräfte eine Rolle.

Zu den Forschungsschwerpunkten in Bezug auf Magnete gehört die Schmerztherapie. Gesichert scheint, dass Magnete die Durchblutung anregen. Sie funktionieren damit ähnlich wie Salbenanwendungen, Massagen, Infrarotbestrahlungen und andere klassische Behandlungsformen in Orthopädie und Sportmedizin, allerdings mit dem Unterschied, dass Magnetstrahlung in ihrer Wirkung stabiler ist und das menschliche Gewebe nicht chemisch durchdringen muss, bis sie am eigentlich erwünschten Einsatzort angelangt ist.

Die durchblutungsfördernden und entspannenden Effekte von Magneten machen sie zu einem chancenreichen Instrument bei Schmerzen, die durch muskuläre Verspannungen erzeugt werden. Magnetkräfte wirken außerdem entzündungshemmend. Es ist wahrscheinlich neben der Durchblutungsförderung dieser Effekt, der sie zu einem erfolgreichen Therapieinstrument bei Gelenkbeschwerden macht.

Kein Risiko

Schädliche Nebenwirkungen durch Magneten wurden bislang nicht beobachtet. Sie sind wohl auch nicht zu erwarten, denn die Weltgesundheitsorganisation WHO erklärt statische Magnetfelder bis zu einer Stärke von 20000 Gauss für unbedenklich – und Heilmagneten werden lediglich in Stärken von 300 bis 5000 Gauss eingesetzt.

Grundsätzlich wird aber davon abgeraten, Magneten bei Patienten mit Herzschrittmachern einzusetzen, denn diese Geräte werden durch Magnetwellen möglicherweise irritiert. Schwangeren bis zum sechsten Monat wird ebenfalls von den Magnetfolien abgeraten, da einfach noch zu wenig über die Wirkung von Magnetkräften auf das ungeborene Leben bekannt ist.

Auf der Suche nach Magnetprodukten sollte man sich auf die eigene Urteilsfähigkeit verlassen. (Brauchbare Angebote gibt es beispielsweise in den Apotheken.) Wenn Magnete als Allheilmittel gepriesen werden oder als Mittel gegen die zunehmende Elektrosmogverseuchung unserer Welt, ist Skepsis angebracht. Denn die Stärken der Magnettherapie liegen vor allem in der Behandlung von Schmerzen, Wunden, Knochenbrüchen und Durchblutungsstörungen; Infektionen oder Krebs gehören jedoch nicht zu ihren Indikationen. Und dass Dauermagneten, nur weil sie ihre Kraft ohne Strom erzeugen können, elektromagnetische Felder neutralisieren können, ist schlichtweg Humbug.

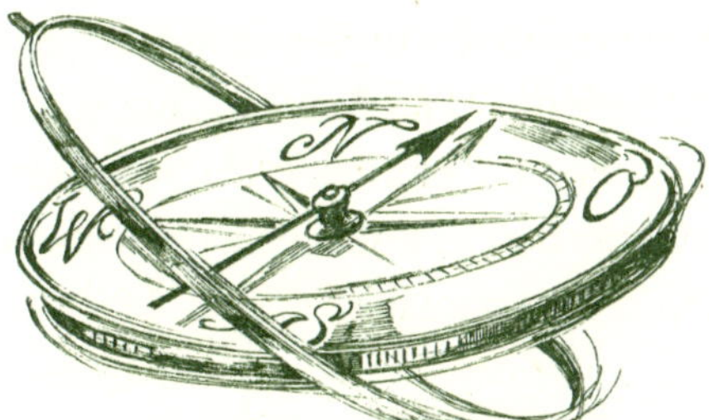

Magnetische Strahlung rückte in den letzten Jahren in den Mittelpunkt der Forschung.

HOMÖOPATHIE

So wirkt Homöopathie

Homöopathika können Sie rezeptfrei in der Apotheke kaufen. Sie sind über viele Jahre haltbar, wenn man sie kühl, trocken und dunkel aufbewahrt. Dadurch eignen sie sich gut zur Aufbewahrung in der Hausapotheke.

In der Homöopathie stehen weniger die Wirkstoffe einer Pflanze im Mittelpunkt als die körperlichen Reaktionen, die durch sie ausgelöst werden. Bei der Betrachtung der Krankheitsentwicklung werden die körperlich-geistigen Zustände des einzelnen Menschen herangezogen – und nicht Krankheitserreger, Gifte und andere äußere Größen, wie sie bei der Schulmedizin im Zentrum der Beobachtungen stehen.
Hauptvertreter der Homöopathie ist der deutsche Arzt Samuel Hahnemann (1755 bis 1843). Ihren Ausgangspunkt nimmt die homöopatische Lehre jedoch beim antiken griechischen Arzt Hippokrates, der schon vor 2500 Jahren die Ansicht vertrat, dass man nicht die Krankheit, sondern den kranken Patienten in seiner Gesamtheit behandeln müsse. Denn schließlich sei jede Krankheit letzten Endes nichts anderes als der Ausdruck dafür, dass der Körper ein verloren gegangenes Gleichgewicht wieder herzustellen versucht – und bei diesem Bemühen müsse man ihn, so Hippokrates, wirksam unterstützen.

Homöopathie: Das griechische »homoios« steht für »gleichartig, ähnlich«, »pathos« bedeutet »Leid, Schmerz, Krankheit«.

Und noch etwas entdeckte Hippokrates, das zum Meilenstein der modernen Homöopathie werden sollte, dass man »Gleiches mit Gleichem« beziehungsweise »Ähnliches mit Ähnlichem« behandeln muss. Gegen das Fieber wird also in minimaler Dosierung ein Mittel eingesetzt, dass in höherer Dosierung bei einem gesunden Menschen die Temperatur ansteigen lässt. Gegen Schmerzen wird ein Präparat verabreicht, das in höherer Dosierung beim gesunden Menschen Schmerzen auslöst.

Die Selbstheilungskräfte stärken

Die Homöopathie arbeitet mit extremen Verdünnungen (Potenzen) der Wirkstoffe. Sie sind zum Teil so verdünnt, dass sich im Medikament kein Wirkstoff mehr nachweisen lässt. Dieser Umstand verschaffte der Homöopathie natürlich lange Zeit die Kritik der Schulmedizin, denn hier konnte man die Wirksamkeit eines an sich wirkstofflosen Arzneimittels unmöglich akzeptieren.

Darüber hinaus entzieht sich der ganzheitliche Ansatz der Homöopathie, in dem auch die Persönlichkeitsmerkmale des Individuums eine Rolle spielen, dem wissenschaftlichen Zugriff. Denn wie soll man die Wirksamkeit eines Arzneimittels messen oder nachweisen können, wenn es beim Patienten X hilft, beim Patienten Y jedoch nicht, der eigentlich die gleiche Krankheit hat?

Nichtsdestoweniger existieren mittlerweile für einige homöopathische Kombinationspräparate zahlreiche klinische Studien von hohem Wert, so dass auch Schulmediziner mehr und mehr zugeben müssen, dass Homöopathie wirkt. Vor allem regt sie offenbar die Selbstheilungskräfte des Körpers an.

Homöopathische Mittel erhält man als Salben, Tropfen, Tabletten und Kügelchen. Die kleinen Globuli-Kügelchen sind vor allem bei Kindern recht beliebt.

So werden homöopathische Mittel eingesetzt

Wer mit homöopathischen Heilmitteln Erfolge bei der Therapie erzielen will, muss sich als ganze Persönlichkeit analysieren oder vom Heilpraktiker analysieren lassen, da bei der Homöopathie nicht nur die Art der Erkrankung (z. B. Hautentzündung, Achillessehnenreizung), sondern auch die ganzheitlich-persönlichen Aspekte (z. B. stark aufbrausender Charakter, Neigung zum Hinunterschlucken von Problemen, Ängstlichkeit) eine Rolle spielen. Es gibt mittlerweile auch einige homöopathische Fertigmischungen, die sich in der ärztlichen Erfahrung auch ohne detaillierte Berücksichtigung der Persönlichkeit als erfolgreich erwiesen haben.

Homöopathische Mittel sollten in keiner Hausapotheke fehlen. Arzt und Apotheker beraten Sie bei der Auswahl.

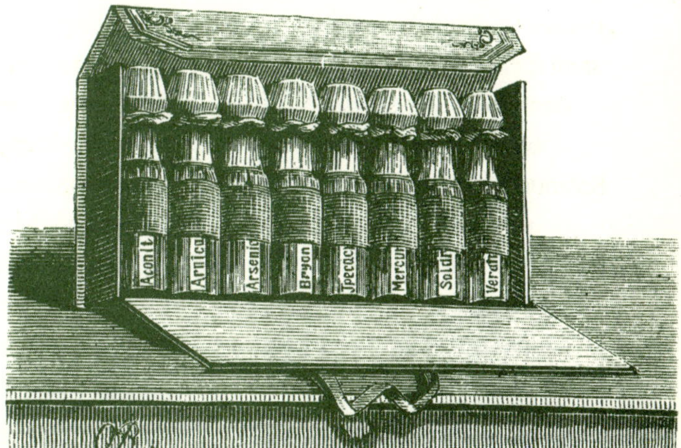

INHALATIONEN

So wirken Inhalationen

Nicht angewendet werden dürfen die Inhalationen bei Hauterkrankungen am Kopf sowie bei grauem und grünem Star. Auch Patienten mit schwachem Kreislauf sollten auf Kopfdampfanwendungen verzichten.

Inhalationen mit Wasserdampf, der mit Heilkräuterzubereitungen angereichert sein kann, wirken heilend auf die Schleimhäute der oberen Atemwege: Nase, Mund, Rachen, Nebenhöhlen, Luftröhre und obere Bronchien. Die Schleimhäute werden besser durchblutet, angefeuchtet und dadurch in ihren Selbstreinigungsprozessen unterstützt.

So inhalieren Sie richtig

Zunächst müssen Sie einige Vorbereitungen treffen:

- Inhalieren Sie in einem gut temperierten Raum (mindestens 19 Grad Celsius). Die günstigste Zeit ist nachmittags zwischen 15 und 18 Uhr.
- Sie brauchen ein großen Topf (drei bis fünf Liter Fassungsvermögen) zum Erhitzen des Wassers.
- Legen Sie die gewünschten Kräuter bzw. das Kochsalz in Reichweite.
- Halten Sie ein großes Handtuch zum Abdecken Ihres Kopfes parat. Außerdem brauchen Sie noch einen kleinen Lattenrost oder Untersetzer, um den Topf darauf abzustellen.
- Kochen Sie das Wasser auf, und geben Sie dann die gewünschten Kräuter hinzu. Klassische Inhalationen erfolgen mit Salz in der Konzentration von neun Gramm Salz auf einen Liter Wasser. Stellen Sie den Topf auf einen Tisch.

Nach einer Inhalation sollten Sie 20 bis 30 Minuten lang ruhen. Gehen Sie nach der Kopfdampfanwendung nicht direkt nach draußen an die frische Luft, denn das könnte Ihren Bronchien schaden!

Zum Inhalieren der Dämpfe halten Sie Ihr Gesicht über den Dampf und bedecken Kopf, Nacken, Oberkörper und den Topf mit einem großen Handtuch. Atmen Sie langsam und tief durch die Nase ein und durch den Mund aus.

Am besten halten Sie nach dem Einatmen einige Sekunden lang die Luft an, damit der heilende Dampf auch in den Bronchien besser wirken kann. Anwendungsdauer: acht bis zehn Minuten.

JOGURT

So wirkt Jogurt

Schon länger bekannt ist, dass die Milchsäurebakterien des Jogurts positive Wirkungen auf den menschlichen Körper besitzen. So kam Anfang des 20. Jahrhunderts der russische Forscher und Nobelpreisträger Elie Metchnikoff aufgrund seiner Studien zu dem Schluss, dass die überdurchschnittlich hohe Lebenserwartung der Bulgaren auf deren hohen Jogurt- und Kefirkonsum zurückzuführen sei. Metchnikoff vermutete, dass Milchsäurebakterien unerwünschte Fäulnisvorgänge im Darm unter Kontrolle halten.

Untersuchungen der Universität Würzburg bestätigen zudem, dass Jogurt einen günstigen Effekt auf den Heilungsverlauf von virusbedingtem Durchfall besitzt. So erkrankten Kinder, die regelmäßig Jogurtkulturen aßen, deutlich seltener an Durchfall als Kinder einer Kontrollgruppe.

Doch Milchsäurebakterien wirken nicht nur auf Viren. Sie produzieren eine Reihe von antibiotischen Substanzen, die auch schädliche Bakterien attackieren, wie etwa Salmonella typhimurium, den Auslöser von Darmentzündungen.

Wer wirklich in den Genuss der gesundheitlichen Vorzüge von Jogurt kommen will, sollte auf Produkte zurückgreifen, die keine Farb- und Geschmacksstoffe enthalten. Man sollte also am besten Naturjogurt in den Einkaufswagen packen.

Jogurt selbst herstellen

Kochen Sie Milch in einem Topf kurz auf, und kühlen Sie den Topf anschließend in kaltem Wasser bis auf 45 Grad Celsius (Thermometer!) ab. Jetzt kommen die Bakterienstämme hinzu: Jogurtferment erhalten Sie in Naturkostläden oder Reformhäusern. Die Menge entnehmen Sie bitte der Packungsanleitung. Alles gut durchrühren und anschließend das Gemisch in kleine Gefäße abfüllen. Die ideale Gärungstemperatur liegt zwischen 42 und 45 Grad Celsius, es gibt mittlerweile spezielle »Brutgeräte«, die diese Temperatur genau einhalten können. Nach einigen Stunden haben die Bakterien die Milch zu Jogurt umgewandelt.

KALTE WICKEL

So wirken kalte Wickel

Einige Körperstellen, wie etwa Hand- und Fußgelenke, reagieren überaus schnell auf Kältereize. Hier sollten daher die Wickel etwas lockerer angelegt oder mit etwas Watte gepolstert werden.

Kalte Wickel wirken kühlend, dadurch eignen sie sich naturgemäß zur Behandlung von Fieber oder Entzündungen, die mit Hitze einhergehen. Werden kalte Wickel nur kurz angelegt, wirken sie anregend, weil der Körper nach der kurzfristigen Engstellung der Blutgefäße überkompensiert und die Blutgefäße wieder weit stellt. Deswegen merken wir nach dem kurzen Anlegen des kalten Wickels, wie die behandelte Stelle angenehm warm durchblutet wird. Kurzfristig angelegte Wickel werden zu therapeutischen Zwecken nur selten eingesetzt, sie verfolgen meistens nur das Ziel, uns munter zu machen.

Die klassische Anwendung erfolgt über Wickel, die mindestens 20, besser sogar 40 Minuten angelegt werden. Sie eignen sich zur Behandlung von:

- Akuten Gelenkschmerzen
- Fieber
- Halsschmerzen mit starker Temperaturentwicklung
- Kopfschmerzen
- Oberflächlichen Venenentzündungen

Kalte Wickel sind außerdem ideal zur ersten Hilfe bei Prellungen, Verstauchungen und Muskelzerrungen.

So werden kalte Wickel gemacht

Es gibt einige Dinge, die Sie beachten müssen:

- Der Körper reagiert nur dann optimal auf den Wickel, wenn die Blutzirkulation funktioniert, das heißt, der ganze Körper muss warm sein.
- Die Wickel müssen mehrmals erneuert werden.
- Das Wasser darf nicht eiskalt sein.
- Das Wickeltuch wird mit kaltem Wasser getränkt und anschließend ausgewrungen.

Wadenwickel zur Fiebersenkung

Der Patient liegt im Bett auf dem Rücken, den Kopf etwas erhöht, ein flaches Kissen unter den Knien. Die Bettdecke wird an den Fußenden hochgeschlagen; man legt zum Schutz der Matratze ein dickes Handtuch unter.

Sie brauchen zwei Baumwoll- oder Leinentücher als Innentücher, zwei Handtücher aus Frottee als Außentücher, wahlweise wollene Kniestrümpfe. Und natürlich kaltes Wasser. Die Innentücher ins Wasser tauchen und auswringen. Dann die Tücher locker um die Waden legen. Je nasser der Wickel, umso intensiver der Kühleffekt! Anschließend die Außentücher darüberwickeln bzw. die Wollstrümpfe darüberziehen. Wenn der Patient berichtet, dass sich die Wickel erwärmt haben (etwa nach zehn bis fünfzehn Minuten), müssen neue, frisch gekühlte Tücher angelegt werden. Es dürfen maximal vier Wadenwickel hintereinander angewendet werden.

Idealerweise sollte die Körpertemperatur nach einer Wickelanwendung um etwa 0,5 Grad Celsius, keinesfalls aber über ein Grad Celsius abgesunken sein. Messen Sie vor und nach der Anwendung jeweils mit einem Thermometer die Körpertemperatur des Patienten! Bei Kindern sollten Sie sogar alle zehn Minuten die Temperatur kontrollieren, denn sie kühlen leichter aus!

Je älter das Kind ist, desto kälter dürfen die Wadenwickel sein.

Umschläge um den Bauch sind eine Alternative zu Wadenwickeln, wenn diese, beispielsweise wegen Hautentzündungen, nicht angelegt werden können. Bauchwickel wirken sehr intensiv; sie sollten daher bei Patienten mit Kreislaufschwäche nicht angewendet werden!

Quarkwickel kühlen, lindern den Schmerz und beseitigen Schwellungen z. B. an einem verstauchten Knöchel. Mischen Sie Quark (am besten mit hohem Fettgehalt, dann zerläuft er weniger) mit etwas Buttermilch, und streichen Sie ihn auf ein Leinentuch, das Sie – mit der Quarkseite zur Haut – auf die gewünschte Stelle legen. Umwickeln Sie das Ganze noch mit einem Frotteehandtuch zum Schutz. Quarkwickel sind optimal bei Sonnenbrand und anderen leichteren Verbrennungen! Dauer der Anwendung: 20 bis 30 Minuten, zwei- bis dreimal pro Tag.

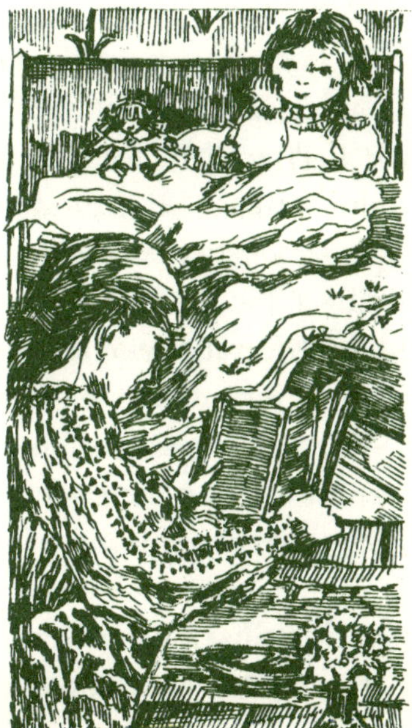

Bei Kinder senken die kalten Wadenwickel schnell das Fieber.

KEFIR

So entfaltet Kefir seine Wirkung

Letztendliche Klarheit über die Ursprünge des Kefirferments und des aus ihm hergestellten Getränks wird wohl nicht mehr zu erzielen sein. Die Öffentlichkeit erfuhr von ihm im Jahr 1866 durch einen Forscher, der sich von den Osseten – einem Stamm aus dem Kaukasus – etwas Kefirhefe schenken ließ und einen kurzen Bericht darüber an die Kaukasische Medizinische Gesellschaft schickte. Zehn Jahre später war der Siegeszug des Kefirs nicht mehr aufzuhalten. Immer mehr Ärzte entdeckten den Kefir als wirksames Heilmittel bei Krankheiten von Magen, Darm und Lunge. In Jalta wurde 1881 die erste Kefiranstalt gegründet, in der zunächst nur Lungenkranke, später aber auch Magenpatienten behandelt wurden. Die Erfolge waren so groß, dass in Russland noch zahlreiche andere Kefiranstalten folgen sollten.

Im Kaukasus zählt Kefir nach wie vor zu den besten Heilmitteln für den gesamten menschlichen Organismus. Die größten Heilkräfte werden dem Kefir aus Ziegenmilch zugeschrieben.

Kefir wirkt auf unseren Organismus vor allem durch seine Milchsäurebakterien und Hefepilze, die das Darmmilieu positiv beeinflussen, antibiotische Wirkungen besitzen und die Verwertung von Nährstoffen wie Kalzium, Eisen und Eiweißen (Proteinen) fördern. Ähnlich wie Jogurt zählt Kefir zu den wenigen Milchprodukten, die auch für Menschen mit Milchzuckerunverträglichkeit geeignet sind.

Kefir gilt außerdem als wichtiger Lieferant von Vitamin B2, das schmerzhemmende Eigenschaften besitzt und bei sämtlichen Nervenaktionen benötigt wird.

Nicht zu vergessen schließlich: Kefir macht satt – und aufgrund dieses hohen Sättigungsgrads eignet er sich auch als Grundnahrungsmittel während einer Diät.

Kefir selbst herstellen

Der im Handel erhältliche Fertigkefir wird aus stark reduzierten Kulturen hergestellt, da er sonst – aufgrund seiner

Kohlendioxidentwicklung durch die Hefepilze – seine Behälter sprengen würde. Wer also in den tatsächlichen Genuss der gesundheitlichen Vorzüge von Kefir kommen will, muss ihn selbst herstellen. So geht's:

- Die Milch muss vor der Kefirzubereitung sorgfältig von Keimen befreit sein. Dies bedeutet: Rohmilch und die im Handel erhältliche Trinkmilch müssen vorher bis kurz vor dem Sieden (etwa 95 Grad Celsius) erhitzt werden, um eventuell vorhandene Keime abzutöten. Rühren Sie währenddessen und danach gut um, damit sich keine Haut bildet. H-Milch kann ohne Vorkochen verwendet werden.
- Nach dem Aufkochen die Milch zudeckt auf Zimmertemperatur abkühlen lassen. Dann in ein Glasgefäß mit Schraubdeckel geben (beispielsweise eine im Handel erhältliche Milchpfandflasche). Das Gefäß muss zuvor sorgfältig mit heißem Wasser – ohne Spülmittel! – ausgewaschen worden sein. Es darf nicht vollständig mit Milch gefüllt werden, lassen Sie ein paar Zentimeter Platz bis zum Deckel. Denn nur so können Sie die gärende Milch schütteln, außerdem bleibt dadurch genug Platz für das beim Gären entstehende Kohlendioxid.
- Jetzt kommt das lebendige oder gefriergetrocknete Kefirferment (Bezugsquellen siehe Marginalie) hinzu, pro Liter Milch etwa 20 Gramm Ferment. Dann das Gefäß verschließen und bei Zimmertemperatur 18 bis 48 (Lebendferment) bzw. 12 bis 24 (Trockenferment) Stunden an einem lichtgeschützten Platz gären lassen. Anschließend im Kühlschrank noch ein paar Stunden nachreifen.

Die Zusammensetzung des Kefirendprodukts lässt sich durch die Wahl von Temperatur und Zeit für die Gärung recht gut beeinflussen. Der Grund: Die einzelnen Bakterien und Hefen besitzen jeweils bestimmte Lieblingsbedingungen, unter denen sie besonders gut arbeiten können.

- Haben Sie den Kefir mit einem Trockenferment angesetzt, trinken Sie die Flasche mit dem Kefir nicht komplett aus, sondern lassen Sie einen Rest von etwa drei Esslöffeln zurück, mit dem dann die nächsten Kefirgetränke angesetzt werden.

Das gefriergetrocknete Kefirferment erhalten Sie in Reformhäusern. Lebendige Kefirpilze können Sie beziehen bei: Interpilz Dr. Meixner GmbH, Stuttgart, Telefon 07 11/ 6 87 66 06. Preiswerter ist es natürlich, sich ein Stück Kefirknolle von einem Bekannten abschneiden zu lassen, der bereits einen dieser überaus vermehrungsfreudigen Pilze besitzt.

Haben Sie zur Kefirherstellung Lebendferment verwendet, muss nach dem Abschluss der Gärung (noch vor der Nachreifung im Kühlschrank) der Pilz abgeseiht werden.

KNEIPP'SCHE WASSERTHERAPIE

So wirkt die Wassertherapie

Kältereize mit Wasseranwendungen sind risikoarm, trotzdem müssen auch bei ihnen einige Vorsichtsmaßnahmen beachtet werden. So sollten sie in ihrer Intensität immer nur langsam gesteigert werden. Außerdem darf kaltes Wasser nur angewendet werden, wenn der Körper vorher erwärmt ist. Wer also kalte Füße hat, muss sie vor der Kaltanwendung erst einmal erwärmen, beispielsweise durch ein warmes Fußbad.

Die Wurzeln der Wassertherapie reichen bis in die Antike zurück. Danach wurde sie jedoch lange Zeit vergessen. Erst der Landwirt Vinzenz Prießnitz (1790 bis 1851) und der Pfarrer Sebastian Kneipp (1821 bis 1897) holten sie wieder aus der Versenkung hervor. Kneipp erprobte die Wirkungen der Wassergüsse und -bäder zunächst an sich selbst, um daraus ein Behandlungssystem zu entwickeln, das immer weiter verfeinert wurde. Er gründete seine eigene Badeanstalt, wo er im Beisein von Ärzten seine Sprechstunden abhielt. Kneipp – dessen Lehre weit mehr als die bloßen Wasseranwendungen umfasst – kann getrost als einer der Urväter der modernen Naturheilkunde bezeichnet werden.

Bei der Wasser- oder Hydrotherapie geht es darum, dem Organismus systematische Kälte- und Wärmereize zu setzen. Dabei kommt es zu Trainingseffekten auf den Körper und vor allem seine Blutgefäße, deren positiver Einfluss auf die Gesundheit mittlerweile wissenschaftlich gut abgesichert sind. Zu den wichtigsten Wirkungen gehören:

- Die Immunabwehr wird gestärkt.
- Die Schmerzsensibilität wird gesenkt.
- Der Blutkreislauf wird stabilisiert.
- Die Herzfrequenz wird gesenkt.
- Mäßiger Bluthochdruck wird gesenkt.
- Das vegetative Nervensystem wird in Richtung einer längerfristigen Entspannung orientiert, die Ausschüttung von Stresshormonen wird verringert, die Ausschüttung schmerzhemmender Endorphine gesteigert.
- Das Stoffwechselgeschehen wird günstig beeinflusst, der Abbau von Stoffwechselzwischenprodukten, die zu schmerzhaften Muskelverspannungen führen könnten, wird beschleunigt.

So machen Sie Wasseranwendungen zu Hause

Natürlich können Sie eine Kneipp-Kur in einem bekannten Kurort machen. Wasseranwendungen eignen sich aber auch hervorragend für die Anwendung zu Hause.
Zum Beginn müssen Herz und Kreislauf ruhig sein. Kalte oder wechselwarme Wasseranwendungen unmittelbar nach dem Sport wirken nicht als Blutgefäßtraining, da Herz und Kreislauf ja ohnehin schon auf vollen Touren laufen.

Aufsteigende Fußbäder

Sie helfen gegen Schmerzen der unterschiedlichsten Art und bei beginnenden Atemwegsinfekten. Gießen Sie 33 Grad Celsius warmes Wasser in eine Fußbadewanne, bis Ihnen das Wasser gerade bis zur Wade reicht. Dann gießen Sie immer wieder heißes Wasser nach.
Die Anwendung sollte 15 bis 20 Minuten dauern, am Schluss sollte die Wassertemperatur bei 42 Grad Celsius liegen (Wasserthermometer ins Wasser legen!). Danach trocknen Sie sich ab und ziehen sich warme Socken an.

Aufsteigende Armbäder dürfen nicht angewendet werden bei Venenleiden sowie Lymphstau und Lymphödem der Arme. Die Anwendung sollte grundsätzlich dann beendet werden, wenn Ihnen der Schweiß ausbricht.

Aufsteigende Armbäder

Sie lindern leichteren Bluthochdruck sowie Erkältungen. Setzen oder stellen Sie sich vor ein Waschbecken oder eine ausreichend große Wanne, die Arme sind entkleidet. Beginnen Sie mit 33 Grad Celsius warmem Wasser.
Beide Arme ins Becken legen, so dass die Ellenbogen gut vom Wasser bedeckt sind. Lassen Sie langsam heißes Wasser nachlaufen, und steigern Sie die Temperatur über die Dauer von höchstens 20 Minuten auf 39 bis 41 Grad Celsius (Wasserthermometer ins Wasser legen!).
Die Arme abtrocknen, danach für 20 Minuten nachruhen.

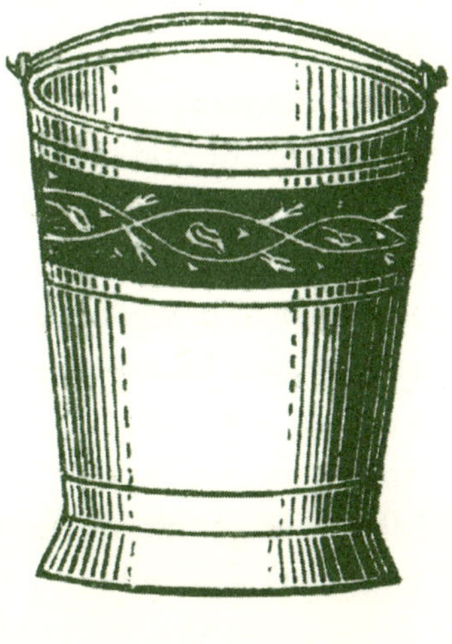

Geeignete Gefäße für warmes und kaltes Wasser sind alles, was Sie für Wasseranwendungen zu Hause brauchen.

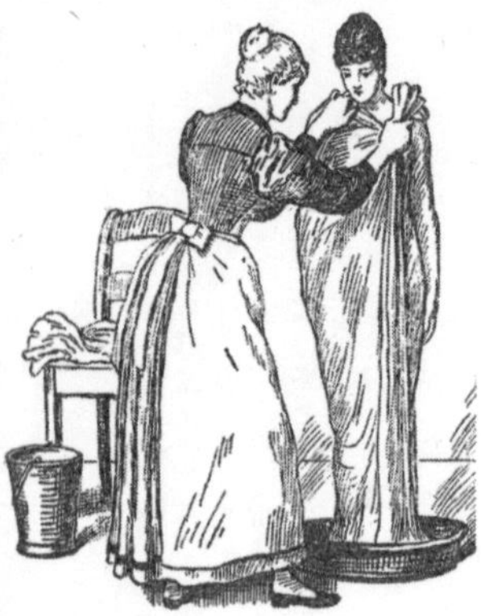

Abreibungen wurden schon von Pfarrer Kneipp empfohlen.

Kalte Armbäder

Sie bringen den Kreislauf in Schwung, helfen bei Müdigkeit und Abgespanntheit.

Setzen oder stellen Sie sich vor ein Waschbecken oder eine ausreichend große Wanne, die mit »leitungskaltem« Wasser gefüllt sind. Beide unbekleidete Arme für zehn Sekunden ins Wasser legen, so dass auch die Ellenbogen mit Wasser bedeckt sind. Die Arme für 60 Sekunden aus dem Wasser nehmen, dann wieder für zehn Sekunden hineinlegen.

Anschließend das Wasser von der Haut abstreifen und etwas Warmes überziehen.

Kniegüsse

Sie haben eine allgemein blutdrucksenkende, entspannende und entstauende Wirkung. Sie wirken durchblutungsfördernd und tonisierend auf die Venen.

Stellen Sie sich in die Dusch- oder Badewanne. Beginnen Sie am rechten Bein. Nehmen Sie den Brausekopf in die Hand und stellen das kalte Wasser an.

Der kalte Duschstrahl wird außen am Bein vom Fußrücken aufwärts bis eine Hand breit über das Knie geführt. Dort kurz verweilen, dann auf der Innenseite des Beins abwärts gehen. Mit dem linken Bein verfahren Sie dann genauso. Zum Schluss die Fußsohlen rechts und links kurz abbrausen.

Danach das Wasser abstreifen und warme Socken überziehen, 20 Minuten lang zugedeckt ausruhen!

Kalte Kniegüsse dürfen nicht angewendet werden während der Menstruation sowie bei Ischiasbeschwerden und Harnwegsinfekten. Außerdem dürfen Sie dabei grundsätzlich nicht frieren oder frösteln.

Kalte Duschen

Sie dienen zur Stärkung des Immunsystems und werden am besten morgens durchgeführt. Das Vorgehen ist problemlos in den Alltag zu integrieren.

Die Dauer kann von wenigen Sekunden bis zu einer oder zwei Minuten reichen. Wichtig ist, dass der Kältereiz solange auf den Körper einwirkt, bis er nicht mehr als solcher empfunden wird.

Sollten sich Schmerzen einstellen, ist die kalte Dusche natürlich sofort zu beenden.

Morgendliche Waschungen

Sie werden mit einem nassen, kalten Waschlappen durchgeführt und wirken ebenfalls abwehrstärkend. Ihr Vorteil: Sie eignen sich auch für Menschen, die überdurchschnittlich kälteempfindlich sind und die sich morgens nicht zu einer kalten Dusche überwinden können.

Man fährt mit dem kalten Lappen vom rechten Handrücken bis zur Schulter, dann am inneren Arm zurück und außen wieder hoch. Es folgen Achsel, Hals, Brust, Bauch und Hüfte, bis schließlich zum linken Arm gewechselt wird, wo dann wieder in der gleichen Reihenfolge verfahren wird.

Wassertreten können Sie auch in Ihrer Freizeit einfach nebenbei oder zwischendurch. Zum Beispiel, wenn Sie beim Wandern auf ein kühles Bächlein treffen oder beim Radeln an einem Teich vorbeikommen. Machen Sie aber so lange Pause, bis Ihre Füße und Beine nach dem Kontakt mit dem kalten Wasser wieder »Betriebstemperatur« haben.

Wassertreten

Hierbei handelt es sich um den »Kneipp-Klassiker« schlechthin. Wassertreten fördert die Durchblutung und regt die Immunabwehr an. Es eignet sich sehr gut für die Dusch- oder Badewanne zuhause.

Füllen Sie Ihre Badewanne bis zu drei Viertel mit kaltem Wasser (weniger als 18 Grad Celsius). Stapfen Sie im »Storchenschritt« eine bis sechs Minuten durchs Wasser, heben Sie dabei abwechselnd die Beine über den Wasserpegel an. Die Kälte des Wassers darf keinesfalls als schmerzhaft empfunden werden!

Steigen Sie schließlich aus der Wanne heraus, streifen Sie das Wasser ab, und ziehen Sie sich sofort warme Socken an. Wichtig: Vor dem Kneippschen Wassertreten dürfen die Füße nicht kalt sein (müssen also gegebenenfalls vorher mit warmem Wasser aufgewärmt werden)!

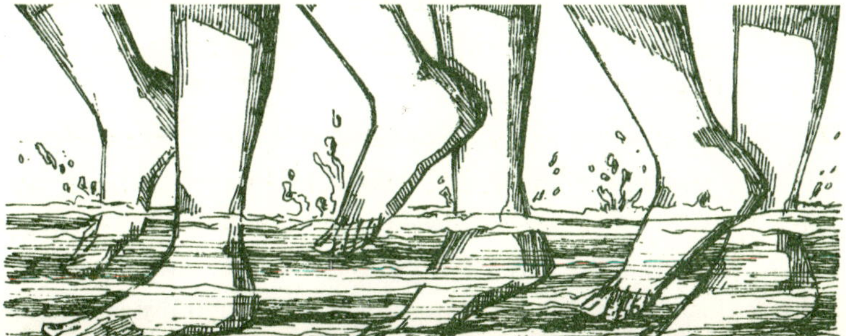

Wassertreten in kaltem Wasser ist die klassische Wasseranwendung schlechthin.

MINERALIEN

Unentbehrliche Mineralien

Eisenpräparate führen oft zu Nebenwirkungen wie Verstopfung und schwarzem Kot. Darüber hinaus blockieren sie die Aufnahme von Zink. Auf diese Weise können Eisentabletten sogar zu einer Schwächung des Immunsystems führen! Übrigens benötigen auch schwangere Frauen normalerweise kein zusätzliches Eisen. Der Grund: Zwar ist ihr Eisenbedarf deutlich erhöht, doch dafür steigt in der Schwangerschaft die Fähigkeit zur Eisenverwertung. Während Frauen sonst gerade einmal 18 Prozent des Nahrungseisens verwerten, schaffen sie im schwangeren Zustand 25 Prozent!

Bei Mineralien handelt es sich um Salze, die in unserem Organismus eine Reihe von unentbehrlichen Funktionen ausüben. Im Wasser lösen sie sich zu positiven und negativen Ionen. In diesem Zustand werden sie auch als Elektrolyte bezeichnet.

Man unterscheidet zwischen sieben Massenelementen, die von unserem Körper in einer Menge von über 100 Milligramm pro Tag benötigt werden, und den 14 Spurenelementen mit einem Bedarf von deutlich unter 100 Milligramm.

Zurzeit ist es in Mode gekommen, für alle möglichen Funktionsstörungen, Krankheiten und Wehwehchen Mineralienpräparate einzusetzen.

Tatsache ist: Mineralienmangel ist in unseren Breiten ausgesprochen selten. Darüber hinaus wirken Mineralien – wie andere Biostoffe auch – nur selten isoliert, sondern meistens in Verbindung mit anderen Biostoffen.

Der mineralienfreundliche Alltag

Viele Mineraliendefizite lassen sich vermeiden, indem man auf eine mineralienreiche Ernährung und Lebensgestaltung achtet. Dazu gehört im Einzelnen:

- Jeden Tag (mindestens) ein Stück Obst und zwei Portionen Gemüse, am besten einmal als Rohkost und einmal als Gemüsebeilage essen.
- Keine Nahrungsmittel aus Dosen verwenden, denn Dosenwaren enthalten extrem hohe Werte an Kochsalz, während andere Mineralien deutlich reduziert sind.

So enthält eine Artischockenkonserve gerade noch ein Drittel der Kupfermengen ihres frischen Pendants, und auch der Erbse gehen beim Wandern in die Dose etwa 50 Prozent ihres Kalium- und zwei Drittel ihres Zinkgehalts verloren.

Tiefkühlkost zeigt übrigens keine nennenswerten Mineralienverluste.

- Beim Garen von Gemüse möglichst immer das Kochwasser verwenden – Sie können es ja in der Sauce verarbeiten, denn im Kochwasser befinden sich viele gelöste Mineralien.
- Vollkorn- statt Weißmehl verwenden. Zum Vergleich: 100 Gramm Vollkornbrot enthalten 305 Milligramm Kalium und 70 Milligramm Magnesium, während Weißbrot gerade mal auf 180 Milligramm Kalium und 21 Milligramm Magnesium kommt.

Ähnliche Vergleichswerte gelten für Nudeln. So enthalten Vollkornnudeln doppelt so viel Kupfer, Eisen und Magnesium wie ihre hellen Pendants.

- Essen Sie mindestens zweimal pro Woche Fisch aus dem Meer zur Deckung des Jod- und Fluorbedarfs.

Die Verwendung von Kochsalz, das mit Jod und Fluor angereichert wird, ist mittlerweile umstritten. Natürlicher ist die Verwendung von »Salicornia Pulver«. Es stammt von dem Seespargel Salicornia jodata, der seinen hohen Jodgehalt bereits im Namen trägt. Man kann mit dem Pulver aus Apotheke oder Reformhaus problemlos seine Speisen würzen.

Wer etwas für seine Mineralienversorgung tun will, sollte Nüsse in seinen Speiseplan einbauen. So decken bereits 100 Gramm Cashewnüsse zwei Drittel des Magnesium- und ein Viertel des Kaliumbedarfs pro Tag. Und das Argument, dass sie doch so viele Fette enthalten, sticht nicht. Denn die ungesättigten Fettsäuren der Nüsse wirken nicht als Zuträger für Depotfett, sondern als wichtige Einflussgrößen in unserem Stoffwechsel. Wer regelmäßig Nüsse auf dem Speiseplan hat, lebt länger und gesünder!

Meiden Sie Mineralienräuber

So rauben Entwässerungs- und Abführmittel unserem Körper Kalium und Magnesium, während Kortison und Barbiturate sowie Cola- und Limonadengetränke vor allem zu Lasten der Kalziumversorgung gehen.

Starker Alkoholkonsum führt zum Verlust fast aller Mineralien, vor allem aber von Zink. Demgegenüber zehren Antirheumatika (wie zum Beispiel auch das Aspirin) an den Eisenreserven – und das bedeutet, dass nicht nur Entzündungen, sondern auch deren Behandlung mit Medikamenten den Eisenstatus nach unten drücken können. Ein Aspekt, den man in der Behandlung von entzündlichen Erkrankungen unbedingt berücksichtigen muss, und ein weiteres Argument dafür, dass man solche Erkrankungen so weit wie möglich natürlich behandeln sollte.

URINTHERAPIE

So wirkt die Urintherapie

Die Therapie mit dem eigenen Harn hat eine lange Tradition. Sie wurde schon von indischen Ayurveda-Lehrern eingesetzt, auch Hippokrates (460 bis 377 v. Chr.) empfahl sie gegen Geschwüre, Augenleiden, Schlangenbisse und Tollwut.

In der Volksmedizin erfreute sich das Trinken des eigenen Urins einer großen Beliebtheit, Anfang des letzten Jahrhunderts wurde damit begonnen, neben Eigenblutinjektionen auch den eigenen Harn einzuspritzen.

Dieses Verfahren wird auch heute wieder von einigen Ärzten und Heilpraktikern angewandt, eignet sich aber nicht zur Selbstanwendung.

Anwendungen mit Eigenurin gehören zu den erfolgreichsten Verfahren der Naturheilkunde. Für viele Menschen ist allerdings die Vorstellung, Urin trinken zu müssen, so abschreckend, dass sie die Urintherapie völlig ablehnen.

Im Urin finden sich große Mengen an Harnstoff, der den Flüssigkeitsaustausch zwischen den Zellen fördert. Dieser verstärkte Flüssigkeitsaustausch macht schädlichen Mikroorganismen stark zu schaffen, sie werden im wahrsten Sinne aus dem Organismus herausgespült. Das im Urin enthaltene Hormon Melatonin spielt eine entscheidende Rolle in unserem Schlafzyklus. Dadurch hilft die Urintherapie bei Schlafstörungen und nervöser Unruhe.

Anregung für das Immunsystem

Naturheilkundler argumentieren außerdem, dass im Eigenurin zahlreiche Gegenmittel gegen Krankheiten ausgeschieden werden, die wir uns dann mit dem Trinken beziehungsweise Injizieren des Urins wieder zuführen und die dann im Körper als Schlüssel fungieren, um ihn verstärkt zur Produktion jener Gegenmittel anzuregen.

Darüber hinaus wirkt Urin immunmodulierend. Das heißt: Der regelmäßige Verzehr von Eigenurin stabilisiert das Immunsystem, so dass es weder zu schwach noch zu stark auf Reize reagiert.

Empfehlenswerte Anwendungen

In der Urintherapie gibt es Anwendungen für viele Bereiche:

- Augen-, Nasen- und Vaginalspülungen
- Augen-, Ohren- und Nasentropfen
- Einreibungen
- Ganzkörperpackungen
- Gurgeln und Mundspülung
- Homöopathische Aufbereitung
- Inhalationen
- Injektionen
- Klistiere
- Salben
- Trinken
- Umschläge und Kompressen
- Vollbad

Für die Selbstmedikation ungeeignet sind Injektionen, Klistiere und homöopathische Aufbereitungen.

Die klassische Anwendung ist das Trinken von einem Glas Eigenurin am Morgen, auf nüchternen Magen. Diese Anwendung soll unter anderem bei Allergien helfen.

Einige Wissenschaftler sehen die Heilkräfte der Urintherapie vor allem im »Noxebo-Effekt« begründet, wonach der Ekel bzw. die Angst vor der Schädigung durch den Urinverzehr zu einer psychosomatischen »Jetzt-erst-recht-gesund«-Reaktion führt. Dieses Argument wirft jedoch ein allzu einseitiges Licht auf die Urintherapie. Außerdem führt Ekel in der Regel zu einer Abwehrschwäche, während das Trinken des eigenen Harns erwiesenermaßen das Immunsystem stärkt.

Vorsicht bei Erkrankungen und Medikamenten

Die Urintherapie darf nicht angewandt werden bei Geschlechtskrankheiten und entzündlichen Erkrankungen von Nieren und Harnwegen sowie bei Blutgerinnungsstörungen, Schilddrüsenüberfunktion, gleichzeitiger immundämpfender Medikation (zum Beispiel durch Antiallergika) sowie bei schweren Leber- und Nierenschäden.

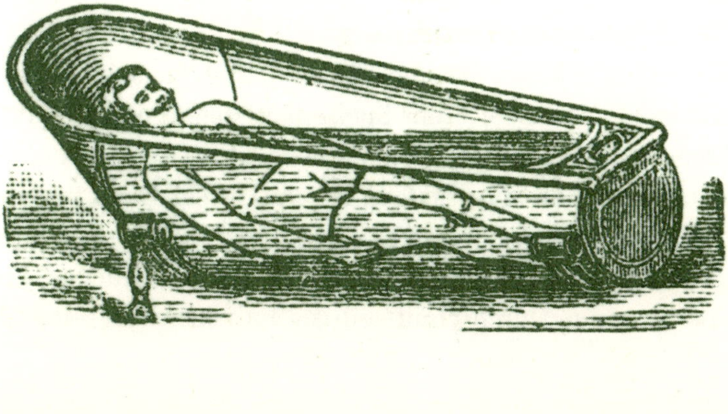

Bäder gehören zu den Anwendungen der Urintherapie.

VITAMINE

Lebensnotwendige Vitamine

Ob komplex oder elektronenmikroskopisch klein, bunt schillernd oder farblos, ob sauer oder geschmacksneutral – Vitamine besitzen keine einheitliche Struktur. Sie gehören völlig unterschiedlichen Stoffklassen an, eine Gruppe im chemischen Sinne bilden sie nicht.

Es macht nur wenig Sinn, sich mit Vitaminpräparaten einzudecken. Denn wir wissen in der Regel nicht, wie unser konkreter Vitaminbedarf aussieht. Und einfach zur Multivitaminpille zu greifen, ist nicht ungefährlich: Denn vor allem die fettlöslichen Vitamine A und dessen Vorstufe Betakarotin sowie D, E, K können eine ganze Reihe von Nebenwirkungen haben.

Dennoch gibt es einiges, was sie von anderen Substanzen unterscheidet und dadurch so einzigartig macht:

- Vitamine können von unserem Körper gar nicht oder nur in einem geringen Umfang selbst hergestellt werden. In dieser Hinsicht zeigen wir Menschen uns einmal mehr als rechte Mängelwesen. Irgendwann in unserer Entwicklungsgeschichte verlernten wir die »Technik« zur Herstellung von Vitaminen; Vitamin C beispielsweise konnten wir einmal herstellen, heute sind wir dazu nicht mehr in der Lage – beispielsweise im Gegensatz zu den Hunden.
- Vitamine gehören zu den essenziellen (lebensnotwendigen) Bestandteilen der Nahrung. Dennoch unterscheiden sie sich beispielsweise von essenziellen Fett- oder Aminosäuren dadurch, dass sie weder zum Baustoff noch zum Energielieferanten taugen. Ihre Aufgabe besteht im Wesentlichen darin, chemische Vorgänge in Gang zu setzen. In dieser Hinsicht ähneln sie Enzymen und Hormonen.

Vitaminbetonte Ernährung

Keine Frage: Vitamine sind lebenswichtig. Sie sollten daher ausreichend auf unserem Speiseplan stehen. Ob wir allerdings heute – wie so oft behauptet wird – in unseren Breiten unter Vitaminmangel leiden, ist umstritten. Denn was den Vitamingehalt angeht, sah es auf unseren Tellern noch nie so gut aus wie heute. Vitaminpräparate scheinen jedenfalls für den gesunden Durchschnittsbürger entbehrlich zu sein.

So sichern Sie Ihre Vitaminversorgung

- Jeden Tag mindestens ein Stück Obst und zwei Portionen Gemüse, am besten einmal als Rohkost und einmal als Gemüsebeilage essen.
- Kein Obst und Gemüse aus Dosen verwenden, denn dort finden sich nur noch Bruchteile der ursprünglichen Vitaminration! Meiden Sie auch Fertiggerichte und Tütensuppen. Denn es gilt: Je mehr industrielle Verarbeitung, desto größer der Vitaminverlust.
- Am vitaminreichsten sind frisches Obst und Gemüse, die möglichst kurze Transportwege und Lagerzeiten hinter sich haben. Bei einigen Gemüsesorten wie Grünkohl und Erbsen kann allerdings auch Tiefkühlkost die vitaminreichere Alternative sein.
- Bei Frischware sollte man zudem den Obst- und Gemüsehändler ruhig fragen, wo und unter welchen Bedingungen er eigentlich seine Obst- und Gemüsewaren einkauft. Bleibt er die Antwort schuldig, geht man besser woanders hin.

Die Vitamine A, D, E und K sowie Betakarotin sind fettlöslich, werden also nur unter Anwesenheit von Fett von unserem Körper optimal verwertet. Es ist jedoch nicht unbedingt nötig, den Karottensalat mit Öl anzumachen, um an sein Betakarotin zu kommen. Denn wir nehmen im Laufe des Tages genug Fette auf, so dass die Vitamine fast nie auf eine »fettfreie Zone« in den Verdauungswegen treffen. Außerdem finden wir die fettlöslichen Vitamine in den Nahrungsmitteln überwiegend kombiniert mit reichlich Fett. So trifft man Vitamin E in Speiseölen und Nüssen, Vitamin A in Fleisch- und Wurst und Vitamin D in Fleisch, Wurst und Milchprodukten.

Getreide als Vitaminlieferant

Als Vitaminlieferant gerne unterschätzt wird das Getreide. Dabei enthält es außer Vitamin C und Betakarotin alles, was der Körper braucht.

Die weißen Auszugsmehle sind jedoch als Nahrungsmittel minderwertig, ihnen fehlt der Keimling und die Randschichten des Korns mit ihren Vitaminen und Ballaststoffen. 100 Gramm Vollkornweizenmehl enthalten beispielsweise 86 Mikrogramm Folsäure und 7,6 Milligramm Niacin, im Weizenmehl vom Typ 405 bleiben davon gerade noch 10 Mikrogramm Folsäure und 2,7 Milligramm Niacin – das sind Verluste von weit über 60 Prozent.

Achten Sie darauf, dass Ihr Brot zu 100 Prozent aus Vollkornmehl hergestellt wurde, das aus kontrolliert ökologischem Anbau stammt. Auch der Teig sollte ohne Zusätze zubereitet sein. Natursauerteig und natürliche Backfermente reichen aus, um ein leckeres Brot zu backen. Konservierungsstoffe sind bei frischem Brot ohnehin überflüssig. Geschnittenes

Brot in Tüten ist zwar auf den ersten Blick praktisch, hat aber fast alle wertvollen Inhaltsstoffe im Laufe der vielen Verarbeitungsschritte verloren. Verzichten Sie darauf.

Beim Kochen Vitamine schonen

- Kurze Kochzeiten

Verzichten Sie auf langes Erhitzen, denn das bringt viele Vitamine um! Bei Thiamin (Vitamin B1) können durch Erhitzen bis zu 70 Prozent verloren gehen, bei Folsäure 90 Prozent. Ähnliche Werte gelten auch für Vitamin C.
Wer etwa seine Kartoffeln schält und danach 20 Minuten ins kochende Wasser legt, riskiert sogar einen Totalverlust des immunstärkenden Vitamins.

Tomatenketchup enthält viele Karotinoide, und das in einer Aufbereitungsform, die von unserem Körper optimal verwertet werden kann. Leider enthalten Industrieprodukte oftmals problematische Zusatzstoffe zur Konservierung sowie zur Farb- und Aromaverstärkung.

- Nicht immer als Rohkost

Auch wenn langes Kochen Vitamine kostet: Rohkost ist nicht immer das einzig Wahre! Möhren und Tomaten etwa gewinnen, wenn man sie zerkleinert und danach – mit etwas Fett – schonend gart. Im rohen Zustand könnten wir ihr Betakarotin gar nicht richtig verwerten.

- Schonendes Dämpfen

Dämpfen gehört zu den schonendsten Kocharten. Dazu gießt man zunächst ein bis zwei Tassen Gemüsebrühe (Instant) in einen Topf. Nach Belieben können Gewürze und Kräuter dazugegeben werden.
Das Gemüse kommt dann in einen Siebeinsatz, der entweder in den Topf gehängt oder aber – wenn er über Füßchen verfügt – in den Topf gestellt wird. Anschließend den Deckel auflegen und die Flüssigkeit zum Kochen bringen. Das Gemüse wird dann bei mittlerer Hitze im aufsteigenden Wasserdampf gegart.
Wichtig: Den Deckel beim Dämpfen nicht abheben, sonst entweicht Dampf und der Garprozess wird unterbrochen, was zu erheblichen Qualitätseinbußen beim gegarten Gemüse führen kann. Zum Dämpfen geeignet sind alle festen Gemüsesorten.

- Schnelles Blanchieren

Ein weiteres schonendes Zubereitungsverfahren ist das Blanchieren. Das Gemüse wird kurze Zeit in reichlich Wasser ein bis drei Minuten »schock-gekocht«. Blanchiert wird Gemüse, das schnell gar ist oder danach weiterverarbeitet (beispielsweise tiefgefroren) werden soll. Man braucht dazu einen möglichst großen Topf, denn je größer die kochende Wassermenge, desto weniger sinkt die Temperatur, wenn das Gemüse hineingegeben wird.

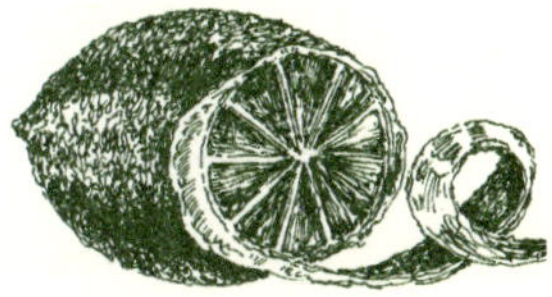

Vitamin C reagiert empfindlich auf Hitze.

Nach dem Kochen taucht man das Gemüse kurz in Eiswasser oder spült es in einem Sieb unter fließend kaltem Wasser ab. Zum Blanchieren besonders geeignet sind Broccoli, Bohnen und Spinat.

- Sanftes Dünsten

Auch das Dünsten schont Vitamine. Dabei gart das Gemüse im eigenen Saft unter Zugabe von wenig Fett oder Flüssigkeit. Das schont vor allem die Vitamine aus der B-Gruppe sowie den Geschmack. Wichtig: Alles in möglichst kleine Stücke schneiden, denn nur so kann es gleichmäßig garen. Dann etwas Fett im Topf erhitzen und das Gemüse darin andünsten. Besonders lecker wird es, wenn man zuvor in dem Fett einige Zwiebelwürfel glasig gedünstet hat. Dann gibt man wenig Wasser, Brühe oder auch Tomaten dazu und gart das Ganze bei schwacher Hitze.

Dünsten eignet sich vor allem für stark wasserhaltige Nahrungspflanzen wie Tomaten, Pilze, Zucchini oder Paprikaschoten. Auch Blattgemüse wie Spinat kann man dünsten, wenn man es tropfnass in den Topf gibt.

Die empfindlichsten Vitamine sind Folsäure und Vitamin C. Sie gehen vor allem beim Erhitzen in großem Umfang verloren. Allein das macht es sinnvoll, täglich ein großes Stück Obst und Rohkost zu verzehren. Entsprechende Vitaminpräparate sind dann in der Regel überflüssig. Einzig für schwangere Frauen kann die Einnahme von Folsäurepräparaten sinnvoll sein, da sie das Vitamin in großen Mengen für die Entwicklung des Babys benötigen.

So stabil sind Vitamine

Die einzelnen Vitamine reagieren sehr unterschiedlich auf Umwelteinflüsse wie Licht, Temperatur und Wasser.

Die empfindlichsten Vitamine sind Vitamin C und Folsäure. Relativ robust sind hingegen Vitamin D, Vitamin B6 und Vitamin B12. Trotzdem ist es jedoch außerordentlich wichtig, dass Sie Ihr Obst und Gemüse möglichst dunkel und kühl lagern. Und wenn Sie Bananen oder Kiwis aus ihrer natürlichen Schutzhülle geholt haben, sollten Sie das Obst auch gleich essen.

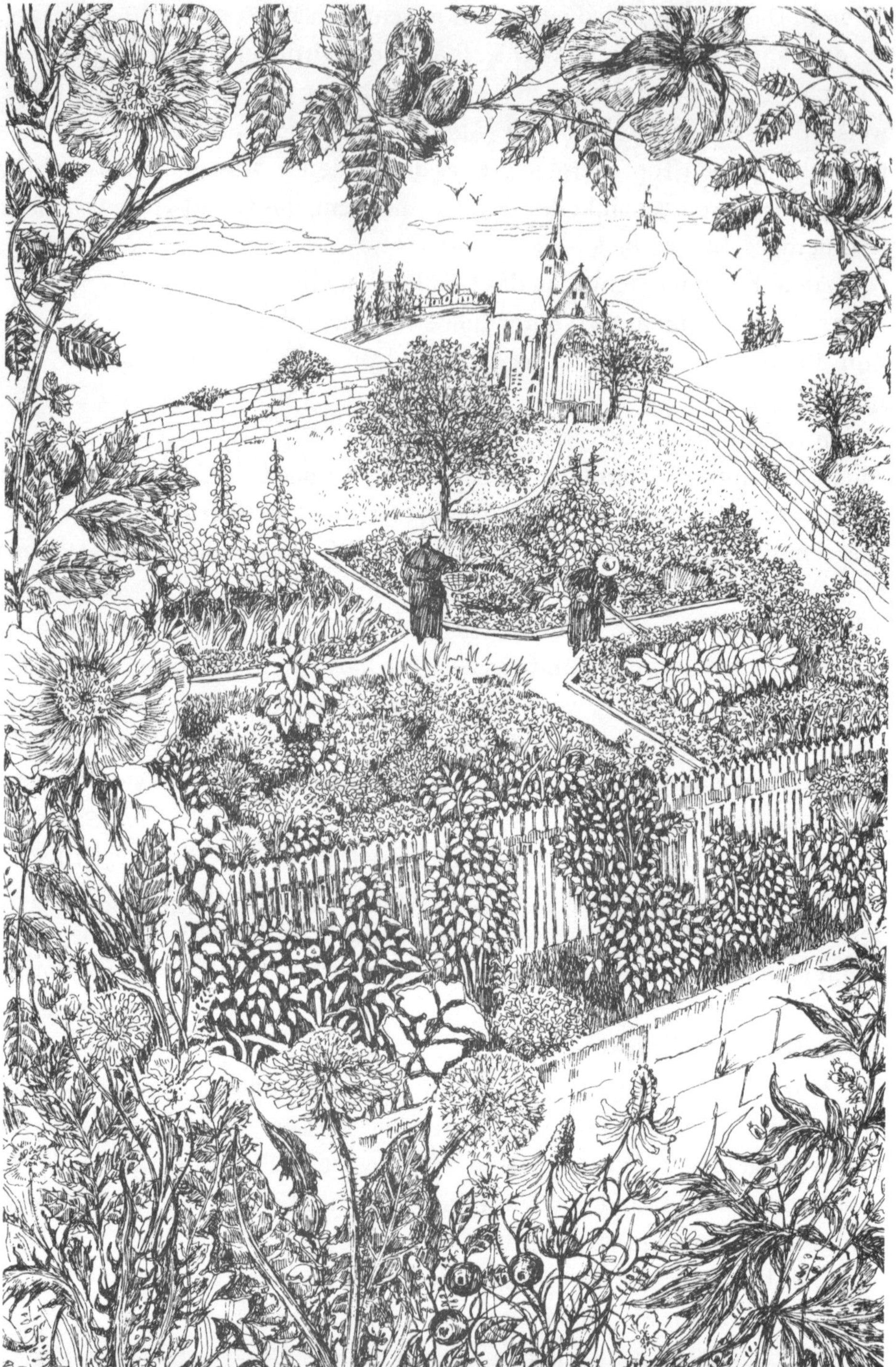

DIE WIRKSAMSTEN HEILPFLANZEN

Heilpflanzen nehmen einen großen Raum unter den natürlichen Heilmitteln ein: Gegen fast jedes Zipperlein ist ein Kraut gewachsen.
Dieses Kapitel informiert Sie zunächst darüber, wie Sie die Kräuter selbst sammeln, trocknen und lagern können. Auch die wichtigsten Zubereitungsformen wie Tees, Öle, Tinkturen, Salben, Bäder und Auflagen werden erläutert.
Danach erfahren Sie über die einzelnen Heilpflanzen, was für eine Tradition sie haben, bei welchen Erkrankungen sie helfen können, wo man sie sammelt und welche Anwendungen es gibt.

ALLES ÜBER HEILPFLANZEN

Heilpflanzen selbst sammeln

Zu Großmutters Zeiten ging man selbst in die Natur, um Heilkräuter zu sammeln. Das funktioniert, bei entsprechender Vorkenntnis, auch heute noch. Allerdings hört man immer wieder Grundsatzdiskussionen darüber, ob man Heilpflanzen in der Nähe von Großstädten, Müllanlagen, Schrottplätzen oder Autobahnen sammeln darf oder aber zum Sammeln möglichst in die freie und unberührte Natur gehen sollte.

Legen Sie Ihr Sammelgut in einen Weidenkorb, einen Stoffbeutel oder eine Papiertüte. Gänzlich ungeeignet sind Plastiktüten, denn dort werden die Pflanzen schon recht bald zu schimmeln anfangen. Die einzelnen Pflanzen sollten in getrennten Körben oder Säcken transportiert werden, um eine gegenseitige Aromabeeinflussung zu vermeiden.

Tatsache ist, dass Umweltverschmutzung nicht auf bestimmte Örtlichkeiten begrenzt ist. Schwermetallbelastungen beispielsweise findet man in der Lüneburger Heide genauso wie in einem Schrebergarten nahe einer Kohlenzeche im Ruhrgebiet. Außerdem zählen nicht wenige Pflanzen zu den typischen Kulturbegleitern des Menschen, das heißt, man findet sie auf Schuttplätzen, Bahndämmen und Straßenwällen, weil ihnen die dortigen Lebensbedingungen gelegen kommen.
Klinisch saubere Heilpflanzen wird man also leider in unseren Gefilden nirgendwo finden, so dass man bei der Auswahl seiner Sammelplätze nicht allzu pedantisch vorgehen muss. Sammelplätze mit besonders hoher Schadstoffbelastung – wie etwa Grünflächen neben Autobahnen oder gespritzte Äcker und Wiesen – sollte man allerdings meiden.
Wichtig ist: Ernten Sie die Standorte nicht vollständig ab! Lassen Sie mindestens ein Drittel des Bestands stehen, damit die Pflanze sich an dieser Stelle wieder ausbreiten kann. Ausnahmen hiervon bilden Pflanzen, die zu den so genannten Unkräutern gehören, wie zum Beispiel der Löwenzahn.

So sammeln Sie richtig

Die Sammelzeiten für die einzelnen Pflanzen finden Sie in diesem Kapitel bei den einzelnen Pflanzen aufgelistet. Für alle Pflanzen gilt, dass beim Sammeln möglichst trockenes Wetter vorherrschen sollte. Oberirdische Pflanzenteile ernten Sie am besten bei zunehmendem, unterirdische Pflanzenteile bei abnehmendem Mond. Denn bei zunehmendem Mond ziehen die Säfte mehr nach oben, nimmt er hingegen ab, ziehen die Säfte mehr in die Erde.

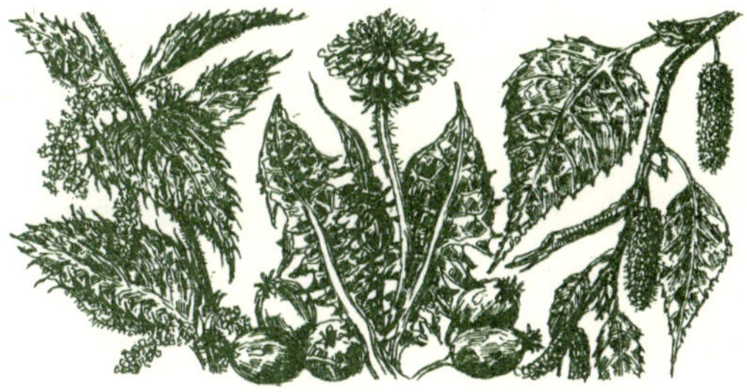

Gegen jedes Leiden ist ein Kraut gewachsen, wusste schon unsere Großmutter.

Für das Sammeln der einzelnen Pflanzenteile gelten ansonsten folgende Regeln:

- Blüten

Sie werden einzeln gepflückt, Blütenstände werden als Ganzes abgeschnitten. Das Wetter muss unbedingt trocken sein, weil die Blüten sonst beim Trocknen sehr schnell verderben. Ihr Wirkstoffgehalt ist unmittelbar nach dem Aufgehen am höchsten. Es gibt aber auch Ausnahmen: etwa das Johanniskraut, dessen Wirkstoffgehalt kurz vor dem Welken am höchsten ist.

- Blätter

Derbe und große Blätter werden einzeln gepflückt, zarte Blätter mit schwachem Stängel kann man einfach abstreifen. Der Wirkstoffgehalt junger Blätter ist in der Regel höher als der älterer Blättern.

Beschriften Sie die Gefäße mit den gesammelten und getrockneten Heilkräutern sorgfältig. Gehen Sie Ihre Kräuterapotheke einmal im Jahr – am besten immer zum selben Zeitpunkt – durch, und sortieren Sie aus, was schon länger als 18 Monate gelagert wird.

- Kräuter

Sie werden unmittelbar über dem Boden abgeschnitten, die holzigen Teile werden normalerweise nicht verwendet.

- Beeren

Sie werden einzeln abgepflückt. Wenn man sie kurz vor der vollständigen Reife erntet, können sie auf dem Transportweg und zuhause nachreifen. Man gerät dadurch bei ihrer Zubereitung weniger unter Zeitdruck.

- Wurzeln

Sie werden ausgegraben und direkt danach von der Erde befreit und abgewaschen. Weil das Sammeln der Wurzeln tödlich für die betreffende Pflanze ist, muss mindestens ein Drittel des Bestands unberührt bleiben.

Die gesammelten Pflanzenteile richtig trocknen

Das Trocknen von Heilpflanzen kann drei Tage, aber auch mehrere Wochen dauern. Die genauen Trockenzeiten kann niemand exakt vorhersagen, denn es spielen zu viele Faktoren mit, wie z. B. das Wetter beim Sammeln, die Temperatur und Feuchtigkeit im Lagerraum und die Beschaffenheit des Krauts.

Tinkturen und Öle werden meistens mit frischen Pflanzen zubereitet. Beim Tee wird hingegen in der Regel getrocknetes Sammelgut verarbeitet. Beim Trocknen gilt es, einige Dinge zu beachten:

- Haben Sie ganze Kräuter gesammelt, sollten sie zu Sträußen gebunden und kopfüber an einer Leine auf dem Dachboden aufgehängt werden. Großmutters dringender Rat: Hängen Sie die Sträuße nicht in die Küche, denn dort nehmen sie beim Trocknen die Kochausdünstungen in sich auf!
- Blätter, Stängel, Blüten oder Früchte kann man auf einem großen Bogen Papier in einlagiger Schicht zum Trocknen auslegen. Noch besser: Spannen Sie ein Leinentuch an vier Eckpunkten (z. B. Stuhlbeine), es sollte in der Mitte etwas durchhängen. Auf das Leinentuch kommen dann – möglichst breit verstreut – die Pflanzenteile.
- Rinden und Wurzeln trocknen am besten im Backofen bei mäßiger Wärme von 40 bis 60 Grad Celsius. Man kann Sie aber auch in der Nähe von kräftigen Heizkörpern auslegen, es geht ja letzten Endes nur darum, eine etwas erhöhte Temperatur zu erzielen. Der Trockenvorgang ist beendet, wenn das Sammelgut spröde geworden ist, Blätter und Blüten ausgedörrt sind, die Stängel ihre Elastizität verloren haben und die Wurzeln beim Brechen knacken.

Oberirdische Pflanzenteile halten sich im getrockneten Zustand etwa ein bis zwei Jahre, die Wurzeln etwas länger. Ein Heilkraut gehört auf den Kompostmüll, wenn es kaum noch riecht, kaum noch Farbe zeigt und schon bei kleinsten mechanischen Belastungen zerbröselt.

Heilkräuterzubereitungen richtig lagern

Tinkturen und Öle werden in lichtundurchlässigen Fläschchen aufbewahrt, die zur besseren Dosierung einen Tröpfchenzählaufsatz haben sollten.

Das getrocknete Kraut kommt in Papiertüten, Blechdosen oder in Holz- bzw. Glasgefäße, die in trockenen und lichtgeschützten Regalen stehen sollten. Plastikbehälter sind eher ungeeignet, da sie mitunter geschmacksverfälschende Chemikalien an das Kraut abgeben.

Großmutters Tipp: Denken Sie daran, die Gefäße richtig zu beschriften. Wenn ein Behälter leer ist, sollte er wieder mit demselben Kraut nachgefüllt werden.

Die wichtigsten Zubereitungsformen

Heilpflanzen werden in den unterschiedlichsten Zubereitungsformen zur Anwendung gebracht. Im Folgenden erfahren Sie, wie Sie diese Zubereitungen selbst herstellen können.

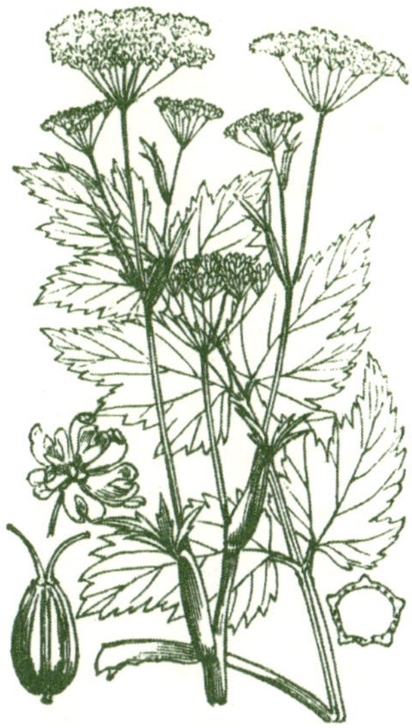

In den schönsten Blüten können sich ungeahnte Heilkräfte verbergen.

Heilpflanzenöle

Heilpflanzenöle kommen in der Regel äußerlich zum Einsatz. Ihre Anwendung ist in letzter Zeit leider etwas zurückgegangen, dabei besitzen gerade Öle aus entzündungshemmenden und wundheilenden Pflanzen (wie zum Beispiel Arnika und Johanniskraut) eine große Wirksamkeit.

Es gibt eine ganze Reihe von Verfahren, wie man Pflanzenöle zuhause herstellen kann. Hier sind die beiden wirksamsten:

- Weißweinöl

500 Gramm frisch geerntetes Kraut drei Tage lang in einer Mischung aus 100 Milliliter Olivenöl und einem halben Liter Weißwein ziehen lassen. Anschließend wird das Ganze im Dampfbad erhitzt, bis sich der Wein verflüchtigt hat. Gießen Sie das Öl anschließend durch ein Leinentuch, und verteilen Sie es auf kleine, lichtundurchlässige Fläschchen, um die Wirkkraft zu erhalten. Kräuteröl mit Weißwein hat einen schönen kühlenden Effekt, es ist außerdem über mehrere Monate hinweg haltbar.

- Standardöl

100 Gramm frisch geerntetes Kraut mit 500 Milliliter Olivenöl vermischen und in eine Flasche (kein gefärbtes Glas!) füllen. Das Ganze sechs Wochen lang gut verschlossen auf der Fensterbank stehen lassen, möglichst täglich schütteln. Danach durch ein Leinentuch oder einen Kaffeefilter abseihen, der Kräutersatz sollte gut ausgepresst werden. Verteilen Sie schließlich das Öl auf kleine lichtundurchlässige Fläschchen.

Zu Großmutters Zeiten war es üblich, die Kräuter in Jutesäckchen aufzubewahren, die an den Dachbalken frei herunterhingen. Auf diese Weise wurde das Kraut gut belüftet – und Pflanzen, die nicht hundertprozentig getrocknet waren, konnten noch ein wenig »nachdörren«. Schade eigentlich, dass dieses hocheffektive Lagerverfahren zu unseren Zeiten, in denen immer mehr Dachspeicher als Wohnraum umgebaut werden, kaum noch angewendet werden kann.

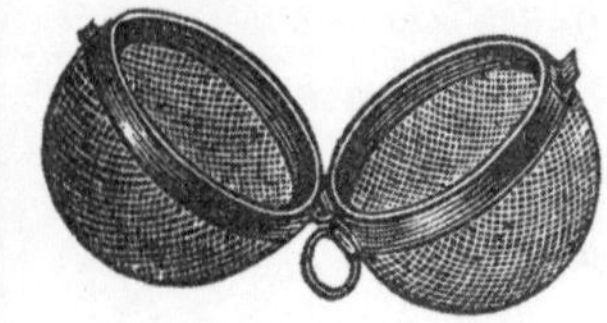

Viele Heilkräuter eignen sich zur Zubereitung von Tees.

Heilpflanzenpulver

Pulver eignet sich zur innerlichen Anwendung nur dann, wenn die Wirkung des betreffenden Krautes besonders schnell und intensiv erfolgen muss, andererseits aber auf die Wirkung bestimmter Stoffe verzichtet werden kann, die ansonsten am besten in gelöster und erhitzter Form vom Organismus verwertet werden können.

Pulver eignet sich zudem als Beimischung zu Pasten und Cremes (beispielsweise für Zahnpasten). Im Unterschied zum normalen getrockneten Kraut besitzt Pulver relativ viel Oberfläche, dadurch trocknet es schneller aus. Es muss daher nach der Herstellung direkt verarbeitet bzw. verzehrt werden. Für die Pulverproduktion werden die getrockneten Pflanzenteile einfach in einem Mörser zerrieben.

Heilpflanzentinkturen

Eine Tinktur wird in der Regel mit 70-prozentigem Alkohol hergestellt. Dadurch wird bei innerlicher Anwendung die Wirksamkeit des Krautes in der Regel intensiviert, vor allem bei Erkrankungen des Verdauungsapparats. Verdünnt mit zwei oder drei Teilen Wasser eignen sich Heilpflanzentinkturen zum Gurgeln und Spülen, beispielsweise bei Aphthen und Zahnfleischentzündungen. Das prominenteste Beispiel dafür ist sicherlich die Salbeitinktur.

Aufgrund ihres hohen Alkoholgehalts dürfen Tinkturen nicht unverdünnt auf offene Wunden gelangen. Für alkoholgefährdete bzw. -kranke Menschen sind sie grundsätzlich ungeeignet!

Äußerlich werden Tinkturen – meistens ebenfalls verdünnt – zur Behandlung von Hautekzemen, Akne, Hautpilzen und Furunkeln eingesetzt.

Bei stumpfen Verletzungen wie Muskelzerrungen, Verstauchungen oder blauen Flecken können Tinkturen zum Anlegen von Kompressen eingesetzt werden. Wichtig: Sie dürfen aufgrund ihres hohen Alkoholgehaltes nicht unverdünnt mit offenen Wunden in Berührung kommen!

Die Zubereitung: 20 Gramm des frischen oder getrockneten Krautes in einem Mörser zerkleinern. Lassen Sie das Pulver zehn Tage lang in 100 Milliliter 70-prozentiger Alkohollösung ziehen. Danach abseihen und in dunkle Fläschchen füllen, die mit einem Tröpfchenzählaufsatz ausgestattet sein sollten.

Kräutersäfte

Ihr Vorteil: Sie werden direkt aus der frischen Pflanze gewonnen und müssen sofort nach der Saftgewinnung getrunken werden. Dadurch können bei Zubereitung und Lagerung – im Unterschied zu Tee, Öl und Tinkturen – keine Vitamine verloren gehen. Pflanzensäfte haben also vor allem bei denjenigen Kräutern einen Sinn, deren therapeutischer Wert stark durch die Vitamine bestimmt wird, wie es beispielsweise bei Sanddorn der Fall ist.

Säfte sind vor allem bei Pflanzen wertvoll, die durch hohe Vitaminwerte gekennzeichnet sind. Dazu gehören Brennnesseln, Löwenzahnblätter, Petersilienblätter, Heidelbeeren, Johannisbeeren, Sanddorn und Himbeeren.

Die Zubereitung: Die Pflanzenmengen richten sich danach, wie viel Saft Sie herstellen wollen. Die ergiebigsten Saftlieferanten sind naturgemäß Beerenfrüchte wie etwa Holunder- oder Himbeeren. Ihr Saft ist praktisch fertig, wenn man die Früchte in der Saftpressmaschine oder im Handpresser ausgedrückt hat. Andere Pflanzenteile wie Wurzeln, Blätter und Stängel sind weniger ergiebig. Ihr Saft schmeckt außerdem sehr streng und muss daher mit fünf bis zehn Teilen Wasser oder anderen Säften verdünnt werden.

Die meisten Heilkräutersäfte schmecken entweder zu sauer oder zu bitter. Mischen Sie sie mit anderen, besser schmeckenden Säften; Brennnesselsaft wird beispielsweise erträglicher, wenn man ihn mit Möhren- oder Tomatensaft mischt.

Bei fettender und großporiger Haut sind Salben weniger empfehlenswert, da sie den Fettfilm auf der Haut noch weiter anwachsen lassen. Hier sind Öle und Tinkturen sinnvoller. Salben sind jedoch angezeigt bei Entzündungen auf trockener und spröder Haut. Von außerordentlich großer Wirkung ist hier die Ringelblumensalbe.

Kräutersalben

Diese Zubereitung macht zwangsläufig nur Sinn, wenn die Pflanzen zur äußerlichen Anwendung geeignet sind. Ausgangssubstanz ist ein, nach oben (siehe Seite 139) angeführtem Rezept hergestellte Kräuteröl oder ein fertiges Öl aus Apotheke, Drogerie oder Reformhaus.

Die Zubereitung: 500 Milliliter Kräuteröl im Wasserbad sanft erhitzen und drei Esslöffel Lanolin (Wollfett) und 50 Gramm Bienenwachs einrühren. Sobald alles geschmolzen ist, den Topf vom Herd nehmen und den Inhalt mit dem Schneebesen schlagen, bis er abgekühlt und zu einer dicken Masse geworden ist.

Wer die Wirkung der Salbe noch etwas erhöhen will, kann jetzt noch etwas Kräutertinktur hineinrühren.

Kräutertees

Beim Überbrühen oder Erhitzen des Heilkrautes kommt es natürlich zu chemischen Prozessen. Bestimmte Wirkungen können betont werden (die entgiftenden Gerbstoffe des Cystus-Tees etwa wirken am besten, wenn sie mit gekochtem Wasser überbrüht werden), andere gehen verloren. So ist beispielsweise Kamillentee nicht so entzündungshemmend wie Kamillentinktur. Der Vitamingehalt in Teezubereitungen ist grundsätzlich stark reduziert. Weiterhin gilt: Je länger ein Tee zieht, umso stärker ist die Wirkung seiner Gerbstoffe, umso stärker wird also seine Wirkung auf die Schleimhäute von Darm, Bronchien, Mund und Rachenraum sein. Er sollte allerdings nicht über zwölf Minuten lang ziehen. Grundsätzlich gibt es zwei Arten der Teezubereitung:

Heiße Teeaufgüsse eignen sich für Augentrost, Baldrian, Brennnesselblätter, Cystus, Huflattich, Kamillenblüten, Kornblumen, Johanniskraut, Ringelblumenblüten, Thymian und Weißdorn. Kalt angesetzte Abkochungen eignen sich für Beinwellwurzeln, Blutwurz, Eichenrinde, Löwenzahn- und Petersilienwurzeln.

- Abkochung

Zwei Teelöffel der getrockneten Pflanzenteile mit einer großen Tasse (200 bis 250 Milliliter) kaltem Wasser übergießen und gemeinsam in einem Topf aufkochen. Danach lässt man alles fünf bis 15 Minuten lang auf kleiner Flamme köcheln. Abkochungen eignen sich für harte Pflanzenteile wie Rinden, Wurzeln und Hölzer. Beispiele dafür sind Abkochungen aus Quecke, Eichenrinde und Blutwurz.
Ausnahme: Baldrian. Bei seinen Wurzeln geht es um die ätherischen Öle, sie werden daher im heißen Aufguss zubereitet.

- Aufguss

Zwei bis drei Teelöffel der getrockneten Pflanzenteile mit einer großen Tasse kochendem Wasser (200 bis 250 Milliliter) übergießen. Zehn Minuten lang ziehen lassen, am besten abgedeckt mit einem Tuch, um das Verflüchtigen der ätherischen Öle gering zu halten. Danach mit Teesieb, Leinentuch oder Kaffeefilter abseihen. Teeaufgüsse bilden sicherlich den Löwenanteil der Heilkräuteranwendungen, sie eignen sich für weiche Pflanzenteile wie Blätter, Stängel und Blüten.

Kräuterbäder

Bei den Bädern wird zwischen Voll- und Sitzbadanwendungen unterschieden.

▸ Vollbad

Für das Anrichten eines Vollbads existieren unterschiedliche Methoden. Die einfachste und preiswerteste: Sie streuen zwei Hand voll der heilenden Pflanzenteile ins Badewasser. Nach dem Bad sollten Sie allerdings ein Sieb über den Ausguss legen, um den Abfluss nicht zu verstopfen.

Vollbäder sind ungeeignet für Menschen mit Herzschwäche und niedrigem Blutdruck. Auch entzündete Haut kann je nach Beschaffenheit des Kräuterzusatzes empfindlich reagieren.

Ebenfalls einfach, dafür aber teurer: Sie kaufen sich einen Kräuterextrakt für Vollbäder und geben ihn dann laut beiliegender Gebrauchsanweisung ins Wasser. Die kommerziell erhältlichen Bäderöle haben den Vorteil, dass sie auch Wirkstoffe ins Badewasser überführen, die sonst bei der einfachen Methode verloren gehen. Achten Sie jedoch darauf, dass dem Produkt keine überflüssigen Duftstoffe zugesetzt sind.

Ein Vollbad sollte nicht länger als 15 Minuten dauern, die ideale Temperatur liegt bei 38 Grad Celsius. Für durchblutungsfördernde und schleimlösende Vollbäder ist der Nachmittag der günstigste Zeitpunkt, Beruhigungsbäder sollten eine Stunde vor dem Schlafengehen genommen werden.

Wichtig: Gehen Sie nach dem Bad nicht direkt nach draußen an die frische Luft. Ihren erhitzten und entspannten Körper würde das in einen Schockzustand versetzen.

Als Alternative zu Kräutertees kommen auch Tinkturen und Öle zum Tränken der Wickel in Frage. Hier dominiert dann allerdings der kühlende Effekt. Sinnvoll sind beispielsweise Johanniskrautölauflagen für die Behandlung von stumpfen Sportverletzungen.

▸ Sitzbad

Eine sinnvolle Alternative zur Behandlung von Hämorrhoidalbeschwerden und Hauterkrankungen im Gesäßbereich ist ein Sitzbad. Die verwendete Wanne sollte Ihnen genug Platz zum bequemen Sitzen lassen. Dosierung: Drei Esslöffel Heilkraut auf einen Liter Wasser. Die Anwendungen dauern etwa zehn Minuten und können mehrmals am Tag wiederholt werden.

Am besten geben Sie die Pflanzenteile in einem Leinensäkkchen ins Wasser.

Auflagen und Wickel

Hier geht es um die äußerliche Anwendung der Heilpflanzen. Ziel ist meistens die Behandlung von Hauterkrankungen, bereits verkrusteten Wunden und stumpfen Verletzungen wie Muskelzerrungen, Prellungen oder Quetschungen.

ANGELIKAWURZEL (ANGELICA ARCHANGELICA)

Pflanze des Nordens

Die Angelikawurzel ist eine Pflanze des Nordens und war daher den antiken Ärzten Griechenlands, Ägyptens und Roms unbekannt. Sie erscheint erstmalig in den Kräuterbüchern des Mittelalters, wo man sie als giftaustreibendes Mittel rühmt, das auch gegen Pest helfen sollte.
In den skandinavischen Ländern bildete sie einen der Grundpfeiler der Volksmedizin. Sie wurde bei Magen- und Darmleiden sowie bei Entzündungen der oberen Atemwege, Fieber, Rheumatismus und Gicht eingesetzt. Die Lappen verwenden ihre Stängel, Blattstiele und Wurzeln noch heute als Gemüse. Die moderne Pflanzenheilkunde schätzt die Angelikawurzel in erster Linie als wirkungsvolles Heilmittel bei Verdauungsstörungen.

Die in der Angelikawurzel enthaltenen Furocumarine machen die Haut lichtempfindlicher und können im Zusammenhang mit UV-Bestrahlungen zu Hautentzündungen führen. Für die Dauer der Angelikaanwendung sollte daher auf längere Sonnenbäder oder Bestrahlungen im Sonnenstudio verzichtet werden. Ansonsten ist mit keinen Nebenwirkungen zu rechnen.

Angelikawurzel sammeln

Die Angelikawurzel wächst auch bei uns, kann also draußen gesammelt werden. Ihre Merkmale: bis zu zwei Meter hoch, ihr rotbrauner Stängel kann am Grund die Dicke eines Menschenarms erreichen. Die Grundblätter werden bis zu 90 Zentimeter lang und besitzen einen langen, stielrund-röhrigen Stiel. Die grünlichen Blütendolden erscheinen im Juli. Die Angelikawurzel findet man vor allem an Ufern und auf feuchten Wiesen.
Der Angelikawurzelstock wird im Frühjahr gesammelt, das Sammeln empfiehlt sich allerdings nur für geschulte Augen, da die Angelika leicht mit anderen, giftigen Doldengewächsen verwechselt werden kann.
Die Wurzeln werden gereinigt, zerkleinert und bei 50 Grad Celsius im Backofen getrocknet. Sie sollten in dicht schließenden Dosen aufbewahrt werden, da sie gerne von Insekten angefressen werden.

Hilfe für gestresste Mägen

Angelikawurzeln enthalten ätherische Öle, die vor allem bei stressbedingten Verdauungsbeschwerden hilfreich sein können. Ihre Bitterstoffe wirken appetitanregend, ihren Cumarinen werden entzündungshemmende, entwässernde und krampflösende Wirkungen zugeschrieben.

So wenden Sie Angelikawurzel an

- Tee

Zwei Teelöffel der zerkleinerten Wurzeln mit einer Tasse (200 Milliliter) Wasser kalt ansetzen und mit geschlossenem Deckel aufkochen. Zehn Minuten zugedeckt ziehen lassen. Trinken Sie davon eine Tasse jeweils zu den Mahlzeiten.

- Fertige Zubereitungen

Die Angelikawurzel findet sich in zahlreichen Präparaten zur Verbesserung der Verdauung. Als Monopräparat gibt es zum Beispiel Pascovegeton gegen Appetitlosigkeit, Verdauungsträgheit, Völlegefühl und Blähungen. Dosierung: dreimal täglich 10 bis 25 Tropfen in Wasser oder Saft einnehmen.

Eine besondere Form der Zubereitung sind Original Schwedenkräuter-Ansatzmischung-S und Original Schwedenkräuter-Elixier-S, die nach Rezepten aus Skandinavien – der ursprünglichen Heimat der Angelikawurzel – zubereitet wurden. Sie enthalten neben Angelikawurzeln Extrakte aus Zitwerwurzelstock, Eberwurzel, Enzianwurzel und Zimt. Sie wirken bei Neigung zu Verdauungsstörungen, Darmträgheit, Blähungen, Völlegefühl und Appetitlosigkeit.

Die Dosierung: Jeweils morgens und abends einen Esslöffel voll in einem Glas Saft oder Wasser einnehmen.

In Frankreich galt die Angelikawurzel aufgrund ihres strengen, aromatischen Geruchs lange Zeit als Mittel gegen Hexerei. Man hängte sie den Kindern als Amulett um den Hals, um sie vor bösen Kräften zu schützen.

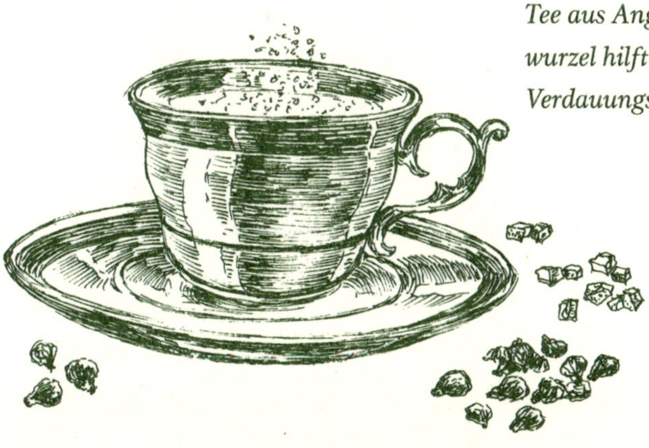

Tee aus Angelikawurzel hilft unserem Verdauungssystem.

ARNIKA (ARNICA MONTANA)

Altes Wundmittel

Namen wie Donnerwurz und Wolfsbanner deuten bereits auf die mythologische Bedeutung der Arnika hin. Mit ihren grellgelben Blüten spielte sie früher eine große Rolle bei den Sommersonnwendfesten. Arnikabüschel wurden auch an den Ackerrändern deponiert, um die Ernte vor Hagel und Blitzschlag zu schützen.

Die Arnika hat ihren Namen wahrscheinlich vom griechischen Ptarmica (Nieskraut), weil ihr Blütenstaub heftige Niesreize auslöst. Ihre medizinischen Eigenschaften als Wundheilmittel kommen eher in den deutschen Namen »Altvaterkraut«, »Stichkraut«, »Fallkraut« und »Bruchkraut« zum Ausdruck.

Die Geschichte der Arnika ist relativ jung. Erste Eintragungen zu ihr finden sich im Mittelalter, Hildegard von Bingen (1098 bis 1179) führte sie unter dem Namen »Wolfesgelegena« als Aphrodisiakum.

Noch heute steht Arnika innerhalb der Medizin in großen Ehren. Die internationalen Schutzmaßnahmen und schwierigen Zuchtbedingungen für das Alpenkraut haben allerdings dazu geführt, dass man neben der klassischen Arnica montana nach Alternativen suchen musste.

Mit Arnica chamissonis wurde schließlich eine Ersatzpflanze gefunden, sie ist mittlerweile auch als weitere Stammpflanze in die Arnikamonografie des deutschen Arzneibuchs aufgenommen worden.

Das »Anti-Bruch-Kraut«

Hauptwirkstoffe der Arnika sind die Sesquiterpenlaktone. Sie wirken antibiotisch, entzündungshemmend, blutgerinnungshemmend und schmerzlindernd. Dadurch werden Zubereitungen aus Arnikablüten zu einem der wichtigsten Medikamente bei äußerlichen Verletzungen.

In einigen Studien konnten auch Heilwirkungen bei rheumatischen Erkrankungen nachgewiesen werden. Dabei kommen die ätherischen Öle der Arnika zum Tragen, die für Entspannung in den verkrampften Muskeln sorgen und so helfen, den Schmerz zu lindern.

Standardmittel der Homöopathie

Arnikapräparate gehören zu den Standardmitteln der Homöopathie. In homöopathischen Verdünnungen ist auch nichts gegen eine innerliche Anwendung von Arnika einzuwenden. Zur Heilung von Verletzungen haben sich vor allem Kügelchen und Tropfen in der Potenzierung D6 bewährt.

Zur innerlichen Anwendung ist Arnika ungeeignet. Wenn Arnikazubereitungen mit der Haut in Kontakt kommen, kann es (selten!) zu Vergiftungen und allergischen Reaktionen (Rötungen, Jucken) kommen. In diesen Fällen muss dann die Therapie sofort beendet werden. Mittlerweile existiert ein Patentverfahren, mit dem man das Allergierisiko durch Arnika deutlich reduzieren kann, doch es führt leider auch dazu, dass die Arnika an Wirkung verliert. In jedem Falle sollten Arnikatinkturen vor dem Auftragen auf die Haut verdünnt werden!

So wenden Sie Arnika an

- Tinktur

100 Gramm getrocknete Blüten zehn Tage lang in einem halben Liter Alkohol weichen lassen, danach in eine dunkle Flasche abfüllen. Die Tinktur eignet sich zum Tränken von Kompressen, muss allerdings zuvor mit Wasser (im Verhältnis 1 : 1) verdünnt werden.

Kompressen mit Arnikatinktur eignen sich zur Behandlung von stumpfen Verletzungen. Sie sollten mindestens viermal pro Tag für zehn Minuten oder länger angelegt werden.

- Tee

Einen Esslöffel getrocknete Arnikablüten mit einer Tasse (200 Milliliter) kochendem Wasser übergießen, zehn Minuten lang zugedeckt ziehen lassen und anschließend abseihen. Mit diesem Tee können dann Leinen- oder Zellstofftücher getränkt und auf die verletzten Stellen gelegt werden.

Umschläge bzw. Kompressen mit Arnikatee helfen bei stumpfen Verletzungen und sollten mindestens fünfmal pro Tag für zehn Minuten oder länger zum Einsatz kommen. Die Wirkung von Teekompressen ist etwas geringer als von der Tinktur.

Gurgeln mit Arnikatee hilft bei Entzündungen im Mund- und Rachenraum. Gurgeln Sie jeweils nach den Mahlzeiten für mindestens fünf Minuten!

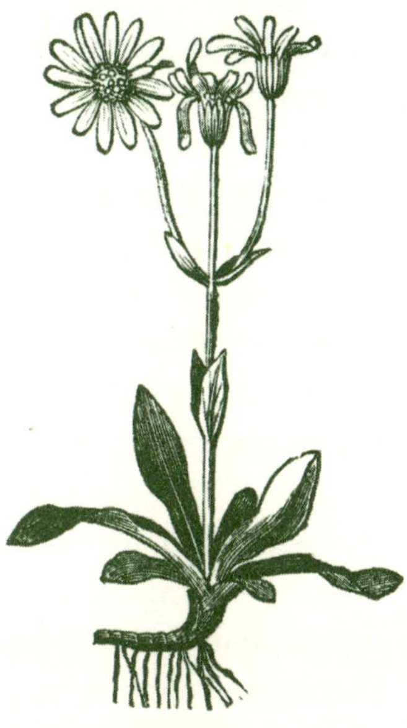

Arnika ist eine Gebirgspflanze und steht unter Naturschutz.

AUGENTROST (EUPHRASIA ROSTKOVIANA)

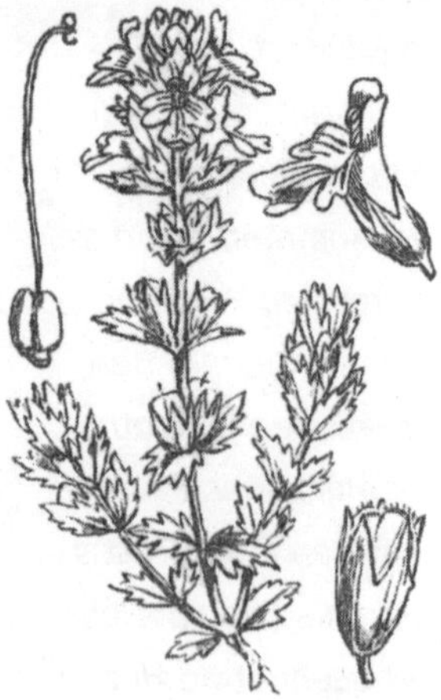

Augentrost hilft infektanfälligen Kindern wieder auf die Beine.

Ein echter Mitteleuropäer

Als echter Mitteleuropäer war der Augentrost den antiken Ärzten noch nicht bekannt. Seine erste schriftliche Erwähnung findet sich 1485 im »Gart der Gesundheit«, wo er – sein Name lässt es erahnen – als Heilmittel »zu den blöden und tuncklen Augen« vorgeschlagen wird.

Hilfe bei Pollenallergie

Augentrost enthält Aucubin, ein antibiotisches Glykosid. Darüber hinaus enthält er Gerbstoffe, die unsere Schleimhäute robuster gegenüber Infekten und Umweltreizen machen.
Einige Wissenschaftler machen die Gerbstoffe von Euphrasia auch für die typischen Wirkungen auf die Augen verantwortlich. Besonders erfolgreich ist die Anwendung des Augentrosts bei Erkrankungen mit kombinierten Symptomen an Augen und oberen Atemwegen, wie sie beispielsweise für die Pollenallergie (Heuschnupfen) typisch sind.

Bei äußerlichen Anwendungen sind keine Nebenwirkungen zu befürchten, sofern der Augentrosttee nicht in die offenen Augen gegeben wird. Bei innerlichen Anwendungen sollten nicht mehr als 3 Tassen Tee pro Tag getrunken werden, da es ansonsten zu Magenbeschwerden kommen kann.

Augentrost selbst sammeln

Euphrasia kann man als einheimisches Gewächs auch bei uns sammeln gehen. Seine Merkmale: Fünf bis 25 Zentimeter hoch, mit aufrechtem, drüsig behaartem Stängel. Die gegenständigen Blätter sind eiförmig mit gezähnten Rändern. Die Blüten sind weiß mit violetten Längsadern, ihre Unterlippe zeigt einen auffälligen gelben Fleck.
Das Kraut sammelt man in der Blütezeit von Juli bis September, es muss zügig und sorgfältig getrocknet werden.

Augentrost im eigenen Garten

Wenn Sie in Ihrem Garten eine Magerwiese anlegen, kommt der Augentrost im Laufe der Zeit meistens von selbst hinzu. Er wird jedoch Ihre Wiese etwas ausdünnen.

So wenden Sie Augentrost an

- Tee

Einen Teelöffel Augentrost mit einer Tasse (200 Milliliter) heißem Wasser überbrühen. Zehn Minuten ziehen lassen, anschließend abseihen. Das Trinken von zwei Tassen pro Tag hilft bei Husten und Magenverstimmungen, eine Tasse über den Tag verteilt hilft infektanfälligen Kindern wieder auf die Beine.

- Kombinierte Anwendung

Bei Gerstenkörnern sowie Entzündungen von Augenlidern oder Bindehäuten sollten innerliche und äußerliche Anwendungen kombiniert werden.
Für die innerliche Therapie trinken Sie abends eine Tasse Tee, für die äußerliche Anwendung bereiten Sie den Tee mit zwei Teelöffeln Augentrost zu. Tränken Sie damit ein Leinentuch, das Sie mehrmals täglich auf Ihre geschlossenen (!) Augen legen.
Wichtig: Als Tropfen, die direkt in die offenen Augen gegeben werden, sind Kräuterauszüge nicht geeignet!

Der bekannte Apotheker Mannfried Pahlow empfahl Augentrost bei Kindern, die leicht Schnupfen und Husten bekommen, oft geschwollene Lymphdrüsen im Hals und tränende Augen haben sowie insgesamt wenig Widerstandskräfte besitzen. In der Fachterminologie sprach man hier früher von skrofulösen Kindern, heute ist dieser Begriff bei uns nicht mehr üblich.

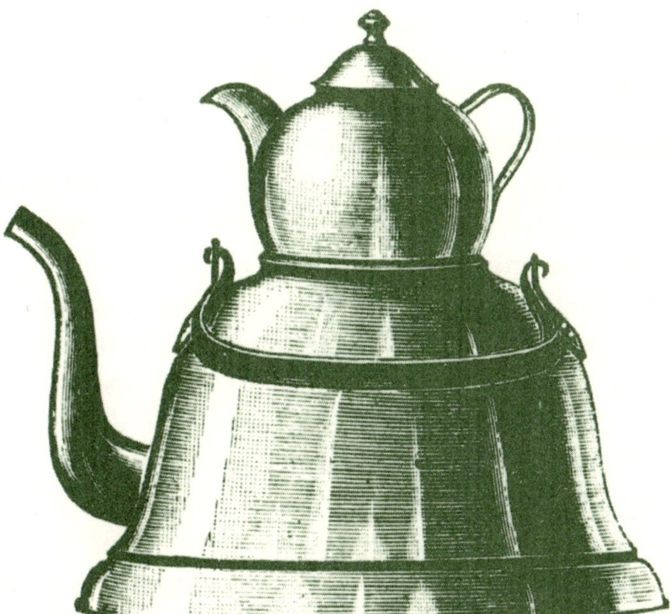

Augentrosttee wird gegen Husten und Magenverstimmung getrunken.

BALDRIAN (VALERIANA OFFICINALIS)

Beruhigende »Katzenwurzel«

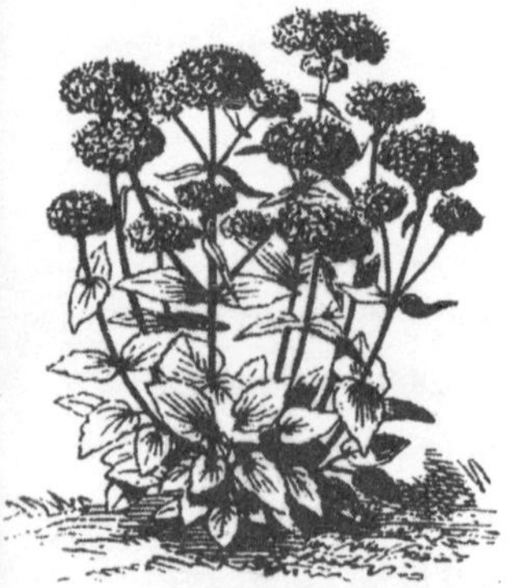

Baldrian ist ein natürliches Beruhigungsmittel.

Die Baldrianpflanzen üben eine starke Anziehungskraft auf Katzen aus (daher ihr Zweitname »Katzenwurzeln«). Allerdings wirken die Inhaltsstoffe der frischen Pflanzen auf die Tiere nicht beruhigend, sondern regelrecht euphorisierend. Die eigentümliche Vorliebe der Katzen hat frühere Kräutergelehrte dazu veranlasst, Baldrianwurzeln zur Behandlung von Sehstörungen einzusetzen.
Heutige Naturärzte bevorzugen den Baldrian als Mittel zur Hemmung von Ängsten und zur Förderung des Schlafes.

Bewährte Entspannungshilfe

Baldrian enthält so genannte Valepotriate, die zusammen mit anderen Baldrianwirkstoffen den Abbau von Gamma-Amino-Buttersäure (GABA) hemmen. Diese Substanz befindet sich in unserem Gehirn und ist dort für den Abbau von Stress und Ängsten zuständig. Baldrian sorgt also dafür, dass unserem Gehirn nicht der Stoff ausgeht, der unsere Erregungen und Ängste unter Kontrolle hält.

Baldrian sammeln

In einer Vergleichsstudie zeigte Baldrian ähnliche Effekte wie das bekannte synthetische Schlaf- und Beruhigungsmittel Oxazepam, die traditionsreiche Heilpflanze besticht allerdings durch ihre absolute Risikofreiheit.

Baldrian kann man auch in unseren Gefilden sammeln. Seine Merkmale: Ein bis zu 1,50 Meter hoher Strauch, die stehenden Stängel haben dünne Furchen. Die Blätter sind unpaarig gefiedert mit schmalen, scharf gezähnten Abschnitten, die Blüten wachsen hoch in verzweigten doldenähnlichen Blütenständen. Blütezeit ist von Mai bis September.
Typisch für Baldrian ist sein Geruch, der allerdings von den Wurzeln erst beim Trocknen entwickelt wird. Baldrian wächst auf feuchten Wiesen und an Wassergräben. Geerntet werden im Frühherbst (September, Oktober) die Wurzeln. Der Wurzelstock besitzt eine eigentümliche kurze und wal-

zenartige Form, die einzelnen Wurzeln sind kräftig entwickelt, rund und fingerlang, außen braun und innen weiß.
Die geernteten Wurzeln werden gereinigt und auf einer Leine zum Trocknen aufgefädelt. Nach dem Trocknen werden sie zerkleinert und in eine Dose gefüllt.

Großmutters Tipp: Ernten Sie nur die Wurzeln von Pflanzen, die mindestens zwei Jahre alt sind! Denn jüngere Pflanzen enthalten noch zu wenige Wirkstoffe.

Im eigenen Garten

Der Baldrianstrauch kann relativ leicht im eigenen Garten angebaut werden. Er braucht Sonne oder lichten Schatten, der Boden sollte locker und tiefgründig sein.
Die Aussaat erfolgt im März unter Glas oder Folie oder im August direkt an Ort und Stelle, wo auch geerntet werden soll. Wichtig: Baldriansamen sind Lichtkeimer, dürfen also nicht allzu tief in den Boden hineingedrückt oder mit Erde bedeckt werden. Die Keimung erfolgt nach drei bis vier Wochen. Einfacher und sicherer als die Aussaat ist die Pflanzung, Baldrianjungpflanzen gibt es in jeder gut sortierten Staudengärtnerei. Beste Pflanzzeit ist Anfang November. Zur Vermehrung verwendet man die geteilten Wurzeln älterer Baldriansträucher.

Es werden immer noch gerne Vollbäder mit Baldrian empfohlen. Tatsache ist jedoch, dass Baldrianbäder im Vergleich etwa zu Melissebädern als Beruhigungshilfen eher unwirksam sind. Dies liegt wahrscheinlich daran, dass die Wirkstoffe über Atmung und Haut nur relativ schlecht aufgenommen werden.

So wenden Sie Baldrian an

- Pulver

Die getrockneten Wurzeln im Mörser zerkleinern und jeweils fünf Gramm davon zum Frühstück und Abendessen in fetthaltige Speisen geben (z. B. Quark, Fleischsuppen, Frischkäse, Brotaufstriche). Dadurch werden die Valepotriate optimal verwertet, wodurch vor allem die angstlösenden und konzentrationsfördernden Wirkungen des Baldrians zum Tragen kommen.

- Tee

Einen Esslöffel Baldrianwurzeln mit einer Tasse (200 Milliliter) kochendem Wasser übergießen und zehn Minuten lang zugedeckt ziehen lassen. Danach abseihen und trinken. Dosis: zwei bis drei Tassen pro Tag.
Baldriantee hilft bei Nervosität und Stress in der Zeit vor wichtigen Prüfungen.

BÄRLAUCH (ALLIUM URSINUM)

Von Germanen und Kelten

Bärlauch war schon den alten Germanen und Kelten bekannt. In der »Edda«, der großen Sammlung germanischer Volksmythen, steht er als einer der ersten Pflanzen seit der Erschaffung der Welt. Die Römer feierten ihn als »Herba salutaris«, als »Heilpflanze schlechthin«, wobei sie ihn vor allem als Mittel zur Magen- und Blutreinigung schätzten.

Ein bewährtes Mittel zur Vorbeugung gegen Arterienverkalkung und zur Begleitung einer Fastenkur: Geben Sie zwei Teelöffel Bärlauch-Frischblatt-Granulat auf etwa 500 Milliliter Weinessig. Zwei Wochen gut verschlossen ziehen lassen, danach die ungelösten Granulatreste durch ein Sieb abseihen. Trinken Sie davon jeweils ein Likörglas vor und nach dem Mittagessen.

Unsere Volksmedizin setzte den duftenden Gesellen aus den Tiefen der Wälder zu blutreinigenden Frühjahrskuren ein sowie zur Therapie von Hautleiden, Wurmbefall und Darmbeschwerden. Man sagte ihm sogar Effekte gegen böse Geister nach. Noch zu Beginn des letzten Jahrhunderts feierte man in Thüringen ein Fest, bei dem die Bevölkerung am Sonntag vor der Walpurgisnacht (Nacht zum 1. Mai) zum Bärlauchsammeln in die Wälder zog.

Feind schädlicher Pilze und Bakterien

Bärlauch ist reich an Mineralien und Vitaminen (Vitamin C, Magnesium, Eisen und Mangan), seine Hauptwirkstoffe sind jedoch seine Sulfide, die wir auch aus Knoblauch und Zwiebeln kennen. Zerkaut man die Bärlauchblätter, werden diese Sulfide zu so genannten Sulfensäuren. Diese wiederum bilden die Vorstufe zu einer anderen Substanz, die als hoch wirksames Medikament gegen Pilze und Bakterien gilt: Thiosulfinat. Schon in einer Verdünnung von 1 : 100 000 wirkt dieser Stoff tödlich auf Bakterien.

Darüber hinaus verbessert Bärlauch den Blutfluss, außerdem verringert er die Neigung von Cholesterinpartikeln, sich an den Innenwänden der Blutgefäße festzusetzen. Bärlauchblättern muss dadurch eine wichtige Rolle als Schutz gegen Arterienverkalkung (Arteriosklerose) und Herzinfarkt zugesprochen werden. Und sie wirken auch als Entgifter. Einige

Heilpraktiker setzen Bärlauch deswegen als Unterstützung bei Fastenkuren ein.

Bärlauch sammeln

Das Selbstsammeln von Bärlauch hat seine Tücken. Denn die 20 bis 50 Zentimeter hohe Pflanze wird schnell mit der giftigen Herbstzeitlose oder jungen Maiglöckchen verwechselt. Außerdem wird Bärlauch häufig mit Eiern des Fuchsbandwurms Echinococcus infiziert – gerade in Gebieten, in denen immer wieder gegen Tollwut geimpft wurde. Die Bandwürmer können selbst Jahre später noch zu gefährlichen Wucherungen in der Leber des Menschen führen. Auf Nummer Sicher geht, wer sich aus der Apotheke seinen Bärlauch als Frischblattgranulat beschafft oder ihn frisch auf dem Markt kauft.

Bärlauch ist aufgrund seines hohen Gehalts an Sulfiden sogar als wertvoller anzusehen als der ungleich bekanntere Knoblauch. Außerdem zählt er im Unterschied zur Knoblauchknolle zu den urheimischen Heilpflanzen, die mit uns in Mitteleuropa groß wurden und für unseren Verdauungsapparat dementsprechend besser zu verwerten sind.

Im eigenen Garten

Wer Bärlauch selbst anbaut, entgeht dem Echinococcus- sowie dem Herbstzeitlosen- und Maiglöckchenproblem. Er lässt sich im heimischen Garten ohne größere Problem ziehen, allein auf sandigen und trockenen Böden macht es Sinn, ihn mit Kompost zu versorgen. Aussaat ist im März. Bärlauch eignet sich als Unterpflanzung von Beerensträuchern. Geerntet werden die Blätter unmittelbar vor der Blüte im Mai und Juni. Man verwendet sie am besten möglichst frisch.

So wenden Sie Bärlauch an

- Frischblattgranulat aus der Apotheke

Zur Darmreinigung und Vorbeugung gegen Herz-Kreislauf-Erkrankungen nimmt man einen Teelöffel pro Tag, morgens vor dem Frühstück. Schön langsam im Mund zerkauen! Wenn Sie das Herannahen eines Schnupfens spüren, erhöhen Sie die Dosis auf zwei Teelöffel pro Tag.

- In der Küche

Bärlauch bringt ähnliche Geschmacksnoten in die Küche wie Knoblauch. Aber er schlägt sich weniger in Atem- und Körpergeruch nieder.

BEINWELL (SYMPHYTUM OFFICINALE)

Heilpflanze der Militärärzte

Bereiten Sie Saft aus frischen Beinwellblättern. Diese werden mit so viel Wasser übergossen, dass sie gerade bedeckt sind. Nach etwa vier Stunden werden Wasser und Blattmasse im Mixer zerkleinert und anschließend abgeseiht. Den Saft können Sie mit anderen Säften vermischen, sehr lecker und gesund sind Kombinationen mit Möhren- und Tomatensaft. Der Beinwellsaft darf allerdings nicht länger als zehn Stunden im Kühlschrank gelagert werden.

Deutlich kommt der bruch- und wundheilende Charakter der Pflanze in Begriffen wie »Soldatenwurz«, »Heilwurz« und »Beinbrechwurz« zum Ausdruck. Im antiken Griechenland war Beinwell eine der wichtigsten Heilpflanzen der Militärärzte. Paracelsus (1494 bis 1541) erzielte ebenfalls durch Beinwellauflagen verblüffende Heilerfolge bei Knochenbrüchen und offenen Wunden.

Das Wundheilkraut

Beinwell enthält Allantoin, das die Bildung von neuen Körperzellen anregt. Die Pflanze bringt dadurch selbst schwärende Wunden zum Abheilen, auch die Knochenneubildung bei Brüchen wird unterstützt. Allantoin hilft zudem bei Erkrankungen, in denen die Zellteilung aus den Fugen gerät, wie das etwa bei der Schuppenflechte der Fall ist.

In den Beinwellwurzeln finden sich außerdem noch große Mengen an Schleimstoffen. Sie unterstützen die Wundheilung, kühlen und beruhigen entzündetes Gewebe. Ihre positiven Wirkungen entfalten die Schleimstoffe äußerlich angewendet vor allem bei Wunden und Entzündungen im Rachenraum, innerlich bei Entzündungen des Darms.

Beinwell sammeln

Der Beinwell wächst bei uns an Gräben, Bachufern und feuchten Wiesen. So sieht er aus: etwa 80 Zentimeter hoch, mit aufrechten, hohlen Stängeln. Die Blätter sind das eigentlich Typische am Beinwell, mit rau behaarter Unterseite; die oberen Blätter sind erheblich kleiner als die unteren. Die Blüten stehen in dichten Doppelwickeln (auch »nickende Trauben« genannt). Die Farben können sehr unterschiedlich sein, die Blütezeit ist von Mai bis Juli.

Geerntet werden die Wurzeln und die Blätter. Sammelzeit für die Wurzeln sind Frühjahr oder Herbst. Nach dem Reinigen werden sie zerschnitten und bei 40 Grad Celsius im Backofen getrocknet. Während der Blütezeit sollten die Blätter geerntet werden. Sie werden gebündelt und zum Trocknen aufgehängt. Die Blätter können frisch verwendet werden.

Immer wieder wird von einer Krebs erzeugenden Wirkung der Pyrrolizidinalkaloide des Beinwells gesprochen. Praktisch besteht jedoch keine Gefahr. Die Krebs erzeugenden Effekte wurden bei Mäusen entdeckt, und dabei wurden Mega-Dosierungen von Pyrrolizidinalkaloiden verabreicht, die beim bloßen Verzehr und erst recht bei der äußerlichen Anwendung von Beinwell unmöglich zu erreichen sind.

Im eigenen Garten

Für den heimischen Garten eignet sich am besten Symphytum peregrinum (»Comfrey«), der auch ein ähnliches Wirkstoffprofil enthält wie der wild wachsende Symphytum officinale, aber flach bleibt. Die Wurzelstücke werden ohne Sprossen fünf bis acht Zentimeter tief im Abstand von einem Meter in den Boden gesteckt. Beste Pflanzzeit ist von April bis Mai. Beinwell liebt es etwas schattig und feucht.

So wenden Sie Beinwell an

- Auflagen und Spüllösungen

100 Gramm Beinwellwurzeln mit einem Viertelliter Wasser aufkochen und bei kleiner Flamme zehn Minuten köcheln lassen, danach abseihen. Der entstandene Sud eignet sich zum Tränken von Mulltüchern, die Sie auf Hautstellen mit Schuppenflechte, offene Wunden und stumpfe Verletzungen, wie Verstauchungen, Quetschungen und Zerrungen, legen können.

Als Gurgel- und Spüllösung hilft die Beinwelllösung vorzüglich bei Aphthen. Pressen Sie hierzu den Saft, nachdem Sie eine Minute lang gespült haben, durch die geschlossenen Zähne und die fast geschlossenen Lippen nach draußen. Wiederholen Sie die Anwendung drei- bis viermal pro Tag!

- Tee

Zwei Teelöffel Beinwellwurzeln mit einer Tasse (200 Milliliter) Wasser zusammen aufkochen und etwa zehn Minuten bei kleiner Flamme köcheln lassen. Trinken Sie davon zwei Tassen pro Tag. Beinwelltee unterstützt die äußerliche Beinwellbehandlung, vor allem bei Knochenbrüchen, wo er die Knochenneubildung deutlich beschleunigen kann.

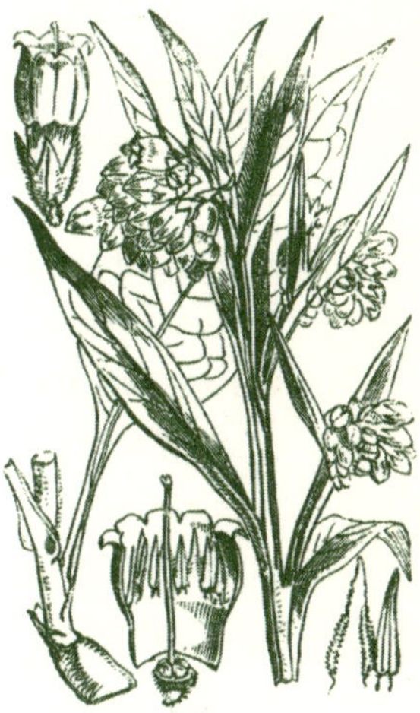

Beinwell unterstützt die Neubildung von Knochen.

BIRKE (BETULA PENDULA)

Weit verbreitet

Ein altes Hausmittel aus Omas Arzneischatz zum Abheilen von Abszessen: Bedecken Sie die betroffenen Stellen mit reichlich Birkenlaub, und befestigen Sie es mit einer Mullbinde. Erneuern Sie die Laubabdeckung alle drei Stunden!

Die Verbreitung der Birke reicht von Asien über Europa bis nach Nordamerika. Die slawischen Völker schätzen die Pflanze bis heute als Universalheil- und Schönheitsmittel. Hierzulande kam sie aufgrund ihrer Pollen als Allergieauslöser etwas in Verruf, Naturheilärzte schätzen jedoch weiterhin die harntreibende Kraft ihrer Blätter. Verantwortlich dafür sind ihre Saponine. Darüber hinaus enthalten ihre Blätter große Mengen an Vitamin C sowie an belebenden Triterpenen.

Birkenblätter und Birkensaft

Geerntet werden von Mai bis Juni die Blätter, die dann in einem abgedunkelten Raum auf Papier zum Trocknen ausgelegt werden. Für kosmetische Zwecke gewinnt man – ebenfalls im Frühjahr – den Birkensaft, indem man den Stamm auf etwa ein Meter Höhe anbohrt und dort einen Plastikschlauch einführt, der den austretenden Saft direkt in eine Flasche leitet. Die Zapfstelle muss danach gut mit Baumwachs verschlossen werden.

So wenden Sie Birkenblätter und Birkenssaft an

Die Birke gehört mit ihrem schlanken Wuchs und ihrem schwarzweißen Stamm sicherlich zu den schönsten Ziergehölzen eines Gartens.

- Tee

Zwei Teelöffel zerkleinerte Birkenblätter mit einer Tasse (200 Milliliter) kochendem Wasser übergießen, zehn Minuten ziehen lassen, anschließend abseihen. Trinken Sie davon drei Tassen pro Tag. Birkentee hilft bei Wassersucht (Ödemen), Gicht und Harnsteinen. Er eignet sich auch für eine Kur zur Blutreinigung.

- Haar- und Gesichtswasser

Mischen Sie je 100 Milliliter Weißwein und Birkensaft. Die Mixtur eignet sich als Pflege- und Reinigungsmittel für die Haut, ins Haar einmassiert hilft sie gegen Schuppen.

BITTERSÜSS (SOLANUM DULCAMARA)

Verwandter der Kartoffel

Der bittersüße Nachtschatten ist ein Verwandter der Kartoffel. Die mittelalterlichen Kräuterärzte empfahlen Bittersüß gegen Gelbsucht, Verstopfung und Harnleiden. Später wurde er auch zur Therapie von Asthma, Wassersucht, Gicht, Rheumatismus, Hautekzemen und Bauchkrämpfen eingesetzt. Bittersüß enthält Steroidalkaloidglykoside, die das Herz kräftigen und außerdem den Appetit der Fresszellen unseres Immunsystems sowie die Schlafqualität verbessern. Hervorzuheben ist das Glykosid Solasodin. Denn es besitzt kortisonähnliche Wirkungen, indem es Entzündungen hemmt, Blutgefäße abdichtet, Schmerzen und Schwellungen verringert. Bittersüßstängel und Fertigpräparate erhalten Sie in der Apotheke oder im Kräuterfachhandel.

Auch die Homöopathie schätzt den Bittersüß. Sie verwendet ihn in Form von Dulcamara-Präparaten zur Therapie von fieberhaften Infekten, Durchfall sowie entzündlichen Erkrankungen an Harnleitern, Atemwegen und Haut.

So wenden Sie Bittersüß an

- Tee

Einen Teelöffel der getrockneten Bittersüßstängel mit einer Tasse (200 Milliliter) Wasser zusammen aufkochen, etwa zwei Minuten lang ziehen lassen und anschließend abseihen. Trinken Sie davon ein bis zwei Tassen pro Tag. Eine Kur mit Bittersüßtee wirkt entzündungshemmend bei rheumatischen Erkrankungen und chronischen Hautekzemen.
Bei Einhalten der Dosis von ein bis drei Gramm pro Tag sind bei Bittersüßstängeln keine Nebenwirkungen zu befürchten. Die längere Anwendung von überhöhten Dosierungen führt zu einem übermäßigen Wachstum der Nebennieren.

- Extrakte

Präparate mit Bittersüßextrakt (u. a. Arthrosetten N Dragees, Cefabene, Dolexaderm) sind präziser zu dosieren als der Tee. Beim Bittersüßextrakt handelt es sich um ein Medikament, das kortisonähnliche Wirkungen hat.

BOCKSHORNKLEE

(TRIGONELLA FOENUM GRAECUM)

Aus Asien nach Mitteleuropa

Bockshornklee mobilisiert die Milchproduktion stillender Mütter. Der amerikanische Wissenschaftler Dr. Paul Fleiss überprüfte über 30 angebliche »Muttermilchstimulanzien« aus dem Reich der Heilpflanzenkunde, doch nicht für »Klassiker« wie Anis und Fenchel, sondern lediglich für Bockshornklee konnte er einen nennenswerten Effekt nachweisen. In einigen Fällen »lernten« Frauen durch Bockshornklee sogar wieder das Stillen, die bei ihren vorherigen Kindern keine Milch gehabt hatten.

Ursprünglich kommt der Bockshornklee aus Asien, doch er ist schon so lange in Mitteleuropa, dass man ihn auch zu unseren heimischen Pflanzen zählt. Seine ersten therapeutischen Einsätze hatte er jedoch im alten China, außerdem nutzte ihn Kleopatra als Kosmetikum für ihre Haut. Die indische Ayurveda-Lehre schätzt den Bockshornklee noch heute als Stärkungsmittel für Körper und Geist. Sie empfiehlt ihn zur Anwendung bei Menschen mit eher phlegmatischem Charakter, die zu schweißnassen und kalten Händen und Füßen neigen.

In der Volksmedizin wurde Bockshornklee für Umschläge bei Furunkeln und Geschwüren verwendet, und sein Tee galt als hilfreich bei Mandelentzündungen und Zuckerkrankheit. In Nordafrika wird er noch heute als Stärkungsmittel für Magersüchtige eingesetzt – und als Fiebersenker. Einige afrikanische Ärzte halten ihn in dieser Funktion sogar für ähnlich effektiv wie das Chinin.

Entzündungshemmer und Muntermacher

Die Hauptwirkstoffe des Bockshornklees sind die so genannten Steroidsaponine. Sie entfalten nicht nur entzündungshemmende Eigenschaften, sondern haben auch den Vorteil, beim Auftragen auf die Haut tief ins Gewebe vordringen zu können. Dadurch werden Auflagen mit Bockshornklee zu einer wirkungsvollen Hilfe bei Geschwüren, Furunkeln, verspannten Muskeln und rheumatischen Schmerzen, aber auch bei eitrigen Entzündungen der Atemwege: Eine Trigonella-Wärmeauflage auf dem Nacken hat schon so manch verstopfte Stirnhöhle befreit.

Darüber hinaus zählt Bockshornklee zu den effektiven Stärkungsmitteln. Diese Effekte gehen aber wahrscheinlich nicht auf die Saponine, sondern auf den hohen Cholingehalt der Samen zurück. Cholin, ein Vitamin aus der B-Gruppe, wird im Körper zu Acetylcholin umgewandelt, einem Gehirnbotenstoff, der für eine reibungslose Gedankenarbeit steht. Darüber hinaus sorgt es in der Leber für die Verarbeitung, das Verflüssigen und den Transport von Fettmolekülen. Cholinmangel zeigt sich unter anderem in Symptomen wie Vergesslichkeit, Konzentrationsschwäche, Gereiztheit, Schlafstörungen, Kopfschmerzen und Verstopfungen. Mit einer Portion Bockshornklee pro Tag kann diesen Mangelerscheinungen wirksam gegengesteuert werden.

Trigonella hat nicht nur als Heilmittel, sondern auch als Gewürz eine uralte Tradition. Sein Geruch erinnert an Sellerie, sein Geschmack ist bitter und scharf: Er ist ein Standardgewürz der indischen Küche, gehört zu den Bestandteilen der Curry-Gewürzmischungen. Wichtig: Kaufen Sie keinen gemahlenen Bockshornklee, denn im zerkleinerten Zustand verliert er schnell an Aroma. Kaufen Sie möglichst die kompletten Samen. Vor dem Zerkleinern müssen die Trigonella-Samen allerdings geröstet werden, denn im Rohzustand sind sie ungenießbar.

So wenden Sie Bockshornklee an

- Aktivierter Bockshornklee

Der Teeaufguss ist für den Bockshornklee wegen des Geschmacks und der Wirkung nicht empfehlenswert. Besser ist daher, auf den aktivierten Bockshornklee aus der Apotheke zurückzugreifen.

Dosierung: Drei bis vier Kapseln pro Tag bei starker Ermüdung, zwei Kapseln zur Vorbeugung gegen Erschöpfungszustände und Entzündungen.

- Auflagen

Zur äußerlichen Anwendung bei Furunkeln und rheumatischen Schmerzen verwendet man Bockhornkleesamen, die es im Kräuter- und Gewürzhandel gibt. 100 Gramm der Samen werden fein gemahlen und mit 100 Milliliter Wasser aufgesetzt. Bei schwacher Hitze köcheln lassen, bis ein zäher Brei entsteht. Etwas abkühlen und den Brei auf einem Tuch verstreichen, das dann auf die erkrankte Stelle gelegt wird.

Wem das Pulverisieren und Aufkochen zu viel Arbeit ist, kann auf die Trigonella-Auflagen (als Sogauflagen bei Schwellungen, als Wärmeauflagen bei Muskelverspannungen und Rückenschmerzen) aus der Apotheke zurückgreifen. Trigonella-Sogauflagen können bei Knieschwellungen mit unklarer Ursache verblüffende Wirkungen haben.

BRENNNESSEL (URTICA DIOICA)

Seit Hippokrates

Die Brennnessel ist als Heilpflanze schon seit dem Altertum bekannt. Ob Hippokrates, Hildegard von Bingen oder Hieronymus Bock – sie alle verordneten die brennende Pflanze bei den unterschiedlichsten Beschwerden.
Heute wird die Pflanze überwiegend zur Behandlung von rheumatischen Erkrankungen und Prostatavergrößerungen eingesetzt sowie zu Frühjahrskuren, um die Frühjahrsmüdigkeit zu vertreiben, zu entschlacken und das Blut zu reinigen.

Gegen rheumatische Erkrankungen und Prostatabeschwerden

Der Anbau erübrigt sich eigentlich, weil die große Brennnessel samt ihrer kleineren Schwester Urtica urens überall zu finden ist. Wer dennoch die Brennnessel im eigenen Garten anbauen will, gibt ihr am besten einen Platz am Kompost. Sie bevorzugt humose, feuchte und stickstoffreiche Böden. Aussaatzeit ist der Frühling.

Die Wurzeln der Brennnessel helfen bei gutartiger Vergrößerung der Vorsteherdrüse (Prostata). Ihr Heilprinzip besteht darin, die Wirkung eines Stoffes namens Aromatase zu hemmen. Dieses Enzym ist hauptverantwortlich dafür, dass Männer in zunehmenden Alter mehr Östrogen anstelle des Testosterons produzieren, und dieser Prozess regt die Vorsteherdrüse zu ungebremstem Wachstum an. Durch die Aromatasehemmung der Brennnessel kann diesem Vorgang wirksam entgegengesteuert werden.

Wissenschaftler fanden aber in der Pflanze auch noch Steroide, die als männlicher Hormonersatz fungieren und dadurch eine direkte Hemmung auf das Wachstum der Prostata ausüben. Die Wirksamkeit der Brennnesselwurzel wurde in mehreren Langzeitstudien eindrucksvoll belegt. Demzufolge führt sie in über der Hälfte der Fälle zu einer deutlichen Verkleinerung der Prostata.

Die Blätter der Brennnessel enthalten Stoffe, die in unserem Körper die Bildung von entzündungsfördernden und knorpelabbauenden Zytokinen unterdrücken. Auf diese Weise schützen Brennnesselblätter den Knorpel, lindern den

Schmerz und fördern die Beweglichkeit der erkrankten Gelenke. In einer Studie an 716 Patienten mit Kniegelenksarthrose konnten Brennnesselblattextrakte die Schmerzen in 74 Prozent und die Gelenksteifigkeit in 64 Prozent aller Fälle deutlich lindern.

Nicht zu vergessen schließlich, dass Brennnesselblätter große Mengen an Kieselsäure und Vitamin C enthalten. Beide Stoffe werden für die Kräftigung von Haaren, Nägeln und Bindegewebe gebraucht sowie für die Heilung von Verbrennungen, Insektenstichen, Hautpickeln und Juckreiz.

Neben der großen Brennnessel Urtica dioica gibt es in Deutschland auch noch die kleine Brennnessel Urtica urens. Sie besitzt ein ähnliches Wirkstoffprofil, allerdings ist ihre Ernte etwas mühseliger und weniger ergiebig. Aus diesem Grunde wird in der Pflanzenheilkunde meistens ihre große Schwester bevorzugt.

Brennnesselblätter sammeln

Die Brennnessel wächst überall, es ist daher kein Problem, sie zu sammeln. Ihre Merkmale: bis zu 150 Zentimeter hoch, die Stängel vierkantig, mit langen Brennhaaren besetzt. Die Blätter sind gegenständig, mit grob gesägtem Rand und ebenfalls mit langen Brennhaaren ausgestattet. Die Blüten sind unscheinbar grün in lockeren Rispen. Blütezeit ist von Juni bis September.

Geerntet werden die Wurzeln im Spätsommer und die Brennnesselblätter vom Frühjahr bis zum Herbst.

Bedenken Sie beim Sammeln der Blätter, dass nur die jungen Triebe für die Küche geeignet sind, ältere Blätter enthalten bereits zu viele Bitterstoffe. Außerdem sollten Sie beim Sammeln Handschuhe tragen, um sich vor dem Gift der Brennnesselhaare zu schützen.

Die Wurzeln werden in der Sonne getrocknet und in Leinensäckchen aufbewahrt. Die Blätter trocknet man im Schatten, danach werden sie zerkleinert und licht- und staubgeschützt in Dosen gelagert.

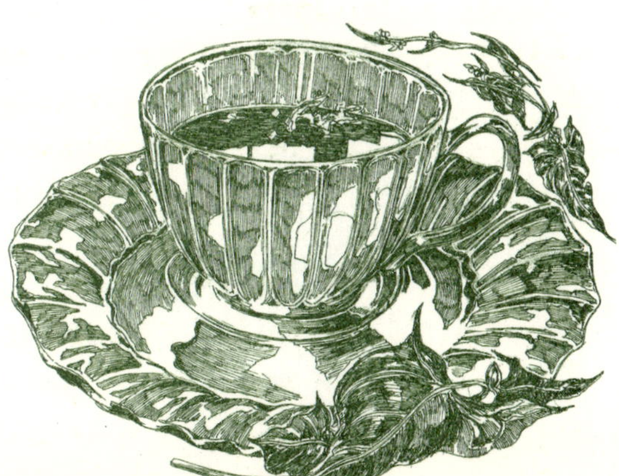

Brennnesseltee entschlackt und reinigt das Blut.

So wenden Sie Brennnesseln an

Die Anwendungen und Zubereitungen aus Brennnesselblättern und -wurzeln sind zahllos. Deshalb finden Sie hier nur das Wichtigste in Kürze.

Früher war es üblich, rheumakranke Patienten mit frischen Brennnesselzweigen zu schlagen. Durch die Hiebe und das Brennnesselgift kam es zu einer angenehmen Erwärmung und Rötung der Hautpartien, die für eine Weile den Rheumaschmerz in den Hintergrund treten ließen.

- Tee aus Blättern

Einen Esslöffel des getrockneten Krauts mit einer Tasse (200 Milliliter) kochendem Wasser überbrühen, zehn Minuten lang zugedeckt ziehen lassen und anschließend abseihen. Trinken Sie davon drei bis vier Tassen pro Tag.

Kuren mit Brennnesseltee wirken bei Wassereinlagerungen (Ödemen), Gelenkschwellungen, Harnwegsentzündungen, Blasenschwäche und Frühjahrsmüdigkeit.

- Tee aus Wurzeln

Einen Esslöffel der getrockneten Wurzeln zusammen mit 200 Milliliter Wasser aufkochen und bei kleiner Flamme fünf Minuten lang köcheln lassen. Dieser Wurzelaufguss ist angezeigt bei gutartigen Vergrößerungen der Prostata.

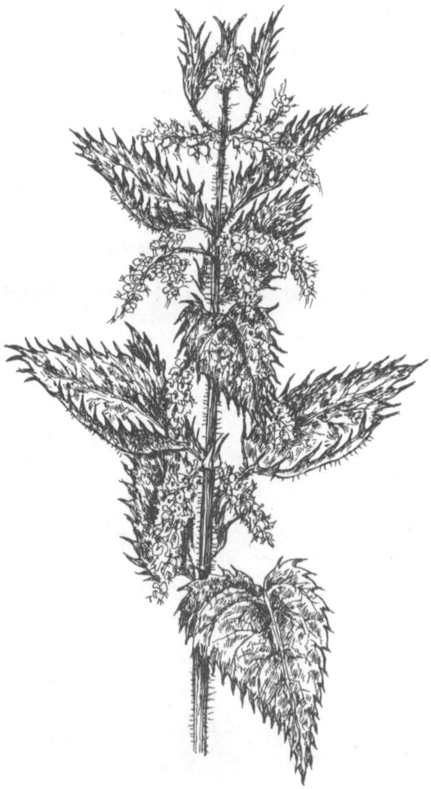

Brennnesseln sind mehr als ein lästiges Unkraut.

- Tinktur

20 Gramm getrocknetes Kraut zehn Tage lang in 100 Milliliter 60-prozentigem Alkohol ziehen lassen, abfiltern und anschließend in eine Tröpfchenzählflasche füllen.

Die Brennnesseltinktur eignet sich als Zugabe (jeweils 20 bis 30 Tropfen) in Wasser, Tee oder Säften. Sie wirkt dann ähnlich wie der Teeaufguss.

Direkt auf die Kopfhaut einmassiert hilft sie gegen Schuppen und sprödes, glanzloses Haar.

ZUR FRÜHJAHRSKUR: BRENNNESSELSUPPE

■ Zutaten (für 2 Personen):

4 Hand voll frische und junge Brennnesseltriebe · 300 Milliliter Fleisch- oder Gemüsebrühe · 1/2 Zwiebel · 1 Esslöffel Butter · 1 Esslöffel Mehl · 1/4 Liter Milch · Salz · Pfeffer · etwas Petersilie · 1 Esslöffel saure Sahne

■ Zubereitung:

1 Die Brennnesseln waschen und in der Brühe 10 Minuten lang kochen lassen. Danach abseihen, den Sud aufbewahren und die Brennnesseln pürieren.

2 Die Zwiebel klein schneiden und in erhitzter Butter glasig werden lassen. Das Mehl hinzufügen und eine lichte Mehlschwitze anfertigen, mit kalter Milch aufgießen und glatt rühren.

3 Jetzt kommt der Brennnesselsud hinzu, alles zusammen 15 Minuten lang köcheln lassen. Zum Abschluss werden die pürierten Brennnesseln hinzugefügt, zum Abschmecken verwenden Sie lediglich Salz und Pfeffer.

4 In Teller füllen und die saure Sahne darauf geben. Ein paar Petersilienblätter runden das Ganze ab.

Aufgrund ihres hohen Gehalts an B-Vitaminen und Kieselsäure sorgt die Brennnessel für schönes und glänzendes Haar. Lassen Sie zwei Hand voll Nesselkraut eine halbe Stunde lang in einem Liter Essigwasser – Wasser und Essig zu gleichen Teilen – köcheln. Danach abseihen und in Flaschen abfüllen. Reiben Sie mit dieser Tinktur jeden Abend Ihre Kopfhaut ein!

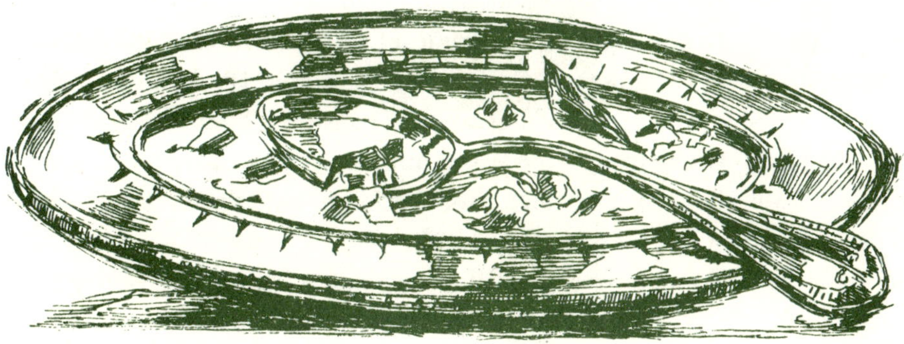

Brennnesseln in der Suppe schmecken nicht nur sehr lecker, sie sind auch überausgesund. Genau das richtige zum Entschlacken im Frühjahr.

CYSTUS (CISTUS INCANUS)

Aus dem Norden Griechenlands

Die Heimat des Cystusstrauchs ist Chalkidike, eine Halbinsel im Norden Griechenlands. Die dortigen Einwohner trinken den Tee schon seit langem, um ihre Immunabwehr zu stärken. Außerdem wird der extrem gerbstoffreiche Sud zur Behandlung von Darm- und Hauterkrankungen eingesetzt.

Gut für Hals, Haut und Darm

Trotz seines hohen Gerbstoffanteils kann man Cystus durchaus kulinarisch verarbeiten. Wie etwa zum »Cystus-Sommertraum«. Das Rezept (für zwei Longdrinkgläser): 300 Milliliter kalten Cystustee mit 50 Milliliter Sanddornsaft und 150 Milliliter Johannisbeersaft vermischen. Zum Servieren jeweils zwei Eiswürfel dazu geben, mit einem Zweig Pfefferminze garnieren.

Wissenschaftliche Studien belegen, dass die Cystusblätter überdurchschnittlich viele Polyphenole enthalten, mehr sogar als Rotwein und grüner Tee, die normalerweise als Spitzenreiter gelten, was den Gehalt dieser Biostoffe angeht.
Polyphenole zählen zu den so genannten Antioxidanzien. Das heißt, sie neutralisieren aggressive Sauerstoffverbindungen, die als Hauptursache für krankhafte Veränderungen wie Krebs oder Arterienverkalkung gelten. Äußerlich angewendet hilft Cystus aufgrund der entzündungshemmenden Polyphenole bei Hauterkrankungen.
In einer deutschen Studie an 95 Kindern zeigte sich, dass Cystus Hautentzündungen lindern kann. Die kleinen Patienten erhielten – parallel zu ihrer sonstigen Medikation – zweimal wöchentlich eine Waschung mit Cystussud. In 64 Prozent der Fälle zeigten sich gute bis deutliche Besserungen der Beschwerden.
Zu den weiteren Einsatzgebieten von Cystussud gehören Aphthen, Zahnfleischentzündungen und Halsentzündungen. Die Anwendung erfolgt dann in Form von Gurgeln und Mundspülungen. Im Unterschied zu anderen medikamentösen Gurgellösungen muss man übrigens Cystussud nicht ausspucken. Man kann ihn einfach herunterschlucken und erzielt damit gleich noch einen stabilisierenden Effekt auf die Schleimhäute des Darms.

So wenden Sie Cystus an

Cystus kommt traditionell als Teeaufguss zur Anwendung. Prinzipiell gibt es zwei Formen des Cystusaufgusses: Einmal als Sud, der nur in kleinen Mengen schluckweise getrunken oder aber zum Gurgeln, Spülen oder Baden verwendet wird. Zum Zweiten kann man einen normalen Tee aufbrühen, den man zum Essen trinkt. Er schmeckt allerdings sehr herb, und seine Polyphenole – früher von der Chemie noch als Gerbstoffe bezeichnet – lassen uns deutlich spüren, wie sich die Schleimhäute zusammenziehen. Mit reichlich Zitronensaft oder Honig wird dieser Effekt jedoch auf ein kulinarisch attraktives Niveau gebracht.

- Tee

Für den Tee übergießen Sie einen Teelöffel Cystuskraut mit einer Tasse (200 Milliliter) kochendem Wasser, danach drei bis fünf Minuten ziehen lassen.

Im Unterschied zu vielen anderen Heilpflanzen muss die Tasse beim Cystus nicht abgedeckt werden, da seine Hauptwirkstoffe nicht verdampfen können. Anschließend wird abgeseiht und der Tee in kleinen Schlucken getrunken.

- Sud

Für den Sud geben Sie eine Hand voll Cystuskraut (etwa zehn Gramm) in einen Kochtopf und übergießen es mit 500 Milliliter Wasser. Das Ganze zum Kochen bringen und noch drei bis fünf Minuten lang köcheln lassen. Anschließend abseihen. Mittlerweile gibt es aber auch fertig zubereiteten Cystussud in den Apotheken zu kaufen.

Die Polyphenole von Cystus binden Schwermetalle an sich. Dadurch eignet sich Cystussud zur Entgiftung des Darms. Am besten trinkt man dazu morgens vor dem Frühstück ein Likörglas voll.

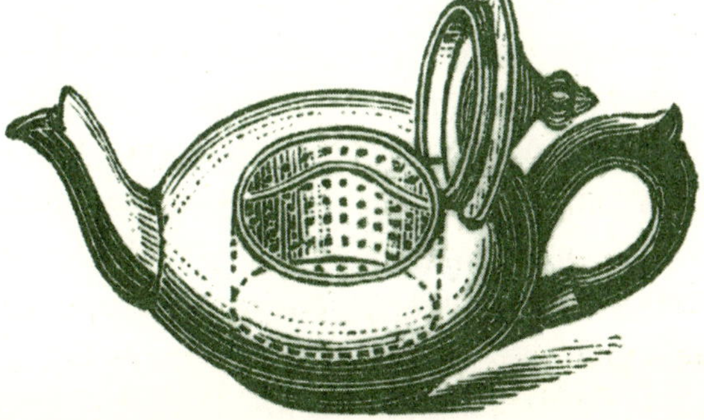

Cystustee schmeckt sehr herb. Zitrone und Honig verbessern seinen Geschmack.

DILL (ANETHUM GRAVEOLENS)

Unklare Ursprünge

Bis heute herrscht keine Klarheit über die Ursprünge des Dills. Sicher ist jedoch, dass er schon sehr lange in der Küche verwendet wird, gerade im mitteleuropäischen Raum. In erster Linie kommt dabei das frische Dillkraut zum Einsatz. Dillsamen wurden früher zur Beruhigung an nervöse Kinder verabreicht, daher auch sein aus dem Altnorwegischen stammender Name (von »dilla« = »einlullen«). Auch heute werden Dillsamen noch gelegentlich von Naturmedizinern verschrieben, um nervöse Magenwände zu beruhigen. In der Küche werden die Samen eher selten eingesetzt.

Früher rieben sich die Bräute Senf hinter die Ohren und legten sich frisches Dillkraut in die Schuhe. Dazu sagten sie folgenden Spruch: »Ich habe Senf und Dill, mein Mann muss tun, was ich will.«

Reich an Mineralien und Vitaminen

Dillsamen enthalten verschiedene ätherische Öle, darunter Carvon, Limonen und Pinen, von denen eine krampflösende und verdauungsfördernde Wirkung ausgeht. Sie machen die Dillkörner zu einem Mittel bei Unterleibskrämpfen. Von größerer Bedeutung ist aber wohl der Mineraliengehalt des Dillkrauts, mit sieben Prozent – bezogen auf seine Trockenmasse – stellt das innerhalb der Heilpflanzenwelt den Rekord dar! Überragend sind die Werte von 647 Milligramm Kalium und 230 Milligramm Kalzium, die sich in 100 Gramm Kraut befinden. Aufgrund dieser Werte zählt er zu den harntreibenden Mitteln, gleichzeitig beugt er Knochenschwund vor.
Weiterhin erwähnenswert sind seine Anteile an Zink, Eisen und Jod. Dadurch macht Dill die Haut geschmeidig und weich, er unterstützt außerdem das Immunsystem und das Blutbild, schließlich liefert er einen natürlichen Schutz vor jodmangelbedingter Kropfbildung.
Frischer Dill enthält darüber hinaus reichlich Vitamine. Hervorzuheben sind seine 6100 Mikrogramm Karotinoide – ein Wert, der von keiner anderen Gewürzpflanze erreicht wird.

Dill selbst anbauen und ernten

Geben Sie dem Dill einen sonnigen Platz, denn er stammt ursprünglich aus dem Mittelmeerraum. Im Wurzelbereich liebt er es allerdings gleichmäßig feucht, Kompost und eine Bodenbedeckung durch Mischkultur oder Mulch sind daher wichtig. Dillreihen brauchen 25 bis 30 Zentimeter Abstand. Die Sämlinge werden ausgelichtet, denn sie lassen sich nur schwer versetzen. Ab April können Sie die Samen ins Freiland streuen. Es lohnt sich, in Abständen mehrmals nachzusäen, damit man den ganzen Sommer über mit frischem Kraut versorgt ist. Die Blätter kann man während des gesamten Sommers ernten. Die Samen werden gepflückt, wenn sie sich zu bräunen beginnen.

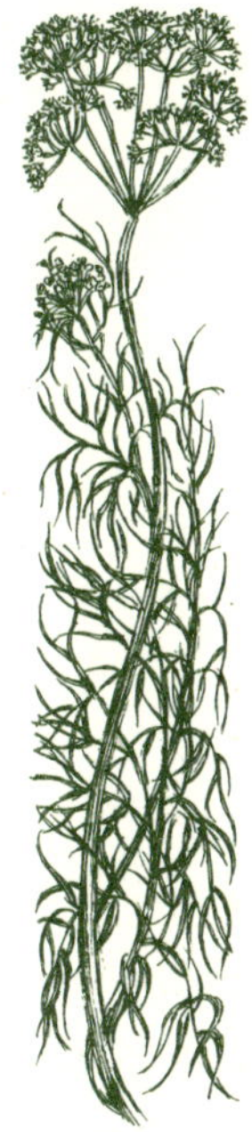

Dill sollte ganz frisch verwendet werden.

So wenden Sie Dill an

- Samen zum Kauen

Im Amerika der Pionierzeit verabreichte man die getrockneten Dillsamen den Kindern, um sie während der stundenlangen Gottesdienste ruhig zu halten. Aus diesem Grunde hört man noch heute in den USA für Dill den Begriff »meeting seed«, also »Samen, der wichtige Treffen erst möglich macht«!

- Dillsamen-Honig-Aufguss

Zerstoßen Sie einen Teelöffel Dillsamen im Mörser. Mit einer Tasse (200 Milliliter) kochendem Wasser übergießen. Zehn Minuten zugedeckt ziehen lassen, anschließend abseihen und mit einem Teelöffel Honig süßen. Trinken Sie davon drei Tassen pro Tag. Der Aufguss wirkt gegen Unterleibskrämpfe und Nervosität.

Dillkraut darf den Speisen erst nach dem Kochen hinzugefügt werden. Die Dillsamen können hingegen mitgekocht werden, ohne dabei viel an Aroma zu verlieren.

- In der Küche

Dillkraut gehört zu den wenigen Gewürzen, die bei uns häufiger verwendet werden als in den Mittelmeerländern. Es wird traditionell zum Würzen von Gurken, Blattsalaten, Jogurt, Quark und hellen Fischsaucen eingesetzt, in Skandinavien schätzt man ihn auch zu Fleischmahlzeiten.

Dillkraut schmeckt am besten frisch, achten Sie beim Kauf darauf, dass sich in der Ware keine gelben oder schwarzen Spitzen befinden.

EBERRAUTE (ARTEMISIA ABROTANUM)

Seit Karl dem Großen

Die Eberraute wurde schon im Mittelalter als Heilpflanze eingesetzt, sie zählt zu den Heilkräutern, die im legendären »Capitulare de Villis« Karls des Großen erwähnt werden. Zur Anwendung kam sie vor allem als Bittertonikum zur Anregung der Verdauungstätigkeit und als Mittel gegen unregelmäßige und ausbleibende Monatsregeln. Ihre ätherischen Öle wirken außerdem abschreckend auf lästige Insekten.

Mit Eberraute gegen Erkältungen

Die regelmäßige Einnahme von Eberrautentee führt zu einer Aktivierung der natürlichen Killerzellen und T-Lymphozyten, zwei zentralen Einheiten des Immunsystems. In einer Studie der Universität Köln, durchgeführt an 27 professionellen Eishockeyspielern (den »Kölner Haien«), konnte die Infektanfälligkeit durch den Tee deutlich gesenkt werden. Die Wintersportler – ansonsten aufgrund ihres hohen Stresslevels überdurchschnittlich anfällig für Infekte – litten deutlich seltener an Erkrankungen der oberen Atemwege. Zudem wurde von ihnen dankbar registriert, dass Eberrautentee durchaus angenehm schmeckt und zum Alltagsgetränk taugt.

Zu Beginn des 19. Jahrhunderts legte man Eberrautenblätter neben die auf der Anklagebank sitzenden Häftlinge, um die Anwesenden vor Ansteckung mit Gefängnisfieber (wahrscheinlich Paratyphus) zu schützen – ein früher Hinweis auf die »antiinfektiösen« Eigenschaften der Eberraute. In jüngerer Zeit wird ihr Einsatz bei der Therapie von Hepatitis C diskutiert.

So wenden Sie Eberraute an

Einen gehäuften Teelöffel Eberrautenblätter mit 150 Milliliter Wasser zusammen aufkochen, 30 Sekunden köcheln lassen, danach abseihen.

In der Literatur findet sich aber auch der normale Teeaufguss als Zubereitungsform: Einen gehäuften Teelöffel Blätter mit 150 Milliliter heißem Wasser überbrühen, zehn Minuten ziehen lassen, danach abseihen.

Tagesdosis: Zwei bis drei Tassen. Die Anwendung sollte mindestens über acht Wochen hinweg erfolgen.

EFEU (HEDERA HELIX)

Giftige Beeren – heilsame Blätter

In der Volksheilkunde wurden Efeublätter bei Gicht, Husten, Rheumatismus und Läusen eingesetzt. Namen wie »Baumtod« und »Schreckblätter« zeigen jedoch, dass die Pflanze nicht unbedingt in gutem Ruf steht. Seine Beeren sind zwar giftig, seine Blätter hingegen bilden ein wichtiges Heilkraut.

Der Atemfreund

Hauptwirkstoffe des Efeus sind seine Saponine, die das Wachstum von Pilzen eindämmen, im Wasser stark schäumen und die Muskeln in unseren Atemwegen entspannen. Aufgrund des letzten Effekts gilt Efeu als wirksames Mittel gegen Bronchitis, Keuchhusten und Asthma.

Efeu ist eine uralte Kultur- und Heilpflanze. Im alten Ägypten galt er als Heiligtum, in Griechenland war er dem Gott Dionysos geweiht. Nach der Legende soll eine schnell emporwachsende Efeuranke Dionysos vor den rachsüchtigen Blicken der Zeus-Gattin Hera gerettet haben.

Efeu sammeln

Efeu gehört zu den Heilkräutern, die bei uns weit verbreitet sind. Die Kletterpflanze, die bis zu 30 Meter hoch wachsen kann, wächst wild und in vielen Gärten. Die Stängel sind im unteren Teil verholzt, die immergrünen Blätter glänzen und sind drei- bis fünffach gelappt. Blütezeit ist von September bis November. Achtung: Die schwarzen Früchte sind giftig! Geerntet werden die Blätter aus dem unteren Bereich der Pflanze.

So wenden Sie Efeu an

- Tee

Einen Teelöffel Efeublätter mit einer Tasse (200 Milliliter) kochendem Wasser übergießen. Zehn Minuten lang ziehen lassen, anschließend abseihen. Dosierung: Zwei Tassen pro Tag. Efeutee hilft bei Husten, seine Wirkung ist jedoch schwächer als bei den Extrakten, die man in den Apotheken bekommt.

EICHE (QUERCUS ROBUR)

Wirksame Eichenrinde

Die Eiche ist in der Pflanzenheilkunde ein Baum mit Geschichte. Die antiken Ärzte verwendeten die Rinde des Eichenbaums zu ähnlichen Zwecken wie die Mediziner von heute, nämlich gegen Entzündungen von Haut, Darm, Rachen und Mund. Der Grund: Eichenrinde hat ein sehr eindeutiges Wirkstoffprofil, das im Wesentlichen aus Gerbstoffen besteht. Die anderen Wirksubstanzen sind von untergeordneter Bedeutung.
Blätter und Samen haben in der Heilkunde keine Bedeutung.

Balsam für Haut und Schleimhaut

Die meisten Völker verehrten die Eiche, weil sie über 1000 Jahre alt werden kann. Die alten Germanen huldigten ihr als heiligem Baum des Kriegs- und Donnergottes Donar, weil sie immer wieder von Blitzen heimgesucht wird.

Die Eichenrinde ist mit sieben bis 20 Prozent überdurchschnittlich reich an Gerbstoffen. Deren Wirkung steckt bereits in ihrem Namen: Sie gerben. Das heißt, dass sie dort das Zellgefüge verdichten, wo sie in Kontakt mit lebendem Gewebe (vornehmlich Haut und Schleimhäuten von Darm sowie Mund- und Rachenraum) kommen.
Die Oberfläche des Gewebes wird ausgetrocknet, die dortigen Eiweiße in Verbindungen umgewandelt, die den Parasiten nicht mehr als Nahrung dienen können. Darüber hinaus verringern Gerbstoffe die Durchblutung und das Schmerzempfinden. In der Konsequenz bedeuten all diese Wirkungen: Das Zellgewebe wird robuster und feindliche Mikroorganismen finden dort keine Lebensgrundlagen mehr.
Schließlich wirken die Gerbstoffe auch noch stopfend. Sie ziehen also Wasser aus dem Darminhalt und können dadurch eine wirksame Hilfe bei Durchfallerkrankungen sein.

Eichenrinde selbst sammeln

Wer kennt sie nicht, die gute alte Eiche? Bis zu 50 Meter wird sie hoch, mit kräftigem, tief gefurchtem Stamm und gelappten Blättern. Gesammelt wird die Rinde der jungen Zweige im Frühjahr. Sie wird im Backofen bei 50 Grad Celsius getrocknet.

So wenden Sie Eichenrinde an

- Gurgellösung und Auflagen

Drei Esslöffel zerkleinerte Eichenrinde mit einem halben Liter Wasser gemeinsam aufkochen. Danach 15 Minuten lang auf kleiner Flamme köcheln lassen, anschließend abseihen. Dieser Sud eignet sich als Spül- und Gurgellösung für Entzündungen im Mund- und Rachenraum (drei- bis viermal pro Tag mindestens eine Minute lang im Mund halten!).
In Form von Mullauflagen hilft sie bei Hautekzemen, Verbrennungen und Fußschweiß.

Wer zu viel Eichenrindentee trinkt, muss mit Magenproblemen rechnen. Vollbäder mit Eichenrinde sind außerdem nicht geeignet für Patienten mit nässenden, großflächigen Ekzemen.

- Sitzbad

Das Eichenrinden-Sitzbad ist ein altbewährtes Heilmittel gegen Hämorrhoidalbeschwerden. Kochen Sie dazu eine Hand voll der Rinde mit einem Liter Wasser kurz auf, danach auf kleiner Hitze 15 Minuten lang köcheln lassen. In eine Schüssel geben, auf Körperwärme abkühlen lassen und sich anschließend für zehn Minuten hineinsetzen. Wiederholen Sie die Anwendung zweimal pro Tag. Sie können die Eichenrinde natürlich auch in eine Badewanne geben, je nach Größe der Badewanne müssen Sie dann allerdings die Dosis deutlich erhöhen.

- Tee

Einen Teelöffel Eichenrinde mit einer Tasse (200 Milliliter) kochendem Wasser übergießen, zehn Minuten lang ziehen lassen und anschließend abseihen. Trinken Sie davon zwei Tassen pro Tag bei Darmentzündungen oder Durchfall.

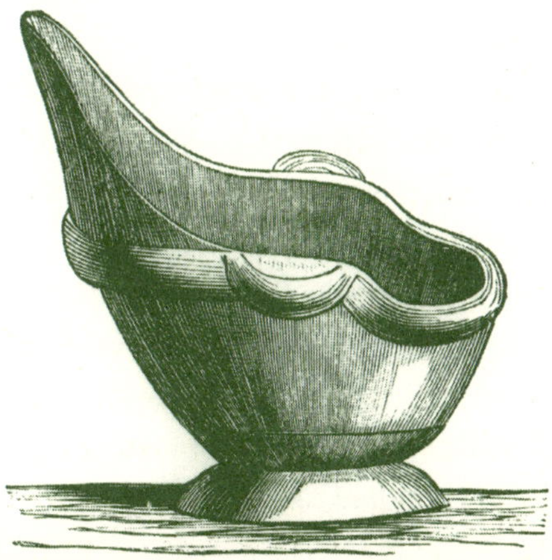

Sitzbäder mit Eichenrinde heilen Hämorrhoiden.

FENCHEL (FOENICULUM VULGARE)

Nicht nur im Salat

Fenchel gehört zu den ältesten Heil- und Gewürzpflanzen, die es gibt. Antike Naturheiler schätzten ihn als harntreibende Medizin sowie zur Behandlung von Schlangen- und Hundebissen. Pfarrer Kneipp hielt ihn für einen unverzichtbaren Bestandteil jeder Hausapotheke, weil seine Körner so trefflich bei Koliken helfen würden.

Gut für die Schleimhäute

Vom Fenchel sind auch die frischen Blätter in der Küche verwendbar, man findet sie – klein zerhackt – in zahlreichen Würzmischungen. Sie enthalten zahlreiche Vitamine. Die Gewürzheilkunde verwendet allerdings nur die Samen.

Hauptwirkstoffe der Fenchelfrüchte sind ätherischen Öle, vor allem das Anethol. Dieses Öl besitzt anregende Wirkungen auf die Schleimhäute der Luft- und Verdauungswege, vor allem auf die Flimmerepithelien (feine Härchen der Atemwege, die den Abtransport von Schmutz und Parasiten unterstützen). Außerdem wirkt Anethol krampflösend und antibiotisch. Dadurch hilft Fenchelsamen bei Infektionen und Entzündungen von Bronchien und Darm.

So wenden Sie Fenchelsamen an

Fenchelsamen werden in der Regel als Teeaufguss zubereitet. Sie werden oft mit anderen Verdauungshelfern wie Kümmel und Anis kombiniert. Diese Mischung hilft nicht nur bei Verdauungsbeschwerden, sondern soll auch die Milchbildung stillender Mütter anregen. Wissenschaftlich konnte dieser Effekt bisher allerdings nicht bestätigt werden.
Die Zubereitung des Tees sieht folgendermaßen aus:
Von allen drei Samensorten (Fenchel, Kümmel, Anis) jeweils zehn Gramm miteinander vermengen. Für den Aufguss zwei gestrichene Teelöffel der Mischung mit einer Tasse (200 Milliliter) kochendem Wasser übergießen. Zehn Minuten lang zugedeckt ziehen lassen, anschließend abseihen. Sie sollten zwei bis drei Tassen pro Tag davon trinken.

FRAUENMANTEL (ALCHEMILLA XANTHOCHLORA)

Traditionelles Frauenkraut

Schon der Name weist darauf hin, dass der Frauenmantel häufig in der Therapie von Frauenerkrankungen eingesetzt wurde. Wissenschaftliche Erklärungen konnten allerdings für diese Wirkungen nicht gefunden werden. Das ändert jedoch nichts daran, dass Naturärzte mit Frauenmantel bei der Behandlung von Frauenkrankheiten beste Erfahrungen sammeln konnten und ihn daher auch heute noch sehr gerne einsetzen.

Der Name »Mutterkraut« geht auf die Erfahrungen der Volksmedizin zurück, wonach der Frauenmantel schon so mancher bislang kinderlosen Frau zu einem Baby verholfen hat. Außerdem soll er die Geburtswehen lindern und die Blutungen im Anschluss an die Geburt verringern.

Frauenmantel sammeln

Die Pflanze wächst auch bei uns in freier Natur und im Garten. Ihre Merkmale: bis zu 50 Zentimeter hoch, die Stängelhauptachse ist fünf bis 15 Millimeter dick und bis in den Blütenstand behaart. Die langgestielten Blätter sind sieben- bis elfteilig gefaltet, ihre Ränder haben feine Zähnchen, die Unterseite ist dicht mit Borsten besetzt. Die Pflanze wächst an Bachufern, in Wäldern, an Waldrändern und auf feuchten Wiesen.

Geerntet werden die Blätter vor der Blütezeit, also von April bis Anfang Mai. Sie werden klein geschnitten und zum Trocknen auf ein Leinentuch an einem schattigen Ort ausgebreitet.

So wenden Sie Frauenmantel an

▶ Tee

Zwei gehäufte Teelöffel Frauenmantelblätter mit einer Tasse (200 Milliliter) kochendem Wasser übergießen. Zehn Minuten lang ziehen lassen und anschließend abseihen. Trinken Sie davon drei Tassen pro Tag, das hilft bei Durchfall.

Frauen mit Unterleibskrämpfen während der Menstruation beginnen mit der Teekur zwei bis drei Tage vor dem erwarteten Regeltermin.

GÄNSEFINGERKRAUT

(POTENTILLA ANSERINA)

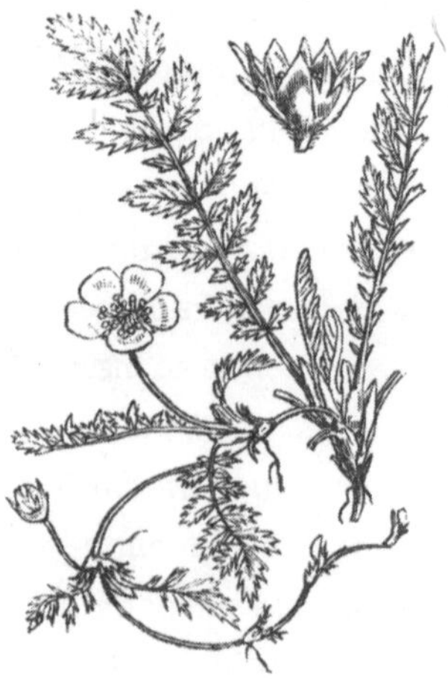

Wer unter Krämpfen leidet, sollte es mit einer Gänsefingerteekur versuchen.

Aus mittelalterlichen Kräuterbüchern

Den antiken Ärzten war das Kraut unbekannt, wahrscheinlich, weil sich seine ursprüngliche Heimat in Nord- und Mitteleuropa befindet. In den mittelalterlichen Kräuterbüchern wird es hingegen recht ausführlich behandelt, wobei es vor allem beim »Stuhlzwang« (Durchfall) zum Einsatz kam – daher auch der Zweitname »Zwangkraut«. Pfarrer Kneipp soll mit dem Gänsefingerkraut sogar Erfolge bei der Behandlung von Wundstarrkrampf (Tetanus) erzielt haben. Heute spielt Gänsefingerkraut als Heilpflanze bedauerlicherweise eher eine Außenseiterrolle. Die Flavonoide des Gänsefingerkrauts wirken krampflösend. Die Pflanze hilft bei Darm- und Magenkrämpfen, der Drei-Monats-Kolik bei Babys sowie bei Krämpfen während der Regelblutung. Auch wer regelmäßig von Muskelkrämpfen heimgesucht wird, sollte es mit einer Gänsefingerkrautkur versuchen.

Anwendung

- Tee

Potentilla wird auch in der Homöopathie eingesetzt. Als Urtinktur kommt es vor allem bei Menstruationsbeschwerden zum Einsatz.

Einen Esslöffel Gänsefingerkraut mit einer Tasse (200 Milliliter) heißem Wasser übergießen. Zehn Minuten lang ziehen lassen und anschließend abseihen. Trinken Sie davon drei Tassen pro Tag, wenn Sie häufiger unter Darm- oder Muskelkrämpfen leiden. Bei Menstruationsbeschwerden beginnen Sie mit der Teekur bereits drei Tage vor dem erwarteten Regeltermin.

- Trockenextrakt

Gänsefingerkraut ist auch als Trockenextrakt erhältlich. Die therapeutische Dosis liegt bei 800 bis 1200 Gramm Trockenextrakt täglich.

GEISSRAUTE (GALEGA OFFICINALIS)

Lange Tradition

Die Geißraute hat eine lange Tradition als Heilmittel gegen die Zuckerkrankheit. In den letzten Jahrzehnten geriet das leider in Vergessenheit, nicht zuletzt auch deshalb, weil die pharmazeutische Industrie mit der »dritten Generation« antidiabetischer Mittel endlich auch Wege gefunden hat, den Blutzuckerspiegel ohne massive Nebenwirkungen zu senken. Eine jüngst veröffentlichte Studie erbrachte jedoch deutliche Hinweise darauf, dass die Geißraute auch bei Übergewicht helfen kann. Und dadurch steht sie möglicherweise in der Medizin vor einer großen Wiederkehr.

Natürlicher Appetitbremser

Hauptwirkstoff der Geißraute ist das so genannte Galegin. Dieser Wirkstoff konnte in Laborexperimenten seine Blutzucker senkenden Eigenschaften unter Beweis stellen. In jüngerer Zeit werden die antidiabetischen Wirkungen der Geißraute aber auch mit ihren Chromsalzen in Verbindung gebracht. (Chrommangel fördert die Entstehung der Zuckerkrankheit.)

Wissenschaftler der Universität Glasgow förderten aber noch einen weiteren Effekt von Galega zutage. Sie stellten nämlich fest, dass die Geißraute den Appetit zügelt. Dadurch wird sie zu einer wertvollen Hilfe bei Diäten.

Die Geißraute wächst in Mittel-, Süd- und Osteuropa, die größten Anbauländer sind Ungarn, Polen und Bulgarien. Therapeutisch genutzt werden die hellgrünen Fiederblättchen, die getrocknet und dann zerkleinert werden.

So wenden Sie Geißraute an

Die Anwendung erfolgt am besten über Geißrautentee. Die Zubereitung ist einfach:

Einen gehäuften Teelöffel getrocknete Blätter mit einer Tasse (200 Milliliter) kochendem Wasser überbrühen, zehn bis fünfzehn Minuten lang ziehen lassen, danach abseihen. Trinken Sie davon zwei Tassen pro Tag, am besten zu den Mahlzeiten.

GEWÜRZNELKE (SYZYGIUM AROMATICUM)

Östlich von Afrika

Die Gewürznelke wurde bereits 1600 v. Chr. vom Ayurveda-Lehrer Bhavamisra beschrieben. Er wies bereits auf ihre breiten therapeutischen Einsatzmöglichkeiten hin.
In Deutschland wurden die »Gewürz-Nägelein« erstmals 973 erwähnt, auch die hl. Hildegard zählte sie zu ihrem Heilpflanzensortiment.
Die ersten Gewürznelkenplantagen im großen Stil wurden im 18. Jahrhundert von den Franzosen in Afrika angelegt. Bis heute stammt der größte Teil des weltweiten Angebots aus Madagaskar und Sansibar, zwei Inseln östlich von Afrika.

Gegen Viren und Bakterien

Die Gewürznelke hat nichts mit unseren heimischen Nelkengewächsen zu tun. Es handelt sich bei ihr vielmehr um die Blütenknospe eines immergrünen Baumes, der ursprünglich auf den Molukken beheimatet war.

Die Gewürznelke enthält eine überdurchschnittlich breite Palette von Wirkstoffen. Dominierend sind ihre ätherischen Öle, unter ihnen vor allem Eugenol, Caryophyllen und Vanillin. Darüber hinaus findet man Gerbstoffe, Phenolcarbonsäuren und Flavonoide.
Eugenol wirkt in starkem Maße hemmend auf das Wachstum von Viren und Bakterien. So waren die Einwohner der Molukkeninsel Taruak all die Jahrhunderte vor Infektionen gefeit, weil sie ihre Speisen mit großen Portionen an Gewürznelken verzehrten. Als dann die Nelkenbäume radikal abgeholzt wurden, kam es plötzlich auf der Insel zu regelrechten Infektionsepidemien, die Inseleinwohner erlitten Krankheiten, die ihnen vorher vollkommen unbekannt waren. Der Grund: Durch das Abholzen hatte sich ihr Gewürznelkenkonsum verringert.
Zusammen mit Caryophyllen entspannt Eugenol die Muskeln des Darms und der Atemwege, die Gewürznelke wird dadurch zu einem wirksamen Mittel bei Bronchialerkrankungen sowie bei Unterleibskrämpfen.

Eugenol konnte zudem in zahlreichen Experimenten den Nachweis erbringen, die Ansammlung von Blutplättchen (Thrombozyten) in den Blutgefäßen zu verhindern. Es muss daher zu den wirkungsvollen Heil- und Vorbeugungsmitteln der Arterienverkalkung gezählt werden.

In jüngerer Zeit konnten für Eugenol schmerz- und entzündungshemmende Eigenschaften beobachtet werden. Dadurch wird die Gewürznelke zu einer echten Therapieunterstützung bei Kopfschmerzen, Zahnschmerzen und rheumatischen Erkrankungen.

So wenden Sie Gewürznelken an

- Nelken gegen Schmerzen im Mundraum

Halten Sie eine ganze Nelke an die schmerzende Stelle im Mundraum, Sie können auch ein ganzes Nelkenköpfchen in das schmerzende Kariesloch hineinstecken, sofern es groß genug ist. Bei Zahnfleischentzündungen empfiehlt sich, mit dem Nelkenköpfchen behutsam zu massieren.

- Tee gegen Rheumatismus und Darmkoliken

Einen gestrichenen Teelöffel Gewürznelken mit einer Tasse (200 Milliliter) kochendem Wasser oder heißem Tee überbrühen, zehn Minuten lang zugedeckt ziehen lassen, anschließend abseihen. Trinken Sie davon zwei bis drei Tassen pro Tag.

- Fertigpräparate aus der Apotheke

Nelkenextrakt oder das ätherische Nelkenöl sind in zahlreichen Kombinationspräparaten enthalten, meistens in Salben, Einreibungen und Lösungen zur Behandlung von schmerzhaften Erkrankungen im Mundraum.

Zur innerlichen Anwendung gegen Kopfschmerzen, Darmkoliken und rheumatischen Erkrankungen oder zur Inhalation bei Atemwegserkrankungen können sie mit Tee oder Wasser verdünnt werden.

Bei äußerlicher Anwendung (z. B. bei Zahnschmerzen und Zahnfleischentzündungen) sollte man darauf achten, wie man auf konzentriertes Nelkenöl reagiert. Es kann nämlich gelegentlich zu Gewebereizungen führen.

Bei Zahnschmerzen zählt die Gewürznelke zu den bewährten Hausmitteln. Nur wenige wissen jedoch, dass ihre schmerz- und entzündungshemmenden Eigenschaften auch bei rheumatischen Erkrankungen und Kopfschmerzen helfen können.

GINKGO (GINKGO BILOBA)

Lebende Fossilien

Gingkobäume sind die Überlebenden einer Baumart, die bereits vor etwa 250 Millionen Jahren unseren Globus besiedelte, sie werden daher gerne von Wissenschaftlern als »lebende Fossilien« bezeichnet.
Als Heilpflanze ist Ginkgo hingegen weniger alt. In der traditionellen chinesischen Medizin wird Ginko erstmals im 14. Jahrhundert erwähnt, und da wird vor dem übermäßigen Verzehr seiner leicht giftigen Nüsse gewarnt. Und auch als Heilmittel waren es später die Nüsse, die den Einzug in die chinesische Medizin schafften, und nicht etwa die Blätter.
Heute sieht die Situation jedoch anders aus. Wenn von Ginkgo die Rede ist, dann von den Zubereitungen seiner Blätter. Über sie liegen mittlerweile zahlreiche wissenschaftliche Studien vor, die keine Zweifel mehr daran lassen, dass wir es bei Ginkgo mit einem der effektivsten psychoaktiven Pflanzen überhaupt zu tun haben.

Wirksamer Gehirnzellenschutz

Ginkgo wird nicht nur in Japan und China angebaut, sondern mittlerweile auch in Deutschland. Darüber hinaus wird er auch aus Frankreich importiert.

Hauptwirkstoffe von Ginkgo sind Gingkoflavonglykoside und Terpenlactone, die die Grundlage für die modernen Gingkopräparate bilden. Sie sind nicht nur psychoaktiv, sondern auch gut verfügbar, und sie werden von unserem Körper optimal verwertet.
Ginkgo hilft bei durchblutungsbedingter Hirnleistungsschwäche. Einmal dadurch, dass er den so genannten Platelet Activating Factor (dieser Faktor fördert die Blutgerinnung in den Gefäßen) beeinflusst und auf diese Weise den Blutfluss im Gehirn verbessert.
Andererseits dadurch, dass er funktionsschwache Nervenzellverbände vor Sauerstoffnot oder anderen krank machenden Einflüssen schützt.

Gegen den Zelltod

Ginkgo schützt die Hirnzellen außerdem vor dem programmierten Zelltod, der so genannten Apoptose. Dies ist das Ergebnis einer Studie des Marburger Universitätsinstituts für Pharmakologie und Toxikologie.

Die Wissenschaftler brachten Nervenzellkulturen dazu, ihr genetisches Selbstmordprogramm zu aktivieren, indem sie ihnen Nahrung entzogen und sie bestimmten Giften aussetzten. Dieser normalerweise automatisch ablaufende Prozess konnte für eine gewisse Zeit unterdrückt werden, indem man die Zellen mit Ginkgo behandelte. In einer Lösung mit reinen Glykosiden der Gingkoblätter schafften es die Zellen sogar, zwölf Stunden lang weiterzuleben.

Schließlich wird Ginkgo auch gerne zur Behandlung von Tinnitus und Hörsturz eingesetzt. Eindeutige wissenschaftliche Belege für dieses Einsatzgebiet existieren jedoch nicht.

Der Gingkobaum gilt als lebendes Fossil unter den Pflanzenarten. Er ist der einzige überlebende Vertreter einer ganzen Pflanzenfamilie. Dies hat er wahrscheinlich der Tatsache zu verdanken, dass er sich als Tempelbaum einer besonderen Wertschätzung und Pflege erfreute.

Mögliche Nebenwirkungen

In ganz seltenen Fällen können Gingkoextrakte zu Kreislaufstörungen (Herzklopfen, Schwindel, Kopfschmerzen) und allergischen Hautreaktionen führen. Ansonsten muss Ginkgo zu den risikoarmen psychoaktiven Pflanzen gezählt werden.

So wenden Sie Ginkgoextrakt an

Die Anwendung erfolgt über Gingkoextrakte, die Blätter selbst sind zur Teezubereitung weniger geeignet.

In ihrer Wirkung am besten bestätigt sind die standardisierten Extrakte aus der Apotheke. Als Dosierung werden 120 bis 240 Milligramm Trockenextrakt pro Tag auf drei Portionen verteilt empfohlen.

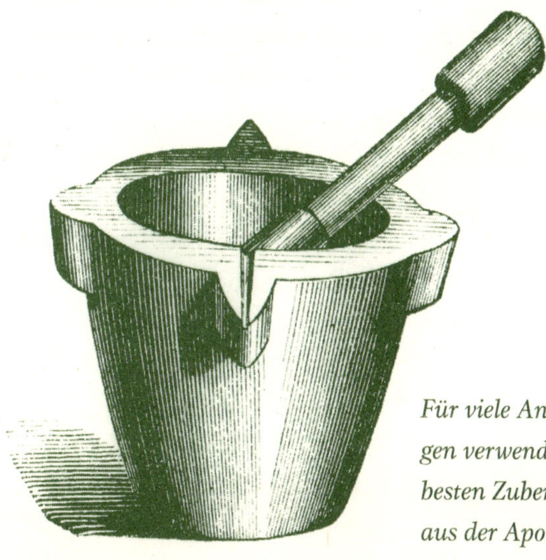

Für viele Anwendungen verwendet man am besten Zubereitungen aus der Apotheke.

GINSENG (PANAX GINSENG)

Menschenähnliche Gestalt

Nicht zuletzt ihrer menschenähnlichen Gestalt hat es die Ginsengwurzel zu verdanken, dass sie zu den beliebtesten Heilpflanzen überhaupt zählt. Seit mindestens 2000 Jahren wird Ginseng in Ostasien als Heilmittel angewendet.
Nach Europa gelangte er über arabische Kaufleute, die ihn nach Spanien brachten. Gemäß der traditionellen chinesischen Medizin fördert Ginseng den Ausgleich zwischen den beiden Polen Yin und Yang, doch in jüngerer Zeit macht er auch in der europäischen Medizin von sich reden, weil einige seiner Heilwirkungen auch wissenschaftlich belegbar sind.

Anti-Stress-Pflanze

Ginseng ist eine wertvolle Heilwurzel. Ein Allheilmittel zur Verlängerung des Lebens – wie oft behauptet wird – ist er jedoch nicht, da unsere Lebenserwartung grundsätzlich nicht von einem einzigen Arznei- oder Nahrungsmittel beeinflusst werden kann.

Hauptwirkstoffe des Ginsengs sind die Ginsenoside. Bei längerer Anwendung erhöhen sie das Reaktions- und Leistungsvermögen sowie die Fähigkeit zur Stressbewältigung. Hauptverantwortlich dafür ist die Eigenschaft der Ginsengwirkstoffe, die Nukleinsäure- und Eiweißsynthese in der Leber zu stimulieren, in den Adrenalinstoffwechsel (Adrenalin ist ein wichtiges Stresshormon) einzugreifen sowie die Energiegewinnung aus Kohlenhydraten zu verbessern.

Gegen Bronchitis

Eine Studie der Universität Mailand belegt, dass Ginseng bei Bronchitis hilfreich sein kann. Die Wissenschaftler teilten 75 Patienten, die unter einer akuten Attacke chronischer Bronchitis litten, in zwei Gruppen ein: Die eine erhielt neun Tage lang Antibiotika, die andere erhielt zusätzlich 100 Milligramm Ginsengextrakt. Jeden Morgen wurde Bronchialsekret entnommen und die Anzahl der Bakterien darin bestimmt. Als weiterer Endpunkt wurde die Zeitdauer bis zum Abklingen der Symptome herangezogen.

Das Ergebnis: An vier von acht Tagen war die Bakterienzahl in der Ginsenggruppe deutlich niedriger, außerdem benötigten ihre Mitglieder mit durchschnittlich 5,9 Tagen weniger Zeit bis zur Symptomfreiheit als die Kontrollgruppe (6,7 Tage).

So wenden Sie Ginseng an

Ginsengpräparate wie den Wurzelextrakt sowie die Wurzel selbst bekommen Sie heute in jeder naturheilkundlich orientierten Apotheke.

Als Dosierung werden ein bis zwei Gramm Ginsengwurzel bzw. 250 bis 500 Milligramm Ginsengwurzelextrakt pro Tag empfohlen.

Bei bestimmungsgemäßem Gebrauch sind keine Nebenwirkungen zu erwarten. Überhöhte Dosierungen können allerdings nach längerfristigem Gebrauch zu Schlafstörungen und Bluthochdruck führen.

Der botanische Name der Pflanze (»panax«) bedeutet »Allheilmittel«. Das ist die Ginsengwurzel seit Jahrtausenden in Asien. Im 9. Jahrhundert kam sie dann nach Europa und galt lange Zeit als allgemeines Stärkungsmittel.

- Ginsengtee

Zwei Gramm der getrockneten Pflanzenteile mit einem halben Liter kaltem Wasser übergießen und gemeinsam im geschlossenen Topf aufkochen. Danach lässt man ihn fünf bis fünfzehn Minuten auf kleiner Flamme offen köcheln, anschließend abseihen. Trinken Sie von diesem Tee immer wieder mal eine kleine Portion vor den Mahlzeiten.

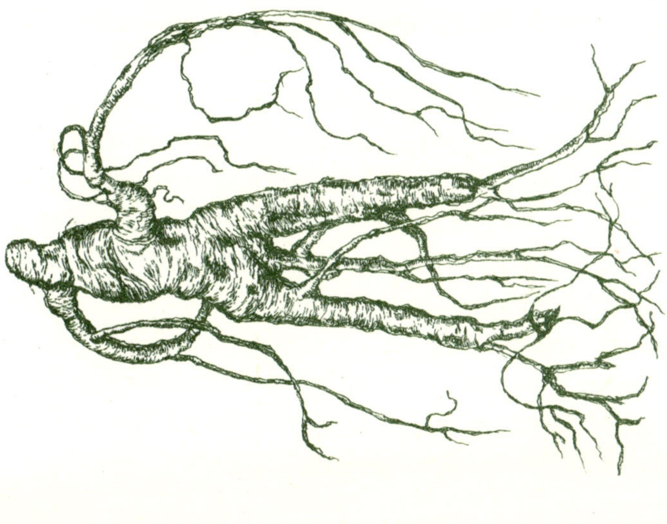

Ginseng ist ein klassisches Stärkungsmittel.

GOLDRUTE (SOLIDAGO VIRGAUREA)

Wundkraut des Mittelalters

Die Gattung Solidago umfasst sage und schreibe 120 Arten, die meisten davon leben in Nordamerika. Doch eine Form, nämlich Solidago virgaurea, ist überwiegend im mitteleuropäischen Raum heimisch. Sie gehört gleichzeitig zu den Goldrutengewächsen mit dem besten Wirkstoffprofil. Außerdem bildet sie die Mutterpflanze der meisten Goldrutenhybriden und -sorten, die sich in unseren Gärten befinden.

Als Arzneimittel ist das Goldrutenkraut schon ungefähr 700 Jahre alt. Im Mittelalter schätzte man es vor allem als Wundkraut (so wird es auch heute noch in manchen Gegenden genannt) und als »Spülmittel« für Nieren und Harnwege.

Hilfreich bei Blasenerkrankungen

Die Goldrute enthält nicht nur zahlreiche antibiotische und entzündungshemmende Substanzen, sondern sorgt auch dafür, dass sie gezielt in Nieren, Blasen und Harnwegen zum Einsatz kommen.

Die Goldrute hat einen hohen Gehalt an antibiotischen und entzündungshemmenden Flavonoiden und Glykosiden, die zudem noch die Harnmenge erhöhen. Dadurch werden Nieren, Blase und Harnwege regelrecht mit heilkräftigen Substanzen durchgespült.

In Experimenten konnte nachgewiesen werden, dass die Goldrute das Wachstum bereits bestehender Blasensteine hemmen kann. Die Goldrute gehört bei der Blasenentzündung (Zystitis) zu den Mitteln der ersten Wahl.

Bei Wasseransammlungen infolge von Herzschwäche oder verringerter Nierentätigkeit darf die Goldrute nicht zum Einsatz kommen, weil diese Organe durch die Wirkstoffe des Krauts möglicherweise allzusehr belastet würden.

Goldrute sammeln

Solidago virgaurea wächst auch bei uns. Aber in unseren Gärten finden sich viele Goldrutenarten, die mit der Vigaurea-Version medizinisch nichts gemeinsam haben.

Die Merkmale der »echten« Goldrute: bis zu einem Meter hoch, Stängel aufrecht und oben behaart. Die wechselständigen Blätter zeigen eine elipsenförmige Gestalt und sind bis zu zehn Zentimeter lang. Die Blüten sind an den Spitzen der Triebe zu dichten Rispen gruppiert und haben gelbe Blütenköpfchen. Blütezeit ist von August bis Oktober. Wir finden die echte Goldrute auf Waldlichtungen, an Waldrändern und am Meer auf den Dünen. Gesammelt wird das komplette Kraut. Am besten schneiden Sie es 50 Zentimeter oberhalb des Bodens ab und hängen dann die Bündel kopfüber an einem kühlen und dunklen Ort zum Trocknen auf.

In den Apotheken erhält man nur selten das echte Goldrutenkraut, sondern meistens das Riesengoldrutenkraut (Solidago gigantea) oder eine Mischung aus beiden Kräutern. Doch das ist nicht weiter schlimm. Denn die beiden Pflanzen sind in ihrer Wirkung nahezu identisch.

Im eigenen Garten

Die Goldrute ist bescheiden, stellt keine sonderlichen Ansprüche an ihren Standort. Sie liebt lockeren und leichten Boden mit ausreichend Kalk, gedeiht unter Licht und Halbschatten. Die Vermehrung kann im Winter durch Teilung des Wurzelstocks erfolgen. Achten Sie darauf, dass Sie auch wirklich Solidago virgaurea in ihrer Staudengärtnerei bekommen.

So wenden Sie Goldrutenkraut an

- Tee

Einen Esslöffel Goldrutenkraut mit einer Tasse (200 Milliliter) kochendem Wasser überbrühen. Zehn Minuten lang ziehen lassen und anschließend abseihen. Trinken Sie davon drei Tassen zwischen den Mahlzeiten.

- Tinktur

20 Gramm getrocknetes und zerkleinertes Kraut in 60- bis 80-prozentigem Alkohol acht Tage lang ziehen lassen. Danach in eine dunkle Tröpfchenzählflasche füllen. Nehmen Sie davon bei Erkrankungen der Harnwege dreimal zehn Tropfen pro Tag.

- Frische Blätter

Legen Sie die gewaschenen frischen Blätter des Krauts als Umschlag auf offene (aber nicht mehr blutende) Wunden. Goldrutenumschläge haben sich besonders bei nässenden und schlecht heilenden Hautabschürfungen bewährt.

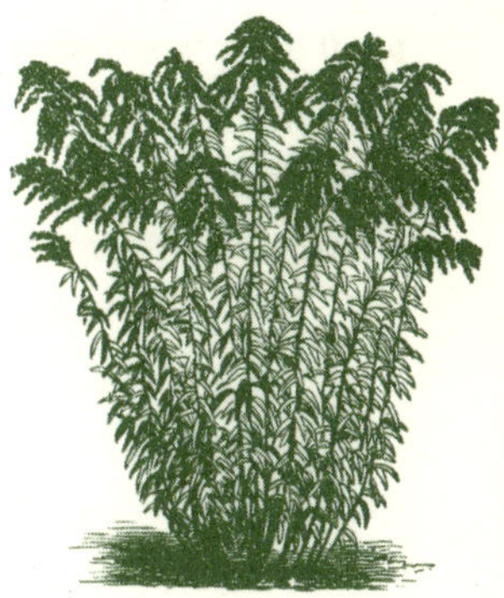

Viele der Goldrutenarten in unseren Gärten sind medizinisch nicht verwendbar.

GRÜNER TEE

Von China nach Holland

Aus kulinarischer Sicht ist es vor allem bei japanischen Grüntees sinnvoll, sie mit 80 Grad Celsius heißem anstatt mit kochendem Wasser aufzugießen. Aus medizinischer Sicht ist jedoch generell die Zubereitung mit kochendem Wasser am zweckmäßigsten, denn dabei lösen sich die typischen Wirkstoffe des Tees am besten. Großmutters Tipp: Wer das gekochte Wasser vor dem Aufguss erst einmal fünf Minuten stehen lässt, findet einen guten Kompromiss zwischen Medizin und gutem Geschmack.

Als pflanzliche Medizin gegen die unterschiedlichsten Beschwerden vom Sodbrennen über die Mandelentzündung bis zu Kopfschmerzen wird Grüntee seit langem verwendet. Die erste geschichtliche Erwähnung liegt 4700 Jahre zurück.
Als erster Europäer erwähnte Mitte des 16. Jahrhunderts der portugiesische Jesuitenpater Jasper de Cruz den grünen Tee, der dann ein paar Jahrzehnte später nach Holland gelangte. Zwischen 1652 und 1654 entdeckten ihn die Engländer für sich. Allerdings wandte man sich auf der britischen Insel immer mehr dem fermentierten schwarzen Tee zu. Der grüne Tee geriet dadurch – auch in anderen Ländern – immer mehr in den Hintergrund.

Viele heilsame Wirkungen

Der wichtigste Wirkstoff des grünen Tees ist das Epigallocatechingallat, kurz EGCG. Dieser Gerbstoff ist in seiner Eigenschaft als Radikalefänger um ein Vielfaches wirkungsvoller als Vitamin E. Darüber hinaus scheint es auch bereits bestehende Krebszellen zu attackieren, wie eine Studie der Western Reserve University in Cleveland herausfand.
Die amerikanischen Forscher brachten menschliche Krebszellen aus Haut, Lymphknoten und Prostatagewebe in Kontakt mit dem EGCG und konnten beobachten, dass die Tumorzellen abstarben. Die Krebszellen erhielten offensichtlich – angeregt durch EGCG – über zellinterne Kommunikationswege den Befehl, sich selbst umzubringen. Wie jedoch dieser Mechanismus genau abläuft und in welchem Krebsstadium er noch wirksam greifen kann, ist noch unbekannt.
Dafür ist bekannt, dass EGCG die Ausbreitung von Kariesbakterien im Mundraum verhindert, indem es ihre Zuckerverdauung beeinträchtigt. Nimmt man dann noch den hohen

Fluorgehalt des grünen Tees hinzu, so muss ihm eine große Rolle bei der Vorbeugung gegen Karies zugeschrieben werden. Darüber hinaus unterdrückt EGCG auch die Wirkung von Hormonen, die in den Muskeln unserer Blutgefäße die Spannung erhöhen und dadurch Bluthochdruck fördern können.

Wer länger als zehn Jahre regelmäßig grünen Tee trinkt, hat gute Chancen, seine Knochen gesund zu halten und sich vor Knochenschwund (Osteoporose) zu schützen. Dies ist das Ergebnis einer Erhebung des Universitäts-Hospitals in Taiwan, durchgeführt an 497 Männern und 540 Frauen. Demzufolge erhöht der regelmäßige Teekonsum die Knochendichte.

Wer den grünen Tee in seiner ganzen Palette schmecken will, muss sich selbst und seinen Geschmacksknospen Zeit geben, um sich an ihn zu gewöhnen. Die erste Tasse grüner Tee schmeckt vielen Menschen einfach nur ein wenig bitter, oft sind sie enttäuscht. Doch wer ihn erst einmal über einige Monate getrunken hat, freut sich immer mehr auf die nächste Tasse – und darauf, ihr wieder neue geschmackliche Nuancen entlocken zu können.

So verwenden Sie grünen Tee

- Zubereitung ohne Kanne

Das Wasser wird in einem Kessel kurz aufgekocht und fünf Minuten zum Abkühlen stehen gelassen. Einen gestrichenen Teelöffel grüne Teeblätter in die Tasse (etwa 150 Milliliter) geben und mit dem Wasser übergießen. Nach zwei bis drei Minuten können Sie einfach trinken, das heißt, die Blätter verbleiben in der Tasse und werden auch nicht umgerührt. Sie können den Aufguss noch zweimal wiederholen, das Wasser muss dazu nicht mehr erhitzt werden.

- Die klassische Zubereitung

Das Teewasser wird im Kessel kurz aufgekocht und fünf Minuten zum Abkühlen stehen gelassen. Pro Tasse einen gestrichenen Teelöffel Tee in die Kanne geben, ab fünf Tassen zusätzlichen einen gestrichenen Teelöffel Tee für die Kanne. Anschließend das heiße Wasser hinzugeben. Pro Tasse rechnet man 150 Milliliter.

Den Tee je nach Bedürfnis ziehen lassen. Nach zwei bis drei Minuten wirkt er stark anregend, sein Aroma bleibt hingegen eher mild. Nach drei bis acht Minuten dominiert das Aroma, die anregende Wirkung fällt eher mäßig aus und wird auf eine längere Zeit gestreckt.

Die Teeblätter verbleiben in der Kanne und können zu einem zweiten und dritten Aufguss wiederverwendet werden.

HOLUNDER (SAMBUCUS NIGRA)

Alles ist verwendbar

In Franken erzählen die Bauern ihren Enkeln noch heute, dass man vor jedem Holunderstrauch, an dem man vorbeigeht, den Hut zu ziehen hätte. Denn an ihm sei schließlich alles nutzbar: Blüten, Blätter, Früchte, Rinde und Wurzeln.
Die antiken Griechen kochten seine Wurzeln mit Wein, um mit dem entstehenden Sud Kompressen gegen Schlangenbisse anzufertigen, die Blätter kamen als Umschlag auf Hautgeschwüren zum Einsatz, und die Beeren wurden von den Frauen verwendet, um sich die Haare schwarz zu färben. Die Rinde wurde später von der Volksmedizin als mildes Abführmittel genutzt, die Äste wurden ausgehöhlt, um aus ihnen Rohrflöten anzufertigen.
In der Medizin der Gegenwart kommen in erster Linie die Blüten und der Saft der Beeren zum Einsatz.

In unseren Wäldern findet sich neben dem Sambucus niger auch noch der Sambucus ebulus (Zwergholunder) und der Sambucus racemosa (Traubenholunder). Ihre Früchte und Blüten sind für Heilzwecke ungeeignet. Man erkennt S. ebulus an seinem zwergenhaften Wuchs von 60 Zentimeter Höhe und S. racemosa an seinen korallenroten Früchten.

Schweißtreibende Vitaminlieferanten

Holunderbeeren enthalten sehr viel Vitamin C und das B-Vitamin Niazin. Weitere Inhaltsstoffe sind die Flavonoidglykoside, von denen eine abführende sowie harn- und schweißtreibende Wirkung ausgeht. Holunderblüten enthalten äthe- rische Öle mit hohem Anteil an freien Fettsäuren, die dem Öl fast eine butterähnliche Konsistenz verleihen. Zusammen mit den Glykosiden der Blätter wirken sie in hohem Maße schweißtreibend, weil sie die Erregbarkeit der Schweißdrüsen für Wärmereize steigern. Tees mit Holunderblüten werden gerne bei Erkältungen verordnet.

Holunder selbst sammeln

Die Merkmale unseres einheimischen Holunders: bis zu acht Meter hoch, die Zweige glatt und mit weißem Mark gefüllt. Die Blätter haben kurze Stile, eine ovale Eierform und gesägte Ränder. Die gelblich-weißen Blüten sind in flachen Doldenrispen vereint und verbreiten einen süß-aromatischen Geruch. Die Blütezeit liegt zwischen Juni und Juli. Die Beeren sind schwarz und kirschkerngroß, mit zunehmender Reife im September ziehen sie die Blütendolden nach unten. Gesammelt werden die Blüten und Beeren. Die Anwendung von Rinde, Blättern und Wurzeln erscheint aus heutiger medizinischer Sicht überflüssig. Die Blüten sammelt man zu Beginn der Blütezeit. Sie müssen schnell und sorgfältig im Schatten getrocknet werden, da sie sich nur in gut getrocknetem Zustand lagern lassen.

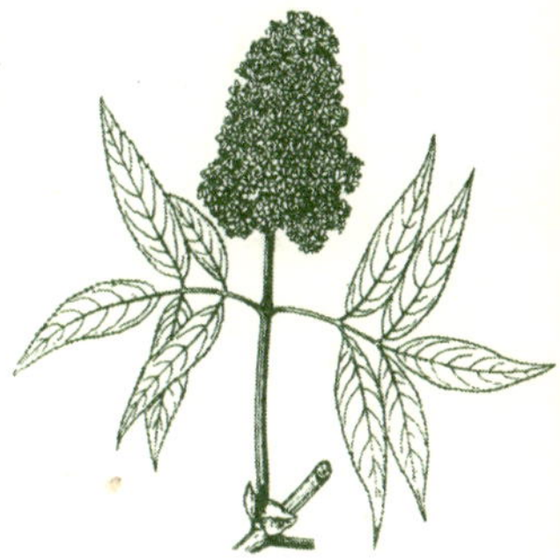

Holunder erfreut uns mit seinen Blüten und Beeren.

Die Beeren werden gesammelt, wenn sie tiefschwarz sind. Der Verzehr der frischen Beeren ist umstritten. Sie enthalten zwar bedeutsame Mengen an Vitaminen; der Verzehr kann aber zu erheblichen Magenproblemen führen.

Großmutters Tipp: Der in Reformhäusern erhältliche Holunderbeersaft wird in der Regel gut vertragen.

Im eigenen Garten

Holundersträucher sind sehr bescheiden in ihren Ansprüchen, schätzen jedoch eine gute Stickstoffversorgung und brauchen viel Platz. Sie wachsen in der Sonne und im Halbschatten. Die beste Pflanzzeit ist der Oktober.

Den alten Germanen galt der Holunder als heilig. Wer einen Strauch rodete oder fällte, wurde hart bestraft. Die Kelten nannten den Holunder »Ruis die Holde«, den Baum des 13. Mondes.

So verwenden Sie Holunder

- Holunderblütentee

Einen Esslöffel Blüten mit einer großen Tasse (200 Milliliter) kochendem Wasser übergießen. Fünf bis zehn Minuten lang zugedeckt ziehen lassen und anschließend abseihen. Trinken Sie davon vier Tassen pro Tag, wenn Sie erkältet sind und sich Fieber eingestellt hat. Der Tee wirkt schweißtreibend und fördert dadurch die fiebersenkende Verdunstungskälte auf der Haut. Der Effekt ist noch größer, wenn Sie Holunderblüten mit gleichen Teilen Lindenblüten vermischen.

Zur Behandlung von Harnsteinerkrankungen oder Wassersucht empfiehlt sich eine Holunderblütenkur über eine Dauer von mindestens vier Wochen.

HOPFEN (HUMULUS LUPULUS)

Nicht nur im Bier

In der deutschen Volksmedizin galt der Hopfen als wichtige Heilpflanze gegen schlechte Laune und Nervosität. Dadurch erhielt er auch symbolische Bedeutungen. Setzte sich etwa ein Mädchen einen Kranz aus Hopfen auf, zeigte es damit seiner Umgebung, dass es bester Dinge und nicht von Liebeskummer gebeutelt sei.

Der Hopfen wurde schon in früher Geschichte sehr geschätzt, allerdings mehr als Delikatesse denn als Heilmittel. Die Römer aßen ihn ähnlich wie Spargel, einer ihrer Dichter warf ihm sogar vor, dass man ihn eigentlich nicht aus Hunger, sondern aus purer Lust essen würde.

Klassische Beruhigungspflanze

Hauptwirkstoffe des Hopfens sind die Bitterstoffe. Die wichtigsten sind das Lupulon und das Humulon. Sie verwandeln sich nach dem Pflücken der Hopfenzapfen in einen Alkohol namens Methylbutenol, der im Laborversuch eine überaus starke Wirksamkeit als Beruhigungsmittel zeigte. In einem groß angelegten Versuch an 225 Testpersonen wurde die beruhigende und schlaffördernde Eigenschaft von Hopfen auch am Menschen nachgewiesen. In anderen Studien zeigte sich außerdem, dass Hopfen die negativen Effekte des Nikotins auf unsere Nerven dämpft.

Die ätherischen Öle des Hopfens sorgen für seinen typischen Geruch, unterstützen aber wohl auch die beruhigende Wirkung. Sie kommen besonders bei der Anwendung als Bad und in Kissen aus Hopfenzapfen zum Tragen.

Hopfen aus eigenem Anbau

Als Schlinggewächs wird er bis zu sechs Meter lang. Typisch für ihn sind die gedrehten Windungen seines Stamms. Die Blüten zeigen sich von Juli bis August in zapfenartigen Ständen mit eiförmigen, grünlich gelben Hopfendolden. Ihnen entströmt der eigentümliche aromatische Hopfengeruch. Die Pflanze wird in Süddeutschland in großem Stil angebaut.

Geerntet werden im September die länglichen Hopfenzapfen

der weiblichen Pflanzen. Sie werden gebündelt, in einem luftigen Raum trocknen sie relativ schnell. Einige Bitterstoffe des Hopfens sind flüchtig, er sollte daher nicht länger als ein Jahr gelagert werden.

Hopfen bevorzugt halbschattige und sonnige Standorte mit viel Nährstoffen und sollte daher regelmäßig mit Kompost versorgt werden. Er eignet sich aufgrund seiner großen dekorativen Blätter und seines dichten Laubwerks als sommerlicher Licht- und Windschutz, beispielsweise zum Beranken von Wänden und frei stehender Klettergerüste. Man muss ihn im Herbst bis auf den Boden zurückschneiden.

Wer der Entdecker der Hopfendolden als Bierzusatz war, ist unbekannt. Vermutlich waren es Mönche, die eher zufällig auf den Hopfen im Bier kamen. Der sagenhafte König Gambrinus, angeblich der Erfinder des Bieres, ist jedenfalls niemand anders als der Bruder Cambarius, und dieser lateinische Ausdruck steht für Kellermeister.

So wenden Sie Hopfen an

- Tee

Zwei gehäufte Teelöffel Hopfenzapfen mit einer Tasse (200 Milliliter) kochendem Wasser übergießen. Zehn bis 15 Minuten lang zugedeckt ziehen lassen und anschließend abseihen. Eine Stunde vor dem Schlafengehen getrunken fördert Hopfentee das Einschlafen. Mit einem halben Teelöffel Honig nimmt man ihm den bitteren Geschmack.

- Tinktur

Zehn Gramm frische Hopfenzapfen in 20 Milliliter 70-prozentigen Alkohol geben und sieben Tage lang ziehen lassen. Danach abseihen und in eine dunkle Flasche geben. Nehmen Sie davon einen Teelöffel eine Stunde vor dem Schlafengehen. Hopfentinktur wirkt sehr viel intensiver als Hopfentee.

- Bäder

Ein bis zwei Hand voll Hopfenzapfen im Leinensäckchen ins Badewasser geben. Bleiben Sie nicht länger als zehn Minuten in dem Bad. Hopfenbäder sind allerdings in ihrer schlaffördernden Wirkung schwächer einzuschätzen als Melissenbäder.

- Kissen

Ein gutes altes Einschlafmittel aus Großmutters Zeiten. Füllen Sie zwei Hand voll getrocknete Hopfenzapfen – verpackt in kleine Leinensäckchen – in Ihr Kopfkissen. Die Füllung muss jährlich erneuert werden.

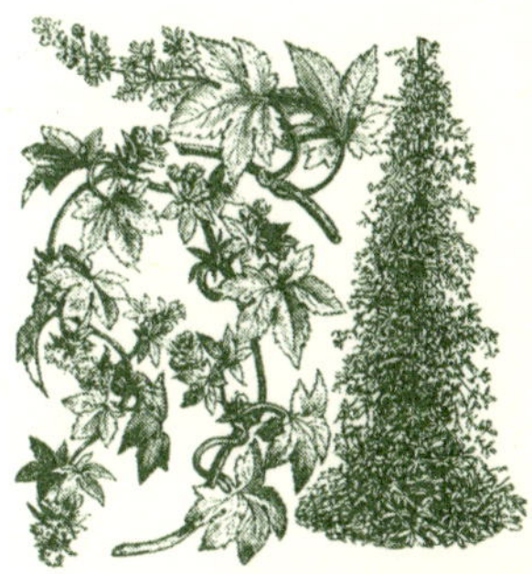

Hopfentee ist ein wirksamer Schlaftrunk.

INGWER (ZINGIBER OFFICINALE)

Würze und Medikament

Die genaue Herkunft der Ingwerstaude und des aus ihrer Wurzel gewonnenen Gewürzes sind unbekannt, sicher ist jedoch, dass sie in China schon vor 3000 Jahren bekannt waren. Auch die antiken Ärzte schätzten Ingwer als Würzmittel und als Medikament gegen die unterschiedlichsten Krankheiten, von Blähungen bis hin zu Schlangenbissen. Heute wird er in zahlreichen Präparaten gegen Reiseübelkeit verarbeitet.

Gegen »Kater« und Reisekrankheit

Die chinesische Bevölkerung ist wissenschaftlichen Studien zufolge um ein Vielfaches anfälliger gegen Reiseübelkeit als der Europäer. Dennoch fahren Chinesen zur See – ihre mit Ingwer gewürzte Küche hilft ihnen dabei.

Ingwer besitzt ein überdurchschnittlich breites Wirkstoffprofil, vor allem, was seine ätherischen Öle angeht. Hervorzuheben sind die Gingerole, die in ihrer chemischen Struktur und ihrer Wirksamkeit der Acetylsalicylsäure (Aspirin) sehr ähnlich sind. So hemmen sie die Zusammenballung von Blutplättchen (Thrombozyten), wodurch das Risiko von Blutgefäßverschlüssen und Arteriosklerose verringert wird.

Darüber hinaus wirken Gingerole schmerzhemmend und im Darm als Gegenspieler zum Hormon Serotonin. Ingwer zählt daher zu den hilfreichen Mitteln gegen Föhnkopfschmerzen, Wetterfühligkeit, Reiseübelkeit, »Kater« nach durchzechter Nacht, Blähungen und Krämpfe im Darmbereich.

So verwenden Sie Ingwer

Die frische Ingwerwurzel bekommen Sie heute in jedem gut sortierten Gemüsegeschäft.

Heilsamer Tee aus Ingwerwurzeln

Einen Esslöffel frische Ingwerwurzelstücke oder eine Messerspitze fertiges Ingwerpulver mit einer Tasse (200 Milliliter) kochendem Wasser überbrühen, zehn Minuten lang zugedeckt ziehen lassen, danach abseihen.

Unentbehrlich für asiatische Gerichte

Ingwer gehört zu den zentralen Gewürzen der indischen und chinesischen Küche. Dort schätzt man seinen warmen Holzduft, der einen eigentümlichen, aber nicht beißenden Kontrast zu seinem scharfen Geschmack bildet.

In China wird Ingwer gerne mit Knoblauch kombiniert, und er zählt zu den Standardzutaten der indischen Curries. Seine Schärfe und seine verdauungsfördernde Wirkung wird in asiatischen Gemüse- und Fleischgerichten geschätzt, seine süßliche Note macht ihn zu einem idealen Gewürz für Lebkuchen, Biskuits, Kuchen und Puddings, gelegentlich findet man ihn auch in Tee, Bier und Wein.

Ingwer verbindet auf einmalige Weise süßliches Aroma mit scharfem Geschmack. Dadurch wird er beinahe zu einem Universalgewürz, das man zu Gemüse- und Fleischgerichten ebenso einsetzen kann wie zu Tee und Gebäck.

Am besten frisch verwenden

Man erhält im Gemüsegeschäft und in Supermärkten immer häufiger frische Ingwerwurzeln, die man dann zu Hause weiterverarbeiten kann.

Sie sind dem industriell gefertigten Ingwerpulver sowohl therapeutisch als auch kulinarisch überlegen. Die Scharfe ist weniger, das Süßliche dafür mehr ausgeprägt.

Ingwerspezialitäten sind Ingwerstücke in Sirup (vor allem aus China und Australien) sowie Sushoga und Beni-Shoga (hauchdünne, rosa- bzw. rotfarbene Ingwerschnitten, die in einem Spezialsud eingelegt wurden). Kandierter Ingwer eignet sich außerdem vorzüglich zum Süßen von Tee und Obstsalaten.

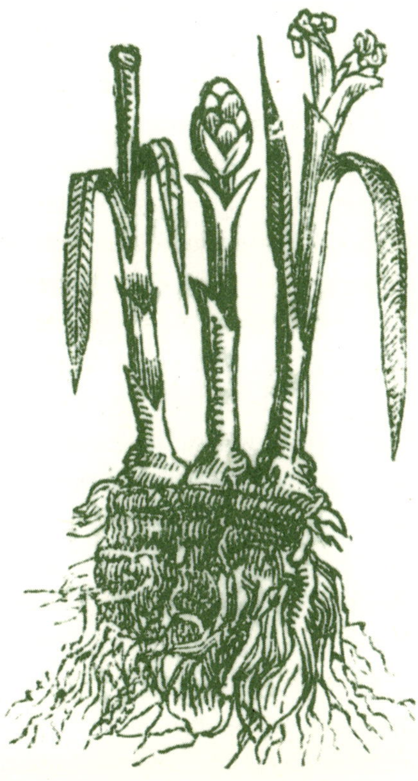

Ingwer taugt nicht nur zur Würze von Speisen. Seine Inhaltsstoffe wirken gegen Reiseübelkeit und fördern die Verdauung.

JOHANNISKRAUT (HYPERICUM PERFORATUM)

Altes Heilmittel der Volksmedizin

Schon die antiken Griechen kannten das Johanniskraut und verwendeten es äußerlich als Mittel zur Wundheilung.
In der Volksmedizin wird Hypericum seit alters her zur Behandlung von Furunkeln, Hämorrhoidalleiden, Wunden, Quetschungen, Verbrennungen und Nervenschmerzen eingesetzt. Der Blütenaufguss sollte Blutflüsse heilen und die Monatsregel schmerzlos machen, während der Weingeistauszug bei Hexenschuss, Gicht, Bettnässen und nachgeburtlichen Krämpfen der Frau zum Einsatz kam. Die gesottenen Samen sollten Durchfall stoppen, den Harnfluss anregen, Würmer abtöten und sogar gegen Migräne helfen, »die in der Galle sitzt«.

In der Volksmedizin wird Johanniskraut schon lange und bei den unterschiedlichsten Erkrankungen eingesetzt. Im Unterschied zu vielen anderen Heilkräutern wurden bei ihm immer neue Wirkungen und Anwendungsmöglichkeiten entdeckt.

Einige dieser Einsatzmöglichkeiten von Hypericum konnten Wissenschaftler bestätigen, andere, wie etwa die Wirkungen bei Wurmerkrankungen, Gicht und Hexenschuss, fanden hingegen nicht ihre Bestätigung.
Heute gilt Johanniskraut als eine der großen Entdeckungen in der Therapie von depressiven Verstimmungen, in jüngerer Zeit macht es auch als Mittel gegen Kopfschmerzen Furore.

Mit Hypericum gegen depressive Verstimmungen

Seine antidepressive Wirkung ist längst kein Geheimtipp mehr, Johanniskraut gehört als Stimmungsaufheller bereits zum medizinischen Standard. Dem konnte auch der Umstand nichts anhaben, dass Johanniskraut mit einigen Medikamenten (Herzmittel, Antidepressiva) problematische Wechselwirkungen erzeugt, denn sie liegen weniger am Johanniskraut als an den Medikamenten, die schon für sich genommen ein hohes Nebenwirkungsrisiko besitzen.
Auch dass Johanniskraut in hohen Dosierungen die Lichtempfindlichkeit steigert, ist nicht wirklich ein Problem. Denn

diese Dosierungen sind über den klassischen Tee unmöglich und selbst über standardisierte Präparate nur dann zu erreichen, wenn man sich die Überdosierung fest vornimmt.

Ein Kraut gegen Kopfschmerzen

Dafür wirkt Johanniskraut nicht nur als Antidepressivum, sondern auch als Schmerzhemmer.
Eine Studie der neurologischen Klinik der Universität Kiel untersuchte die Wirksamkeit und Verträglichkeit von Hypericum-Extrakt bei Patienten mit Spannungskopfschmerzen. Sie ergab, dass Johanniskraut sich durchaus mit etablierten Schmerzmitteln wie Acetylsalicylsäure (Aspirin) und Paracetamol messen kann.
Im Unterschied zu den meisten herkömmlichen Schmerzmitteln zeigt es jedoch kaum Nebenwirkungen. Es eignet sich daher hervorragend zur Therapie von chronischen Spannungskopfschmerzen.

Im Mittelalter hatte das Johanniskraut Namen wie »Feldhopfenkraut« und »Teufelsflucht«. Der erste Name zeigt, dass seine beruhigende Wirkung an den Hopfen erinnerte, der zweite weist hingegen auf seinen Einsatz bei psychisch Kranken hin, die damals als vom Teufel besessen galten.

Johanniskraut sammeln

Allein in Deutschland existieren neun verschiedene Arten des Johanniskrauts. Von therapeutischer Bedeutung ist jedoch nur eine Art, nämlich Hypericum perforatum.
Seine Merkmale: bis zu 100 Zentimeter groß, Stängel rund, kahl und mit zwei Längskanten ausgestattet. Hält man die länglichen Blätter des Johanniskrauts gegen das Licht, sehen sie aus wie perforiert. Verantwortlich für dieses eigentümliche Muster sind die in den Blättern befindlichen Öldrüsen. Sie gaben dem Kraut sein unverwechselbares Aussehen und seinen Namen: Tüpfel-Johanniskraut.
Das Kraut zeigt zwischen Juni und September eine dichte Pracht von goldgelben Blüten, die zu Gruppen – so genannten Scheindolden – vereinigt sind. Zerquetscht man eine Blüte zwischen den Fingern, so zeigt sich ein blutroter Saft, der die Haut blauviolett verfärbt.
Wir finden das Johanniskraut auf trockenen Urgesteins- und Kalkböden, an sonnigen Hügeln und Berghängen sowie an sonnigen Wegen und Mauern.

Gesammelt werden alle oberirdischen Triebe, also Blüten, Blätter und Stängel. Die meisten Wirkstoffe enthalten die Blüten. Beste Sammelzeit sind die Tage zwischen dem 15. Juni und dem 1. September.

Im eigenen Garten

In seiner Bodenwahl ist die Pflanze recht bescheiden, sie wächst auf lehmigen und kalkhaltigen genauso gut wie auf mageren und trockenen Böden. Dadurch eignet sie sich zur Verschönerung von unscheinbaren Mauern oder Wegrändern.

Die Aussaat des Krauts erfolgt zwischen März und Mai in Schalen, kleinen Kisten oder im Frühbeet. Die kräftigsten Sämlinge werden im Abstand von 40 Zentimetern in den Garten verpflanzt. Die Aufzucht per Saatgut erfordert viel Geduld und Aufmerksamkeit, sie ist daher wohl eher etwas für den Gartenspezialisten.

Mit dem Johanniskraut war schon immer viel Aberglauben verknüpft. So durfte es in manchen Gegenden nur in der Geisterstunde nach dem Johannistag geerntet werden, da es angeblich um Schlag ein Uhr sämtliche Heilkräfte verlieren sollte. Eingekerkerten Hexen wurde vor der Folterung roter Johanniskrautsaft eingeflößt, um sie zum Reden zu bringen.

Einfacher als die Aussaat ist es, die fertigen Pflanzen aus Staudengärtnereien zu beziehen, und noch einfacher und preiswerter, wild wachsende Pflanzen in den Garten umzusiedeln. Pflanzung bzw. Umsetzung erfolgen entweder im Spätherbst oder im Frühjahr.

Für die Pflanzung ist der Boden sorgfältig vorzubereiten. Er wird zunächst tiefgründig umgegraben und mit Kompost angereichert. Greifen Sie keinesfalls zu synthetischen oder chemischen Düngern, denn deren Wirkstoffe werden Sie später auch in Ihrem Johanniskrautextrakt wiederfinden!

Schwere Böden lockert man am besten durch Beimengung von scharfem Sand auf, um eine bessere Durchlüftung zu gewährleisten.

So wenden Sie Johanniskraut an

- Tee

Hypericum entfaltet – innerlich angewendet – seine Wirkungen erst nach einer Zeit von etwa zwei bis drei Wochen. Es eignet sich daher nicht zur Therapie von »Wehwehchen«, sondern eher für die Behandlung chronischer Erkrankungen.

Auch wenn Hypericum-Fertigpräparate aus der Apotheke im Wirkstoffgehalt sicher nicht zu toppen sind, gilt der alte Johanniskrauttee nach wie vor als wirksames Mittel gegen Kopfschmerzen, Schlafstörungen und leichtere depressive Verstimmungen.

In unserem Gehirn kursiert ein Stoff namens Serotonin, der den Schlaf fördert und für angenehme Gefühle sorgt. Dieses Hormon reagiert sehr sensibel auf äußere Störeinflüsse wie etwa Stress oder Lichtmangel. Johanniskraut sorgt dafür, dass die Aktivitäten des Serotonins besser gesteuert werden können.

Dazu müssen Sie zwei Teelöffel des Krauts mit einer Tasse (200 Milliliter) Wasser überbrühen. Lassen Sie den Aufguss zwölf bis 15 Minuten zugedeckt ziehen. Danach durch einen Filter oder ein Tuch abseihen. Trinken Sie mindestens zwei, besser noch drei Tassen pro Tag.

▶ Öl

Zur äußerlichen Anwendung sollte Johanniskrautöl – auch Rotöl genannt – zum Einsatz kommen.

So stellen Sie das Öl selbst her: 125 Gramm frische, zerstoßene Blüten mit 500 Milliliter Olivenöl vermischen und in eine Flasche (kein verfärbtes Glas!) füllen. Das Ganze sechs Wochen lang gut verschlossen auf der Fensterbank stehen lassen, dabei möglichst täglich schütteln.

Wenn die Flüssigkeit eine leuchtend rote Farbe bekommen hat, wird sie durch ein Leinentuch abgegossen, wobei der Satz gut ausgepresst werden muss. Verteilen Sie das Öl auf kleine, dunkle Fläschchen.

Es eignet sich zur Behandlung von offenen und stumpfen Verletzungen sowie als Massageöl. Rotölmassagen an der Schläfe wirken bei Spannungskopfschmerzen ähnlich gut wie Massagen mit Pfefferminzöl.

Wem die Zubereitung zu aufwändig ist: Mittlerweile gibt es Johanniskrautöl auch in Drogerien und Apotheken zu kaufen.

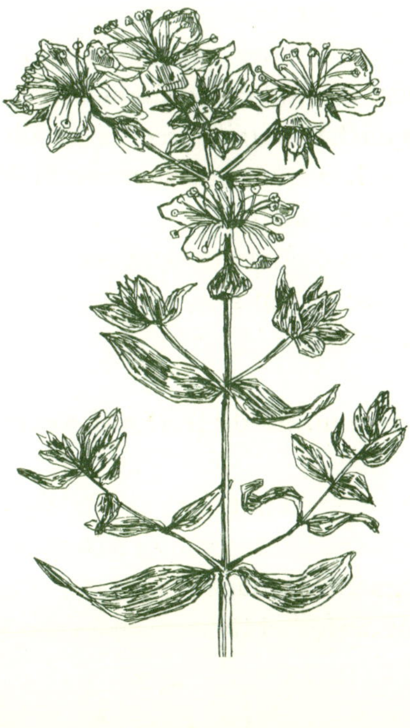

Johanniskraut ist eine sehr psychoaktive Pflanze. Gegen Depressionen gehören Johanniskrautpräparate heute zu den Standardmedikamenten.

KALMUS (ACORUS CALAMUS)

Ein Aronstabgewächs

Zwar war auch schon im antiken Griechenland von einem Kalmus die Rede, doch es handelte sich dabei sehr wahrscheinlich um ein anderes Kraut als Acorus calamus. Dieser kam wohl erst im Jahr 1574 nach Europa, als dem Leiter der Wiener kaiserlichen Gärten ein Exemplar des Aronstabgewächses zugesandt wurde.

In der Volksmedizin wurde Kalmus hauptsächlich als Heilmittel für die Verdauungsorgane eingesetzt, wie etwa bei Appetitlosigkeit, krampfartigen Magenbeschwerden und Blähungen. Einreibungen mit Kalmustinktur sollten bei Rachitis, Rheumatismus und Gicht helfen. Heute wird Kalmus in erster Linie als verdauungsförderndes Mittel eingesetzt.

Der ursprünglich aus Vorderasien stammende Kalmus wächst mittlerweile auch bei uns, man findet ihn auf nährstoffreichen Böden an Teich- und Seeufern, Bächen und Gräben. Botaniker raten allerdings in der Regel davon ab, die Pflanze in freier Wildbahn zu sammeln, da in diesen Exemplaren mitunter der schädliche Begleitstoff Asaron vorkommt. Kaufen Sie sich daher Kalmuswurzeln am besten in der Apotheke!

Balsam für überreizte Mägen

Hauptwirkstoffe der Kalmuswurzeln sind ätherische Öle, ihr Anteil schwankt zwischen zwei und neun Prozent.

Sie helfen in Zusammenarbeit mit den Bitterstoffen bei Magen- und Darmbeschwerden, deren Ursache vor allem auf eine Überreizung des vegetativen Nervensystems, also auf Stress zurückzuführen ist. Die Kalmusöle wirken krampflösend und anregend auf die Verdauungsorgane. In Form von Kalmusbädern wirken sie aufmunternd und helfen bei Erschöpfungszuständen. Einreibungen mit Kalmusöl oder -tinktur fördern die Durchblutung der Haut.

So wenden Sie Kalmus an

- Tee

Zwei Teelöffel getrocknete Kalmuswurzeln mit einer Tasse (200 Milliliter) Wasser kalt ansetzen, eine halbe Stunde ziehen lassen. Dann kurz aufkochen und abseihen. Trinken Sie davon jeweils eine Tasse zu den Mahlzeiten.

Kalmus hilft gegen Blähungen und nervös bedingte Verdauungsbeschwerden und lindert die Beschwerden bei einer Magenschleimhautentzündung.

- Tinktur

100 Gramm getrocknete Wurzeln in einem Glasgefäß mit 40-prozentigem Wodka übergießen, so dass sie komplett bedeckt sind. Das Gefäß verschließen und an einem warmen, lichtgeschützten Ort abstellen.

Die Mischung zehn bis vierzehn Tage lang ziehen lassen, danach abseihen, wobei die Wurzeln zusätzlich noch ausgepresst werden sollten. Anschließend die Tinktur in eine dunkle Flasche füllen.

Nehmen Sie von dieser Tinktur zehn Tropfen jeweils zu den Mahlzeiten ein. Sie helfen bei nervös bedingten Verdauungsproblemen.

Kalmusöl wird wegen seines sinnlich-schwermütigen Aromas gerne in Parfüms und Likörs verarbeitet. Im Orient gilt die Kalmuswurzel als Aphrodisiakum.

- Bäder

Bäder mit Kalmus wirken erfrischend und fördern die Konzentration. Geben Sie etwa eine Hand voll Wurzeln in ein Leinensäckchen, das Sie dann in das heiße Badewasser deponieren. Baden Sie darin zehn bis 15 Minuten lang.

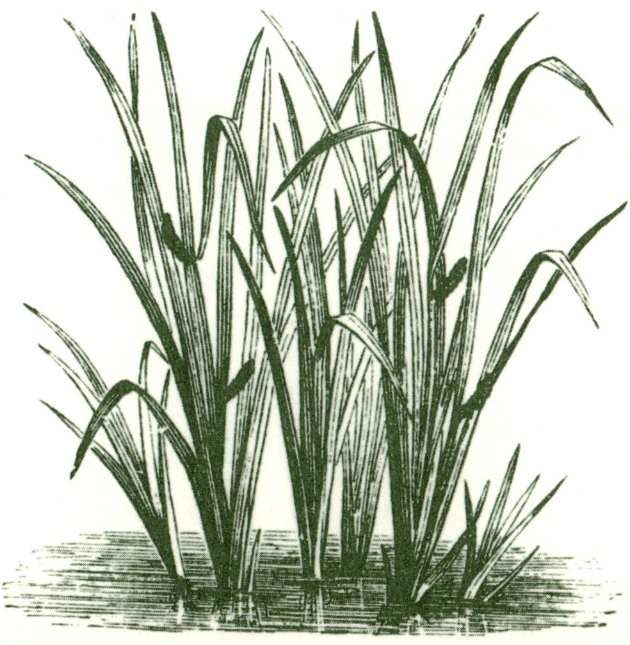

Kalmus tut dem Magen gut. Tee und Tinkturen aus seiner Wurzel lindern nervöse Beschwerden und Entzündungen.

KAMILLE (MATRICARIA CHAMOMILLA)

Blume des Sonnengottes

Die Kamille wurde schon im alten Ägypten geschätzt, man verehrte sie aufgrund ihres gelben Blütenbodens als Blume des Sonnengottes.

Die antiken Griechen und Römer verwendeten sie als Heilmittel gegen Wechselfieber, Gelbsucht, Mundgeschwüre und Nierenleiden.

In der Volksmedizin galt die Kamille als Universalheilmittel bei allen möglichen Leiden der Atem- und Verdauungswege, ihr lateinischer Name »Matricaria« verweist bereits auf ihre Anwendung als Frauenpflanze (»mater« = »Mutter«, »matrix« = »Gebärmutter«).

Kamille ist Bestandteil vieler Teemischungen und lässt sich hervorragend kombinieren. Sehr gut ergänzen sich ihre Wirkungen mit Pfefferminze, Kümmel und Baldrian.

So wurde sie bei Regelschmerzen, Gebärmutterkrämpfen und bei Krankheiten des Wochenbetts eingesetzt, Säuglinge mit Blähungskrämpfen wurden ebenfalls mit den aromatischen Blüten behandelt.

Aus moderner wissenschaftlicher Sicht gilt: Will man Entzündungen und Krämpfe gleich welcher Art lindern oder heilen, ist Kamille immer ein Mittel der ersten Wahl. Sie darf daher in keiner Hausapotheke fehlen.

Krampflöser

Ätherische Öle verleihen den Kamillenblüten ihr typisches Aroma und sind für eine Reihe ihrer Heilwirkungen verantwortlich. In zahlreichen Versuchen konnte vor allem ihre entzündungshemmende Eigenschaft nachgewiesen werden, die krampflösenden Wirkungen der Pflanze beruhen vermutlich eher auf ihren Flavonoiden.

Leider gehen die ätherischen Öle bei der Teezubereitung nur zu 60 Prozent in den Teeauszug über. Industriell hergestellte Extrakte oder aber selbst hergestellte Kamillentinkturen sind wesentlich wirksamer.

Kamille sammeln

Es ist kein Problem, die Kamille in unseren Gefilden ausfindig zu machen und zu sammeln.
Ihre Merkmale: bis zu 50 Zentimeter hoch, mit aufrechten und verzweigten Stängeln. Typisch sind die Blütenköpfchen mit ihren durchschnittlich 15 weißen Zungenblüten und ihrem kegelförmigen und hohlen Boden, sie entfalten zudem den unverwechselbaren Kamillengeruch.
Blütezeit der wild wachsenden Kamille ist von Mai bis Juni, in Gärten kann sich die Blütezeit, wenn erst Ende Mai ausgesät wurde, bis zum August strecken.
Geerntet werden die Blüten in der Zeit von Mai bis August. Sie sollten so bald wie möglich an einem schattigen Ort zum Trocknen ausgelegt werden.
Neben der Echten Kamille gibt es in Deutschland noch einige andere Kamillensorten, hervorzuheben sind die Hundskamille und die Strahlenlose Kamille. Erstere ist medizinisch bedeutungslos, sie unterschiedet sich von der »echten« durch ihren schwächeren Geruch und ihrem flachen Blütenboden. Die Strahlenlose Kamille besitzt wohl einige Heilwirkungen, ist aber insgesamt ebenfalls nicht mit der »echten« zu vergleichen. Sie hat keine weißen Randblüten, dafür aber einen recht strengen und unangenehmen Geruch.

Die Kamille gehört zu den Heilpflanzen, die sehr gut erforscht sind. Ihre Wirkstoffe sind weitgehend bekannt, dennoch trifft bei ihr – wie bei vielen anderen Heilkräutern auch – die so genannte »Synergismus-Regel« zu, wonach nicht die einzelnen Wirkstoffe, sondern ihre pflanzentypischen Kombinationen für den Heileffekt verantwortlich sind.

Im eigenen Garten

Kamille kann problemlos auch im eigenen Garten angebaut werden, sie braucht humusreichen, etwas lehmigen Boden und viel Sonne. Die Samen erhält man in jedem gut sortierten Fachhandel. Die Aussaat erfolgt von April bis Mai in Reihen mit 30 Zentimeter Abstand oder breitwürfig auf ein Beet. Als Regel gilt: Je mehr Abstand die Kamillenpflanzen voneinander haben, desto besser können sie sich verzweigen und desto mehr Blüten werden sie entwickeln.
Die Kamille kann praktisch während des ganzen Sommers geerntet werden. Sie ist ein willkommener Nachbar von Kohl, Kartoffeln, Sellerie und Lauch, die sich in der Nachbarschaft der Heilpflanze besonders gut entwickeln.

So verwenden Sie Kamille

◗ Tee

Drei Teelöffel Kamillenblüten werden mit einer Tasse (200 Milliliter) kochendem Wasser übergossen, zehn Minuten zugedeckt ziehen lassen und anschließend abseihen.

Nicht alle ätherischen Öle der Pflanze gehen in den Tee über, die Tagesdosis sollte daher bei mindestens drei, besser vier Tassen pro Tag liegen.

Kamillentee hilft bei Magenschleimhautentzündungen, Magengeschwüren, Menstruationsbeschwerden und Gebärmutterkrämpfen. Die Anwendung sollte mindestens über vier Wochen erfolgen.

◗ Tinktur

Die Kamille hat viele volkstümliche Namen: Feldkamille, Echte Kamille und Mägdeblume sind nur einige davon.

Lassen Sie 20 Gramm getrocknete Kamillenblüten eine Woche lang in 100 Milliliter 70-prozentigem Alkohol ziehen, und seihen Sie den Sud anschließend ab.

Lagern Sie die Tinktur in dunklen Tröpfchenzählflaschen. Nehmen Sie davon bei Magenschleimhautentzündung und Magengeschwür täglich nach den Mahlzeiten zehn bis fünfzehn Tropfen ein! Die Anwendung sollte mindestens vier Wochen lang dauern.

Bei Menstruationsbeschwerden (vor allem bei Unterleibskrämpfen) beginnen Sie mit der Einnahme drei Tage vor dem erwarteten Regeltermin; wenn die Blutung beendet ist, setzen Sie die Kamillentherapie wieder ab.Wenn Sie die Tinktur mit drei Teilen Wasser verdünnen, eignet sie sich vorzüglich als Gurgel- und Spüllösung für Rachen- und Zahnfleischentzündungen.

Kamillentinktur kann auch bei Nieren- und Gallenkoliken helfen. Nehmen Sie sofort während des Anfalls 20 Tropfen Kamillentinktur ein, wiederholen Sie diese Anwendung in fünf- bis zehnminütigen Abständen, bis Sie sich wieder deutlich besser fühlen.

◗ Bäder

Für das Vollbad geben Sie zwei Hand voll Kamillenblüten in die Badewanne. Die dabei entstehenden Kamillendämpfe helfen gegen Husten und grippale Infekte. Das Kamillenwasser fördert die Heilung von Wunden. Für ein Sitzbad reicht eine Hand voll Blüten. Es ist bei Hämorrhoidalbeschwerden angezeigt, optimal ist eine Mischung aus Eichenrinde und Kamille zu gleichen Teilen.

Beim Finger- oder Fußbad genügen zwei Esslöffel Kamillenblüten auf $\frac{1}{2}$ Liter heißes Wasser, es müssen ja nur die Finger- bzw. Zehenspitzen mit Wasser bedeckt sein. Hand- oder Fußbäder mit Kamille helfen bei Nagelbettentzündungen.

Kamille kann die Augen reizen und sollte deshalb nicht in deren Nähe eingesetzt werden. Außerdem kann das Kraut bei empfindlichen Personen allergische Reaktionen hervorrufen.

- Inhalation

Geben Sie einen Teelöffel Kamillentinktur (Zubereitung siehe oben) in eine Schüssel heißes Wasser. Zur Inhalation halten Sie dann Ihr Gesicht über die Schüssel, Hinterkopf und Nacken werden von einem Handtuch bedeckt.

Kamilleninhalationen helfen bei allen entzündlichen Erkrankungen der oberen Atemwege. Dosierung: Zweimal pro Tag. Nach der Anwendung sollten Sie allerdings erst einmal $\frac{1}{2}$ Stunde im Raum bleiben, um die frisch durchbluteten Bronchien nicht einem Kälteschock auszusetzen.

- Kompressen

In der Kräuterkosmetik gilt Kamille als Mittel zur Reinigung und Pflege empfindlicher und entzündeter Gesichtshaut. Sehr gut geeignet sind Mullkompressen mit hoch dosiertem Kamillentee (zwei Esslöffel Blüten auf 200 Milliliter Wasser).

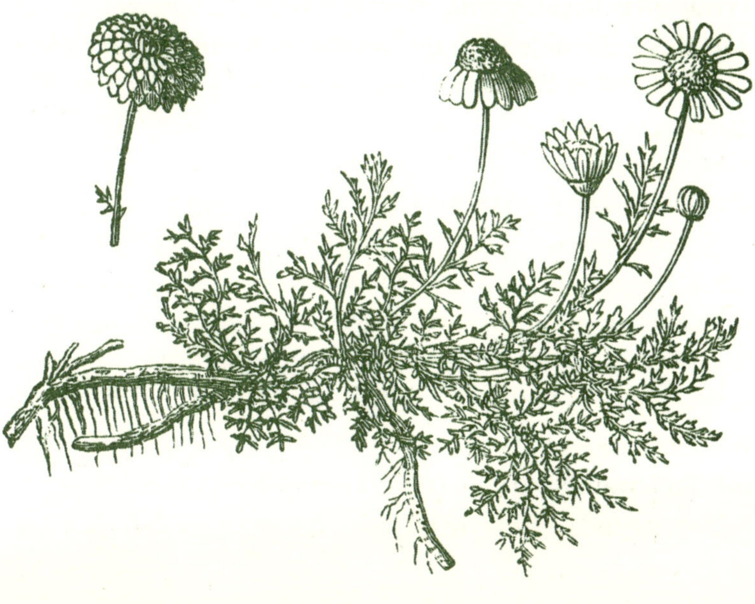

Die Kamille ist das wohl bekannteste Heilkraut. Schon Kinder bekommen bei Verdauungsproblemen Kamillentee zu trinken.

KNOBLAUCH (ALLIUM SATIVUM)

Eine der ältesten Heilpflanzen

Der Knoblauch gehört zu den ältesten Heilpflanzen überhaupt. In der altindischen Medizin galt er als Kräftigungsmittel, auch die Ägypter gaben beim Bau der Cheopspyramiden ihren Arbeitern reichlich Knoblauch zu essen, um sie bei Kräften zu halten.

Heute gelten die gesundheitlichen Vorzüge des Knoblauchs wissenschaftlich als erwiesen, vor allem seine Wirkungen auf das Herz-Kreislauf-System sowie auf bakterielle und virale Infektionen.

Knoblauch ist im eigenen Garten ganz leicht anzubauen. Teilen Sie einfach eine Knolle in die einzelnen Zehen auf, und stecken Sie diese im Herbst ins Beet. Im nächsten Sommer ernten Sie dann köstliche Knoblauchknollen. Knoblauch gedeiht gut zwischen Salat und Erdbeeren, kann aber auch als Lückenfüller aufs Blumenbeet gepflanzt werden.

Blutfettsenker und natürliches Antibiotikum

Die wichtigsten Heilstoffe des Knoblauchs sind die Sulfide. Sie hemmen zahlreiche Enzyme, die sonst den Blutfettspiegel nach oben treiben würden. Auch schleichen sich die Schwefelverbindungen wie ein heimlicher Spion in die Stoffwechselvorgänge ein, so dass es erst gar nicht zur Bildung von Cholesterin kommen kann.

Schon Louis Pasteur fand im Jahr 1858 heraus, dass Knoblauch auch antibiotisch wirkt. So unterdrückt er selbst in niedrigen Konzentrationen das Wachstum von zahlreichen Bakterien, Pilzen und Hefen.

Zweifelhafte Präparate

In den Apotheken gibt es mittlerweile zahlreiche, zum Teil geruchslose Präparate des Knoblauchs.

Ihre medizinische Wirkung muss leider in vielen (nicht in allen!) Fällen angezweifelt werden, vor allem dann, wenn der Knoblauch – ohne wissenschaftlich nachvollziehbarem Anlass – mit anderen Heilpflanzen zur Stärkung des Herz-Kreislauf-Systems (wie z. B. Weißdorn, Johanniskraut, Mistel) vermischt wird.

Hier wird anscheinend nach dem Motto gehandelt: »Viel hilft viel«, doch tatsächlich kommen in diesen Kombi-Präparaten die einzelnen Wirkstoffe zu kurz, so dass am Ende der Patient außer einer deutlichen Erleichterung seiner Geldbörse keinerlei Effekte verspürt.

So verwenden Sie Knoblauch

Damit Knoblauch seine medizinischen Wirkungen entfalten kann, muss er täglich in Mengen von etwa vier Gramm verzehrt werden. Das entspricht ein bis zwei Knoblauchzehen.

- Zitronen-Knoblauch-Drink

Dieses Getränk hilft gegen grippale Infekte und akute Bronchitis. Dazu eine halbe Zitrone auspressen und den Saft mit 150 Milliliter Wasser heißem (nicht kochendem!) Wasser übergießen. Eine Knoblauchzehe abziehen und hineinpressen. Einen Teelöffel Honig zugeben und alles gut verrühren.

Manche Menschen reagieren empfindlich auf große Mengen Knoblauch – leichte Magen-Darm-Reizungen oder auch Schlafstörungen können die Folge dieser Überempfindlichkeit sein.

- In der Küche

Knoblauch schmeckt scharf und sehr intensiv, immer noch ist hier zu Lande umstritten, ob der durch ihn verströmte Atem- und Körpergeruch akzeptabel ist oder nicht.

Tatsache ist, dass er in zwei der führenden Küchen der Welt – der französischen und der chinesischen – eine zentrale Rolle spielt. Tatsache ist weiterhin, dass der Geruch immer weiter nachlässt, wenn Sie frischen Knoblauch regelmäßig essen.

Die Zehen passen zu Fisch, Muscheln, Wurst, Saucen und vor allem zu Hammelbraten.

Salze, Granulate und Pulver aus Knoblauch sind sowohl medizinisch als auch kulinarisch ohne Bedeutung, besorgen Sie sich daher stets die frischen Knollen aus dem Gemüseladen. Frische knackige Knollen ohne Keim verursachen auch weit weniger üble Gerüche als zäher alter Knoblauch.

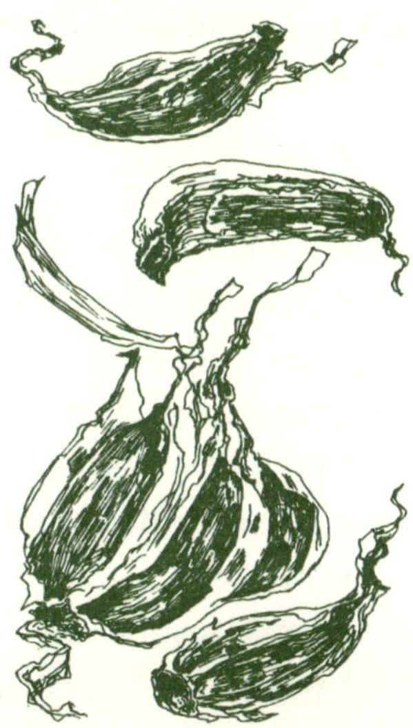

Knoblauch enthält natürliche Antibiotika. Das macht ihn so gesund.

KORIANDER (CORIANDRUM SATIVUM)

Bereits in der Bibel erwähnt

Die ursprüngliche Heimat des Korianders ist wahrscheinlich die Mittelmeergegend, doch er wird bereits in der indischen Sanskrit-Literatur besprochen. Sogar die Bibel erwähnt ihn: »Und Manna war wie weißer Koriandersamen.«
Hippokrates verordnete ihn als Medikament gegen Kopfschmerzen und Verdauungsstörungen. Heute wird Koriander weltweit angebaut, zu den führenden Anbietern gehören Russland, Indien sowie Mittel- und Südamerika.

Wohltat für den Magen

Der Geruch des frischen Korianderkrauts und seiner Samen verschaffte der Pflanze den unrühmlichen Zweitnamen Wanzendill. Auch der griechische Wortstamm von Koriander (»koris« = »Wanze«) verweist auf sein Aroma, das an den alten Küchenparasiten erinnert. Doch im reifen Samen ist nichts mehr davon zu spüren.

Koriander enthält zahlreiche ätherische Öle, die nicht nur zu seinem typischen Geschmack beitragen, sondern auch seine medizinischen Wirkungen bestimmen: Linalol, Pinene, Camphen, Phellandren, Estragol, Anissäure und viele andere.
Die Öle verbessern die Verdauungstätigkeit und den Appetit, und sie helfen bei Blähungen. Einige der ätherischen Korianderöle erhöhen in Leber und Darm die Aktivität von Entgiftungsenzymen, dadurch eignet sich Koriander zur Therapie von Katerbeschwerden nach durchzechten Nächten. Dieser Effekt wird durch seine den Magen besänftigenden Eigenschaften verstärkt. Der Korianderwirkstoff Estragol hilft bei Reizmagen, Blähungen und Appetitstörungen.
Die positive Wirkung der ätherischen Öle auf Migräne und andere Kopfschmerzen ist unter Wissenschaftlern umstritten, in der Volksmedizin wird Koriander jedoch schon lange zu diesem Zweck eingesetzt.

So verwenden Sie Koriander

- Tee

Zwei Teelöffel gemahlene Korianderfrüchte mit einer Tasse (200 Milliliter) Wasser überbrühen, zehn Minuten lang zugedeckt ziehen lassen, abseihen. Drei bis vier Tassen täglich sind gut, bei Bedarf können auch mehr getrunken werden. Der Tee hilft gegen Blähungen.

▸ Extrakte

Korianderextrakt ist in zahlreichen Präparaten für Magen- und Darmstörungen enthalten, er wird gerne mit Weißdorn kombiniert, wenn sich Magenstörungen in Form von Angina-pectoris-Anfällen, Herzrhythmusstörungen oder Beklemmungen auf das Herz niederschlagen.

▸ In der Küche

Die Blätter und unreifen Früchte des Korianders verströmen einen üblen Geruch, der es schwer macht, den Koriandersamen als Gewürz mit fast universalen Würzeigenschaften zu akzeptieren. Doch die ausgereiften Samen besitzen ein süßes, würzig-holziges Aroma mit einem Hauch von Pfeffer und Balsam, sie schmecken mild und süß an Lavendel erinnernd, bei längerer Einwirkung ein wenig beißend.

Neben den Samen sind auch die Blätter von Koriander zum Verzehr geeignet. Ihr Gehalt an ätherischen Ölen ist allerdings etwas geringer, so dass sie weniger als Heilmittel eingesetzt werden, sondern vor allem als Küchenkraut.

Koriander eignet sich für salzige genauso wie für süße Gerichte. Er gehört zu den Standardbestandteilen von Currypulver und wird daher in Indien und China zur Würzung von Gemüse- und Fleischgerichten eingesetzt. Auch im Nahen Osten, in Spanien sowie Mittel- und Südamerika wird er den unterschiedlichsten Speisen zur Abrundung beigegeben, in Frankreich verarbeitet man ihn in Gemüsesuppen »à la grecque«. Sehr pikant schmeckt er zu Teerezepten.

Großmutter wusste schon: Koriander ist ein ideales Gewürz zum Experimentieren, denn er ist mild und bietet eine breite Palette an Aromen, so dass eigentlich keine Speise mit ihm misslingen kann.

Köstlich sind auch die frischen Korianderblätter als Zugabe zu Suppen und asiatischen Gerichten, aber auch zu Fleisch und Fisch. Allerdings ist der ungewohnte Geschmack nicht jedermanns Sache. Also lieber vorher probieren!

Im Handel bekommt man den indischen Koriandersamen »vulgaris« sowie die russische Sorte »microcarpum«. Die russischen Koriandersamen sind kleiner, dafür aber sehr viel ergiebiger an ätherischem Öl.

KÜMMEL (CARUM CARVI)

Vom Gewürz zum Heilmittel

Der Kümmel zählt zu den Dauerbrennern der Pflanzenheilkunde. Allerdings wurde er erst recht spät als Heilmittel eingesetzt, die antiken Römer und Griechen bevorzugten ihn noch als reines Gewürz.
Im Mittelalter fand der Kümmel dann immer häufiger Verwendung als Heilpflanze bei Verdauungsbeschwerden. In dieser Funktion konnte er sich die folgenden Jahrhunderte über bis heute als Hausmittel halten.

Der Magen- und Darmfreund

Die ältesten Kümmelsamen sind 5000 Jahre alt und wurden in südeuropäischen Ausgrabungen von frühen Pfahlbauten gefunden. Den antiken Griechen und Römern waren die Kümmelsamen jedoch als Arzneimittel nicht bekannt, die ersten schriftlichen Aufzeichnungen dazu stammen aus dem »Capitulare« Karls des Großen.

Unter den Wirkstoffen des Kümmels dominieren die beiden ätherischen Öle Carvon und Limonen. Interessant ist vor allem ihre Wirkung auf den Verdauungstrakt: Sie regen den Magen an, wirken aber beruhigend und krampflösend auf den Darm. Außerdem stabilisieren sie die Darmflora, nützliche Mikroorganismen werden gefördert, schädliche in ihrem Wachstum gehemmt.
Naturärzte betonen immer wieder die positive Wirkung der Öle auf Störungen im Leber-Gallenblasen-Bereich und auf die Fettverdauung.
Jüngere Untersuchungen zeigen, dass Limonen und Carvon ein antikanzerogene Wirkung besitzen, also das Wachstum von Krebsgeschwüren hemmen können. Dazu muss man allerdings den Kümmel täglich in großen Mengen verzehren.

So verwenden Sie Kümmel

- Gewürz

Kümmel hat ein unverwechselbares Aroma, das warm und ein wenig bitter ist. Großmutters alte Faustregel lautet: Kümmel eignet sich für alle Speisen, die wie er mit dem Buchstaben »K« anfangen, also für Käse, Kringel, Krapfen, Kohl, Kochfisch, Kartoffeln, Krautsalat und Kutteln. Doch das hieße, seine wahren Möglichkeiten zu unterschätzen.

Küchenexperten des antiken Roms empfahlen ihn zum Würzen von Gemüse und Fisch; legendär ist die Fischsauce des Apicius aus Kümmel, Oregano, Minze, Honig, Öl, Essig und Wein.

Am besten, Sie kaufen Kümmel im ungemahlenen Zustand, auf diese Weise behält er auch bei längerer Lagerung sein Aroma. Kurz vor der Verwendung wird er dann im Mörser zerstoßen.

Im Mittelalter etablierte sich Kümmel in Suppen sowie in Kohl- und Bohnengerichten, deren Verdaulichkeit durch ihn deutlich verbessert wurde – eine Anwendung, die bis heute üblich ist. Daneben wird Kümmel bei Bratäpfeln ebenso eingesetzt wie bei Gebäck und Fleisch. Im Unterschied zur weit verbreiteten Meinung lässt er sich ausgezeichnet kombinieren, beispielsweise mit Koriander, Knoblauch und Pfeffer.

▸ Tee

Einen Esslöffel Kümmelsamen mit einer Tasse (200 Milliliter) kochendem Wasser übergießen. Zwölf bis 15 Minuten lang ziehen lassen, abseihen. Trinken Sie davon jeweils eine Tasse zu den Mahlzeiten.

Dadurch wird die Verdauung angeregt, Blähungen und Völlegefühl werden bereits im Vorfeld verhindert.

▸ Auflage

Eine Hand voll Kümmelsamen in ein Leinensäckchen geben und in heißem Wasser erwärmen. Legen Sie dann das Säckchen für einige Minuten auf den Bauch.

Die Kümmelauflage hat sich vor allem bei Koliken von Babys bewährt, sie sollte mehrmals täglich wiederholt werden.

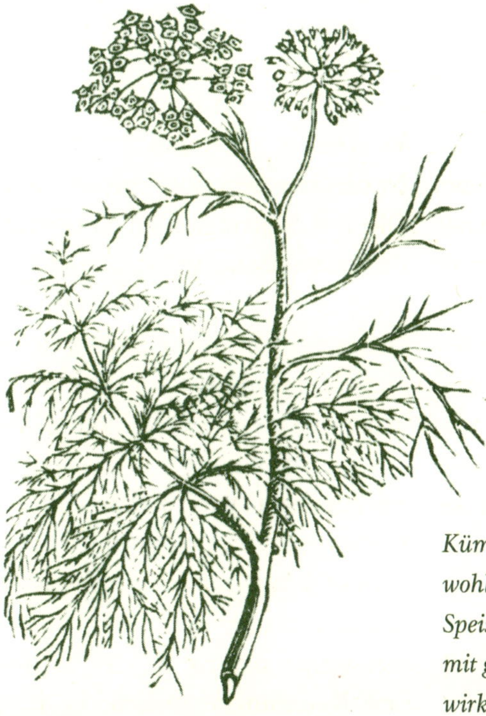

Kümmel ist ein wohlschmeckender Speisenbegleiter mit großer Heilwirkung.

KURKUMA (CURCUMA ZANTHORRHIZA)

Mit Marco Polo nach Europa

Kurkuma, auch Gelbwurz genannt, zählt zu den beliebtesten Gewürzen, Farbstoffen und Heilmitteln Asiens. Die Gelbwurz kam erst spät nach Europa, wahrscheinlich durch Marco Polo, der ihren Geschmack mit dem des Safrans verglich und ihn als billigen Ersatz für den teuren Safran etablierte. Tatsache ist jedoch, dass Gelbwurz den edlen Safranfäden kulinarisch nicht das Wasser reichen kann, medizinisch ist er jedoch von erheblich größerer Bedeutung.

Unterschiedlichste Wirkungen

Kurkumapulver und Kurkumawurzeln bekommen Sie am besten im gut sortierten Fachhandel für asiatische Lebensmittel.

Die Gelbwurzfarbstoffe Kurkumin, Mono- und Bisdesmethoxykurkumin sind in jüngerer Zeit von Wissenschaftlern ausführlich untersucht worden. Den Untersuchungen zu Folge regen sie die Entleerung der Gallenblase an, außerdem schützen sie die in unserem Organismus kursierenden Fette vor dem Angriff aggressiver Sauerstoffmoleküle. All diese Effekte unterstützen nicht nur die Heilung von Gallenblasenentzündungen, sie schützen auch die Arterien vor schädlichen Fettablagerungen. Kurkuma bietet also eine wirksame Vorbeugung gegen Arteriosklerose und ihre Folgeerkrankungen (Herzinfarkt, Schlaganfall).

Ein Extrakt der Kurkumawurzel unterdrückte laut einer Studie von Hautärzten der Universität Frankfurt die Freisetzung von Zytokinen, die als Hauptauslöser der Schuppenflechte gelten. Die alte indische Heil- und Gewürzpflanze zeigte dabei – mit deutlich weniger Nebenwirkungen – eine ähnliche Effektivität wie Kortison.

Bei der Erbkrankheit Mukoviszidose (zystische Fibrose) verdicken sich die Drüsensekrete, in der Folge kommt es zu Entzündungen der Atemwege sowie zu Wucherungen an Organen und Bindegewebe. In einem Laborexperiment der

Yale-Universität im kanadischen Toronto zeigte jedoch Gelbwurz, dass sie die Drüsensekrete verdünnt und dadurch auch die Symptome der Mukoviszidose lindern kann.

So verwenden Sie Kurkuma

- Öl

Kurkumaöl hilft gegen entzündliche Hauterkrankungen wie etwa Schuppenflechte. Vermischen Sie dazu einen Esslöffel kaltgepresstes Mandelöl mit einem Teelöffel zerriebenem Kurkuma. Mit der daraus entstehenden gelben Masse ölen Sie dann die betroffenen Hautstellen ein, nach 15 Minuten wird sie mit warmem Wasser abgewaschen. Wiederholen Sie die Anwendung dreimal pro Tag.

- Tee

Einen halben Teelöffel Kurkumapulver mit einer Tasse (200 Milliliter) kochendem Wasser überbrühen, fünf Minuten lang zugedeckt ziehen lassen, anschließend abseihen. Trinken Sie davon zwei bis drei Tassen pro Tag.

Kurkumapulver färbt stark – auch die Haut. Die Verfärbungen lassen sich zwar zum Teil abwaschen und verblassen nach kurzer Zeit – Sie sollten aber trotzdem vorsichtig mit dem Pulver umgehen.

- Kaltauszug

Einen Teelöffel Kurkumawurzelstücke zwei Stunden lang in kaltem Wasser stehen lassen. Dieser Auszug eignet sich vor allem zur äußerlichen Anwendung bei Fußpilz. Dazu tränken Sie ein Tuch in dem Kurkumasud, das dann für 15 Minuten um die Füße gelegt wird. Oder Sie bereiten sich den Kaltauszug in größeren Mengen zu, um Ihre Füße darin zu baden.

- In der Küche

Kurkuma ist aus der indischen Küche nicht wegzudenken. Es ist wichtiger Bestandteil aller Currypulvermischungen und verleiht diesen die typische gelbe Farbe.
Gekochter Reis zu asiatischen Currys erhält durch die Beigabe von Kurkumapulver beim Kochen eine sattgelbe Farbe und einen sanft-würzigen Geschmack.

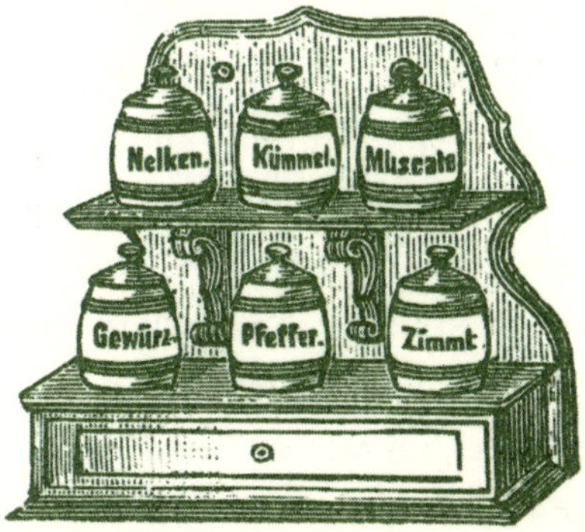

Kurkuma findet sich heute in vielen Gewürzregalen.

LAVENDEL (LAVANDULA ANGUSTIFOLIA)

Aus dem Mittelmeerraum

Lavendelöl gehört zu den Stützpfeilern der Aromatherapie. Viele Duftölmischungen riechen harmonischer, wenn man ihnen etwas Lavendelöl beigibt.

Obwohl Lavendel aus dem Mittelmeerraum stammt, kommt er in den klassischen Werken der antiken griechisch-römischen Medizin nur vereinzelt vor. Man schätzte mehr seine Blüten und den Duft seines Öls.

Der eigentliche Durchbruch zur Heilpflanze gelang dem Halbstrauch mit seinen blauvioletten Blüten bei uns erst durch Hildegard von Bingen im 12. Jahrhundert.

In der Volksmedizin wird Lavendeltee bei Magenschmerzen, Migräne, Krämpfen, Schwindel und Schlaflosigkeit getrunken. Einige der Wirkungen konnten auch wissenschaftlich untermauert werden.

Gegen Unruhe und Schlaflosigkeit

Studien einer Forschungsgruppe der Universitäten Wien, Innsbruck und München belegen die beruhigenden Effekte des ätherischen Lavendelöls und seiner Hauptinhaltsstoffe Linalylacetat und Linalool.

Den Studien zufolge reicht es bereits aus, die ausströmenden Düfte des Öls einzuatmen oder das Öl in einer dünnen Schicht auf der Haut zu verreiben, um sich entspannt und ruhig zu fühlen.

Interessant am Lavendeleffekt ist, dass die herbeigeführte Entspannung zu einer Verbesserung der Aufmerksamkeit, also nicht zu Schläfrigkeit führt.

In anderen Studien zeigte sich, dass Lavendelöl auf die Blutzuckerbereitstellung der Leber wirkt. Einen oder zwei Tropfen des Öls, 15 Minuten vor dem Essen eingenommen, reduzieren spürbar den Appetit, vor allem den Hunger auf Süßes. Darüber hinaus gehen von der Blutzuckerstabilisierung auch positive Effekte auf die geistige Tätigkeit aus – denn kein Organ benötigt so viel Zucker wie das Gehirn.

Anwendung

Ätherisches Lavendelöl und getrocknete Lavendelblüten sind in Apotheken, Reformhäusern und Drogerien erhältlich.

- Tee

Zwei gestrichene Teelöffel getrocknete Lavendelblüten mit einer Tasse (200 Milliliter) kochendem Wasser überbrühen, zugedeckt zehn Minuten lang ziehen lassen, anschließend abseihen. Trinken Sie davon drei Tassen pro Tag.

- Lavendelkissen

Deponieren Sie einige Leinensäckchen mit getrockneten Lavendelblüten in der Füllung Ihres Kopfkissens. Nach etwa einem Jahr muss man die Blüten austauschen. Es gibt mittlerweile aber auch schon fertig abgefüllte Lavendelkissen im Handel – doch sich ein Kissen mit Lavendel zu füllen, sollte wohl für niemanden von uns ein großes Problem sein, und es ist auf Dauer deutlich preiswerter.

- Ätherisches Lavendelöl

Die Anwendung des Öls ist sicherlich die effektivste Form der Lavendeltherapie, da die Hauptwirkstoffe des ätherischen Öls sehr gut über Haut und Atmung aufgenommen werden.

Verteilen Sie einige Duftsteine mit Lavendelöl in Ihrem Arbeitszimmer, wenn Sie Probleme mit Lern- und Konzentrationsschwäche haben.

In akuten und besonders hartnäckigen Fällen von geistiger Erschöpfung massieren Sie einige Tropfen des Öls oberhalb der Schläfen ein.

Eine andere Möglichkeit besteht darin, zwei bis vier Tropfen des Öls auf ein Stück Würfelzucker zu träufeln und im Mund zergehen zu lassen. Die Dosis von zehn Tropfen pro Tag sollte bei innerlicher Anwendung allerdings nicht überschritten werden.

Als Einschlafhilfen eignen sich abendliche Vollbäder mit Lavendelöl. Dosis: Geben Sie 20 Milliliter zehnprozentiges Öl auf 100 Liter Badewasser bei einer Temperatur von 37 bis 39 Grad Celsius.

Baden Sie darin mindestens zehn, aber nicht länger als 15 Minuten lang.

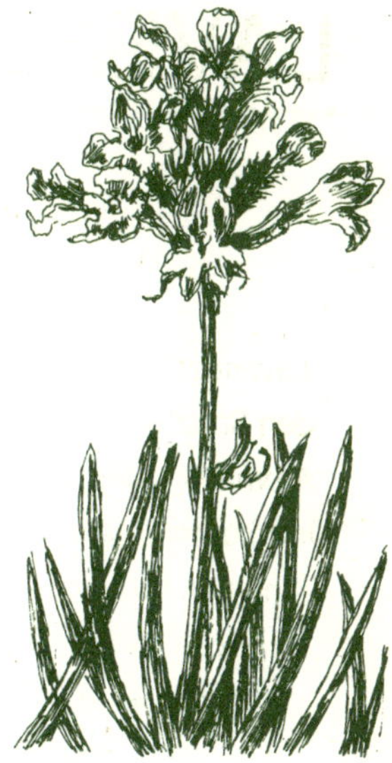

Lavendelblüten sind eine wahre Augenweide und erfreuen uns mit ihrem Duft. Im Garten passt Lavendel gut zu Rosen.

In Form von Tee entfaltet Lavendel die schwächsten psychoaktiven Wirkungen. Die stärksten Effekte auf die Psyche gehen vom ätherischen Lavendelöl aus.

LINDE

Junge Teetradition

Heute kennt wohl fast jeder den Lindenblütentee. Daraus ließe sich der Schluss ziehen, dass er schon recht lange in der Heilkunde verwendet wird.

Doch er wird weder in antiken Schriften noch in den Kräuterbüchern des Mittelalters erwähnt, die damaligen Kräuterexperten hatten vielmehr Rinde und Holzkohle der Linde für ihr therapeutisches Arbeiten ausgewählt. Erst im 18. Jahrhundert trat mehr und mehr der Lindenblütentee in den Vordergrund.

Heute gilt er als »Klassiker« der Anwendungen gegen fiebrige Infekte der oberen Atemwege, wobei sich seine Wirksamkeit allerdings in Kombinationen mit Holunder- und Kamillenblüten erheblich verstärkt.

Natürlicher Schweißtreiber

»Teatime« ist nachmittags und abends. Schweißtreibende Getränke wie Lindenblütentee haben morgens nur geringe Wirkungen. Ihr schweißtreibender Effekt kommt am besten am Nachmittag und am Abend zum Tragen.

Die Flavonoide der Linde wirken antibiotisch und erhöhen über ihren Einfluss auf das Wärmeregulationszentrum im Gehirn die Aktivität der Schweißdrüsen und des Immunsystems. Durch das vermehrte Schwitzen entsteht so genannte Verdunstungskälte, die sich günstig auf die Heilung von fiebrigen Erkältungskrankheiten auswirkt.

Darüber hinaus dichten die Lindenflavonoide »Lecks« an den feinen Blutgefäßen ab. Diesen Effekt bemerkt der Schnupfenpatient in seiner Nase: Die Reizungen der Nasenschleimhaut gehen zurück, und damit verschwinden auch schon bald die lästigen Symptome wie laufende Nase und ständiger Niesreiz.

Lindenblüten selbst sammeln

Es gibt kaum einen Ort in unseren Breiten, wo die Linde nicht zu finden ist. Ihre Merkmale: bis zu 30 Meter hoch, die Borke

schwärzlich grau, die rundlichen Blätter am Rand gesägt. Die Blätter der Sommerlinde sind etwas größer als die der Winterlinde. Die Blüten stehen in Trugdolden, ihre Kronblätter sind gelblich weiß. Blütezeit ist von Juni bis August.
Geerntet werden die Blüten einen bis vier Tage nach dem Aufblühen, zu dieser Zeit ist ihr Wirkstoffgehalt am höchsten. Danach kommen sie an einen luftigen und schattigen Ort zum Trocknen, beispielsweise auf einem feinmaschigen Netz, das im Dachgeschoss aufgespannt wird.
Nach dem Trocknen werden die Blüten in luftdichten, unbedingt trockenen und lichtundurchlässigen Behältern aufbewahrt.

Der Mensch hat die Nähe zu den Lindenbäumen schon immer gesucht. In vielen Dorfzentren finden sich große alte Linden, unter denen sich die Menschen bis heute treffen.

So wenden Sie Lindenblüten an

Bei Einhalten der täglichen Dosis von sechs bis zehn Gramm sind keine Nebenwirkungen durch Lindenblüten zu befürchten. Starke Überdosierungen belasten über ihren Einfluss auf das Wärmeregulationszentrum das Herz. Als ständiges Alltagsgetränk ist Lindenblütentee – auch wenn er recht gut schmeckt – nicht geeignet!

Die Heilstoffe der Linde sind in ihren unscheinbaren Blüten enthalten.

- Tee

Lindenblüten werden überwiegend als Tee verwendet. Zur Zubereitung dieses Tees überbrühen Sie zwei Teelöffel Lindenblüten mit einer Tasse (200 Milliliter) kochendem Wasser, lassen ihn zehn Minuten lang ziehen und seihen ihn anschließend ab.
Lindenblütentee hilft gegen fiebrige Erkältungskrankheiten.Trinken Sie davon drei Tassen pro Tag, die erste Tasse aber nicht vor zwei Uhr nachmittags.

- Kompressen

In höherer Dosierung (drei Teelöffel auf eine Tasse Wasser) eignet sich Lindenblütentee für Gesichtskompressen bei müder und »schattiger« Haut, die zu tiefen Falten neigt.

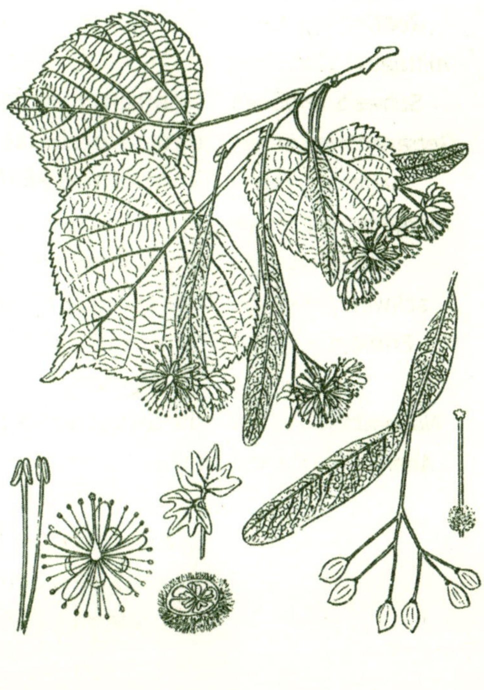

LÖWENZAHN (TARAXACUM OFFICINALE)

Mit gezahnten Blättern

Seinen deutschen Namen hat der Löwenzahn von den gezahnten Rändern seiner Blätter, seinen lateinischen Namen verdankt er der Tatsache, dass er früher bei Augenentzündungen eingesetzt wurde, denn »taraxacum« stammt aus dem Griechischen: »taraxis« heißt »Augenentzündung« und »akeomai« bedeutet »ich heile«.

Heutige Naturärzte schätzen den Löwenzahn eher als Heilmittel bei Gelenkentzündungen (Arthritis) und Wassereinlagerungen (Ödemen).

Während des Deutsch-Französischen Krieges 1870/1871 machte ein Bataillonsarzt die Entdeckung, dass eine Brigade an Gelbsucht erkrankt war, während eine andere völlig davon verschont blieb. Als Erklärung fand er, dass die gesunde Brigade ihre Kost aus der Gulaschkanone mit Löwenzahnblättern garnierte.

Das klassische Bitterkraut

Die meisten Löwenzahnwirkstoffe schmecken bitter und regen dadurch den Appetit an. Das hauptsächlich in den Wurzeln enthaltene Inulin sorgt für einen stabilen Blutzuckerspiegel. Der hohe Kaliumanteil in den Blättern wirkt harntreibend.

Löwenzahn selbst sammeln

Als klassisches »Unkraut« kann der Löwenzahn überall gesammelt werden. Seine Merkmale: etwa 20 Zentimeter hoch, unter günstigen Bedingungen auch 50 Zentimeter. Die grundständigen Blätter zeigen am Rand ein ausgeprägtes Sägemuster. Die Zungenblüten sind um einen dicken, gelben Blütenkopf gruppiert.

Blütezeit ist von Mai bis Juni. Danach bildet sich ein federleichter Fruchtstand, dessen Samen mit »Mini-Fallschirmen« ausgerüstet sind – der Löwenzahn wird zur »Pusteblume«.

Gesammelt werden kann das Kraut unmittelbar vor der Blüte und die Wurzeln im Herbst (September, Oktober). Verwendet werden die frischen jungen Blätter und die Wurzeln. Die Wurzeln sind von der Erde zu befreien und kurz zu wa-

schen. Danach werden sie der Länge nach halbiert, in Scheiben geschnitten und bei 45 Grad Celsius getrocknet.
Der Löwenzahn wächst beinahe überall. Die Sammelstandorte sollten allerdings frei von Dünger sein und sich nicht in chemisch belasteten Gebieten befinden.

Im eigenen Garten

Wer Wildwiesen in seinem Garten hat, braucht den Löwenzahn nicht extra anzubauen. Er wird sich dort binnen kürzester Zeit von selbst ansiedeln und ausbreiten.

Sie mögen Carpaccio mit Rucola? Probieren Sie es doch einmal mit frischen, klein gehackten Löwenzahnblättern.

So verwenden Sie Löwenzahn

- Tee

Einen Esslöffel getrocknete Löwenzahnwurzeln mit einer Tasse (200 Milliliter) kaltem Wasser aufgießen. Das Ganze dann aufkochen und eine Minute lang köcheln. Anschließend 15 Minuten lang ziehen lassen. Trinken Sie davon zwei Tassen pro Tag.
Kuren mit Löwenzahntee fördern die Konzentration und die Entschlackung sowie den Heilungsprozess bei rheumatischen Erkrankungen.

- Löwenzahnsalat

Dazu verwendet man die jungen frischen Blätter. Sie schmecken besonders pikant mit einer süßsauren Essigsauce, kombiniert mit Zwiebeln und kleinen Käsestückchen.

- Kompressen

Äußerliche Löwenzahnanwendungen helfen bei zu blasser Gesichtshaut, indem sie die Durchblutung anregen. Dazu werden drei Esslöffel frische Löwenzahnblätter mit zwei Tassen (400 Milliliter) heißem Wasser aufgebrüht. Lassen Sie das Ganze fünf Minuten lang ziehen, am Schluss abseihen.
Mit dem Tee tränken Sie ein Leinentuch, das Sie für zehn Minuten – am besten am Abend – auf Ihr Gesicht legen. Danach das Gesicht kurz mit kaltem Wasser abspülen.
Bei rheumatischen Erkrankungen können Kompressen, die mit Tee aus getrockneten Wurzeln (siehe oben) getränkt wurden, auf die schmerzenden Gelenke gelegt werden.

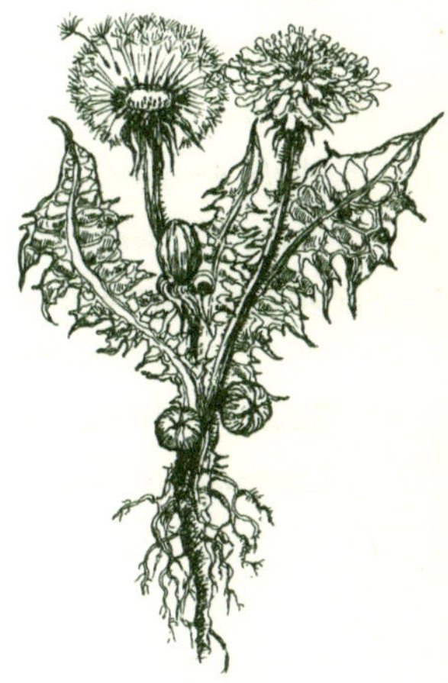

Junge Löwenzahnblätter sind gerade im Frühjahr eine willkommene Bereicherung des Speisezettels.

MATE (ILEX PARAGUARIENSIS)

Ein echtes Urwaldgewächs

Wohl nirgendwo sonst auf der Welt wachsen so viele unterschiedliche Pflanzen wie im südamerikanischen Urwald. Eine von ihnen ist eine Stechpalme mit dem wissenschaftlichen Namen »Ilex paraguariensis«, der Matebaum mit dichter Krone und heller Borke, der bis zu 20 Meter hoch werden kann. Wer allerdings als erster auf die Idee kam, die Blätter dieser Palme einzusammeln und sich daraus den Matetee zu brauen, ist bis heute unbekannt.

Die Indianer Paraguays trinken Matetee schon seit vielen Jahrhunderten, doch schriftlich wird er das erste Mal im Jahr 1541 erwähnt, als ein spanischer Kaufmann aus dem paraguayischen Asunción seinen Hinterbliebenen »eine große Kalebasse mit gemahlenem Kraut« vermachte.
Von da an nahm der Ruf des Matetees stetig zu. In Brasilien und Argentinien ist er mittlerweile Nationalgetränk. Hier zu Lande wurde er in den 1980er Jahren eine Zeit lang als Schlankheitstee angepriesen, doch so richtig durchsetzen konnte er sich nicht. Dabei muss Mate zu jenen Tees gezählt werden, die ein breites Spektrum an gesundheitlichen Vorzügen besitzen.

Krampflösend und anregend

Die Inhaltsstoffe von Mate sind mittlerweile recht gut entschlüsselt. Man weiß, dass er, vergleichbar dem Kaffee, recht große Mengen an Koffein enthält. Man weiß aber auch, dass die Wirkung dieses anregenden Alkaloids im Matetee durch Chlorogensäuren verändert wird, und zwar in ähnlicher Weise wie beim grünen Tee. Die Koffeinmoleküle liegen gewissermaßen an der Kette der Chlorogensäuren, so dass ihre Wirkung weniger intensiv ist, dafür aber zeitlich länger anhält.
Wie stark dieser Effekt ist, hängt davon ab, wie lang man den Tee ziehen lässt. Bei fünf Minuten Ziehzeit bleibt sein Koffein weitgehend frei und wirkt stark anregend; lässt man ihn zehn Minuten lang ziehen, wird sein Koffein weitgehend blockiert und ist nur mäßig anregend, wobei allerdings dieses Erregungsniveau über mehrere Stunden andauern kann.
Die Chlorogensäure des Matetees ist aber nicht nur eine bloße Koffeinblockade. Sie senkt auch die Krampfschwelle, ver-

bessert die Bewegungen in Magen und Darm und wirkt antioxidativ. Matetee eignet sich daher zur Behandlung von Unterleibskrämpfen, Koliken, Durchfall und Verstopfung.
Vor einigen Jahren wurde Matetee in den deutschen Arzneimittel-Kodex aufgenommen, in dem er zur Behandlung geistiger und körperlicher Ermüdung empfohlen wird.
Darüber hinaus wird er gerne Blasen- und Nierentees zugemischt, um Infektionen und Entzündungen der Harnwege zu behandeln.
Einige Ärzte setzen ihn zur Regulierung der Herztätigkeit ein, und seine verdauungsfördernden Eigenschaften machen ihn zu einem idealen Begleitgetränk zum Essen. Fettige Mahlzeiten werden durch das Koffein und die Saponine des Matetees wesentlich besser verdaut.

In Argentinien, Brasilien und anderen Ländern Süd- und Mittelamerikas genießt Mate als Genussmittel einen ähnlichen Ruf wie Kaffee. Und das keinesfalls nur als Tee fürs »Kaffeekränzchen«. Noch heute sitzen die Gauchos, die südamerikanische Version der Cowboys, am Lagerfeuer, um den rauchig-bitteren Mate zu trinken, und zwar mit einer Art Strohhalm gemeinsam aus einer einzigen Kalebasse.

Anwendung

▸ Tee

Für eine Tasse Matetee wird ein Teelöffel der fein geschnittenen Blätter mit kochendem Wasser überbrüht. Danach fünf bis zehn Minuten lang (je nach gewünschter Wirkung) ziehen lassen, anschließend abseihen. Trinken Sie maximal vier Tassen pro Tag.
In Südamerika werden mitunter die ganzen Zweige der Matepalme mit Wasser überbrüht. Hier zu Lande erhält man jedoch nur die Blätter. Erhältlich sind sie in ihrer grünen Form, die nach dem Pflücken kurzzeitig erhitzt und anschließend getrocknet wurden. Daneben gibt es aber auch noch geröstete Blätter. Sie wurden nach dem Trocknen noch einmal erhitzt und mit Wasser durchfeuchtet. Ihr Aufguss schmeckt etwas malziger als der der grünen Blätter.
In jedem Fall sollte man die offenen Blätter kaufen, nicht aber die abgepackten Aufgussbeutel. Der Grund: In den Beuteln befinden sich nur klein zerhackte Mateblätter, die während des Lagerns bereits viele ihrer wertvollen Inhaltsstoffe verloren haben. Darüber hinaus wird Mate in Beuteln gerne mit anderen Pflanzen gestreckt, um sein Aroma den mitteleuropäischen Gaumenbedürfnissen anzupassen.

MELISSE (MELISSA OFFICINALIS)

Aus dem Klostergarten

Die Heilkraft der Melisse war schon den antiken Griechen bekannt, sie verwendeten das Kraut gegen hysterische und hypochondrische Verstimmungen.
In mittelalterlichen Klostergärten wurde sie auf kaiserlichen Befehl Karl des Großen angebaut. Der berühmte Melissengeist wurde jedoch erst im 16. Jahrhundert entwickelt. Die Klosterfrau Maria Clementine Martin (1775 bis 1843) setzte ihn erstmals zur Linderung von Herz- und Nervenleiden ein. In dieser Funktion ist der Melissengeist auch heute noch im Handel.

Krampflösend und herzstärkend

Die Namen »Frauenkraut« und »Mutterkraut« verweisen auf die volksmedizinische Anwendung der Melisse als Heilmittel bei Frauenkrankheiten. Ihre Wirkung als Herz- und Kreislaufmittel kommt in Namen wie »Herzkraut« und »Herztrost« zum Ausdruck.

Melisse gehört zu den Pflanzen mit besonders hohem Gehalt an ätherischen Ölen. Sie wirken krampflösend und entspannend. Pflanzenheilkundler schreiben ihnen eine Kopfschmerzen lindernde Wirkung zu. In Experimenten erwiesen sie sich außerdem wachstumshemmend für Pilze und Viren. Die Gerbstoffe der Melisse gelten als herzstärkend.

Melisse sammeln

Als einheimische Pflanze kann man die Melisse bei uns sammeln. Sie wird bis zu einem Meter hoch, ihre vierkantigen Stängel sind stark verästelt. Die gegenständigen Blätter sind im unteren Bereich der Pflanze lang gestielt und grob gesägt. Die weißen Blüten zeigen manchmal einen rötlichen Ton. Blütezeit ist von Juli bis September. Die Pflanze riecht übrigens stark nach Zitrone, daher auch ihr Zweitname »Zitronenmelisse«. Gesammelt werden die Blätter im Mai und Juni. In diesen Monaten ist ihr Anteil an ätherischen Ölen besonders hoch. Legen Sie die Blätter in einem kühlen, trockenen und dunklen Raum zum Trocknen aus.

Im eigenen Garten

Die Melisse ist robust, ihr Anbau ist daher kein Problem. Die Auspflanzung erfolgt Ende März/Anfang April in Abständen von 35 Zentimetern. Die ursprünglich im Mittelmeer beheimatete Pflanze bevorzugt humusreiche Böden oder lehmigen Sand mit viel Sonne und wenig Wind. Im Winter sollte sie mit einer Reisigdecke vor Frost geschützt werden.

So wenden Sie Melisse an

- Tee

Zwei Teelöffel Melissenblätter mit einer Tasse (200 Milliliter) heißem, aber nicht kochendem Wasser übergießen, zugedeckt ziehen lassen und nach zehn Minuten abseihen. Trinken Sie davon drei Tassen täglich.
Eine Melissenteekur hilft bei Herzbeschwerden sowie bei Nervosität und Appetitmangel.

Der traditionell im Handel verkaufte Melissengeist enthält insgesamt 13 Heilkräuter. Neben der Melisse findet man darin zum Beispiel noch Alant und Engelwurz.

- Tinktur

Übergießen Sie 20 Gramm Melissenblätter mit 100 Milliliter 70-prozentigem Alkohol. Zehn Tage lang an einem warmen Platz ohne direkte Sonneneinstrahlung ziehen lassen. Anschließend abseihen und in eine Tröpfchenzählflasche füllen.
Bei Herz- und Kreislaufbeschwerden zweimal täglich 15 Tropfen einnehmen. Außerlich mit einem Wattebausch angewendet hilft Melissentinktur bei Lippenherpes und einigen Fußpilzarten.

- Vollbad

Vollbäder mit Melisse wirken laut wissenschaftlichen Studien überaus beruhigend – noch besser als Bäder mit Baldrian und Lavendel. Füllen Sie dazu ein kleines Leinensäckchen mit einer Hand voll Melissenblätter, um es im Badewasser zu deponieren. Oder gießen Sie ein Likörglas Melissentinktur ins Wasser. Dauer des Bades: 15 Minuten.
Wichtig: Nach dem Bad sollten noch mindestens 90 Minuten bis zum Schlafengehen verstreichen. Denn der Beruhigungseffekt des Melissenbads liegt darin, den Organismus erst anzuregen, um ihn danach wohlig zu entspannen.

MÖNCHSPFEFFER (AGNUS CASTUS)

Bereits bei Homer

Der Mönchspfeffer wird bereits in Homers »Ilias« aus dem 6. Jahrhundert v. Chr. als Symbol der Keuschheit und Mittel zur Abwehr des Bösen erwähnt. Wie schon der Zweitname des Mönchspfeffers »Keuschlamm« andeutet, glaubte man, die Pflanze könnte die sexuellen Begierden dämpfen – und daher wurde er als »Mönchspfeffer« von den Geistlichen des Mittelalters gekaut.
Aus heutiger Sicht weiß man, dass er tatsächlich in den menschlichen Hormonhaushalt eingreift. Allerdings nutzt der Mönchspfeffer eher Frauen als Männern.

Bremse für überschießende Hormone

Der Mönchspfeffer ist ein Strauchgewächs. Er wächst überwiegend im Mittelmeerraum. Therapeutisch genutzt werden seine Früchte (Fructus Agni casti).

Wissenschaftler fanden in den letzten Jahren heraus, dass Frauen mit prämenstruellen Beschwerden (PMS) unter Stress und Hunger, aber auch im Tiefschlaf besonders große Mengen an Prolaktin ausschütten. Dieses Hormon wird in der Hirnanhangsdrüse gebildet und sorgt bei Überdosis für Beschwerden wie Brustspannen, Reizbarkeit und Unterleibskrämpfe.
Normalerweise werden Prolaktine durch bestimmte Botenstoffe, die Dopamine, in Schach gehalten, doch dieses System scheint bei Frauen mit PMS nicht richtig zu funktionieren.
Genau hier setzt der Mönchspfeffer an. Er enthält Substanzen, die als so genannte Dopaminagonisten arbeiten, den Körper also dabei unterstützen, die überschießenden Prolaktine wieder unter Kontrolle zu bringen.
Mönchspfeffer steigert zudem die Leistungsfähigkeit des so genannten Gelbkörpers (Corpus luteum), der im Eierstock das Geschlechtshormon Progesteron produziert. Da das Progesteron an praktisch allen Fortpflanzungsfunktionen des weiblichen Körpers beteiligt ist, wird Mönchspfeffer hier-

durch zu einem chancenreichen Heilmittel bei Menstruationsstörungen, Trockenheit der Scheide und Unfruchtbarkeit.
Darüber hinaus hilft er auch Frauen, die immer wieder frösteln, selbst unter sommerlichen Bedingungen – denn Progesteron steigert die Körpertemperatur.

So wenden Sie Mönchspfeffer an

- Tee

Die übliche Anwendung erfolgt als Teeaufguss. Einen Teelöffel der Samen mit einer Tasse (200 Milliliter) kochendem Wasser überbrühen, zwölf bis fünfzehn Minuten lang zugedeckt ziehen lassen. Trinken Sie davon drei Tassen pro Tag. Die offenen Samen des Mönchspfeffers gibt es im Kräuterfachhandel und einigen Apotheken.

Tinkturen mit Mönchspfeffer enthalten Alkohol. Gefährdete sollten lieber auf Tabletten ausweichen, die Präparate sind in der Wirkung gleich.

- Extrakte

Mönchspfeffer ist in zahlreichen Zubereitungen in der Apotheke erhältlich. Mono-Präparate (die nur Mönchspfeffer enthalten) eignen sich am besten zur Behandlung. Lassen Sie sich bei der Auswahl von Ihrem Frauenarzt oder Apotheker beraten. Es gibt Präparate in Pillenform und als Tropfen, die meist Alkohol enthalten, also nicht für jede Frau geeignet sind.
Darüber hinaus existieren Kombi-Präparate, oft mit Traubensilberkerze. Die Dosierungen richten sich nach den Packungsbeilagen.

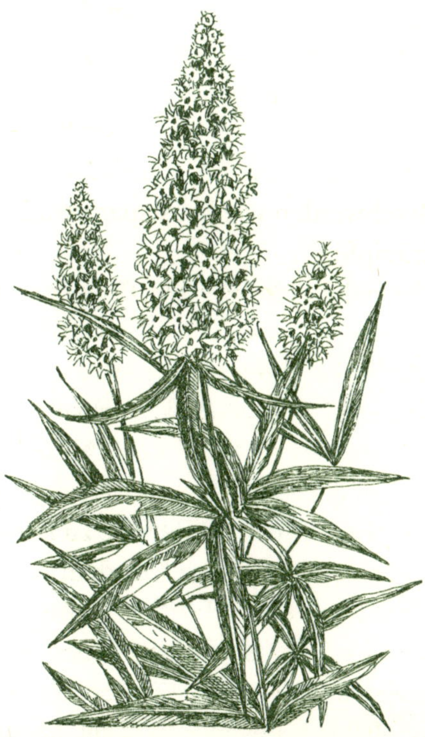

Die Wirkstoffe des Mönchspfeffers waren schon in vorchristlicher Zeit bekannt.

ODERMENNIG (AGRIMONIA EUPATORIA)

Das Königskraut

Die lange Liste seiner Zweitnamen zeigt bereits, dass der Odermennig zu recht unterschiedlichen Zwecken (als »Leberklette«, »Bruchwurz« oder »Adermennig«) eingesetzt wurde und als »Heil der Welt«, »Königskraut« oder »Lebenskraut« eine große Wertschätzung genoss.
Von Pflanzenheilkundlern wurde er lange Zeit zur Wundheilung genutzt, denn er stillt Blutungen und fördert die Blutgerinnung. Als sanftes Bittermittel wurde er aber auch bei Verdauungsbeschwerden eingesetzt – eine Anwendung, die auch heute noch gültig ist.

Für robuste Schleimhäute

Durch seinen hohen Anteil an Gerbstoffen wirkt der Odermennig hemmend auf Entzündungen und die Entwicklung von schädlichen Mikroorganismen in den Schleimhäuten. Als Tee hilft er vor allem bei Erkrankungen im Darm, als Tinktur zum Gurgeln bei Entzündungen im Mund- und Rachenraum.

Der Odermennig enthält viele Gerbstoffe. Wo sie in Kontakt mit lebendem Gewebe (vornehmlich Haut und Schleimhäute im Darm sowie im Mund- und Rachenraum) kommen, wird das Zellgefüge verdichtet. Die Oberfläche des Gewebes wird ausgetrocknet, die dortigen Eiweiße in Verbindungen umgewandelt, die schädlichen Bakterien nicht mehr als Nahrung dienen können.
Darüber hinaus verringern Gerbstoffe die Durchblutung und das Schmerzempfinden. In der Konsequenz bedeuten all diese Wirkungen: Das Zellgewebe wird robuster, und feindliche Mikroorganismen finden dort keine Lebensgrundlagen mehr. Neben den Gerbstoffen wirken im Odermennig vor allem die Bitterstoffe. Sie wirken appetit- und gallensaftanregend sowie allgemein kräftigend.

Odermennig sammeln

Als einheimisches Gewächs findet man den Odermennig auch bei uns. Seine Merkmale: einen halben bis einen Meter hoch, die Stängel aufrecht und zottig behaart. Die gefieder-

ten Blätter zeigen unterseits eine filzige Behaarung, die goldgelben Blüten stehen in langen Trauben.
Die Blütezeit ist von Juni bis September. Sie finden ihn auf mageren Wiesen, auf Schutthalden sowie an Wegrändern und Hecken. Geerntet wird von Juni bis Juli das gesamte Kraut. Es wird gebündelt und trocken, kühl und dunkel an einer Leine zum Trocknen aufgehängt.
Großmutters Ratschlag: Nach dem Trocknen die dicken Stängel aussortieren, da sie kaum Wirkstoffe enthalten. Die Lagerung des Krauts erfolgt in Leinensäckchen.

Im eigenen Garten

Wer eine Magerwiese in seinem Garten hat, wird auch den Odermennig darin finden. Wichtige Kriterien für die Anlage einer Magerwiese:

- Sie braucht viel Platz (mindestens 80 Quadratmeter).
- Nur magere, etwas sandige Böden in sonniger Lage sind geeignet.
- Sie brauchen (und dürfen!) nur einmal im Jahr mit der Sense gemäht zu werden.
- Das Saatgut für eine Wildblumenwiese erhalten Sie in jeder gut sortierten Gärtnerei. Die Aussaat erfolgt im Mai oder im September.

Im Volksglauben wurde Odermennig als Orakelpflanze verwendet. Zeigte er seine Blüten spät, galt das den Bauern als sicheres Zeichen für ein späte Ernte. Wuchsen seine Blüten an der Spitze der Blütentraube besonders dicht, musste das Saatgut früher als sonst ausgebracht werden.

So wenden Sie Odermennig an

- Tee

Einen Teelöffel Odermennigkraut mit einer Tasse (200 Milliliter) kochendem Wasser übergießen, zehn Minuten lang ziehen lassen und dann abseihen. Trinken Sie davon drei Tassen pro Tag. Odermennigtee hilft bei Darm- und Gallenblasenerkrankungen.

- Tinktur

Geben Sie 20 Gramm Odermennigkraut auf 100 Milliliter 70-prozentigen Alkohol. Zehn Tage lang ziehen lassen und anschließend abseihen. Verdünnt mit zwei oder drei Teilen Wasser eignet sich Odermennigtinktur als Spül- und Gurgellösung gegen Entzündungen im Mund- und Rachenraum.

OOLONG-TEE (CAMELLIA SINENSIS)

Chinesische Teespezialität

Im Unterschied zu grünem und schwarzem Tee besitzt Oolong bei uns nur einen geringen Bekanntheitsgrad. Mitunter wird er mit Pu-Erh-Tee verwechselt, mit dem er jedoch nichts gemein hat außer den botanischen Ursprung.
Oolong stammt von Camellia sinensis, hat also denselben botanischen Ursprung wie grüner und schwarzer Tee. Das Verfahren zu seiner Herstellung bewegt sich genau zwischen den beiden anderen Teearten: Seine Blätter werden kurz »angewelkt«, beziehungsweise »anfermentiert«. Die Kunst des Anwelkens ist jedoch eine recht schwierige, Oolong zählt daher zu den Teespezialitäten. Er kommt hauptsächlich aus China und Vietnam und ist in jedem Teefachhandelsgeschäft erhältlich.
Geschmacklich besitzt Oolong eine ganz eigene malzige bis nussige Note, er schmeckt nicht so sehr nach Gras wie viele Grüntees und nicht annähernd so herb wie der schwarze Tee, und vom Modergeruch des Pu-Erh-Tees hat er schon gar nichts. In der südchinesischen Volksmedizin wird er gegen Übergewicht und Zuckerkrankheit eingesetzt.

Aufgrund seiner Tannine (Gerbstoffe) hemmt Oolong die Aufnahme von pflanzlichem Eisen. Vegetarier sollten also beim Oolong etwas zurückhaltender sein – aber als Fettaufnahmehemmer ist der Tee ohnehin eher etwas für Fleischesser. Auf die Eisenaufnahme über tierische Kost hat Oolong keinen Einfluss.

Natürlicher »Fettblocker«

Japanische Forscher beschäftigen sich schon länger mit Oolong und seinen Wirkungen auf das Körpergewicht. Demnach hemmen seine Saponine die Fettaufnahme aus der Nahrung, und seine speziellen Gerbstoffe regen die Fettverbrennung an. Der Tee attackiert also Übergewicht von zwei Seiten: einmal über die Reduzierung der Fettaufnahme und auf der anderen Seite über die Mobilisierung der Fettverbrennung.
Ein Forscherteam der Universität Tokushima in Japan gab zwölf gesunden Männern drei Tage lang eine Ration von ei-

nem Liter Oolong-Tee täglich zu trinken. Die Männer zeigten im Vergleich zu Testpersonen, die lediglich heißes Wasser erhielten, einen deutlich höheren Energieverbrauch, ihre Fettverbrennung war um etwa zwölf Prozent höher.

Interessant: Oolong hilft offenbar auch bei Hautentzündungen (Dermatitis). Wissenschaftler der Universitätshautklinik im japanischen Orsu verabreichten 118 Dermatitis-Patienten, die bereits mindestens sechs Monate vergeblich mit Kortison, Allergiemedikamenten und Allergenkarenz (Meiden der Allergieauslöser) behandelt wurden, zusätzlich drei Tassen Oolong-Tee pro Tag. Einen Monat später zeigten 63 Prozent der Patienten eine mäßige bis deutliche Verbesserung, nach sechs Monaten waren es immerhin noch 54 Prozent.

Oolong-Tee gibt es in jedem gut sortierten Teefachgeschäft und in Apotheken. Bevorzugen Sie Ware, die auf Rückstände kontrolliert wurde. Denn wie bei grünem und schwarzem Tee gibt es auch bei Oolong zahlreiche schwarze Schafe unter den Anbauern, die ihre Teesträucher mit Pestiziden behandeln. Oolong-Teebeutel, die vereinzelt auch angeboten werden, enthalten meist minderwertige Reste mit wenig Inhaltsstoffen.

So verwenden Sie Oolong-Tee

Wer in den Genuss der gesundheitlichen Vorzüge des Oolong-Tees kommen will, sollte nicht unter 0,6 Liter (also vier Tassen à 150 Milliliter) täglich trinken. Nach oben wird die Teemenge durch das Koffein begrenzt, das in hohen Dosierungen zu Nervosität und Schlaflosigkeit führen kann. Generell gelten sechs bis sieben Tassen à 150 Milliliter pro Tag – auch in Hinblick auf das Koffein – als unproblematisch.

Wer sich außerdem aus einer Portion Teeblättern mehrere Aufgüsse bereitet, kann auch mehr als einen Liter trinken, da die Koffeinmenge in den Zweit- und Drittaufgüssen deutlich reduziert ist. Es gibt keine Universalrichtlinien für die Ziehdauer von Oolong-Tee. Wissenschaftliche Studien zeigen, dass schon nach drei Minuten ein Großteil seiner Wirkstoffe ins Teewasser übergeht, längere Ziehdauern bringen kaum noch einen zusätzlichen medizinischen Gewinn. Nach acht Minuten bekommt man allerdings alle Nachteile der Bitterstoffe von Oolong zu spüren, der Tee zieht dann die Schleimhäute im Mund zusammen.

Die klassische Zubereitung von Oolong: Einen Teelöffel des Tees mit einer Tasse (200 Milliliter) kochendem Wasser überbrühen, drei bis vier Minuten lang ziehen lassen. Trinken Sie drei Tassen pro Tag, am besten zu den Mahlzeiten.

OREGANO (ORIGANO VULGARE)

Verwandter des Majorans

Oregano ist ein naher Verwandter des Majorans. Er wurde bereits im antiken Griechenland als Gewürz gegen Vergiftungen eingesetzt. Erst die Römer begannen jedoch mit dem Anbau des aromatischen Krauts, um es dann allerdings nicht mehr zu medizinischen, sondern zu kulinarischen Zwecken einzusetzen. Auch heute noch wird Oregano überwiegend im Mittelmeergebiet kultiviert.

Die antiken Griechen schätzten Oregano als Gegengift bei Schlangenbissen. Dieser Effekt ist aus heutiger Sicht umstritten, insgesamt aber kann die entgiftende Wirkung aufgrund des die Leber stimulierenden Effekts von Oregano nicht ganz von der Hand gewiesen werden. In jedem Fall kann es nicht schaden, wenn jemand, der viele Amalgamfüllungen in den Zähnen hat, regelmäßig mit Oregano würzt.

Weitere Hochburgen von Anbau und Verzehr sind Mexiko und die USA, der »mexican oregano« gehört jedoch zu einer anderen botanischen Familie als die europäischen Arten, aufgrund seines schärferen Geschmacks wird er gerne in Chiligerichten eingesetzt.

Gegen Husten und Schnupfen

Oreganoblätter enthalten zahlreiche ätherische Öle, darunter das desinfizierende Thymol. Es entfaltet seine Wirkungen innerlich vor allem in den Atemwegen, Oregano ist dadurch ein wirksames Heilkraut bei Erkältungen, Husten und Keuchhusten. In der Erfahrungsmedizin schätzt man außerdem die schmerzlindernden Eigenschaften des Oreganoöls Carvacrol. Äußerlich angewendet kann es die Behandlung von Entzündungen und offenen Wunden unterstützen.

Die Bitter- und Gerbstoffe des Oreganos unterstützen den Appetit und die Verdauung und verbessern vor allem die Verwertung von tierischem Eiweiß. Oregano empfiehlt sich daher zum Würzen von Käse- und Fleischgerichten.

So verwenden Sie Oregano

- Mundspülung

Oregano hilft bei Entzündungen in Hals und Mund. Einen Esslöffel Oreganoblätter mit 200 Milliliter kochendem Wasser übergießen. Zugedeckt zehn Minuten lang ziehen lassen, danach abseihen. Gurgeln und spülen Sie damit fünf bis zehn Minuten lang pro Tag!

Oregano können Sie ganz leicht auch im Topf auf der Fensterbank ziehen. Er braucht ein wenig Sonne und Wärme und eine durchlässige Erde. Pflanzen bekommen Sie in jedem Gartenfachmarkt.

- Oregano-Pfefferminz-Öl

Dieses Öl eignet sich sehr gut zur äußerlichen Behandlung von Kopfschmerzen. 100 Milliliter Olivenöl mit einem Teelöffel Oregano und einem Teelöffel Pfefferminze vermischen und in einer dunkel getönten Flasche zwei Tage lang ziehen lassen, danach abseihen. Massieren Sie das Öl mehrmals täglich an den Schläfen ein!

- In der Küche

Die Einsatzmöglichkeiten des Oreganos sind überaus vielfältig, leicht könnte man ein eigenes Kochbuch nur mit Oreganorezepten füllen. Die nach einer Mischung aus Thymian und Majoran duftenden und scharf schmeckenden Blätter finden sich in jedem klassischen italienischen Pizza- und Tomatengericht, am bekanntesten ist sicherlich die zu allen Nudelspeisen servierte Tomatensauce.

Weitere Einsatzmöglichkeiten sind Salatdressings, Suppen mit Kartoffeln, Graupen oder Bohnen sowie Zucchini, Auberginen, Fisch- und sämtliche Fleischgerichte. Der »mexican oregano« ist wichtiger Bestandteil des bekannten Bohnengerichts Chili con carne.

Oregano schmeckt nicht nur frisch, sondern auch die getrocknete Ware hält ihr Aroma relativ lange. Voraussetzung ist allerdings, dass sie licht- und hitzegeschützt in einer gut schließenden Dose aufbewahrt wird.

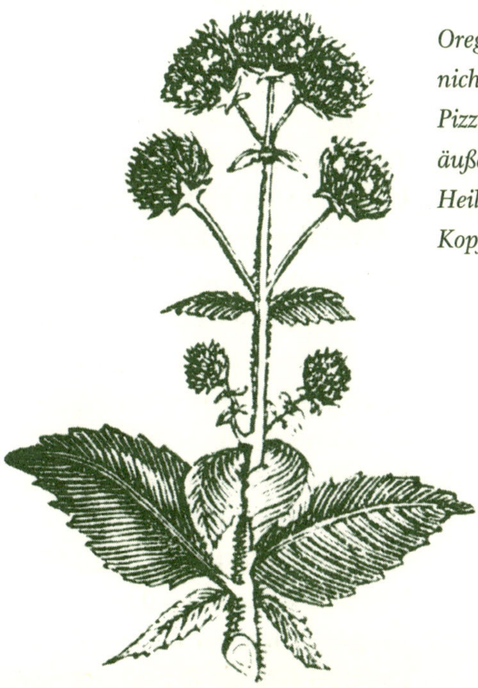

Oregano passt nicht nur auf die Pizza. Er ist ein äußerst wirksames Heilkraut bei Kopfschmerz.

PASSIONSBLUME (PASSIFLORA INCARNATA)

Heilkraut der Indianer

Ihren Namen »Passionsblume« verdankt die alte Nutzpflanze einem spanischen Missionar, der in dem bizarren Muster der Passiflora-Blüten einen Hinweis auf das göttliche Mysterium und die Leidensgeschichte Christi sah.

Die Passionsblume gehört zu den Lianengewächsen. Sie wird bis zu zehn Meter lang und wächst wild vor allem in den südöstlichen USA. Mittlerweile wird sie jedoch auch in Spanien und Italien zur Arzneimittelgewinnung kultiviert. Als Zierpflanze gibt es die Passionsblume auch bei uns, sie ist jedoch aufgrund ihres geringen Wirkstoffgehalts ohne medizinische Bedeutung.

Die Ureinwohner Amerikas nutzen die Passionsblume bereits seit viele Jahrhunderten zu Heilzwecken, hier zu Lande setzte sie sich erst in den 1960er Jahren als Heilkraut durch. Heute schätzt man sie als »Phytotherapeutikum der Mitte«, weil in ihr anregende und beruhigende Effekte auf einmalige Weise aufeinander abgestimmt sind.

Harmonie für gestresste Nerven

Zubereitungen von Passiflora-Blüten wirken zunächst anregend und stimmungsaufhellend, danach jedoch beruhigend. Der beste Zeitpunkt der Einnahme ist deshalb etwa zwei bis drei Stunden vor der Nachtruhe oder dem Nachmittagsschläfchen.

Passiflora-Zubereitungen vertiefen den Schlaf und führen zu besonders intensiven Träumen. Dem Gehirn des Betroffenen wird dadurch die Chance gegeben, durch nächtliche Traumarbeit besser mit Problemen und Sorgen fertig zu werden. Oder anders ausgedrückt: Die Passionsblume verbessert unsere Psychohygiene, indem sie unserem Gehirn hilft, psychisch belastende Erlebnisse besser zu verarbeiten. Sie nutzt vor allem den schlechten und traumarmen Schläfern unter uns, also jenen, die sich nach dem Aufwachen abgeschlagen und gerädert fühlen.

In der Passionsblume verbinden sich anregende und beruhigende Effekte zu einem einmaligem psychoaktiven Heilmittel. Mit Baldrian und Melisse teilt sie die beruhigenden Wirkungen, mit Rosmarin den anregenden und mit Weißdorn

den blutdruckstabilisierenden Effekt. Und in ihrer euphorisierenden Wirkung erinnert sie sogar an richtige Rauschmittel wie Marihuana und Opium, ohne jedoch deren Suchtpotenzial aufzuweisen.
Passiflora wird gerne mit anderen psychoaktiven Heilpflanzen kombiniert. Ihr besonderes Problem besteht allerdings darin, dass ihre Wirkstoffe nur schlecht wasserlöslich sind.

So verwenden Sie Passiflora

- Tee

Der normale Aufguss – mit kochendem Wasser überbrühen, 15 Minuten lang ziehen lassen und dann abseihen – hat daher bei der Passionsblume nur wenig Zweck. Sie muss mit Alkohol zubereitet oder aber richtig »ausgekocht« werden.

Ein enger Verwandter von Passiflora incarnata ist Passiflora edulis. Ihre Früchte kennen wir bei uns als Maracujas.

Kochen Sie zehn Gramm des getrockneten Krauts mit 250 Milliliter Wasser in einem Topf ohne Deckel auf. Lassen Sie das Ganze so lange köcheln, bis der Wasserspiegel deutlich (um etwa 50 Milliliter) gesunken ist, dann gießen Sie noch einmal etwas Wasser nach, bis wieder der ursprüngliche Wasserstand im Topf erreicht ist. Anschließend abseihen und abkühlen lassen.
Zum Servieren würzen Sie den Passionsblumensud noch mit Zucker und Zitronensaft, um ihn dann zusammen mit einigen Eiswürfeln »on the rocks« zu servieren und zu trinken. Ein geschmackvoller Drink, der außerdem noch die Psyche auf Touren bringt. Trinken Sie davon nicht mehr als zwei bis drei Gläser pro Tag, das letzte Glas zwei Stunden vor dem Zubettgehen.
Sie erhalten getrocknetes Passionsblumenkraut in einigen Apotheken und Reformhäusern sowie im Kräuterfachhandel.

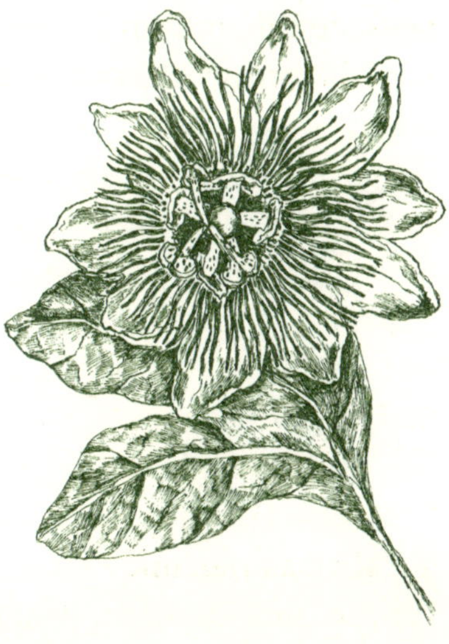

Die schönen Blüten der Passiflora sind eine Zierde für jedes Blumenfenster.

PFEFFERMINZE (MENTHA X PIPERITA)

Traditionsreiches Duftöl

Die Pfefferminze wurde schon in der Antike zur Behandlung von Kopfschmerzen eingesetzt. Später wurde dieser Effekt leider viele Jahre vergessen. Erst jüngere Untersuchungen rückten ihn wieder ins Blickfeld der Öffentlichkeit.

Minzen waren schon den alten Ägyptern und Griechen bekannt. Man verwendete sie als Bestandteil kultischer Duftöle, aber auch als Heilmittel gegen Krämpfe und Kopfschmerzen. In alten Klostergärten schätzte man sie als Heilmittel gegen Würmer, von Hildegard von Bingen wird die Minze ebenfalls erwähnt. In der Volksmedizin gehört Pfefferminze neben der Kamille zu den gebräuchlichsten Heilpflanzen überhaupt.

Gegen Krämpfe und Kopfschmerzen

Hauptwirkstoff der Pfefferminze ist das Menthol. Es wirkt krampflösend und leicht betäubend auf die Magenschleimhaut. Die Pfefferminze bietet demnach eine wertvolle Hilfe bei Magenreizungen sowie Krämpfen, die bei Darm- und Menstruationsbeschwerden auftreten.

Untersuchungen der Universitätsklinik Kiel zeigen Perspektiven in den Anwendungsbereichen der Pfefferminze für die Behandlung von Spannungskopfschmerzen. Ihr Öl wirkt bei lokaler Anwendung auf der Haut – beispielsweise auf Stirn und Schläfen – kühlend und dadurch hemmend auf die Schmerzfühler. Außerdem hemmt es die Wirkung der Substanz, die den Schmerz vom Schmerzfühler zum zentralen Nervensystem überspringen lässt. In einem Experiment an 164 Patienten mit Spannungskopfschmerzen vermochte zehnprozentiges Pfefferminzöl bereits nach 15 Minuten die Schmerzintensität deutlich zu verringern. Damit erzielt es ähnliche Erfolge wie Paracetamol und Acetylsalicylsäure.

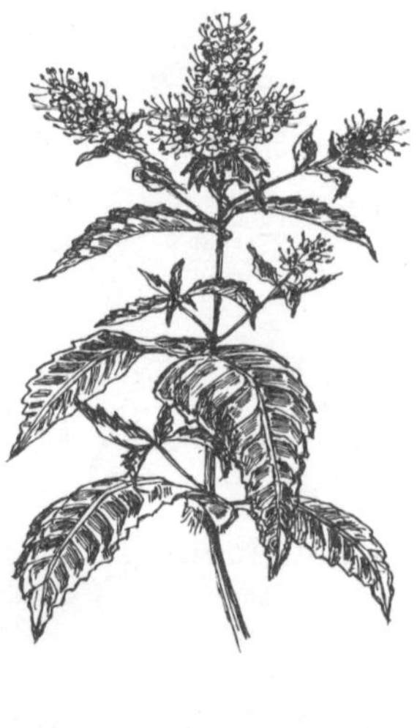

Pfefferminze ist neben der Kamille das gebräuchlichste Heilkraut der Volksmedizin.

So wenden Sie Pfefferminze an

- Tee

Einen bis zwei Teelöffel Pfefferminzblätter mit einer Tasse (200 Milliliter) kochendem Wasser übergießen, zehn Minuten lang zugedeckt ziehen lassen, anschließend abseihen. Trinken Sie davon drei Tassen pro Tag.

Pfefferminztee ist besonders bei Verdauungsbeschwerden hilfreich, er unterstützt die Verdauung von fetten Speisen. Eine Stunde vor dem Essen getrunken beseitigt er Appetitlosigkeit.

Achtung! In hohen Dosierungen kann Pfefferminze bei innerlicher Anwendung giftig sein, vor allem wegen seiner ätherischen Öle und der beiden Enzyme Peroxydase und Katalase, die am Zellgewebe Oxidationen in Gang setzen können. Die Dosis von drei Gramm Pfefferminzblättern bei Erwachsenen und zwei Gramm bei Kindern sollte daher nicht überschritten werden. (Das gilt jedoch nicht für die gebräuchlichen Teebeutel, die arm an wirksamen Inhaltsstoffen sind.)

Für die längerfristige Anwendung bei Verdauungsbeschwerden ist Kümmel unproblematischer.

Die Pfefferminze sorgt auch bei längerfristigem Gebrauch nicht für Nebenwirkungen. Dennoch sollte ihr Tee nicht zum Alltagsgetränk und auch ihr Öl nicht täglich angewendet werden, denn mit ihrem ständigen Gebrauch nehmen die Heilwirkungen der Pfefferminze allmählich ab.

- Pfefferminzöl

Vermischen Sie zwei Hand voll frische Pfefferminzblätter mit einen halben Liter Pflanzenöl, z. B. Distel- oder Olivenöl. Füllen Sie die Mischung in eine durchsichtige Flasche, die dann für sechs Wochen auf die warme Fensterbank gestellt wird. Anschließend abgeseihen und die Rückstände gut auspressen! Die Aufbewahrung erfolgt in einer dunklen, luftdicht verschließbaren Flasche. Pfefferminzöl hilft – äußerlich auf Stirn und Schläfen aufgetragen – gegen Kopfschmerzen. Man erhält das Öl auch als fertiges Präparat in der Apotheke.

- Auflage

Legen Sie ein sauberes Leinentuch mit frischen Pfefferminzblättern direkt auf die Haut. Allein das erquickende Gefühl, das dabei entsteht, sollte sich niemand entgehen lassen. Pfefferminzpackungen hemmen außerdem Entzündungen und reinigen die Haut.

QUECKE (AGROPYRON REPENS)

Seit hunderten von Jahren

In der Volksmedizin wird Queckentee noch heute gerne zur Blutreinigung getrunken. Er eignet sich vor allem zur Entschlackungskur im Frühjahr.

Früher wurde die Quecke vor allem als harntreibendes Mittel eingesetzt. So sagt das Kräuterbuch des Tabernaemontanus aus dem Jahr 1613: »Das Quecken-, Rech- und Hundtsgraß treibt den Harn, Grieß und Stein und vertreibt den Kaltseich und Harnstreng.«
Aus heutiger Sicht gehört die Quecke aber wohl eher zu den mäßig harntreibenden Heilpflanzen. Ihre Wirkung auf Haare und Nägel sowie auf bestimmte Pilzerkrankungen ist von größerer Bedeutung.

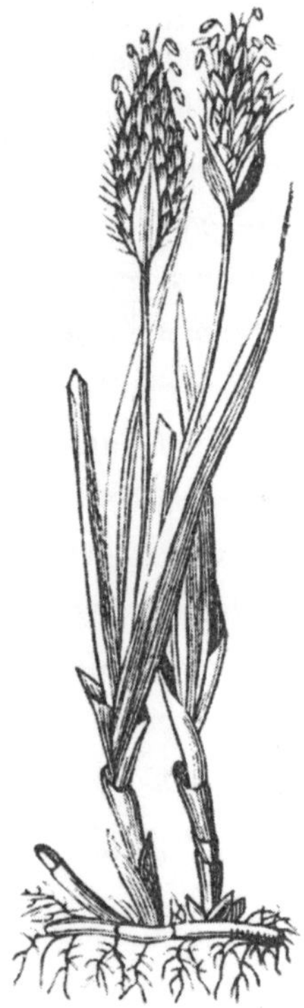

Die meisten Gärtner verabscheuen die Quecke als lästiges Unkraut. Sie hat jedoch auch ihre guten Seiten.

Gut für Haut und Nägel

Neuere Forschungen zeigen, dass die ätherischen Öle der Quecke bei Harnwegsentzündungen helfen und gegen einige Hautpilzarten wirksam sind.
Demgegenüber schützen die Schleimstoffe der Pflanze unsere Gedärme und Atemwege vor dem Angriff von Parasiten und Fremdkörpern.
Darüber hinaus besticht die Pflanze durch ihren Reichtum an Mineralien, die für das Haar- und Nagelwachstum günstig sind (Kieselsäure, Kalzium, Mangan). Dadurch wird sie zu einem wichtigen Kosmetikum.
Nicht zu vergessen die Polysaccharide (Mehrfachzucker), die dafür sorgen, dass Queckentee im Verhältnis zu anderen Heilkräutertees recht angenehm schmeckt. Getrocknete Queckenwurzeln werden aufgrund ihres günstigen Zuckerprofils auch in diätetischen Heil- und Lebensmitteln für Zuckerkranke verarbeitet.

Queckenwurzeln sammeln

Die Quecke kann man auch bei uns sammeln. Sie wird bis zu eineinhalb Meter hoch, ihre Stängel sind aufrecht und glatt.

Die blaugrünen Blätter sind schmal und flach, die ohrenartigen Blüten bestehen aus zehn bis fünfzehn mehrblütigen Mini-Öhrchen.
Blütezeit ist von Juni bis August. Die Quecke steht an Wegrändern, auf Äckern und als »Unkraut« im Garten.
Geerntet werden im Frühjahr oder im Herbst die Wurzelstöcke der Quecke. Sie werden von den Nebenwurzeln befreit und gereinigt, anschließend in einem Backofen bei 50 Grad Celsius zum Trocknen ausgelegt. Zum Lagern deponiert man sie in gut verschließbaren Dosen.

Die Quecke gehört zu den Heilpflanzen mit einem gut entwickelten Mineralienprofil. Aufgrund ihres hohen Anteils an Kieselsäure, Mangan und Kalzium eignet sie sich als Kosmetikum für Haare und Nägel. Brüchige Fingernägel können durch eine Kombination aus Fingerbädern und Teetrinken relativ schnell gestärkt werden.

Im eigenen Garten

Der Anbau der Quecke ist überflüssig. Denn in einigen Gartenbüchern wird sie noch heute als lästiges Gartenunkraut verteufelt, das auch dann kommt, wenn man es gar nicht will.

So wenden Sie Quecke an

- Tee

Zwei Teelöffel Queckenwurzeln mit einer Tasse (200 Milliliter) Wasser kalt ansetzen und zusammen kurz aufkochen, für fünf bis acht Minuten ziehen lassen und anschließend abseihen. Drei Tassen pro Tag helfen gegen Bronchitis und Husten.
Bei brüchigen Fingernägeln trinken Sie nur zwei Tassen pro Tag, doch dafür nehmen Sie zweimal täglich ein Fingerbad in Queckentee.
Der Tee kann auch als Grundlage für Fußbäder gegen Fußpilz genommen werden. Er sollte dann natürlich auf eine angenehme Temperatur abgekühlt sein.

- Saft

Die frischen Wurzeln eignen sich zur Herstellung von Queckensaft in einer Saftpresse. Queckensaft hilft aufgrund seines hohen Schleimstoff- und Vitamingehalts bei akuten Schleimhautentzündungen in den oberen Atemwegen. Er schmeckt im Unterschied zum Queckentee eher herb, er sollte daher mit Apfelsaft vermischt werden. Dosierung: Drei Gläser pro Tag.

RINGELBLUME (CALENDULA OFFICINALIS)

Lange Geschichte als Heilmittel

Die Ringelblume besitzt eine lange Geschichte, ihr Einsatz als Heilmittel reicht wahrscheinlich bis ins Altertum zurück. Einige griechische und hellenische Autoren erwähnten jedenfalls eine Pflanze namens Klymenon, die ihrer Beschreibung nach wohl mit unserer Ringelblume identisch war und zur Behandlung von Verletzungen eingesetzt wurde.

In der Apotheke wird Calendula in unzähligen Zubereitungen angeboten, wobei Salben und Cremes deutlich überwiegen und Calendula oft mit anderen Heilpflanzen kombiniert wird. Wie bei allen anderen industriellen Produkten gibt es auch bei Calendulazubereitungen welche mit hoher und andere mit geringer Qualität. Als Grundregel gilt, dass man ein Präparat bevorzugen sollte, dem möglichst keine Farb- und Duftstoffe beigemischt wurden.

Hildegard von Bingen (1098 bis 1179) verwendete Calendula innerlich zur Behandlung von Verdauungsstörungen und Vergiftungen und äußerlich in Form einer Specksalbe bei Hautekzemen. Einige Jahre später wurde die Blume dann als »Frauenkraut« entdeckt. So wurde von manchen Ärzten empfohlen, die orangegelben Blüten in Eierkuchen zu backen und jenen Frauen zum Essen zu geben, »welchen die monatliche Zeit zu viel oder zu wenig fließen«.

Der Wundheiler

Calendula hilft bei der Wundheilung auf unterschiedlichen Ebenen. So wirkt sie desinfizierend und entzündungshemmend, außerdem stimuliert sie die Aktivität der Fresszellen unseres Immunsystems: Geschädigte Gewebeteile werden von ihnen schneller verdaut und abtransportiert, so dass sie dem Wiederaufbau neuer Zellen nicht behindern können. Ein weiterer Calendulaeffekt: Sie beschleunigt den Wundverschluss, indem sie im Blut die Bildung von Gerüststoffen unterstützt, die zum Aufbau des Schorfes benötigt werden. Die Ringelblume gehört zu den klassischen Heilpflanzen für die Behandlung von offenen und stumpfen Verletzungen. Hier kommt sie sowohl einzeln als auch im Verbund mit anderen Heilkräutern wie etwa Johanniskraut und Arnika zum Einsatz, wobei sie keinesfalls auf »Bagatellwehwehchen« wie blaue Flecken oder kleine Kratzer beschränkt ist.

Ringelblume sammeln

Man kann die Ringelblume in unseren Breiten sammeln, auch wenn sie mittlerweile auf freier Flur recht selten geworden ist. Zu ihren Erkennungsmerkmalen gehört auch ihr unangenehmer Geruch, im Volksmund bekam sie daher die Namen »Hofartscheißer« und »Stinkerli«. Ansonsten ist sie 30 bis 50 Zentimeter hoch, die Stängel kantig und filzig behaart, im oberen Teil verzweigt und an der Basis verholzt. Die Blätter sind weich behaart, am Rand haben sie kurze Wimpern. Die Blüten haben zwei bis fünf Zentimeter breite Blütenköpfchen, die aus einem schüsselförmigen Hüllkelch mit grünen Hüllblättern und aus zwei bis drei Reihen Zungenblüten bestehen. Die Zungenblüten (auch Strahlenblüten genannt) sind etwa doppelt so lang wie der Hüllkelch und leuchten in einem knalligen Gelb oder Orange. Das Innere des Blütenköpfchens wird von Röhrenblüten eingenommen, die zum Teil ebenfalls wie eine Zunge ausgeformt sind und dann der Blüte eine Art »Füllung« geben können. Blütezeit ist von Mai bis November.

Die mannigfaltigen Effekte von Calendula sind mittlerweile auch durch viele wissenschaftliche Studien gut belegt. Sie sollte daher in keiner Hausapotheke fehlen.

Die meisten medizinisch wertvollen Bestandteile der Ringelblume finden sich in ihrer Blüte. Die Erntezeit dauert von Juli bis August, je nach Witterung auch bis zum September. Legen Sie Ihr Sammelgut in einen Weidenkorb, einen Stoffbeutel oder eine Papiertüte. Die Ringelblumenblüten sollten nicht zusammen mit anderen Heilpflanzen transportiert werden, um gegenseitige Aromabeeinflussungen zu vermeiden. Zu Hause werden die bunten Zungenblüten vorsichtig abgezupft und an einem luftigen Ort zum Trocknen ausgelegt, ideal sind Tabletts oder größere Lagen aus Papier.

Im mittelalterlichen Spanien wurden die Ringelblumen immer dann gepflückt, wenn die Sonne in das Zeichen der Jungfrau trat. Und die Pflückerin musste einen Wolfszahn bei sich tragen, der in ein Lorbeerblatt eingewickelt war.

Im eigenen Garten

Die Ringelblume ist ausgesprochen robust und stellt keine hohen Ansprüche an den Boden. Am besten entwickelt sie sich an sonnigen Plätzen mit sattem Lehmboden, sie gedeiht aber auch noch auf Moorböden. Die einzelnen Pflanzen sollten 25 oder mehr Zentimeter Abstand voneinander haben. Die Ringelblume liebt Wärme, reagiert aber nur wenig emp-

findlich auf Kälte – längere Kalt- und Regenwetterperioden machen ihr nichts aus.
Die Aussaat erfolgt von April bis Mai ins Freiland, man erhält die Samen in jedem gut sortierten Gartenfachgeschäft.

So wenden Sie Ringelblumen an

In Pakistan und Indien zählt Calendula zu den beliebtesten Heilpflanzen überhaupt. Dort verwendet man nicht nur ihre Blüten, sondern auch Wurzeln und Blätter. Die Blätter werden beispielsweise Kindern mit Skrofulose (seltene Haut- und Lymphknotenerkrankung) zum Essen gegeben, und Männer verwenden sie als Schnupftabak. Der englische König Heinrich VIII. (1491 bis 1547) soll die Ringelblume mit Sauerampfer, Wiesenknopf, Frauenminze und Löwenmäulchen vermischt und täglich mehrmals als Aufguss eingenommen haben, um sich dadurch vor der Pest zu schützen.

Bei schmerzhaften Erkrankungen macht die klassische Zubereitung von Calendula als Teeaufguss nur wenig Sinn, da die Pflanze über zahlreiche wasserunlösliche Wirkstoffe verfügt. Sie entfaltet ihre Wirkungen am besten in Form von Öl, Honig, Tinktur oder fetten Salben. Als Öl und Tinktur kann sie sowohl innerlich (bei Frauenkrankheiten) als auch äußerlich (bei Wunden und Entzündungen der Haut) zur Anwendung kommen.

- Tinktur

Zehn Gramm Ringelblumenblüten (am besten frisch geerntet!) mit 100 Milliliter 50- bis 70-prozentigem Alkohol vermischen und 14 bis 20 Tage lang lichtgeschützt ziehen lassen. Währenddessen immer wieder einmal schütteln. Anschließend durch ein Tuch oder ein Sieb abseihen. Wenn Sie ein Tuch verwenden, sollten Sie die Restflüssigkeit aus dem Blütenrückstand herausdrücken. Füllen Sie die Tinktur anschließend in dunkle Gläser um. Die Tinktur hält sich sehr lange, unter günstigen Bedingungen (kühl und lichtgeschützt) bis zu drei Jahre. Sie ist weniger entzündungshemmend als etwa Ringelblumencreme, besitzt aber den Vorteil, äußerlich auch bei fettender Haut eingesetzt werden zu können.

- Honig

Nehmen Sie einen kleinen Topf von einem bis zwei Litern Inhalt, füllen Sie ihn mit zwei Hand voll getrockneten oder (besser) frischen Calendulablüten. Dann mit angewärmtem Honig auffüllen, bis die Blüten vollständig bedeckt sind. Drei bis vier Wochen lang an einem lichtgeschützten Platz stehen lassen, anschließend durch ein Sieb abseihen.
Calendulahonig bildet ein vorzügliches Mittel zur Hautkosmetik und zur Behandlung von Hautkrankheiten. Er schmeckt aber auch als Brotaufstrich.

▸ Ringelblumenöl
50 Gramm getrocknete Calendulablüten mit 500 Milliliter Erdnuss- oder Olivenöl übergießen und in einem verschlossenen Glas zwei bis drei Wochen lang an einem warmen Platz stehen lassen. Danach abseihen und in dunkle Gläser füllen. Calendulaöl eignet sich zum Herstellen von Salben sowie zur Therapie von Brandwunden und Sportverletzungen. Es brilliert durch seinen hohen Anteil an ätherischen Ölen. Es hält sich an lichtgeschützten Plätzen etwa ein Jahr lang.

▸ Kneipp´sche Calendulasalbe
200 Gramm frische Ringelblumenblüten mit 150 Milliliter 90-prozentigem Alkohol und fünf Milliliter zehnprozentigen Ammoniak in einem verschlossenen Glas zwölf Stunden lang stehen lassen. Die Blüten ziehen den Alkohol und bilden eine nasse, orangefarbene Masse. Diese dann in ein Kilogramm geschmolzene Wachssalbe einrühren und sechs Stunden lang bei 60 Grad Celsius in den Backofen stellen.
Die Salbe eignet sich für äußerliche Anwendungen bei strapazierter, normaler und trockener Haut sowie bei trockenen und schuppigen Hauterkrankungen.

▸ Calendulasalbe auf Vaselinebasis
200 Gramm Vaseline in einem Topf schmelzen und etwa eine Hand voll frische Ringelblumenblüten hineingeben. Aufkochen, zehn Minuten lang köcheln lassen, umrühren und durch ein Sieb abseihen. Danach in ein dunkles Glas füllen. Diese Salbe eignet sich vor allem zur Kosmetik und zur Behandlung von leichten Verbrennungen (z. B. Sonnenbrand). Zur Behandlung ernsthafter Hauterkrankungen und tiefer sitzender Sportverletzungen ist sie weniger geeignet, da Vaseline nur schlecht in die Haut eindringt.

▸ Calendulasalbe auf Schweineschmalzbasis
Diese Salbe ist besonders wirkungsvoll, da Schweinefett gut in die menschliche Haut einzieht. Zwei Hand voll frische Ringelblumenblüten in 500 Gramm Schweinefett erhitzen und gut durchmischen. Einen Tag lang zugedeckt ziehen lassen. Die erkaltete Masse am nächsten Tag wieder erwärmen und abseihen, anschließend in Salbentöpfchen füllen.

Zur Zubereitung von Calendulasaft werden die frischen Blüten mit einer Saftzentrifuge entsaftet. Bedenken Sie, dass Sie sehr viele Blüten benötigen, um eine nennenswerte Menge an Saft herstellen zu können! Dieser Frischsaft hat sich als Auflage bei Warzen, Hühneraugen und Altersflecken bewährt. Er hält sich im Kühlschrank etwa eine Woche lang.

EXTRA: GESUNDHEIT VON DER FENSTERBANK

Würzige Kräuter sind aus der modernen Küche nicht mehr wegzudenken. Aber nicht nur im Kochtopf erfüllen die aromatischen Stängel ihren Zweck. Jedes Gewürzkraut ist gleichzeitig auch ein Heilkraut. In Töpfen und Schalen lassen sie sich ebenso einfach wie preiswert auf der Fensterbank ziehen.

Wer wenig Platz und keine Überwinterungsmöglichkeiten für seine Pflanzen hat, entscheidet sich am besten für kurzlebige, ein- oder zweijährige Kräuter. Zu den einjährigen Würzpflanzen mit Heilwirkung gehören Basilikum, Dill, Kamille, Kerbel, Ringelblume und Majoran. Sie keimen, blühen und fruchten innerhalb eines Jahres und sterben danach ab. Zweijährige Kräuter wie die Petersilie treiben im ersten Jahr nur Blätter, blühen und fruchten dann im zweiten Lebensjahr und sterben nach der Samenbildung ab. Zu den langlebigen Heilkräutern dagegen gehören Estragon, Lavendel, Pfefferminze, Oregano, Rosmarin, Salbei, Schnittlauch, Thymian und die Zitronenmelisse. Sie können im Topf viele Jahre alt werden und müssen nicht in jedem Frühjahr neu eingekauft oder gezogen werden. Aber: Sie benötigen ein ausreichend großes, kühles und helles Winterquartier.

Augen auf beim Samenkauf

Die meisten Heilkräuter lassen sich problemlos aus Samen ziehen. Allerdings: Aussaat lohnt sich nur bei denjenigen Kräutern, die man später auch häufig braucht. Bei vielen Gewürzen reicht nämlich schon eine einzige gekaufte Pflanze, um den kompletten Jahresbedarf zu decken.

Ab Mitte Februar kann mit der Aussaat auf der Fensterbank begonnen werden. Ausgesät wird in kleine und größere Tontöpfe, Jogurtbecher, Eierkartons oder auch in eigens dafür hergestellte Aussaatkisten. Ganz wichtig: Im Boden muss sich immer ein Loch befinden, damit das Wasser ablaufen kann. Staunässe bringt jeden Keimling um. Normale Blumenerde ist für die Anzucht von Heilkräutern ungeeignet, weil sie zu stark gedüngt ist.

Man verwendet daher besser ein Gemisch aus zwei Dritteln Blumenerde und einem Drittel Sand, der zusätzlich für eine ausreichende Wasserdurchlässigkeit sorgt.

Für die Aussaat gilt: Samen sparsam auf das Substrat ausstreuen, dann doppelt so viel Erde darüber geben, wie der Samen dick ist! Während der nun folgenden Keimzeit müssen die Aussaatgefäße an einem West- oder Ostfenster untergebracht werden. Südfenster mit direktem Sonneneinfall sind weniger ideal, weil die jungen Pflänzchen hier allzu stark austrocknen können. Mäßige Heizungsluft hingegen schadet den Keimlingen nicht. Wichtig: In den kommenden Wochen müssen die Samen gleichmäßig feucht gehalten werden.

Umtopfen nicht vergessen!

Sobald die Keimlinge ein bis zwei Blattpaare entwickelt haben, bekommen sie einen größeren Topf. Bezüglich der neuen Erde sind die meisten Kräuter eher anspruchslos. Einheimische Gewürze wie Kerbel, Schnittlauch, Petersilie und Estragon fühlen sich in normaler Blumenerde ganz wohl. Klassische »Südländer« wie Basilikum, Lavendel, Majoran, Mauerpfeffer, Oregano, Pimpinelle, Rosmarin, Salbei und Thymian bevorzugen dagegen einen etwas durchlässigeren, mageren Boden. Alle neuen Pflanzgefäße sollten eine Größe von mindestens drei Litern Topfvolumen haben.

Ab der zweiten Maihälfte kann unser grüner Nachwuchs dann an seinen endgültigen Standort gebracht werden: Sonnenanbeter ans Süd- oder Westfenster, einheimische Kräuter begnügen sich aber auch mit Plätzen, an denen sie nur einige wenige Stunden Sonne am Tag abbekommen. Wer einen Balkon oder eine Terrasse hat, kann seine grüne Hausapotheke auch nach draußen verfrachten. Etwa sechs bis acht Wochen nach der Aussaat sollte man mit dem Düngen der Pflanzen beginnen. Thymian, Salbei, Rosmarin und Majoran sind genügsam und brauchen nicht mehr als zweimal im Jahr etwas organischen Dünger wie Hornspäne oder Guano. Melisse, Basilikum, Kerbel und Minze dagegen düngt man etwa alle zwei Wochen mit organischem Dünger, aber auch normaler Blumenflüssigdünger schadet nicht, wenn man die Nährstoffe nur halb so hoch dosiert wie angegeben.

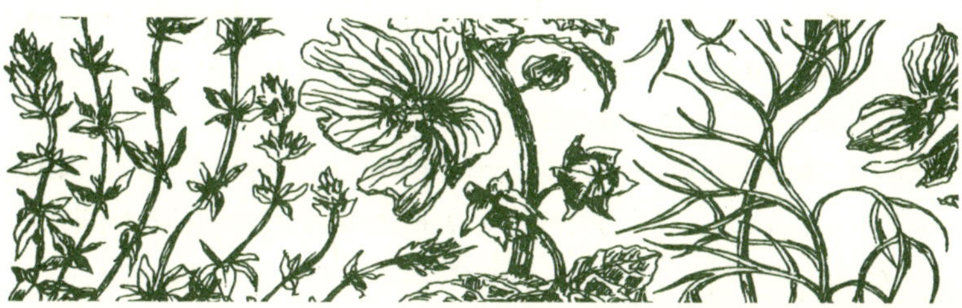

Viele Kräuter lassen sich auch auf der Fensterbank ziehen.

ROSMARIN (ROSMARINUS OFFICINALIS)

Mythisches Kraut

Rosmarin ist ein ausgesprochen mythisches Kraut, denn es gibt kaum ein Volk, das nicht irgendeine Legende zu ihm gestrickt hätte. In der römischen Mythologie verliehen die Götter einem Mädchen ewiges Leben, indem sie es in die Blume »Rosemarie« verwandelten, die zartblauen Blüten verdankt der Rosmarin christlichen Vorstellungen zufolge dem Umstand, dass Maria eine Windel des Jesus-Kindes über ihm trocknete, und Ophelia knüpfte im »Hamlet« einen Rosmarinkranz als Zeichen ihrer Treue.

Seinen Namen verdankt Rosmarin dem lateinischen Namen »ros marinus« = »Meertau«, der wahrscheinlich auf seine zartblauen Blüten zurückgeht.

Nichtsdestoweniger konnte sich Rosmarin bei uns weniger als Gewürz denn als Medikament durchsetzen, in südlichen Küchen wird er jedoch in großem Umfang verwendet.

Gut für Gallenblase und Herz

Rosmarin ist ein Heilkraut der allerbesten Qualität. Er enthält eine breite Palette von ätherischen Ölen von Borneol über Cineol und Campher bis zu Pinen, ferner beeindruckt er durch hohe Anteile an Kalzium, Eisen, Niazin und Vitamin C.
Die ätherischen Öle wirken bei innerlicher Anwendung verdauungsfördernd, gallensaftanregend, herzkräftigend und kreislaufstabilisierend, im Labor konnten entkrampfende Effekte auf die Gallenwege festgestellt werden.
Rosmarin gilt traditionell als wichtige Heilpflanze, um die Durchblutung des Herzmuskels zu verbessern, ihm kommt daher eine wichtige Rolle in der Vorbeugung und Therapie von Herzerkrankungen zu.
Das Rosmarinaroma macht uns hellwach und voller Energie, äußerlich angewendet in Form von Öl und Bädern fördert Rosmarin die Durchblutung und unterstützt damit die Wärmetherapie bei Sportverletzungen und rheumatischen Erkrankungen.

So verwenden Sie Rosmarin

Patienten mit hohem Blutdruck sollten auf Rosmarinanwendungen verzichten, da er den Blutdruck noch weiter in die Höhe treiben kann.

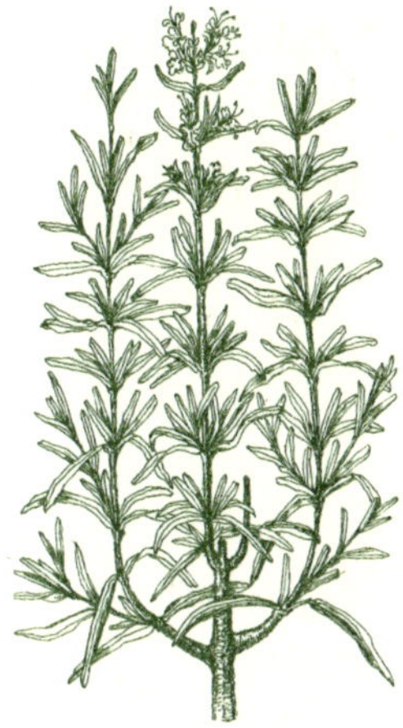

Rosmarin gehört wie Salbei und Thymian zu den hartholzigen Sträuchern, die vor allem in den Ländern rund ums Mittelmeer wachsen.

- Rosmarinwein (nach Kneipp)

Einen Liter Weißwein und 20 Gramm getrocknete oder frische Rosmarinblätter miteinander vermischen, drei bis fünf Tage lang verschlossen ziehen lassen, anschließend abseihen. Trinken Sie davon ein Glas zu den Mahlzeiten. Pfarrer Kneipp verschrieb früher den Rosmarinwein zur Kräftigung des Herzens und zur Beseitigung von niedrigem Blutdruck.

- Rosmarintee gegen Verdauungsbeschwerden

Einen gehäuften Teelöffel Rosmarinblätter mit einer Tasse (200 Milliliter) kochendem Wasser überbrühen, zehn Minuten zugedeckt ziehen lassen, danach abseihen. Drei Tassen pro Tag zwischen den Mahlzeiten trinken. Rosmarintee hilft gegen Verdauungsbeschwerden.

- Rosmarinbad

Eine Hand voll Rosmarin in einem Leinensäckchen deponieren und ins Badewasser legen. Bleiben Sie 15 Minuten lang in dem durchblutungsfördernden Bad.

Großmutters Tipps: Beste Zeit für das Rosmarinbad ist der späte Nachmittag, denn dieses Bad regt an und sollte daher nicht am Abend angewendet werden. Es hilft bei Sportverletzungen und rheumatischen Erkrankungen.

- In der Küche

Rosmarin riecht durch seine ätherischen Öle ein wenig nach Kiefern und Weihrauch, sein Geschmack ist frisch und leicht bitter. Frische Rosmarinblätter besitzen einen recht intensiven Kampfergeschmack, der nicht jedermanns Sache ist; außerdem sind seine nadelartigen Blätter vom Kaugefühl her recht gewöhnungsbedürftig.

Rosmarin ist ein typischer Strauch der Mittelmeerregion. Dort wird er auch am häufigsten kultiviert und in der Küche verwendet.

Zum Würzen ist daher getrockneter Rosmarin besser geeignet. Kaufen Sie jedoch auch hier die kompletten Blätter, um sie dann bei Bedarf über dem Essen zu zerreiben. Bereits vorgefertigtes Rosmarinpulver besitzt nur noch wenig Würzkraft.

ROTBUSCH (ASPALATHUS LINEARIS)

Südafrikanisches Alltagsgetränk

Rotbusch enthält große Mengen an Fluor, Magnesium und Eisen. Zudem hat er den Vorteil, auch noch über ausreichend Kupfer und Vitamin C zu verfügen, die unseren Organismus das Eisen besser aufnehmen lassen und es der Blutbildung zuführen. Demgegenüber enthält Rotbusch im Unterschied zu schwarzem Tee kaum Tannine, die unsere Fähigkeit zur Eisenverwertung einschränken. Rotbusch empfiehlt sich daher für den Speiseplan von schwangeren und stillenden Frauen sowie Vegetariern und Veganern, um Defiziten in der Eisenversorgung vorzubeugen.

Knapp ein Jahrhundert ist es her, als ein russischer Kaufmann in den südafrikanischen Cedarbergen etwa 100 Kilometer nördlich von Kapstadt die dortigen Ureinwohner dabei beobachtete, wie sie sich aus den Blättern und Ästen eines unscheinbaren Strauches einen Tee zubereiteten. Die ungewöhnlich gesund und jugendlich wirkenden Männer und Frauen ließen den Kaufmann kosten, und der war – obwohl ihm als Abkömmling einer alten Teehändlerfamilie die feinsten Teesorten bekannt waren – vom Geschmacks so begeistert, dass er den Tee auf den Markt brachte. Der Rotbusch- oder Rooibostee (»Rooibos« heißt »Rotbusch« auf Afrikaans) war in die Welt gekommen.

In Südafrika wurde er zum Alltagsgetränk, in anderen Ländern wie etwa Deutschland konnte er sich hingegen zunächst nicht durchsetzen. Dafür gibt es mehrere Gründe. Der Hauptgrund war sicherlich die Apartheitspolitik, durch die Südafrika lange Zeit von der übrigen Welt politisch und wirtschaftlich isoliert wurde, so dass der Tee nicht exportiert werden konnte.

Die natürliche Allergiebremse

Herausragend sind sicherlich die antiallergischen Effekte des Rotbuschtees. Er besitzt seine größten Chancen bei Nahrungsmittelallergien, die ihren Ausgang vom Verdauungstrakt nehmen, in einigen Fällen hilft er aber auch bei Allergien, die sich in den Atemwegen oder auf der Haut zeigen. Hauptverantwortlich für diese Effekte sind wahrscheinlich seine Flavonoide.

Auf einem japanischen Kongress über die Fortschritte der Teeforschung wurde außerdem von positiven Effekten des Rotbuschtees bei unterschiedlichen Hauterkrankungen berichtet. Demzufolge unterstützt er den Heilungsverlauf von Windelausschlägen, Lichtdermatosen, Sonnenbrand und Nesselsucht, er hilft sogar bei der Behcet-Krankheit, einer chronischen Geschwürkrankheit, die von der Mund- und Genitalschleimhaut ausgeht und bei schwerem Verlauf zur Erblindung führen kann.

So verwenden Sie Rotbuschtee

Die Zubereitung von Rotbusch ist einfach. Zunächst wird das Wasser im Kessel bis zum Siedepunkt erhitzt, währenddessen deponieren Sie den Rooibostee in der Kanne. Die Menge: Ein gehäufter Teelöffel pro Tasse (200 bis 250 Milliliter). Dann gießt man das kochende Wasser in die Kanne. Zwei bis drei Minuten lang ziehen lassen, anschließend durch ein Leinentuch oder einen feinen Filter abseihen und in die Tassen gießen. Der »grüne«, unfermentierte Rooibostee kann auch etwas länger (bis zu fünf Minuten) ziehen.
Wie beim grünen Tee, so sind auch beim Rotbusch bis zu drei Aufgüsse möglich. Geschmacklich stehen sie dem ersten Aufguss kaum nach. Der erste Aufguss hat jedoch schon die Inhaltsstoffe des Tees zum Teil aus ihren festen Verbindungen gelöst, so dass die Folgeaufgüsse nur noch 30 bis 60 Sekunden lang ziehen müssen. Ihr Gehalt an Vitamin C ist geringer als beim ersten Aufguss.
Grundsätzlich muss der Rotbusch recht hoch dosiert zum Einsatz kommen, wenn er seine gesundheitsfördernden Effekte entfalten soll. Dies stellt jedoch kein größeres Problem dar, denn im Unterschied zu schwarzem oder grünem Tee enthält Rotbusch kein Koffein.
Kolikgeplagte Babys, die nicht gestillt werden, bekommen ihren Rotbuschtee am besten in der Flasche gereicht. Bei Stillbabys besteht die wirksamste Möglichkeit darin, dass die Mutter den Rotbuschtee in großen Mengen trinkt. Seine kolikhemmenden Wirkstoffe gelangen dann durch die Milch in den Darm des Babys. Und als Nebeneffekt darf sich die Mutter gleich noch darüber freuen, etwas für ihren Eisenhaushalt und ihren Teint getan zu haben.

Aufgrund seines süßlichen Geschmacks und seiner intensiv roten Farbe kann der Rotbuschtee in Longdrinks und Bowlen verarbeitet werden. Für größere Partys eignet sich beispielsweise die Pfirsichbowle »Am Kap«, für die ein Liter Rotbuschtee mit zwei Dosen abgetropften Pfirsichen und 50 Gramm Kristallzucker vermischt wird.

SALBEI (SALVIA OFFICINALIS)

Vielseitiges Heilkraut

Der Salbei wurde in seiner Geschichte schon für die unterschiedlichsten Probleme eingesetzt. Bei Frauenerkrankungen und Unfruchtbarkeit kam er ebenso zum Einsatz wie zur Empfängnisverhütung und als Gebärmuttermittel. Bei Darmerkrankungen und Husten wurde Salbei ebenso verwendet wie bei Zahnfleischentzündungen und Nachtschweiß. Viele der Wirkungen wurden wissenschaftlich bestätigt.

Als Gartenpflanze wird gerne auf den Ziersalbei Salvia nemorosa gesetzt. Es gibt ihn mit nachtblauen (»Foerster-Züchtung«), dunkelvioletten (»Ostfriesland«) und ozeanblauen (»Blauhügel«) Blüten. Sie sind ein reiner Gartenschmuck, therapeutisch und kulinarisch ohne Bedeutung.

Der Grund für die Vielfalt des Salbeis liegt darin, dass er die unterschiedlichsten Stoffgruppen enthält. Man findet in ihm ätherische Öle, wie sie typisch für das antibiotische Teebaumöl sind, andere Wirkstoffe kennt man von Rosmarin und Eukalyptus, und seine harntreibende Wirkung verdankt der Salbei so genannten Triterpenen, wie sie auch in der Goldrute vorkommen. Nicht zu vergessen, dass der Salbei über einen Wirkstoff verfügt, der typisch für ihn ist, nämlich den Bitterstoff Salvin.

Der Salbei ist also bestens ausgerüstet mit Substanzen, die in anderen Heilpflanzen die Hauptwirkstoffe ausmachen. Dadurch hat er von allem etwas: die Eigenschaften von Teebaumöl, Rosmarin, Eukalyptus, Kampher, Thuja und Wermut – allesamt anerkannte Arzneimittel der Heilpflanzenkunde – verbinden sich bei ihm in einer einmaligen Mischung, und sie werden durch typische Salbeiwirkstoffe ergänzt.

Mit Salbei gegen Schweiß

Die schweißhemmende Wirkung gehört zu den herausragenden Effekten des Gartensalbeis. Man machte sie sich früher noch mehr zunutze als heute. Noch in den 1920er Jahren wurden Tinkturen und Aufgüsse des Salbeis dazu verwendet, den Nachtschweiß von Tuberkulosekranken zu mindern.

Das Interessante am Salbei: Er hemmt die Schweißproduktion sowohl bei innerlicher als auch bei äußerlicher Anwendung. So können Fußbäder mit Salbei bei Schweißfüßen helfen, während bei übermäßigem Schwitzen infolge von Nervosität oder Übergewicht die Einnahme von Salbeitinktur zweckmäßig ist. In einigen Fällen können aber auch beide Anwendungsarten miteinander kombiniert werden.
Der Salbei wirkt zudem antibiotisch gegen eine ganze Reihe von Parasiten. Daher wird er schon seit langem zur Behandlung von Entzündungen und auch zur lokalen Schmerzlinderung eingesetzt. In der Tat gehört er zu den wirkungsvollsten Entzündungshemmern, die die Natur kennt. Hauptwirkstoffe sind hier vor allem seine ätherischen Öle und seine Rosmarinsäure. Letztere blockiert einer neueren Untersuchung zufolge die Arbeit von bestimmten Enzymen, die an der physiologischen Schmerzentstehung beteiligt sind.
Überragend sind vor allem die Wirkungen des Salbeis auf Entzündungen von Haut und Schleimhäuten. Hierbei zeigt sich, dass er nicht nur entzündungshemmend wirkt, sondern auch antibiotisch ist.

Laut Studien erreicht Salbei eine Schweißhemmung von bis zu 52 Prozent. Die Wirkung setzt zwischen dem ersten und vierten Tag ein, nach neun Tagen lässt die Wirkung etwas nach. Besonders hilfreich sind Extrakte, die aus frischem Kraut gewonnen wurden. Zubereitungen aus getrockneter Ware sind weniger effektiv.

Salbei sammeln

Daran erkennen Sie ihn: bis zu 60 Zentimeter hoch, die Stängel aufrecht in die Höhe wachsend und am Grund verholzt. Die Äste sind stark verzweigt, mit graubrauner, abschuppender Borke. Die jüngeren Sprossteile sind filzig behaart.
Der Gartensalbei gehört zu den Lippenblütlern. Dementsprechend sind die Blüten in Ober- und Unterlippe gegliedert, die Oberlippe ist helmartig verformt. Sie stehen in fünf- bis zehnblütigen Scheinquirlen zusammen. Die Farbe der Blüten ist meistens blauviolett, Blütezeit ist von Juni bis August.

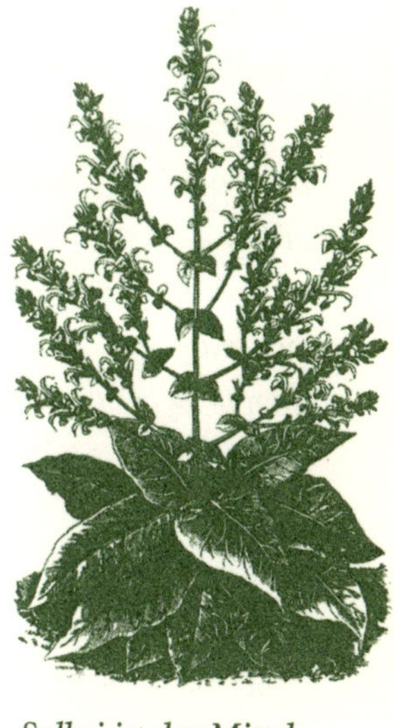

Salbei ist das Mittel erster Wahl bei Entzündungen im Mund- und Rachenraum.

Im eigenen Garten

Die Salbeiernte sollte sich bei uns besser im heimischen Garten oder auf dem Balkon abspielen und nicht in freier Natur. Der Grund: Wild wächst in Mitteleuropa eigentlich nur der

Wiesensalbei Salvia pratensis, er ist als Gewürz- und Küchenpflanze ohne Bedeutung.
Geerntet werden die Blätter, allerdings unterscheiden sich die Sammeltechniken je nachdem, ob Sie den Salbei nur für die Küche brauchen oder ihn medizinisch einsetzen wollen.
Der Salbei stammt aus sonnigen, warmen, eher steinigen Gefilden, dementsprechend wächst er am besten auf sonnigen Flächen mit durchlässiger Erde. Der Boden darf mit etwas Kalk und Kompost angereichert sein. Optimal gedeiht Salbei in Steingärten.
Säen Sie den Salbei im April in einer Schale auf der Fensterbank aus. Im Juni können dann die Jungpflanzen nach draußen verpflanzt werden. Als Alternative zum Säen können Sie natürlich auch die bereits vorgezogenen Pflanzen beim Gärtner einkaufen. Der ideale Pflanzabstand liegt bei 30 bis 40 Zentimetern. Nach der Blüte wird der Salbei zurückgeschnitten. Im Winter braucht das Mittelmeergewächs etwas Schutz, beispielsweise in Form einer Rindenmulchschicht.

Der englische Arzt Nicholas Culpeper setzte den Salbei ein, um die Nachwirkungen von Fehlgeburten zu beheben und die Gebärmutter zu regenerieren. Immerhin bestätigen heutige Wissenschaftler, dass Salbei östrogenähnliche Wirkungen besitzt.

Salbeiernte für die Küche

Wer den Salbei nur für die Küche braucht, kann die Blätter praktisch während des ganzen Sommers ernten. Frische Salbeiblätter sind für die Küche eine echte Bereicherung. Getrockneter Salbei ist demgegenüber aufgrund seines strengen und intensiven Geschmacks ein Risiko.

Salbeiernte für die Hausapotheke

Die Salbeiblätter für die Hausapotheke sollten nach der Blüte nicht mehr geerntet werden, denn dann hat der Anteil an Wirkstoffen bereits stark abgenommen.
Beim Trocknen gilt: Die gesammelten Blätter werden im Korb ins Haus gebracht und dort an einem luftigen und schattigen Ort zum Trocknen ausgelegt, ideal sind Tabletts oder größere Lagen aus Papier. Trocknen Sie die Salbeiblätter keinesfalls in der Sonne! Wissenschaftliche Untersuchungen konnten zeigen, dass beim Trocknen im Sonnenlicht bis zu 25 Prozent der wichtigen ätherischen Öle verloren gehen.

So wenden Sie Salbei an

- Tee

Einen gehäuften Teelöffel getrocknete Salbeiblätter mit einer großen Tasse (200 Milliliter) kochendem Wasser überbrühen. Mindestens zehn Minuten lang zugedeckt ziehen lassen. Danach durch ein Sieb oder ein Tuch abseihen. Die empfohlene Tagesdosis für Aufgüsse liegt bei vier bis sechs Gramm Salbeiblättern pro Tag. Das entspricht etwa drei bis vier Tassen. Salbeitee hilft bei Darmentzündungen und übermäßiger Schweißbildung.

- Teeaufguss für Wundauflagen und Mundspülungen

Zwei Teelöffel getrocknete Salbeiblätter mit einer großen Tasse (200 Milliliter) heißem (aber nicht kochendem) Wasser überbrühen. 15 Minuten lang zugedeckt ziehen lassen. Danach durch ein Sieb oder ein Tuch abseihen. Salbeiauflagen kommen nach Bedarf zum Einsatz. Eine ausdrückliche Dosisbeschränkung besteht nicht.

- Salbeiöl

Dieses Öl erhalten Sie fertig in Apotheken. Es handelt sich dabei um das ätherische Öl der Pflanze. Salbeiöl hat eine ausgezeichnete antibiotische Wirkung, die sich nicht hinter der anderer populärer natürlicher Antibiotika wie Teebaumöl, Manukaöl oder Grapefruitkernextrakt verstecken muss. Das Allergiepotenzial von Salbei ist zudem wesentlich geringer.
Salbeiöl eignet sich zur Behandlung von Infekten der unterschiedlichsten Art, besonders hilfreich ist es bei der Behandlung von Hautpilzen, Darmparasiten, Wundinfektionen sowie Infektionen im Mund- und Rachenraum.
Inhalationen mit Salbeiöl helfen bei Bronchialerkrankungen wie Schnupfen, Husten, Halsentzündungen und Lungenentzündungen. Darüber hinaus hemmt Salbeiöl Krämpfe in den Gallenwegen und in der Darmmuskulatur.
Die empfohlene Tagesdosis liegt bei innerlicher Einnahme bei 0,3 Milliliter. Die Einzeldosis sollte 0,1 Milliliter nicht überschreiten. Für die äußerliche Anwendung zum Gurgeln und Spülen sollten drei Tropfen des Öls mit 100 Milliliter Wasser verdünnt werden.

Immer wieder wird vor den Allergien gewarnt, die der Salbeiwirkstoff Thujon auslösen kann. Tatsache ist jedoch, dass zum Allergiepotenzial von Salbei keinerlei ernst zu nehmende Fallbeschreibungen vorliegen. Die moderne Pharmakologie zählt daher den Salbei zu jenen Heilpflanzen, die so gut wie kein Allergiepotenzial besitzen.

SCHAFGARBE (ACHILLEA MILLEFOLIUM)

Half schon bei Achilles

Es gibt kaum ein Land der nördlichen Hemisphäre, wo die Schafgarbe nicht zu Hause ist. Neben Deutschland findet man sie im gesamten Europa sowie in Nordamerika und Nordasien.

Die Namen »Beilhiebkraut«, »Blutstellkraut« und »Wundkraut« sowie der lateinische Gattungsname Achillea (von Achilleus) weisen auf die medizinische Verwendung der Schafgarbe in der Antike hin. So soll nämlich der antike Troja-Held Achilles die Wunden eines Freundes mit dem Heilkraut behandelt haben.

Die Rolle der Schafgarbe als Wundheiler stand auch nach der Antike zunächst im Vordergrund, so schätzte schon Hildegard von Bingen (1098 bis 1179) an dem Heilkraut die »geheimen Kräfte für die Wunden«. Für Albertus Magnus (1200 bis 1280) war es hingegen in erster Linie ein Magen-Darm-Heilmittel, »weil es die Verdauung fördert und die Winde fortnimmt«.

Gegen Krämpfe und Schmerzen

Bei empfindlichen Menschen kann die Schafgarbe durch Hautkontakt zu allergischen Reaktionen führen. Zeigen sich also bei der Behandlung von Wunden mit Schafgarbenkompressen rötliche Stellen oder Bläschen mit Juckreiz, ist die Therapie sofort zu beenden.

Hauptinhaltsstoffe der Schafgarbe sind die ätherischen Öle. Sie lindern Krämpfe im Magen-Darm-Bereich und während der Menstruation. Ein weiterer Wirkstoff der Schafgarbe ist die Salicylsäure. Es handelt sich dabei um das natürliche und risikoärmere Pendant zum bekannten Entzündungshemmer Acetylsalicylsäure. Schafgarbe eignet sich also auch zur Behandlung von entzündlichen Erkrankungen.

Schafgarbe sammeln

Die Merkmale der Pflanze: zehn bis achtzig Zentimeter groß, der aufrechte Stängel zeigt Längsrillen. Die schmalen Blätter bestehen aus bis zu 50 kleinen Blättchen, die in zwei Reihen angeordnet und sehr fein gefiedert sind. Beim Zerreiben zwischen den Fingern entfalten sie ein intensives Aroma. Die Blüten versammeln sich an den Stängelenden zu so genannten Trugdolden und zeigen eine weiße Farbe mit leichten

Rosatönen. Blütezeit ist von Mai bis Oktober. Standorte sind Wiesen, Wegränder, Böschungen, Schutthalden.
Gesammelt werden die Blüten oder das blühende Kraut, das eine Hand breit über dem Boden abgeschnitten wird. Die Blüten legt man in einem luftigen Raum zum Trocknen aus, das Kraut wird kopfüber in Büscheln aufgehängt. Bewahren Sie Ihre Ernte am besten in lichtundurchlässigen Dosen auf.

Die Wundheilerin Hildegard von Bingen empfahl die Schafgarbe vor allem zur Behandlung von Wunden: »Wenn ein Mensch durch einen Stich verwundet wird, so binde man die warme Schafgarbe, nachdem die Wunde mit Wein gewaschen und die Schafgarbe in Wasser gekocht und danach ausgepresst wurde, leicht über jenes Tuch, das über der Wunde liegt.«

Im eigenen Garten

Die meisten Gärtner rechnen die Schafgarbe eher zum Unkraut. In der Tat ist die bescheidene Pflanze in der Natur so weit verbreitet, dass es nicht unbedingt nötig ist, sie anzupflanzen.
Wer sie dennoch in seinem Garten kultivieren will, holt sich am besten im Frühjahr die Jungpflanzen bei einem Spaziergang in der Natur.
Sie können relativ einfach ausgegraben und wieder eingepflanzt werden. Der Mindestpflanzabstand beträgt 40 bis 60 Zentimeter.

So wenden Sie Schafgarbe an

- Tee

Zwei Teelöffel des Krauts mit einer Tasse (200 Milliliter) kochendem Wasser übergießen. Zehn Minuten lang zugedeckt ziehen lassen, abseihen. Trinken Sie davon drei Tassen pro Tag, der Tee hilft bei Krämpfen im Unterleib. Seine entwässernde Wirkung entfaltet er in einer Kur von mindestens vier Wochen Dauer.

- Lotion für Kompressen

50 Gramm des Krauts in einem Liter Wasser zehn Minuten lang kochen lassen und anschließend abseihen. Sie erhalten eine Lotion, mit der Sie Ihre Kompressen für offenen Wunden, Sonnenbrand und Hämorrhoiden tränken können.

- Bäder

Eine Hand voll des Krauts in das Badewasser geben. Schafgarbenbäder helfen bei Krämpfen während der Regelblutung.

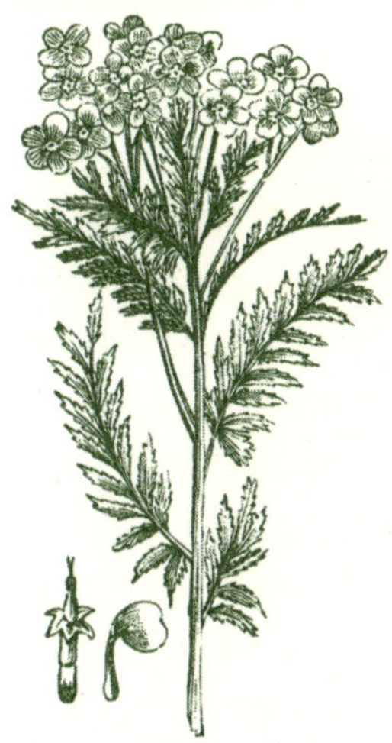

Die Schafgarbe wurde auch dazu verwendet, Regelschmerzen und starke Monatsblutungen zu bekämpfen.

SCHWARZKÜMMEL (NIGELLA SATIVA)

Lange Heiltradition

Schwarzkümmel (Nigella sativa) wird gerne mit dem schwarzen Kreuzkümmel (Cuminum) verwechselt. Geschmacklich und medizinisch bestehen jedoch große Unterschiede.

Schon die alten Ägypter streuten Schwarzkümmel auf ihr Fladenbrot, die Leibärzte Tutenchamuns hatten immer ein Schälchen davon parat, weil sie seine verdauungsfördernden und schmerzstillenden Eigenschaften zu schätzen wussten.

Die Heilkraft der Öle

Schwarzkümmel enthält eine breite Palette an wirksamen ätherischen Ölen und mehrfach ungesättigten Fettsäuren wie Linol- und Gamma-Linolensäure. Seine ätherischen Öle machen Schwarzkümmel wie die anderen Kümmelarten auch zu einem wertvollen Verdauungsförderer. Linol- und Gamma-Linolensäure greifen unterstützend in unseren Immunapparat ein, indem sie einerseits die Bildung bestimmter Immunregulatoren unterstützen, andererseits die Aktivität schmerz- und entzündungsauslösender Substanzen unterdrücken. Dadurch wird Schwarzkümmel zu einem wichtigen Heil- und Vorbeugungsmittel bei Abwehrschwäche, Allergien und arthritischen Gelenkerkrankungen, die durch eine Fehlorientierung des Immunsystems ausgelöst werden.

So wenden Sie Schwarzkümmel an

Schwarzkümmelöl gibt es überall in Apotheken und Reformhäusern zu kaufen. Mittlerweile ist es auch in Kapselform erhältlich für diejenigen, die seinen Geschmack nicht mögen.

- Tee

Zwei Teelöffel gemahlenen Schwarzkümmel mit einer Tasse (200 Milliliter) kochendem Wasser überbrühen. Zugedeckt zehn Minuten lang ziehen lassen, dann abseihen. Trinken Sie davon zwei bis drei Tassen pro Tag.

- Schwarzkümmelsirup

Eine gepresste Knoblauchzehe mit zwei Teelöffeln Honig und einem Teelöffel gemahlenem Schwarzkümmel vermengen und gut durchrühren. Nehmen Sie davon vor dem Frühstück und dem Abendessen jeweils einen Teelöffel ein.

FÜR DIE AUFZUCHT IM TOPF

Einjährige Heilkräuter

Name	Standort	Boden	Höhe (cm)	Pflege
Basilikum	S	humos, leicht	30–50	mäßig gießen
Dill	S/Hsch	humos, nicht zu trocken	50–90	gleichmäßig feucht halten
Kamille	S	mager, trocken	20–50	sehr anspruchslos
Kerbel	Hsch	locker, tiefgründig, nahrhaft	50	nicht zu trocken halten
Majoran	S	durchlässig, nicht zu feucht	30–40	anspruchslos
Ringelblume	S	kräftig, frisch	40–50	anspruchslos, sät sich selbst aus

Zweijährige Heilkräuter

Petersilie	S/Hsch	nährstoffreich, durchlässig	30	vor der Blüte zurückschneiden, feucht halten

Mehrjährige Kräuter

Lavendel	S	kalkhaltig, eher trocken	50	Rückschnitt im Frühjahr, eventuell Winterschutz
Oregano	S	kalkhaltig, eher trocken	50	kompletter Rückschnitt im Frühjahr
Pfefferminze	S	humos, feucht	50	anpruchslos, stark wüchsig, regelmäßig teilen
Rosmarin	S	kalkhaltig, eher trocken	70	Formschnitt im Frühjahr, eventuell Winterschutz
Salbei	S	kalkhaltig, nicht zu feucht	50	Rückschnitt im Frühjahr, eventuell Winterschutz
Thymian	S	trocken, durchlässig	30	anspruchslos, ältere Pflanzen zurückschneiden
Melisse	S/Hsch	nährstoffreich	50–100	feucht halten, häufig zurückschneiden

Abkürzungen: S = Sonne · Hsch = Halbschatten

SHIITAKE-PILZ (LENTINULA EDODES)

Stammplatz in Küche und Medizin

Ursprünglich wuchs der aus China stammende Pilz auf den eingekerbten Ästen bestimmter Laubbäume, heute wird er – ähnlich wie andere Speisepilze – großflächig kultiviert. In Japan und China hat er schon lange einen Stammplatz in Küche und Medizin. So galt er in China als hilfreiches Mittel gegen Schnupfen, Masern, Magenschmerzen, Kopfschmerzen, Wassersucht und Vergiftungen. In Japan wurde er darüber hinaus gegen Gicht, Allergien, Nervenschmerzen und Bluthochdruck eingesetzt. Sein Wirkstoff Lentinan kommt in Japan als Ergänzung in der Chemotherapie von Krebserkrankungen zum Einsatz.

Ein Universalmittel gegen Schmerzen

Die medizinischen Wirkungen des Shiitake sind mittlerweile auch wissenschaftlich recht gut belegt. Leider wird er hierzulande immer noch viel zu wenig als Heilmittel beachtet.

Der Shiitake-Wirkstoff Lentinan hat eine stark regulierende Wirkung auf das Immunsystem, er verbessert die Arbeit der Fresszellen und der so genannten T-Lymphozyten, er mobilisiert außerdem die Bildung des Krebskillers Interleukin-1. Lentinan verhindert die Bildung von Tochtergeschwülsten bei Lungenkrebs, durch seine immunmodulierenden Wirkungen vermag es auch Autoimmunkrankheiten (wenn das Abwehrsystem gegen die Zellen des eigenen Körpers vorgeht) wie die Arthritis zu heilen.

Ein weiterer wichtiger Wirkstoff des Shiitake-Pilzes ist sein Ergosterin. Es bildet die Vorstufe zum Vitamin D2. Der Verzehr von vier getrockneten Fruchtkörpern des Shiitake reicht bereits aus, den kompletten täglichen Bedarf eines Erwachsenen an Vitamin D2 zu decken.

Amerikanische und japanische Wissenschaftler fanden heraus, dass Extrakte des Shiitake-Pilzes die Umwandlung von gefäßschädigendem LDL-Cholesterins in gefäßreinigendes HDL-Cholesterin beschleunigen und dadurch bei der Vorbeugung und Therapie von Arterienverkalkung helfen können. Verantwortlich für diesen Effekt ist das Eritadenin, eine ungesättigte Aminosäure des Shiitake.

Aus Lateinamerika stammt die Entdeckung, dass Shiitake auch bei Migräne und Rheumatismus hilfreich sein kann. Eine dort ansässige deutsche Unternehmerin brachte aufgrund ihrer Beobachtungen ein Shiitake-Produkt namens Mykofarina auf den Markt, das unter ärztlicher Aufsicht an Schmerzpatienten ausgetestet wurde. Von Migräne geplagte Frauen nahmen täglich fünf Gramm des Produkts ein und waren fünf bis sieben Tage später beschwerdefrei. Bei Personen mit Gelenkschmerzen und Rheumatismus ließen die Schmerzen bei der gleichen täglichen Dosis nach sechs bis acht Tagen deutlich nach, und innerhalb von acht Wochen besserten sich sogar die Gelenkverformungen ein wenig.

Fertigprodukte aus Shiitake-Pilzen gibt es bei Pilzfachhändlern, mittlerweile kann man sie auch in einigen Reformhäusern beziehen. Wer es zünftig mag: Die Firma Mycelia bvba im belgischen Gent braut sogar Shiitake-Bier. Es wird mittlerweile auch in Deutschland angeboten.

So verwenden Sie die Pilze

- In der Küche

Man bekommt den Shiitakepilz mittlerweile auf Wochenmärkten und in gut sortierten Gemüseläden. Er ähnelt in seinem Geschmack dem Steinpilz. Wichtig: Nach dem Kauf sofort verzehren!

Shiitake sollte vor dem Verzehr nicht gewaschen werden, dies würde seinen Geschmack beeinträchtigen. Reiben Sie ihn nur mit etwas Küchenkrepp ab. Schneiden Sie ihn in kleine Scheiben, die Sie dann in Butter und etwas Wasser dünsten. Auf gar keinen Fall lange kochen!

Der Pilz eignet sich als Beilage zu allen möglichen Gerichten. Sehr lecker schmeckt er zu Salaten, die mit Hühnerfleisch zubereitet werden.

- Pulver

Getrocknete Shiitakepilze oder das Pulver aus zermahlenen Fruchtkörpern ist am besten geeignet für die Selbstmedikation. Man kann sie zu allen möglichen Speisen essen oder zu Tee oder milchsauren Getränken (z. B. Kefir oder Jogurt) geben. Zur Therapie benötigt man 15 Gramm Pilzpulver, das entspricht 150 Gramm Frischpilzen.

SONNENHUT (ECHINACEA PALLIDA ODER PURPUREA)

Indianisches Hausmittel

Dass der Sonnenhut Eingang in die Heilkunde gefunden hat, ist dem Kontakt zwischen einem Arzt und einer Indianerfrau zu verdanken.

Die Frau zerquetschte Echinacea-Pflanzen zwischen Steinen und erklärte, dass der so gewonnene Pflanzenbrei bei Schlangenbissen und schlecht heilenden Wunden hilft. Heute zählt Echinacea zu den bekanntesten Heilpflanzen überhaupt; vor allem, wenn es darum geht, ohne Schnupfen durch den kalten Winter zu kommen.

Die wenigsten wissen allerdings, dass Echinacea nicht gleich Echinacea ist. Denn während bei Echinacea purpurea in der Regel das blühende Kraut verwendet wird, kommt beim blassfarbenen Sonnenhut Echinacea pallida die Wurzel zum Einsatz.

Im Unterschied zum Kraut von Echinacea purpurea brillieren die Wurzeln von Echinacea pallida vor allem durch ihren hohen Anteil an Kaffeesäurederivaten. Bei ihnen muss daher der immunstärkende Effekt noch höher eingeschätzt werden, während Sonnenhutkraut stärkere entzündungshemmende Eigenschaften zu besitzen scheint.

Bewährter Immunstärker

Sonnenhut besitzt eine starke immunmodulierende Wirkung, er »trainiert« unser Immunsystem darauf, in angemessener Weise auf Fremdkörper zu reagieren.

Verantwortlich dafür sind in erster Linie die Kaffeesäurederivate der Pflanze, und die wirken vor allem auf die Arbeit unserer Fresszellen (Phagozyten). Diese Zellen nehmen eingedrungene Fremdkörper (vor allem Bakterien und abgestorbene Gewebeteile) in sich auf, lösen sie durch Enzyme auf und machen sie dadurch unschädlich. Wissenschaftlich wird dieser Vorgang als Phagozytose bezeichnet.

Wie Sie Sonnenhut anwenden

Echinacea-Präparate sollten nicht länger als drei Wochen eingenommen werden, da eine längerfristige Stimulation der Fresszellen unseres Immunsystems nicht möglich ist.

▸ Tee

Einen Teelöffel getrocknete Echinacea-Wurzeln (von Echinacea pallida) mit einer Tasse (200 Milliliter) heißem Wasser überbrühen. Zehn Minuten lang zugedeckt ziehen lassen, danach abseihen. Trinken Sie davon bei drohendem oder beginnendem Infekt drei bis vier Tassen pro Tag.

▸ Fertige Zubereitungen

Mittlerweile werden unzählige Präparate mit Echinacea angeboten. Sie sind wirkungsvoller als der Tee, bei dessen Verzehr doch nur relativ wenige Wirkstoffe in unseren Körper gelangen.

Eine Münchner Forschungsgruppe konnte zeigen, dass die Tätigkeit unseres Immunsystems umso mehr gestärkt wird, wenn Echinacea mit bestimmten anderen Heilpflanzen kombiniert wird. Der Sonnenhut scheint also ein Heilkraut mit starken synergistischen Eigenschaften zu sein, das seine wahren Stärken in der Zusammenarbeit mit anderen Heilpflanzen entfaltet.

Als besonders wirkungsvoll stellte sich eine Kombination aus Echinacea, Eupatorium perfoliatum (Wasserhanf) und Baptisia tinctoria (Wilder Indigo) heraus.

Beide Sonnenhutarten machen sich mit ihren ansprechenden Blüten in jedem Staudengarten gut. Die purpurfarbenen und hellgelben Blüten erscheinen vom Sommer bis in den Herbst hinein. Möchten Sie selbst die Wurzeln ernten, müssen Sie den Sonnenhut auf einem gesonderten Beet auspflanzen. Jungpflanzen bekommen Sie in Staudengärtnereien, Sie können ihn aber auch aus Samen ziehen.

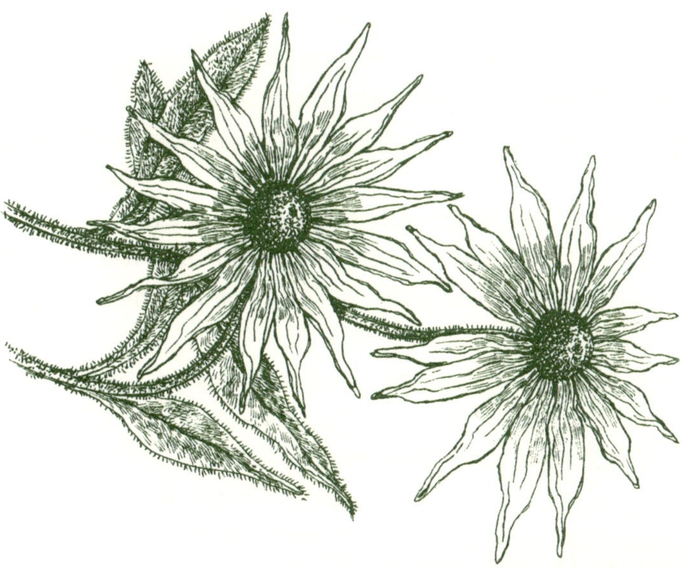

Der Sonnenhut wächst in vielen Gärten als Schmuckstaude. Es sind die Wurzeln, die Heilkraft besitzen.

SPITZWEGERICH (PLANTAGO LANCEOLATA)

Schon bei den alten Assyrern

Als Wundheilmittel wurde der Wegerich wahrscheinlich schon in der Steinzeit eingesetzt. Die Assyrer legten seine frischen oder getrockneten Blätter auf Schwellungen, die antiken Griechen schätzten ihn als Heilpflanze »gegen alle möglichen bösen Zufälle«. Heute sieht man in ihm eher ein chancenreiches Anti-Husten-Mittel.

Wunderbar gegen Reizhusten

Spitzwegerich enthält Schleimstoffe, die den Heilungsprozess von Infektionen der oberen Atemwege fördern. Sie entfalten in den Bronchien eine reizmildernde Wirkung auf übersensible Hustenrezeptoren, dadurch eignet sich der Spitzwegerich vorzüglich zur Behandlung von Reizhusten.

Für den Laien sind Spitz- und Breitwegerich nicht unbedingt auseinander zu halten. Der Breitwegerich Plantago major hat in der Regel breitere und eiförmige Blätter, die platt am Boden anliegen. Es ist nicht schlimm, wenn beim Sammeln ein paar Major-Blätter in Ihren Korb kommen, denn auch sie besitzen Heilwirkungen. Sie sind lediglich ein wenig schwächer ausgeprägt als beim Spitzwegerich.

Spitzwegerich sammeln

Wegerich wächst bei uns praktisch überall. So sieht er aus: bis zu 50 Zentimeter hoch, Blätter in einer grundständigen Rosette vereinigt, lanzettartig geformt und mit parallel verlaufenden Blattadern. Die Blüten stehen in Ähren an aufrechten, bis zu 40 Zentimeter hohen Blütenschaften. Blütezeit ist von Mai bis September.

Die Ähren sind kurz und weißlich – im Unterschied zum Breitwegerich, dessen Ähren lang sind und rötlich schimmern. Sie finden ihn auf Wiesen und Weiden, an Wegrändern und auf Ödland.

Geerntet wird das gesamte oberirdische Kraut während der Blütezeit. Für die Herstellung des Tees werden alle Teile klein geschnitten und möglichst schnell an einem luftig-schattigen Ort getrocknet.

Für die Zubereitung von Salat nimmt man junge und frische Spitzwegerichblätter.

Im eigenen Garten

Der Anbau des bei Gärtnern nicht sehr beliebten »Unkrauts« erübrigt sich. Wer eine Wiese hat, wird auch den Spitzwegerich darin finden.

Einige Heilpraktiker verwenden den Spitzwegerich, um ihren Patienten das Rauchen abzugewöhnen. Die Wegerich-Entwöhnungskur mitunter bemerkenswerte Erfolge.

So wenden Sie Spitzwegerich an

- Tee

Zwei Teelöffel getrocknetes Spitzwegerichkraut mit einer Tasse (200 Milliliter) kochendem Wasser übergießen. Zehn Minuten lang ziehen lassen, anschließend abseihen. Trinken Sie davon bei Husten drei Tassen pro Tag, den bitteren Geschmack können Sie mit einem Teelöffel Honig mildern.

- Salat

Sofern die Wegerichblätter ausgewachsen sind und bereits eine dunkle Farbe angenommen haben, sind sie aufgrund ihrer harten Blattnerven als Frischkost nicht mehr zu verwenden. Die jungen Spitzwegerichblätter können hingegen als herbe Beimischung den unterschiedlichsten Salaten zugegeben werden, vor dem Anrichten benötigen sie allerdings eine gründliche Wäsche.

Der Breitwegerich ist ein naher Verwandter des Kollegen mit den schmalen Blättern. Seine Heilkraft ist etwas schwächer.

Als Salatdressing empfiehlt sich eine Mischung aus Jogurt und süßer Sahne.

- Sirup

50 Gramm frisches oder getrocknetes Kraut in einem Topf mit einem Liter Wasser 30 Minuten lang ziehen lassen. Abseihen und die Rückstände auspressen. Dann den Absud in den Topf zurückgießen und bei mäßiger Hitze – ohne Abdeckung – so lange kochen lassen, bis sich die Flüssigkeit um etwa die Hälfte reduziert hat. Jetzt gießen Sie 300 Gramm Honig hinzu. Das Ganze gut verrühren, bis der Honig vollständig aufgelöst ist. Am Ende wird der noch warme Sirup in Flaschen abgefüllt. Nehmen Sie bei Husten drei bis vier Teelöffel pro Tag nach den Mahlzeiten.

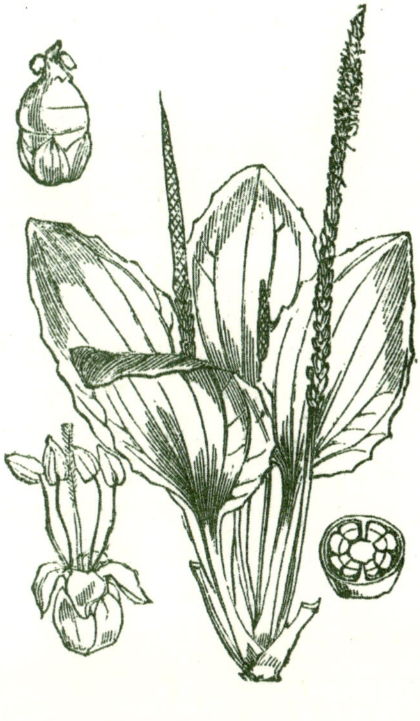

SÜSSHOLZ (GLYCYRRHIZA GLABRA)

Nicht nur in Lakritze

Süßholzwurzeln verschieben unseren Natrium-Kalium-Haushalt zu Ungunsten des Kaliums. Dadurch kann es zu Störungen im Wasserhaushalt kommen, die sich beispielsweise als Schwellungen an Gesicht und Beinen sowie bei sehr hoher Süßholzdosierung als Herzbeschwerden und Muskellähmungen zeigen können. Die maximale Tagesdosis von 15 Gramm Süßholzwurzeln sollte daher keinesfalls überschritten werden. Auch der übermäßige Verzehr von Lakritze birgt dieses Risiko!

Der Süßholzstrauch stammt ursprünglich aus dem Orient, doch schon die antiken Griechen verwendeten seine Wurzeln zur Behandlung von Asthma, Brustbeschwerden und Mundgeschwüren. Mittlerweile sind die süßen Wurzeln in Form von Lakritze jedem bekannt.

Gegen Allergien und Entzündungen

Der Süßholzstoff Glyzyrrhizin sorgt für den unverwechselbaren Süßgeschmack der Wurzeln. Seine Süßkraft ist 50-mal so stark wie der handelsübliche Fabrikzucker, ohne dessen schädliche Wirkungen auf Zähne und Zahnfleisch.

Von noch größerer Bedeutung sind aber die entzündungshemmenden und antiallergischen Wirkungen von Glyzyrrhizin. Süßholz verhindert zum Beispiel allergische Reaktionen wie Heuschnupfen und Asthma. In einer Studie konnte zudem nachgewiesen werden, dass Glyzyrrhizin entzündliche Schwellungen mindert. Darüber wirkt der Süßholzwirkstoff auch schmerzstillend. Außerdem konnten Erfolge bei der Behandlung chronischer Leberentzündungen erzielt werden.

Anwendung

- Tee

Einen Teelöffel geschnittene Süßholzwurzeln mit einer Tasse (200 Milliliter) kochendem Wasser übergießen. Fünf Minuten lang ziehen lassen, danach abseihen. Trinken Sie davon jeweils zu den Mahlzeiten eine Tasse. Süßholztee unterstützt die Therapie von Magenschleimhautentzündungen.

- Tropfen

Kaufen Sie am besten die fertigen Tropfen aus der Apotheke (»Dänische Brusttropfen«). Sie sind angezeigt bei Erkrankungen der Atemwege. Dosierung: viermal täglich 25 Tropfen.

TEUFELSKRALLE

(HARPAGOPHYTUM PROCUMBENS)

Aus dem südwestlichen Afrika

Die Teufelskralle hat ihre Heimat in den Steppen Südafrikas und Namibias. Dort werden ihre Wurzeln schon länger zur Behandlung von Bluterkrankungen, Fieber und Schmerzen eingesetzt. In der hiesigen Volksmedizin haben sie sich bei Stoffwechselerkrankungen und Arthritis sowie bei Leber-, Gallen-, Nieren- und Blasenleiden bewährt. Einige Naturärzte empfehlen sie auch bei Allergien. Jüngere Studien belegen die Wirksamkeit bei rheumatischen Erkrankungen.

Abkochungen und Aufgüsse der Teufelskrallenwurzeln schmecken streng und bitter. Wer den Geschmack nicht ertragen kann, dem sei zum Umstieg auf Extrakte geraten.

Mit Teufelskralle gegen Rückenschmerzen

Die Wurzeln der Teufelskralle enthalten den Wirkstoff Harpagosid, der gezielt in den Arachidonsäurestoffwechsel eingreift und die Produktion von schmerz- und entzündungsfördernden Substanzen blockiert. Untersuchungen an der Universitätsklinik Frankfurt ergaben, dass mit Hilfe der Teufelskralle Rückenschmerzen zum Teil effektiver bekämpft werden konnten als mit herkömmlichen Rheumamitteln.

Anwendung

- Abkochung

Einen Teelöffel der Wurzeln in einer Tasse (200 Milliliter) Wasser geben, aufkochen und zehn bis fünfzehn Minuten lang weiter köcheln lassen, dann abseihen. Trinken Sie davon drei Tassen pro Tag über mindestens vier Wochen!

- Aufguss

4,5 Gramm Wurzeln mit 300 Milliliter kochendem Wasser übergießen und acht Stunden lang bei Raumtemperatur (über Nacht) stehen lassen, dann abseihen. Trinken Sie über den Tag verteilt drei Tassen davon, vier Wochen lang!

Mittlerweile ist die Teufelskralle auch als Extrakt in der Apotheke erhältlich.

THYMIAN (THYMUS VULGARIS)

Bestandteil der Rauchopfer

Thymian stammt ursprünglich aus dem Mittelmeerraum, die antiken Griechen verwendeten ihn als Heil- und Gewürzpflanze sowie für ihre Rauchopfer; daher auch sein Name, von »thymiama« = »Rauchopfer«. Im frühen Mittelalter brachten ihn die Benediktiner nach Deutschland. Heute gibt es keine Zweifel mehr daran, dass Thymian zu den wichtigsten Medikamenten bei Bronchialerkrankungen zählt.

Eine alte Volksweisheit lautet: »Die nächste Grippe kommt bestimmt, doch nicht zu dem, der Thymian nimmt.« Das Heilkraut besitzt also auch vorbeugende Wirkungen, es schützt uns vor den Erkältungswellen der nasskalten Jahreszeiten in Spätherbst und Frühling. Trinken Sie dazu drei bis vier Wochen lang täglich zwei Tassen Thymiantee, würzen Sie außerdem regelmäßig Ihre Speisen mit Thymian.

Der traditionelle Hustenlöser

Unter den ätherischen Ölen des Thymians dominieren der Thymiankampfer (Thymol) sowie Caravacrol und Cymol. Sie werden beim Verdauen in den Blutkreislauf eingeschleust, um schließlich über die Atemwege den Körper wieder zu verlassen. Hierbei entfalten sie schleim- und krampflösende sowie antibiotische Eigenschaften.

Die Gerbstoffe des Thymians verändern Eiweißstrukturen an unseren Schleimhäuten und entziehen dadurch schädlichen Bakterien in den Darmwänden die Überlebensgrundlage. In Zusammenarbeit mit den antibiotischen Thymianölen bilden sie ein wirksames Heilmittel bei Darminfektionen.

Thymian sammeln

In milden Lagen ist Thymian auch bei uns zu finden. Daran erkennen Sie ihn: 20 bis 40 Zentimeter hohe Büsche, kurz behaarte Stängel, kreuzgegenständige Blätter, die auf der Unterseite mit einem weichen Filz ausgestattet sind. Die Lippenblüten sind weißlich bis lila-rosig gefärbt und verströmen einen würzigen Duft. Blütezeit ist von Mai bis September.

Gesammelt wird das ganze Kraut einschließlich der Blüten und der nicht verholzten Stängelteile. Beste Erntezeit ist der Juni, wenn gerade die Blüte begonnen hat.

Nach dem Trocknen sollte das Thymiankraut in luftdicht verschlossenen Behältern aufbewahrt werden, um sein typisches Aroma zu bewahren.

Im eigenen Garten

Thymian kommt ursprünglich aus dem Mittelmeerraum, dementsprechend gedeiht er in unseren Gärten am besten an sonnigen und trockenen Standorten. Der Boden sollte locker und durchlässig sein sowie etwas Kalk enthalten, eine Düngung ist in der Regel überflüssig.

Am einfachsten ist es, sich Ende Mai die jungen Pflanzen beim Gärtner zu besorgen, um sie dann in den eigenen Garten umzusetzen. In der kalten Jahreszeit sorgt man für einen Winterschutz in Form von Langstroh oder Tannenreisig. Im März werden die Sträucher zurückgeschnitten, um das Austreiben im Sommer zu fördern.

Der Thymian spielt im deutschen Brauchtum nach wie vor eine große Rolle. So zählt er zu den »Marienpflanzen«, die in den Kräuterstrauß zu Maria Himmelfahrt (15. August) gebunden werden.

So verwenden Sie Thymian

- Tee

Einen gehäufter Teelöffel des Krauts mit einer Tasse (200 Milliliter) kaltem Wasser ansetzen und bis zum Sieden erhitzen. Dann zehn Minuten lang zugedeckt ziehen lassen und abseihen. Trinken Sie davon drei Tassen pro Tag. Der Tee hilft bei Verdauungsproblemen, Darminfektionen und Erkrankungen der Atemwege. Mit Honig gesüßt ist er besonders wirksam bei Schnupfen und grippalen Infekten.

- Bäder

Geben Sie ein Leinensäckchen gefüllt mit Thymiankraut in das heiße Badewasser. Dauer des Bades: 15 Minuten. Thymianbäder helfen bei Erkrankungen der Atemwege. Sie sind jedoch ungeeignet für Menschen mit akuten Hautverletzungen, hohem Fieber und stark ausgeprägter Herzschwäche.

- In der Küche

Meister der Thymianwürze sind die Köche der französischen Provence, die ihn für die unterschiedlichsten Speisen einsetzen, vom Wildbraten über Gewürzgurken bis zum Kräuterlikör. Besonders pikant schmeckt Thymian zu Lammbraten.

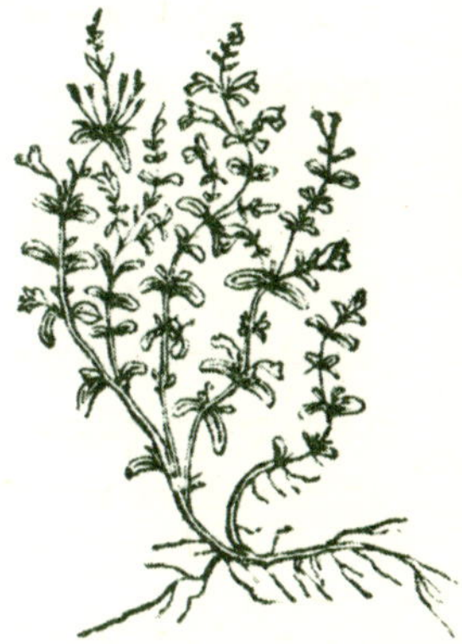

Ein Bad mit Thymian befreit die Atemwege.

WACHOLDER (JUNIPERUS COMMUNIS)

Eines der ältesten Heilmittel

Der Wacholder gehört zu den ältesten Heilpflanzen überhaupt. Die antiken Griechen schätzten seine Beeren als Heilmittel bei Wunden und Fisteln sowie als Medikament zur Geburtserleichterung. Später setzten sich die – eigentlich zu den Scheinbeeren gehörenden – Früchte immer mehr als Hilfe bei Gicht und Harnsteinen durch.

In der Volksmedizin, aber auch unter den Ärzten der Schulmedizin genoss der Wacholder lange Zeit einen ausgezeichneten Ruf, bis Mitte des letzten Jahrhunderts das erste Mal von wacholderbedingten Nierenschäden berichtet wurde. In der damals durchgeführten Studie wurden allerdings Kaninchen mit extrem hohen Dosierungen von Wacholderöl gefüttert, die dann auch prompt schwer erkrankten. Erstaunlicherweise wurden diese Ergebnisse einfach dahingehend interpretiert, dass Wacholderbeeren nicht zur Therapie des Menschen taugen würden. Ein Ruf, der ihnen noch heute anhaftet.

Beachten Sie bitte unbedingt: Wacholder in jeder Form darf nicht bei akuten und chronischen Nierenerkrankungen und in der Schwangerschaft angewendet werden.

Tatsache ist jedoch, dass uns mit den Wacholderfrüchten ein Heilmittel bei Harnwegsentzündungen und Harnsteinleiden zur Verfügung steht, das in der Natur seinesgleichen sucht.

Zur Blutreinigung

Wacholder enthält harnanregende Pinene, die zu den ätherischen Ölen gehören. Durch sie eignen sich Wacholderbeeren zur Blutreinigungskur sowie zur Therapie und Vorbeugung von Gicht, Harnwegsentzündungen und Harnsteinen.

Darüber hinaus führen die Beeren zu einer stärkeren Durchblutung der Schleimhäute in Bronchien und Darm, wo sie auch eine keimtötende Wirkung besitzen. Anwendungen mit Wacholder helfen daher auch bei Infektionen im Darm und in den Atemwegen.

In der gängigen Literatur finden sich immer wieder Warnhinweise zu Wacholderbeeren. Von »verheerenden Schäden« an den Nieren ist die Rede und von blutigem Urin, einige Autoren raten sogar grundsätzlich davon ab, Wacholder in Selbstmedikation anzuwenden.

Aus heutiger Sicht der Forschung kann nichts davon bestätigt werden. Die geschilderten Schädigungen wurden in Tierexperimenten beobachtet, in denen extrem hohe Dosierungen an Wacholderöl zum Einsatz kamen, die – wenn man sie auf das Körpervolumen des Menschen umrechnet – kein vernünftiger Mensch jemals zu sich nehmen würde. Mitunter wurde aus Kostengründen bei diesen Studien das Wacholderöl mit anderen Stoffen gestreckt, wie etwa mit Terpentin.

Um den Wacholder ranken sich zahlreiche Mythen. So soll er früher gegen Pestepidemien geholfen und mit seinem Aroma Kobolde vertrieben haben. Auch glaubte man, dass in seinem Stamm die Seelen Verstorbener versteckt wären, die man wieder erwecken könnte. Daher auch einer der volkstümlichen Namen des Wacholders: »Weckholder«.

Bei Einhalten der Tagesdosis von vier bis zehn Gramm getrockneten Wacholderbeeren sind keine Nebenwirkungen zu befürchten.

Nichtsdestoweniger sind die Früchte für Menschen mit akuten und chronischen Entzündungen der Nieren nicht geeignet – doch diese Kontraindikation gilt für alle harntreibenden Mittel.

Auch Schwangere sollten von einer Wacholderkur absehen, da die Beeren die Gebärmutter anregen und Wehen auslösen könnten. Nicht umsonst wurde die Pflanze früher zur Beschleunigung der Geburt eingesetzt.

Wacholderbeeren selbst sammeln

Wacholder gehört zu den Zypressengehölzen. Daran erkennen Sie ihn: Zehn bis zwölf Meter hoch, säulenformig. Die Äste sind von unten her stark verzweigt, die hellgrünen Nadeln zeigen eine bläulich weiße Mittelrinne an der Oberseite. Wacholdernadeln sind spitz und können empfindlich piksen. Die männlichen Blüten sind gelb und zeigen nach unten, die weibliche Blüten sind grün und stehen aufrecht. Die Früchte zeigen sich nur an den weiblichen Pflanzen und reifen im zweiten Jahr nach der Blüte. Sie sind schwarzbraun und bläulich bereift. Sie verströmen einen terpentinähnlichen Geruch, hervorgerufen durch die ätherischen Öle.

Geerntet werden die reifen Beeren nach dem ersten Frost, also zwischen Oktober und Dezember. Trocknen Sie die Beeren im Freien bei gutem Sonnenlicht! Danach kommen sie zum Lagern in dicht schließende Dosen.

Im eigenen Garten

Den Wacholder gibt es in den unterschiedlichsten Formen vom bodendeckenden Strauch bis zum hochgewachsenen Baum.

Als Heilpflanze sollte allerdings der klassische Baum Juniperus communis bevorzugt werden. Er stellt keine sonderlichen Ansprüche an seinen Standort, bevorzugt jedoch leichte, durchlässige Böden in voller Sonne und auf Grund seiner Höhe ziemlich viel Platz.

Wacholder ist Bestandteil vieler beliebter Verdauungsschnäpse und Magenbitter. Auch auf diesem Wege soll er seine wohltuende Wirkung für das Verdauungssystem entfalten.

Besorgen Sie sich Ihren Wacholderbaum in einer Gärtnerei oder einer Baumschule. Seine Wurzeln sind in der Regel in einem Ballentuch eingewickelt, das dann beim Absenken in die Pflanzgrube entfernt wird.

Beste Pflanzzeit ist von August bis September, damit der Baum noch im Herbst einwurzeln kann. Denn als »Immergrüner« schaltet der Wacholder im Winter seinen Stoffwechsel nicht ab, das heißt, er ist auch im Winter auf eine gute Versorgung und damit auf ein gut funktionierendes Wurzelwerk angewiesen. Für die ersten Monate stabilisieren Sie die Pflanze mit einem schräg eingesetzten Stützpfahl.

So wenden Sie Wacholder an

- Tee

Einen Teelöffel der getrockneten Beeren mit einer Tasse (200 Milliliter) kochendem Wasser übergießen. Zehn Minuten lang ziehen lassen, anschließend abseihen.

Trinken Sie davon drei Tassen pro Tag, die letzte vor dem Abendessen. Eine Teekur mit Wacholder hilft bei Harnsteinen und Nierengrieß, sie sollte mindestens drei, aber nicht mehr als sechs Wochen dauern.

Nehmen Sie Ihre letzte Tasse Wacholdertee nicht kurz vor dem Schlafengehen. Denn die harntreibende Wirkung der

Beeren wird Sie sicherlich in der Nacht aus dem Bett scheuchen.

- Tinktur

20 Gramm getrocknete Beeren in 70-prozentigem Alkohol acht Tage lang ziehen lassen, anschließend abfiltern und in eine dunkle Tröpfchenflasche füllen.

Auch in der Küche werden gerne Wacholderbeeren verwendet. Unentbehrlich ist das Gewürz im Sauerkraut, für die Beize von Wildfleisch und bei kräftigen Rinderbraten. Gehen Sie aber vorsichtig damit um, da der starke Geschmack sonst zu sehr dominieren kann.

Nehmen Sie von der Tinktur dreimal zehn Tropfen pro Tag ein.

Wacholdertinktur hat sich vor allem bei akuten Erkrankungen des Darms und der oberen Atemwege bewährt. Mit Wacholdertinktur getränkte Leinentücher helfen bei Schmerzen in den Gelenken.

- Bad

Eine Hand voll getrocknete Beeren in ein Leinensäckchen füllen und ins heiße Badewasser geben. Wacholderbäder helfen vor allem bei Erkrankungen der oberen Atemwege sowie bei rheumatischen Schmerzen.

- Wacholderbeerenkur

Einer der größten Anhänger des Wacholders war Pfarrer Kneipp. Er ist Begründer der Wacholderkur, die mit dem Essen von vier Beeren am ersten Tag beginnt und täglich eine Beere mehr zum Einnehmen verordnet – bis zum zehnten Tag. Danach wird pro Tag jeweils eine Beere weniger gegessen, bis man wieder bei vier Beeren angelangt ist.

Der Pfarrer war überzeugt: »Viele kenne ich, deren gasgefüllter und infolgedessen geschwächter Magen durch diese einfache Beerenkur gelüftet und gestärkt wurde.«

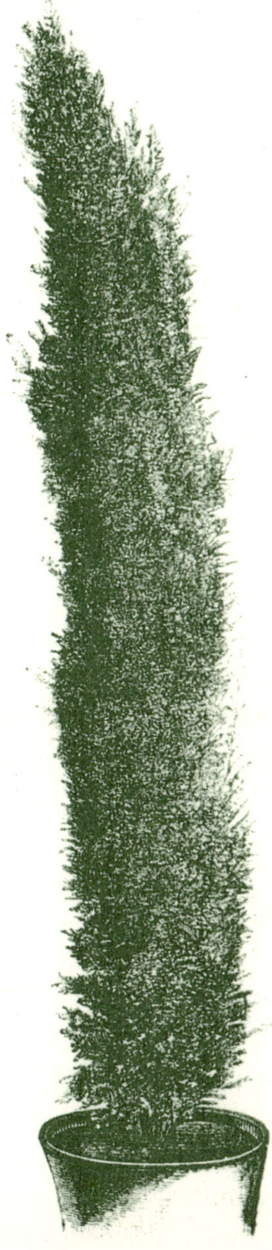

Wacholderbeeren sind nicht nur sehr heilkräftig, sie gehören auch zu den klassischen deutschen Küchengewürzen.

WEISSDORN (CRATAEGUS)

Entdeckung des 19. Jahrhunderts

Die Gattung crataegus umfasst insgesamt 800 Arten in Nordamerika und 90 Arten in Europa. Die für Heilzwecke wichtigsten sind hier zu Lande Crataegus monogyna (eingriffeliger Weißdorn) und Crataegus laevigata (zweigriffeliger Weißdorn).

Die Entdeckung des Weißdorns als Heilmittel für Herzerkrankungen liegt noch gar nicht so lange zurück. Zwar beschreiben schon Kräuterbücher des 14. Jahrhunderts den Weißdorn, doch erst ein irischer Arzt setzte ihn vor etwa einem Jahrhundert gezielt gegen Herzbeschwerden ein.

Neue Kraft für schwache Herzen

Weißdorn gilt als Heilpflanze Nummer eins gegen das Altersherz. Zurzeit befinden sich fast 40 verschiedene Crataegus-Präparate im Handel. Die Zubereitung des Tees ist jedoch preiswerter und ebenfalls sehr wirkungsvoll.

Die Hauptwirkstoffe des Weißdorns sind die Procyanidine. Sie sorgen für eine verbesserte Versorgung der Herzkranzgefäße und dadurch für eine bessere Durchblutung des Herzmuskels. Auch erhöhen sie über ihren Einfluss auf die Kalziumkonzentration die Aktivität der Herzmuskelzellen und somit die Pumpkraft des Herzens. Darüber hinaus wird auch der Herzrhythmus durch die Procyanidine stabilisiert.

All diese Wirkungen machen den Weißdorn zu einem Herzmittel der ersten Wahl. Er hilft bei Herzrhythmusstörungen und Herzinsuffizienz und wird in der Nachbehandlung von Herzinfarkten eingesetzt.

Weißdorn sammeln

Es ist kein Problem, Weißdornblätter und -blüten bei uns zu sammeln. Der Weißdorn ist ein Strauch oder Baum mit bis zu fünf Metern Höhe, die Zweige sind mit Dornen bewehrt.

Die kurzstiligen Blätter haben drei bis fünf (beim zweigriffeligen Weißdorn) oder sieben (beim eingriffeligen Weißdorn) Lappen. Der eingriffelige Weißdorn hat in seinen Blüten einen, der zweigriffelige zwei Griffel. Bei beiden sind die Blüten weiß und stehen in doldenähnlichen Blütenständen, sie entwickeln sich zwischen Mai und Juni. Die Früchte sind eiförmig und glänzend rot.

Beide Weißdornarten finden sich an sonnigen Hängen, in Dickichten und Hecken sowie in Wäldern und Niederungen. Gesammelt werden die Blätter im Frühling und die Blüten kurz vor ihrer Öffnung im Juni. Die Ernte wird im Schatten getrocknet und – geschützt vor Feuchtigkeit und Licht – gelagert.

In Form von Auflagen eignet sich Weißdorn zur Kosmetik von großporiger und leicht fettender Haut. Tränken Sie dazu jeden Abend ein Leinentuch mit Weißdorntee , und legen Sie es für zehn Minuten auf Ihr Gesicht!

Im eigenen Garten

Der eingriffelige Weißdorn fungiert als Überträger des Feuerbrandrosts und ist daher für den Garten ungeeignet.

Der zweigriffelige Weißdorn ist hingegen unproblematisch, besonders beliebt ist die Sorte »Pauls Scarlet«, der so genannte Rotdorn. Er liebt leichte bis mittelschwere, kalkhaltige Böden in sonniger bis halbschattiger Lage. Beste Pflanzzeit ist der November.

So wenden Sie Weißdorn an

- Tee

Einen Teelöffel Weißdorn mit einer Tasse (200 Milliliter) kochendem Wasser übergießen. 15 Minuten lang ziehen lassen und anschließend abseihen. Trinken Sie davon zwei bis drei Tassen täglich. Eine Weißdornkur sollte mindestens vier Wochen dauern, sie kann aber auch auf unbeschränkte Zeit ausgedehnt werden.

- Tinktur

30 Gramm getrocknete Blüten eine Woche lang in 60 Milliliter 70-prozentigem Alkohol ziehen lassen. Danach abseihen und in eine dunkle Tröpfchenflasche füllen. Nehmen Sie davon täglich zweimal – morgens und abends – jeweils 20 Tropfen ein.

Weißdornanwendungen kräftigen die Herzfunktionen.

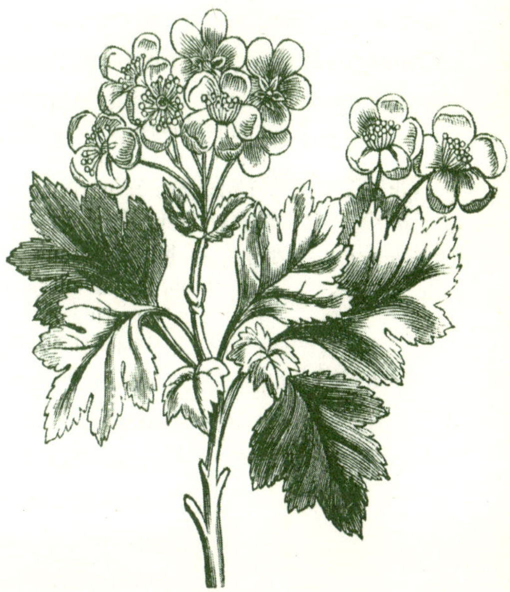

WEIDENRINDE (SALICIS CORTEX)

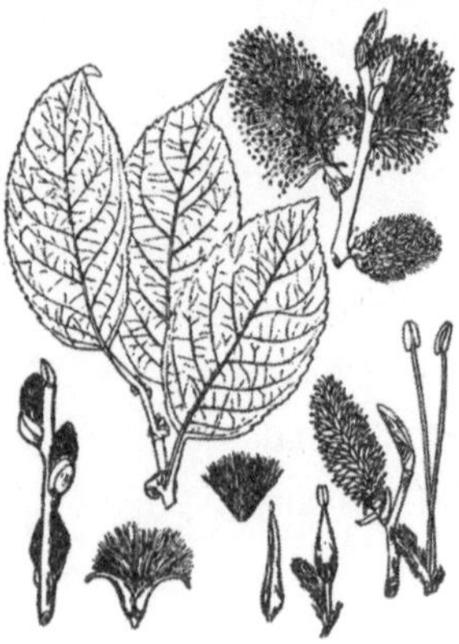

Tee aus Weidenrinde war lange Zeit eines der wenigen Mittel zur Bekämpfung von hohem Fieber.

Vielfältige Heiltradition

Die antiken Griechen setzten die Weidenrinde zur Empfängnisverhütung ein, allerdings nur mit sehr bescheidenem Erfolg. Paracelsus verwendete sie zu Schwitzkuren und äußerlich als Mittel gegen Warzen und Hühneraugen.
Die Volksmedizin schätzt die Rinde der Silberweide als Heilmittel gegen Fieber und Rheumatismus – und diese Indikationen konnten von Wissenschaftlern bestätigt werden.

Schmerzstillend

Die Weidenrinde enthält Salicylglykoside, die im Körper zu Salicylsäure umgewandelt werden, einem Verwandten des allgemein bekannten Schmerzmittels Acetylsalicylsäure. Die schmerzlindernde Wirkung der Weidenrinde ist allerdings etwas schwächer, dafür besteht aber auch so gut wie kein Risiko von Nebenwirkungen. Nur wenn eine individuelle Überempfindlichkeit gegenüber Salicylaten besteht, können auch geringe Dosierungen der Weidenrinde zu allergischen Reaktionen führen.
Weidenrinde hilft vor allem gegen Kopfschmerzen sowie Schmerzen infolge von Entzündungen.

Die ursprüngliche Weidenrinde enthält nur wenig schmerzhemmende Salicylglykoside. In jüngster Zeit sind jedoch für die Heilmittelherstellung spezielle Weidenarten mit hohen Salicylatwerten gezüchtet worden.

So wenden Sie Weidenrinde an

- Tee

Zwei Teelöffel getrocknete Weidenrinde (nicht selbst sammeln, sondern aus der Apotheke besorgen!) mit einer Tasse (200 Milliliter) kaltem Wasser ansetzen, dann zum Sieden erhitzen und nach fünf Minuten Ziehzeit abseihen. Trinken Sie davon drei bis fünf Tassen pro Tag!

- Pulver und Extrakte

Mittlerweile gibt es auch Mono-Präparate mit pulverisierter Weidenrinde oder Weidenrindenextrakt in der Apotheke.

YAMSWURZEL (DIOSCOREA OPPOSITA)

Fruchtbares Wurzelgewächs

Die Yamswurzel war in früheren Jahrhunderten durch seinen Hauptwirkstoff Diosgenin die einzige Möglichkeit zur Herstellung empfängnisverhütender Mittel.
In China wird die Wurzel zur Zeit intensiv auf ihre Wirksamkeit als therapeutisches Immunstärkungsmittel untersucht, als Mittel gegen Unfruchtbarkeit und andere Fortpflanzungsstörungen ist sie dort schon längere Zeit in Gebrauch.

Ein pflanzlicher Hormonlieferant

Die Steroidsaponine der Wurzel besitzen entzündungshemmende Eigenschaften, Yams eignet sich dadurch zur Behandlung von Gelenkentzündungen (Arthritis).
Das Saponin Diosgenin ist eine Vorstufe zur Bildung des weiblichen Hormons Progesteron. Daher die Wirkung auf die Fruchtbarkeit. Die Phytosterine (Pflanzenhormone) der Wurzel senken den Cholesterinspiegel, indem sie direkt in den Cholesterinstoffwechsel eingreifen.
Yams zählt daher zu den wirksamen Heilpflanzen in der Vorbeugung und Therapie von Arterienverkalkung und ihren Folgeerkrankungen. Im Labor konnten außerdem krebshemmende Wirkungen im Dickdarm beobachtet werden.
Yamswurzeln dürfen nicht von Menschen mit hohem Blutdruck angewendet werden.

Der chinesische Name für die Yamsart »Dioscorea opposita« lautet »shan yao« = »Bergmedizin«. Sie wird im Unterschied zu anderen Yamswurzelgewächsen ausschließlich zu medizinischen Zwecken angebaut.

So wenden Sie Yamswurzel an

Yamswurzeln erhalten Sie in der Apotheke. Einen Teelöffel der getrockneten Wurzeln mit einer Tasse (200 Milliliter) kaltem Wasser zusammen aufkochen und zehn Minuten lang weiter köcheln lassen, danach abseihen. Trinken Sie davon drei Tassen pro Tag. Yamswurzeltee schmeckt aufgrund seines hohen Stärkeanteils angenehm süß.

ZIMT (CINNAMOMUM ZEYLANICUM)

Harmonisierung des Wohlbefindens

Zimt wurde schon vor 4500 Jahren von den Chinesen als Gewürz eingesetzt. In der indischen Ayurveda-Lehre wird ihm eine ausbalancierende Wirkung auf die Grundkonstitution zugeschrieben – er trägt zu einer Harmonisierung unseres seelischen und körperlichen Befindens bei. Zudem soll er darm- und blutreinigend wirken und unsere Verdauungs- und Bewegungsabläufe rhythmisieren.

Gut für den Blutzuckerwert

Zimt wird sehr gerne zum Würzen von Teegetränken verwendet, deren Geschmack und gesundheitliche Vorzüge durch ihn noch verstärkt werden. In Mexiko würzt man sogar den Kaffee mit Zimt – ein Brauch, den man sich auch in Deutschland überlegen sollte, da Zimt die magenaggressiven Eigenschaften von hohem Kaffeekonsum zu puffern vermag.

Zimt brilliert durch seinen sehr hohen Gehalt an ätherischen Ölen: Zimtaldehyd, Eugenol, Linalool, Benzaldehyd, Pinen, Cymen, Phillandren und viele andere mehr. Daneben enthält Zimt – typisch für ein Gewürz, das aus einer Baumrinde gewonnen wird – viele Gerb- und Schleimstoffe.

Die ätherischen Zimtöle lösen Spannungen der glatten Darmmuskulatur, wirken darüber hinaus antiseptisch und kreislaufanregend. Zimt gehört daher zu den wirksamen Heilgewürzen bei Infektionen und Entzündungen des Darmes sowie bei Kreislaufschwäche und niedrigem Blutdruck.

Sein positiver Einfluss auf den Darm wird durch die Gerbstoffe, die den Darmparasiten durch Verändern von Eiweißstrukturen die Nahrungsgrundlage rauben, noch verstärkt.

Die Gerbstoffe entziehen dem Darminhalt außerdem Wasser, wodurch Zimt auch als Heilmittel bei Durchfall infrage kommt. Schleimstoffe machen Zimt zu einem Heilmittel bei trockenem Reizhusten, Heiserkeit und unangenehm kratzenden Rachenentzündungen.

Äußerlich aufgetragen – in Form von Zimtöl oder speziellen Zimtgels – wirkt Zimt durchblutungsanregend, er unterstützt also die Wärmetherapie bei Sportverletzungen und rheumatischen Erkrankungen.

Jüngere Studien erbrachten überzeugende Hinweise darauf, dass Zimt den Blutzuckerpegel senkt. Englische Forscher entdeckten nämlich, dass selbst der süßeste Apfelkuchen mit einem hohen Zimtgehaltes ohne Wirkung auf unseren Blutzuckerspiegel bleibt.

Schon in der Bibel wird über die desinfizierende Wirkung von Zimt berichtet. Demnach wurde er damals dem Trinkwasser beigemengt, um Verseuchungen vorzubeugen.

So verwenden Sie Zimt

- Schwarzer Tee mit Zimt

Einen Teelöffel Schwarztee und eine Viertel Stange Zimt mit einer Tasse (200 Milliliter) kochendem Wasser übergießen. Fünf Minuten lang ziehen lassen, anschließend abseihen. Dieser Tee hilft bei Darmerkrankungen und hält die Blutzuckerwerte unter Kontrolle. Er ist wunderbar als Muntermacher geeignet für Menschen mit niedrigem Blutdruck!

- In der Küche

Zimt besitzt ein angenehm süßes und holziges Aroma mit hoher, aber nicht beißender Intensität. Der Geschmack ist süßwürzig und erzeugt ein wohlig-warmes Gefühl.

Es gibt mittlerweile eine ganze Reihe von unterschiedlich schmeckenden Zimtsorten. In Deutschland dominieren Ceylon-Zimt (auch Ceylon-Kanehl genannt) und China-Zimt (auch Cassia-Zimt genannt).

Zimtblüte wird bei uns wenig als Gewürz verwendet. Meistens ist es der bekannte Stangenzimt (Kanehl).

Die Ceylon-Sorte ist aufgrund ihres milden und betont süßen Geschmacks vor allem für Süßspeisen wie etwa Gebäck, Milchreis, Eis, Obst, Schokolade, Glühwein, Punsch, Likör und Tee geeignet. Kanehl wird vor allem in Stangenform angeboten.

Der schärfer schmeckende Cassia-Zimt kommt auf Currygerichte, Hammelfleisch und Fisch. Cassia wird überwiegend in Pulverform in den Handel gebracht. Kaufen Sie jedoch nur kleinere Mengen, da das Zimtpulver beim Lagern recht schnell an Aroma verliert.

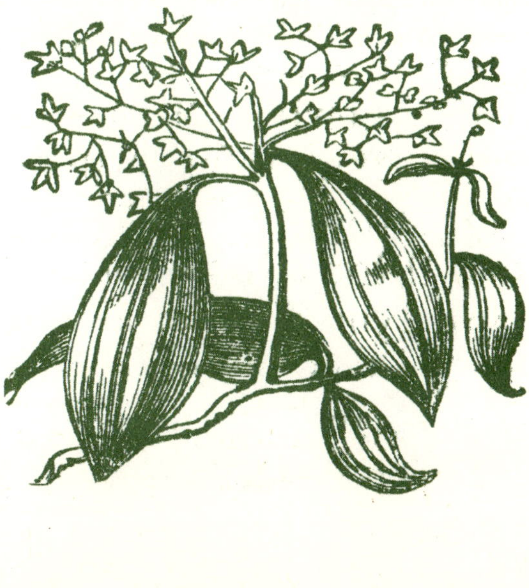

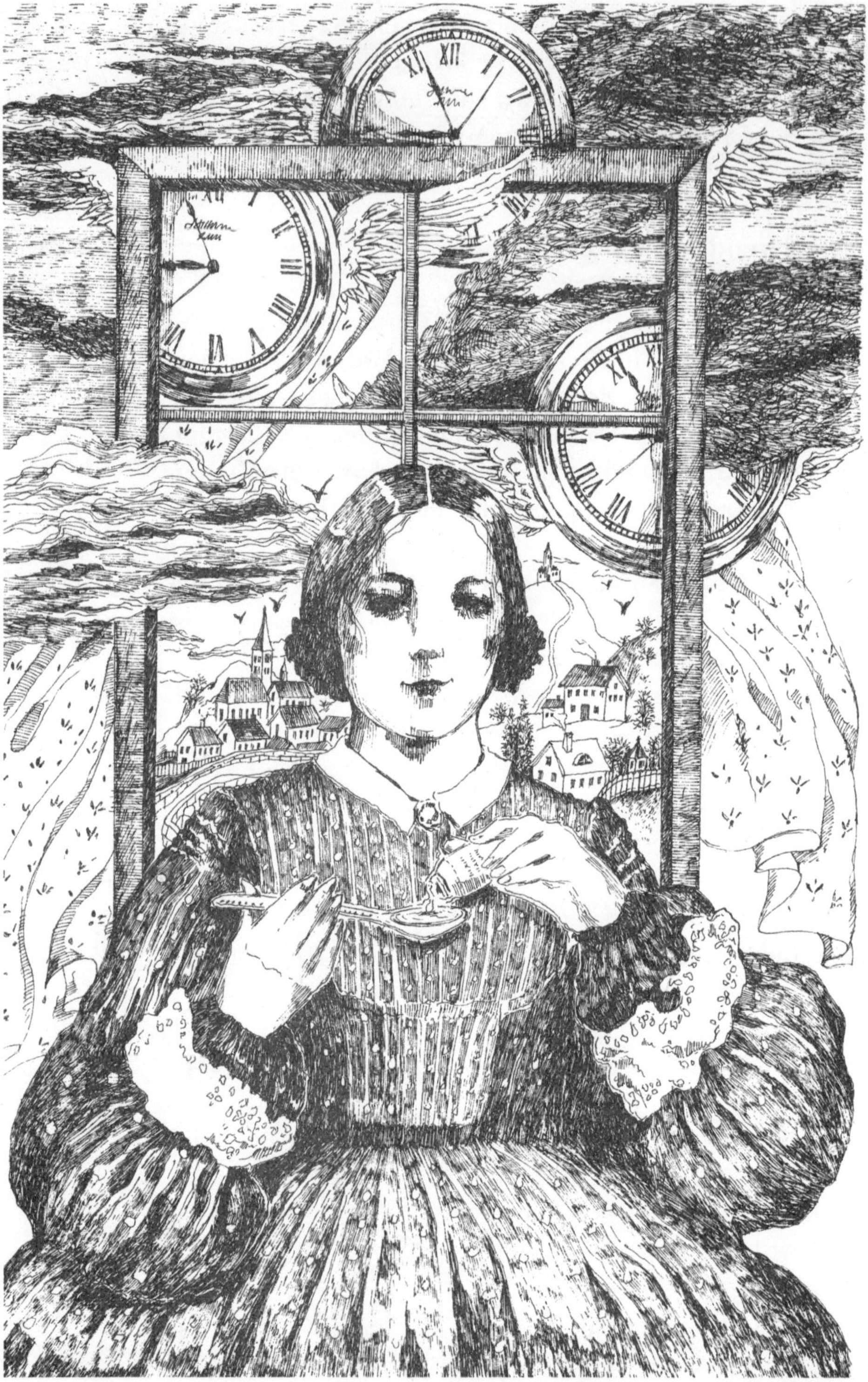

SCHNELLE HILFE MIT HAUSMITTELN

Mit kleineren Verletzungen und einer Erkrankung wie einem Schnupfen muss man nicht gleich zum Arzt. Vielen Beschwerden ist mit einfachen Hausmitteln aus Großmutters Erfahrungsschatz beizukommen.
Aber auch bei ernsthaften Erkrankungen wie Bluthochdruck oder Diabetes kann die ärztliche Behandlung durch natürliche Heilanwendungen unterstützt werden.
Sie bekommen zu jedem Krankheitsbild eine ganze Reihe von Zubereitungen genannt, die schnell helfen. Zahlreiche Mittel aus der homöopathischen Hausapotheke werden ebenfalls beschrieben.

ACHILLESSEHNENSCHMERZEN

Achillessehnenschmerzen erkennen

- Die Erkrankung kommt meistens schleichend, oft ohne sichtbaren Grund.
- Die Sehne ist berührungsempfindlich und schmerzt vor allem dann, wenn sie nach einiger Zeit der Ruhe (z. B. im Bett) wieder bewegt wird.
- Im fortgeschrittenen Stadium ist die Haut über der Sehne deutlich gerötet. Manchmal hört man es bei einer Bewegung regelrecht »knirschen«.

Was Achillessehnenbeschwerden verursacht

Auch wenn bei dem Trick mit dem Jogurtbecher das Eis direkten Kontakt mit Ihrer Haut bekommt, drohen an Ihrer Achillessehnen keine Erfrierungen. Der Grund: Sie bewegen ja den Eisblock hin und her, so dass es wohl zu einer tiefen Kühlung, nicht aber zu Erfrierungen kommt.

Achillessehnenbeschwerden können durch Schleimbeutelentzündungen ausgelöst werden. Meistens ist es jedoch eine Entzündung der Sehne selbst, die die Beschwerden verursacht.

Was Sie gegen die Beschwerden tun können

- Kälte im Jogurtbecher

Lang andauerndes Kühlen lindert die Schmerzen und wirkt entzündungshemmend.

Füllen Sie einen sauberen Jogurtbecher mit Wasser, den Sie dann ins Tiefkühlfach legen. Das Wasser gefriert, und Sie erhalten einen Eisblock mit Kunststoffhülle so ähnlich wie die Wassereistüten, die man Kindern zum Lecken gibt. Und genau so, wie diese ihr Eis aus der Tüte nach oben drücken, gehen Sie mit Ihrem Eis im Jogurtbecher um! Wickeln Sie aber zunächst ein dickes Tuch um den Becher, um Erfrierungen an Ihrer Hand zu vermeiden. Dann nehmen Sie den Eisbecher in eine Hand und führen ihn mit sanften Gleitbewegungen (die offene Eisseite hautwärts gerichtet) auf der entzündeten Sehne in Längsrichtung hin und her. Für Eisnachschub ist gesorgt, weil Ihre Hand das Eis vom Becherrand löst und dadurch den Eisblock immer ein wenig weiter nach unten schiebt. Wiederholen Sie die Anwendung zweimal pro Tag.

- Schuhe wechseln

Manchmal bewirkt bei Läufern ein Wechsel des Schuhwerks regelrechte Wunder. Achten Sie bei der Neuanschaffung darauf, dass der Schuh nicht zu gut gepolstert ist. Denn die Polsterungen in Joggingschuhen dienen in der Regel dazu, die Kniegelenke zu entlasten – nicht selten reizen sie aber dadurch, dass sie dem Läufer einen relativ unnatürlichen Laufstil aufzwingen, die Achillessehne.

Die Anwendung von durchblutungsfördernden und entzündungshemmenden Salben bringt bei Achillessehnenentzündungen nur wenig. Der Grund: Die Inhaltsstoffe der Salben durchdringen nicht das dichte und wenig durchblutete Sehnengewebe.

- Großmutters Spezialverband

Vermischen Sie 20 Tropfen Hyzum (das ist eine entzündungshemmende Arnikalösung) mit reichlich Heilerde zu einem Brei. Nicht zu viel kaltes Wasser zugeben! Tragen Sie diesen Brei auf eine mit Salzwasser angefeuchtete Kompresse auf, die Sie dann auf die Achillessehne legen. Dann befestigen Sie diese Auflage mit einem Verband an Ihrem Fuß. Tragen Sie diesen Verband am besten über mehrere Stunden!

- Homöopathische Mittel

Die Homöopathie kennt eine ganze Reihe von Mitteln, die die Beschwerden lindern können:

- Rhus toxicodendron D6, wenn der Schmerz bei Bewegung schwächer wird. Dosierung: dreimal täglich fünf Kügelchen.
- Ruta D6, wenn sich die Sehne verkürzt anfühlt und die Beschwerden bei Feuchtigkeit, Kälte, Ruhe, im Stehen oder Liegen und nachts schlimmer werden. Dosierung: dreimal täglich fünf Kügelchen.
- Traumeel – ein Klassiker unter den entzündungshemmenden Komplex-Homöopathika. Gibt es als Tropfen (dreimal täglich zehn Tropfen) und Tabletten (dreimal täglich eine Tablette).

Für Notfälle sollten Sie immer einen Jogurtbecher mit gefrorenem Wasser im Tiefkühlfach haben.

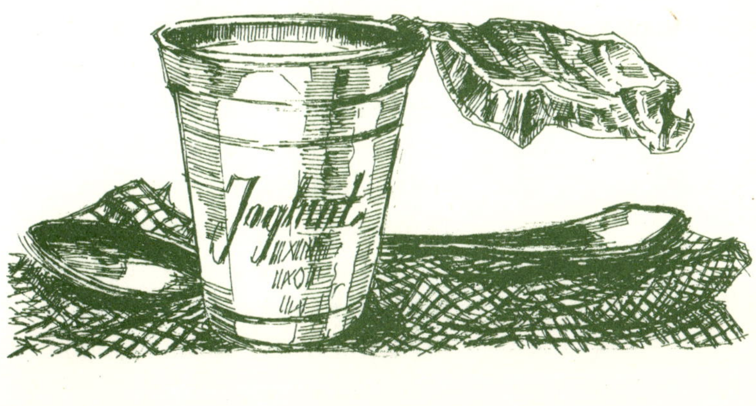

AUFSTOSSEN

So äußern sich die Beschwerden

- Aus dem Magen entweicht Luft (Rülpsen) oder der Mageninhalt steigt nach oben.
- Sie haben einen saueren Geschmack im Mund. (Achtung: Hier liegt möglicherweise auch schon ein Sodbrennen vor!)

Säuglinge müssen aufstoßen. Das so genannte Bäuerchen sollte daher bei Babys keineswegs verhindert werden. Denn sie beherrschen das luftfreie Essen und Trinken noch nicht richtig. Außerdem ist ihr Magen viel kleiner als der von Erwachsenen.

Wie es zu Aufstoßen kommt

Lufteinschlüsse in unserem Verdauungstrakt sind niemals vollständig zu vermeiden. Zu einem häufigen und lästigen Aufstoßen kommt es, wenn über die Speiseröhre zu viel Luft in den Magen gelangt.

Hierfür kann es mehrere Gründe geben: kohlensäurehaltige Getränke, lufthaltige Speisen wie Schlagsahne, Softeis und Omelettes, hastiges Essen und Trinken, schnelles Sprechen, gleichzeitiges Sprechen und Essen. Schließlich gehört Aufstoßen zusammen mit Sodbrennen auch zu den typischen Symptomen einer Magenschleimhautentzündung.

Was Sie gegen die Beschwerden tun können

- Die Essigapotheke

Essig ist ein altes und bewährtes Hausmittel gegen Aufstoßen, er wirkt ausgleichend auf die Magensäfte. Nehmen Sie einen Teelöffel Apfelessig bei Bedarf!

Bei immer wiederkehrendem Aufstoßen empfiehlt sich, vor dem Frühstück bereits den ersten Essigtrunk einzunehmen. Vermischen Sie dazu in einem Glas Apfelessig, Honig und warmes Wasser zu gleichen Teilen.

- Kartoffelsaft

Der Saft der Kartoffel beruhigt die gereizten Magenwände und puffert die Magensäure, er hilft vor allem bei saurem Aufstoßen. Sie erhalten Kartoffelsaft in Reformhäusern. Wer ihn selbst machen will: Eine rohe Kartoffel in 500 Milliliter kaltes Wasser pressen. Trinken Sie davon drei Gläser pro Tag, am besten vor den Mahlzeiten.

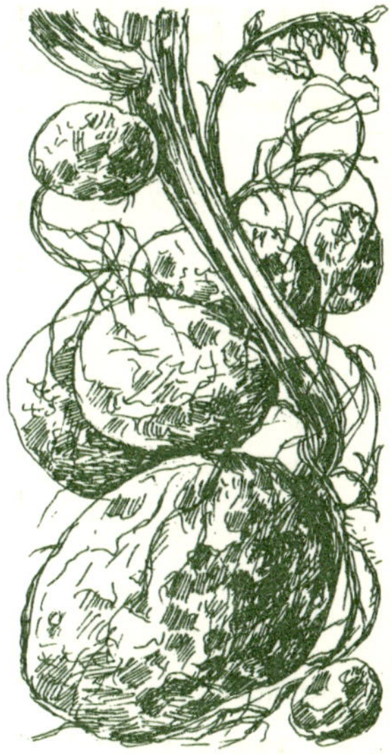

Frisch gepresster Kartoffelsaft ist Balsam für gereizte Magenwände.

▸ Grüner Tee

Der grüne Tee zählt zu den alkalischen Getränken. Dies bedeutet, dass er bestehende Säureüberschüsse im Magen wirksam zu neutralisieren vermag.

Trinken Sie zu jeder Mahlzeit eine bis zwei Tassen (jeweils 150 Milliliter) grünen Tee. Lassen Sie den ersten Aufguss drei Minuten lang ziehen, und spülen Sie ihn dann fort. Trinken Sie nur den zweiten und dritten Aufguss (jeweils drei Minuten Ziehzeit!), sie enthalten weniger magensaftanregendes Koffein als der erste Aufguss.

▸ Kefir

Kefir ist basisch, er puffert also die Säuren aus dem Magen. Darüber hinaus stabilisiert er das Darmmilieu, so dass die Verdauung optimiert wird und sich weniger Gase in den Verdauungswegen entwickeln können. Am besten nehmen Sie Kefir aus eigener Herstellung (→ Seite 112 ff.). Trinken Sie davon zwei bis drei Gläser pro Tag.

▸ Heiltee

Der englische Heilpflanzenkundler Andrew Chevalier empfiehlt Mädesüß gegen saures Aufstoßen. Wissenschaftlich gesichert ist, dass bestimmte Inhaltsstoffe der Pflanze Schleimhautentzündungen und die Ausschüttung von Magensäure hemmen. Die Anwendung erfolgt als Tee: Zwei Teelöffel Mädesüßblüten mit einer Tasse (200 Milliliter) kochendem Wasser übergießen. Zehn Minuten lang ziehen lassen, danach abseihen. Drei Tassen pro Tag, jeweils zu den Mahlzeiten trinken.

Wenn Sie zum Aufstoßen neigen, sollten Sie immer für genügend Zeit beim Essen sorgen. Je langsamer Sie Ihre Nahrung aufnehmen, desto weniger Luft gelangt in Ihren Magen.

Man kann aber auch einen konzentrierten Sud zubereiten (drei Teelöffel auf eine Tasse), der dann mit der flachen Hand auf dem Bauch verrieben wird.

▸ Homöopathie

Man nimmt Mandragora e radice D6, wenn sich der Oberbrauch voll anfühlt und beim Aufstoßen viel Luft hervorkommt. Dosierung: dreimal täglich fünf bis zehn Kügelchen eine Stunde vor den Mahlzeiten nehmen.

BAUCHSCHMERZEN BEI ERWACHSENEN

So äußern sich die Beschwerden

- Es treten Schmerzen im Bauch auf, oft in Verbindung mit Blähungen und Druckgefühl.
- Teilweise sind diese Schmerzen mit Aufstoßen, Sodbrennen, Völlegefühl und Erbrechen verbunden.

So kommt es zu Bauchschmerzen

Sofort den Notarzt rufen, wenn die Bauchschmerzen plötzlich und heftig gekommen sind und von Erbrechen, starkem Aufgeblähtsein, Fieber, beschleunigter Atmung und beschleunigtem Puls begleitet werden!

Mögliche Ursachen sind:

- Darmentzündungen
- Nahrungsmittelunverträglichkeiten
- Verstopfung
- Reizmagen (Oberbauchschmerzen)
- Magenschleimhautentzündung (Oberbauchschmerzen)
- Opulente Speisen

»Der Nachtisch geht immer noch rein«, so heißt es im Volksmund. Und tatsächlich: Selbst nach den üppigsten Speisen passt er noch rein, und wir haben sogar – trotz eines vollen Magens – Appetit darauf. Was deutlich macht: Unser Magen kann überaus dehnfähig sein. Und: Wir haben das Gefühl für unsere Sättigung verloren.

Viele Bauchschmerzen und auch ernsthafte Magen-Darm-Erkrankungen ließen sich vermeiden, wenn wir weniger in uns hineinschlingen würden. Ein gutes Training für maßvolles Essen kann die F.-X.-Mayr-Kur sein. (Wie sie durchgeführt wird, können Sie ab Seite 436 nachlesen.)

Was Sie gegen die Beschwerden tun können

Je nach Art und Ursache der Bauchschmerzen gibt es eine ganze Reihe von Hausmitteln, die Abhilfe versprechen.

Heilerde beruhigt Magenwände

Heilerde hilft besonders bei Reizmagen. Außerdem begünstigt sie den Aufbau einer gesunden Darmflora, eignet sich also zur längerfristigen Anwendung bei Verdauungsbeschwerden.

Nehmen Sie zweimal pro Tag einen Teelöffel Heilerde ein, jeweils nach dem Mittag- und Abendessen. Schwemmen Sie die Heilerde in stillem Mineralwasser auf, trinken Sie diese Mischung in kleinen Schlucken.

Achten Sie beim Einkauf der Heilerde darauf, dass man Ihnen in der Apotheke wirklich nur diejenige Heilerde gibt, die zum Verzehr geeignet ist.

Auch eine Eierstockentzündung kann sich in Bauchschmerzen mit Übelkeit und Brechreiz zeigen. Typisch für sie ist, dass sich die Schmerzen beim Gehen verschlimmern und die Bauchmuskulatur unter Schutzspannung gehalten wird. Die Eierstockentzündung ist ein Fall für den Arzt!

Hilfreiche Heilkräuter

Die Heilpflanzenkunde bietet zahlreiche Hilfen an – je nachdem, was die Bauchschmerzen hervorgerufen hat:

- Bei Darmentzündungen und Durchfall

- Eichenrinde

Einen Teelöffel Eichenrinde mit einer Tasse (200 Milliliter) kochendem Wasser übergießen, zehn Minuten lang ziehen lassen und anschließend abseihen. Trinken Sie davon zwei Tassen pro Tag. Wichtig: Eichenrinde ist nicht gedacht für Schmerzen im Oberbauch!

- Salbeitee

Einen gehäuften Teelöffel getrocknete Salbeiblätter mit einer großen Tasse (200 Milliliter) kochendem Wasser überbrühen. Mindestens zehn Minuten lang zugedeckt ziehen lassen. Danach durch ein Sieb oder ein Tuch abseihen. Die empfohlene Tagesdosis für Aufgüsse liegt bei vier bis sechs Gramm Salbeiblätter pro Tag. Das entspricht etwa drei bis vier Tassen.

- Bei Reizmagen mit Sodbrennen: Koriander

Zwei Teelöffel gemahlene Koriandersamen mit einer Tasse (200 Milliliter) Wasser überbrühen, zehn Minuten lang zugedeckt ziehen lassen, abseihen. Drei bis vier Tassen täglich, bei Bedarf können auch mehr getrunken werden.

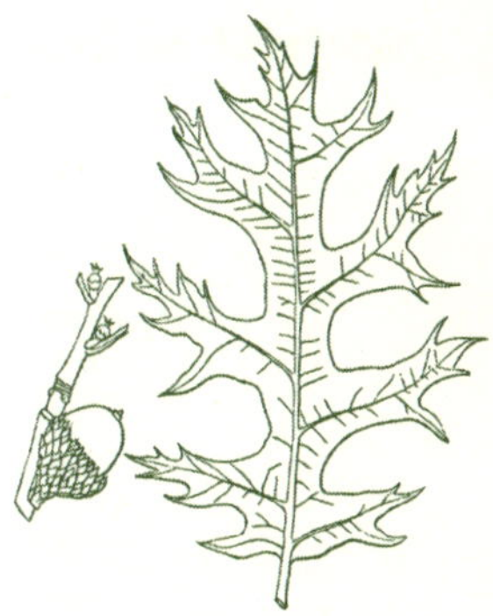

Von den Eichen werden nicht die Blätter sondern die Rinde als Heilmittel eingesetzt.

- Bei Reizmagen infolge von Nervosität: Lavendel

1,5 Gramm Lavendelblüten (zwei gestrichene Teelöffel) mit

einer Tasse (200 Milliliter) kochendem Wasser überbrühen, zugedeckt zehn Minuten lang ziehen lassen, dann abseihen. Trinken Sie davon drei Tassen pro Tag.

- Bei nervösen Magenbeschwerden: Pfefferminze mit Baldrianwurzel, Kümmel und Kamille

Mischen Sie alle Zutaten zu gleichen Teilen. Übergießen Sie einen gehäuften Teelöffel der Mischung mit einer Tasse (200 Milliliter) kochendem Wasser. Fünf bis acht Minuten lang zugedeckt ziehen lassen, danach abseihen. Jeweils eine Tasse zu den Mahlzeiten trinken.

- Bei krampfartigen Bauchschmerzen mit unklarer Ursache: Kamille mit Schafgarbe

Mischen Sie beide Kräuter zu gleichen Teilen. Zwei Teelöffel der Mischung mit einer Tasse (200 Milliliter) kochendem Wasser übergießen. Zehn Minuten lang zugedeckt ziehen lassen, abseihen. Trinken Sie davon drei Tassen pro Tag, der Tee hilft bei Krämpfen im Unterleib.

So schützen Sie Ihren Magen:

- *Machen Sie Ihren Aggressionen Luft, anstatt sie in sich hineinzufressen!*
- *Achten Sie auf eine magenfreundliche Ernährung. Trinken Sie viel (mindestens zwei Liter Flüssigkeit pro Tag), essen Sie weniger fetthaltige Speisen und dafür mehr Ballaststoffe (in Vollkornreis, Getreideprodukten, Obst, Gemüse und Schwarz- und Knäckebrot).*

Großmutters Klassiker: die Rollkur

Die Rollkur ist ein altes und bewährtes Hausmittel bei Bauchschmerzen. Sie beginnt am Abend.

Übergießen Sie zwei Esslöffel Kamillenblüten mit einem halben Liter kochendem Wasser; das Ganze zehn Minuten ziehen lassen, abseihen. Alternativ können Sie auch einen Teelöffel Kamilletinktur mit dem Wasser überbrühen.

Füllen Sie den Tee in eine Thermoskanne, und stellen Sie sie an Ihr Bett. Trinken Sie den Tee morgens unmittelbar nach dem Aufwachen. Danach rollen Sie sich für jeweils fünf Minuten erst auf den Rücken, dann auf die rechte Seite, als nächstes auf den Bauch und schließlich auf die linke Seite. Ihr Magen ist jetzt mit Kamillentee ausgekleidet und bereit für die alltäglichen Belastungen.

Wiederholen Sie die Rollkur jeden Morgen, solange die Beschwerden anhalten.

Kartoffel-Kümmel-Suppe für empfindliche Mägen

Ein altes Rezept aus der Volksmedizin, das schon vielen Men-

schen mit empfindlichem Magen geholfen hat, da es mit Kartoffelstärke, Leinsamen und Kümmel traditionelle Verdauungshelfer sinnvoll miteinander verbindet.
Kochen Sie zwei bis drei ungeschälte und klein geschnittene Kartoffeln, zwei Teelöffel Leinsamen und zwei Teelöffel Kümmelsamen in zwei Litern Wasser, bis Sie die Kartoffeln zu einem Brei zerdrücken können.
Trinken Sie die Suppe über den Tag verteilt in kleinen Schlucken bei lauwarmer Temperatur. Die erste Portion nehmen Sie am besten schon morgens vor dem Frühstück zu sich.

Homöopathische Mittel

- Nux vomica D6 hilft gereizten Menschen, die schnell »sauer« reagieren und dazu neigen, unter Stress viel Alkohol, Kaffee und Zigaretten zu konsumieren. Dosierung: dreimal täglich ein bis zwei Tabletten.
- Ignatia D6 ist angezeigt bei Beschwerden infolge von seelischen Rückschlägen wie Trauer und Kummer, die auf den Magen geschlagen sind. Dosierung: dreimal täglich ein bis zwei Tabletten.
- Carbo vegetabilis Pentarkan hilft bei plötzlichen Magenkrämpfen, die von Aufstoßen oder Blähungen begleitet werden. Dosierung: dreimal täglich ein bis zwei Tabletten.
- Staphisagria D6, für introvertierte Typen bei angestautem Ärger und inneren Konflikten, die sich auf den Magen schlagen. Dosierung: dreimal täglich ein bis zwei Tabletten.

Gegen Bauchschmerzen gibt es viele Mittel aus Großmutters Heilkundeschatz. Machen Sie nicht den Fehler, alles miteinander kombinieren zu wollen. Suchen Sie sich eine Methode aus, und bleiben Sie dabei.

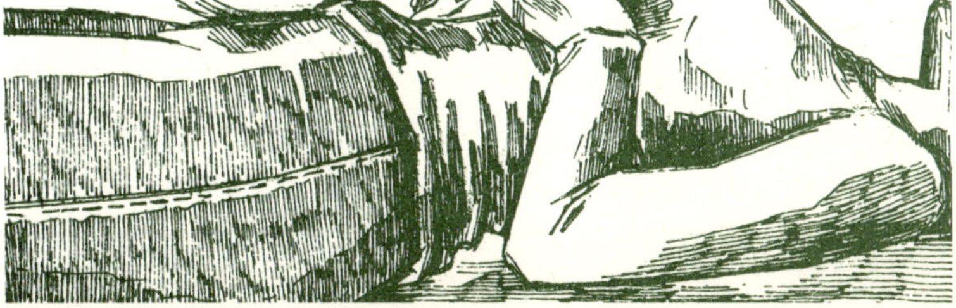

Durch die Rollkur werden die Magenwände ausgekleidet und geschützt.

BAUCHSCHMERZEN BEI KINDERN & BABYS

So äußern sich die Beschwerden

- Die Kleinen haben Schmerzen, und es gibt Gurgelgeräusche im Bauch, oft begleitet von Blähungen.
- Babys schreien häufiger als sonst, Kleinkinder werden quengelig und jähzornig.

Was Bauchschmerzen verursacht

Sofort den Notarzt rufen, wenn die Bauchschmerzen plötzlich und heftig gekommen sind und von Erbrechen, starkem Aufgeblähtsein, Fieber, keuchendem Atmen oder rasendem Puls begleitet werden! Gehen Sie außerdem zum Arzt, wenn die Magenprobleme bei Ihrem Kind trotz Ihrer Behandlung länger als drei Tage anhalten oder immer wiederkehren.

Bei Babys sind meistens Blähungen, bei Kleinkindern fette Speisen oder psychische Belastungen der Auslöser von Bauchschmerzen. Auch typische Kinderkrankheiten wie Mumps können von Bauchschmerzen begleitet sein.

- Verdauungsstörungen mit Blähungen sind bei Babys keine Seltenheit. Ihr Verdauungstrakt muss sich erst an die unterschiedlichen Formen der Nahrung gewöhnen.
- Kleinkinder besitzen psychisch noch nicht das »dicke Fell« der Erwachsenen. Streitende Eltern oder Scheidungsstress gehören zu den Hauptursachen des kindlichen Reizmagens.

So helfen Sie Ihrem Baby

- Möhrenbrei

Roher Möhrenbrei enthält viel Vitamin A zur Kräftigung der Darm- und Magenschleimhäute, seine Pektine wirken beruhigend auf die Darmwände und durchfallhemmend. Geben Sie dem Baby ein Schälchen davon über den Tag verteilt.

- Rotbuschtee

In der südafrikanischen Volksmedizin ist der Rotbuschtee ein Standardmittel gegen die berüchtigten Dreimonatskoliken der Babys. Er wirkt krampflösend auf die Darmmuskeln, außerdem ist er allergiehemmend und beruhigend.

Die Zubereitung des Tees: Einen gehäuften Teelöffel Rotbusch mit einer Tasse (200 Milliliter) kochendem Wasser überbrühen, fünf Minuten lang ziehen lassen, abseihen.

▶ Kümmelöl

Reiben Sie den Bauch des Babys regelmäßig mit Kümmelöl ein (im Uhrzeigersinn!).

▶ Homöopathische Mittel

- Carbo vegetabilis D6 hilft bei plötzlichen Magenkrämpfen, die von Aufstoßen oder Blähungen begleitet werden. Weitere Symptome, die für den Einsatz dieses Homöopathikums sprechen: Das Baby ist blass und hat kalte Füße. Dosierung: vor jeder Mahlzeit fünf Kügelchen.
- Magnesium carbonicum D6 bei Blähungen, wenn das Kind unruhig ist, schwitzt und viel schreit. Dosierung: vor jeder Mahlzeit fünf Kügelchen.

Um ein schreiendes Baby zu beruhigen, darf nicht immer nur aufs Stillen zurückgegriffen werden. Denn das Schreien kann auch andere Ursachen haben als Hunger. Häufig haben auch ruhige Ansprache und sanftes Wiegen eine beruhigende Wirkung.

So helfen Sie Ihrem Kind (Alter 3 bis 8 Jahre)

▶ Buttermilch

Buttermilch erzielt mit seinen alkalischen (säurehemmenden) Substanzen gerade bei unklaren Bauchbeschwerden oft ungeahnte Erfolge. Geben Sie Ihrem Kind davon täglich einen halben Liter, in Portionen über den Tag verteilt.

▶ Kartoffelwickel

Vier bis fünf Kartoffeln kochen, zerquetschen und zwischen zwei Tüchern auf den Kinderbauch legen. Die Kartoffeln dürfen natürlich nicht zu heiß sein.

▶ Steinkleewickel

Eine Hand voll getrocknetes Kraut (Meliolotus officinalis) in ein Tuch einschlagen, auf einen Teller legen, mit kochendem Wasser übergießen. Etwa zehn Minuten lang ziehen lassen, das Ganze mit einem zweiten Teller abdecken. Dann den Wickel zwischen den beiden Tellern auspressen, so dass er nicht mehr tropft. Für zehn bis fünfzehn Minuten auf den Bauch des Kindes legen.

▶ Homöopathische Mittel

Bryonia D6 bei »erkältetem« Magen infolge von kalten Getränken oder einer großen Portion Eiscreme.

BLÄHUNGEN

So machen sich die Beschwerden bemerkbar

Bei Blähungen handelt es sich um Lufteinschlüsse im Darm, die den Unterleib ballonartig auftreiben.

Was Blähungen verursacht

Die Lufteinschlüsse im Darm werden meistens hervorgerufen durch unvollständige Verdauung. Blähungsfördernd sind beispielsweise Hülsenfrüchte, Kohl, Bananen, Rettich und alles, gegen das eine Unverträglichkeit besteht. Blähungen können aber auch als Begleiterscheinung schwerer Erkrankungen auftreten.

Was Sie gegen die Beschwerden tun können

Hülsenfrüchte verlieren ihren blähungsfördernden Charakter, wenn man sie vor dem Kochen oder Dämpfen zwölf Stunden in Wasser einlegt. Allerdings sind dann auch viele ihrer wichtigen Biostoffe verschwunden.

Auch gegen Blähungen finden sich in Großmutters Schatztruhe viele hilfreiche Mittel.

Aus der Essigapotheke

Essig fördert die Speichelproduktion und optimiert dadurch die Verdauung. Vermischen Sie Apfel- oder Reisessig mit Honig und Wasser zu gleichen Teilen. Trinken Sie davon jeweils ein Likörglas vor den Mahlzeiten, halten Sie dabei den Schluck ein paar Sekunden lang im Mund.

Falls Sie immer wieder mit Blähungen zu tun haben, empfiehlt sich die Zubereitung eines speziellen Verdauungsessigs. Dazu brauchen Sie 15 Gramm Kümmelsamen, 15 Gramm Fenchelsamen und 30 Gramm frischen, fein gehackten Ingwer sowie 500 Milliliter Weinessig. Vermischen Sie diese Zutaten in einer Flasche, dann lassen Sie das Ganze zwei Wochen lang gut verschlossen bei Raumtemperatur ziehen. Danach die Kräuter durch einen Filter abseihen. Trinken Sie von diesem Essig ein Likörglas zu den Mahlzeiten.

Salbei stabilisiert

Als Bitterstoffpflanze verbessert Salbei insgesamt die Verdauungsfunktionen, er lindert aber auch Reizzustände der Darmschleimhaut. Nehmen Sie täglich zu den Mahlzeiten drei Tropfen Salbeiöl ein. Eine andere Möglichkeit besteht in der Anwendung von Salbeitinktur. Hier liegt die Dosis pro Mahlzeit bei etwa zehn Tropfen.

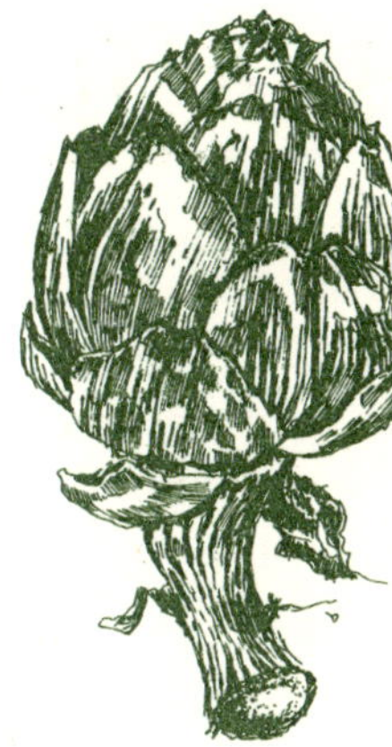

Auch Artischocken enthalten Wirkstoffe, die helfen, Blähungen zu vermeiden.

Tee hilft immer

- Kamillentee mit Lakritze

Ein altes Hausmittel gegen Blähungen ist Kamillentee mit Lakritze. Dazu übergießen Sie zwei Teelöffel Kamillenblüten mit einer Tasse (200 Milliliter) kochendem Wasser. Zehn Minuten lang ziehen lassen, dann lösen Sie 20 Gramm Lakritze im Tee auf. Trinken Sie ein bis zwei Tassen pro Tag.

- Anis, Kümmel und Fenchel

Der Klassiker gegen Blähungen: Mischen Sie die drei Samenarten zu gleichen Teilen. Dann überbrühen Sie drei gestrichene Teelöffel der Mischung mit einer Tasse (200 Milliliter) kochendem Wasser und lassen das Ganze zugedeckt acht bis zehn Minuten lang ziehen lassen, danach abseihen. Drei Tassen pro Tag am besten zu den Mahlzeiten trinken.

Was Sie sonst noch tun können

- Sich Zeit lassen

Lassen Sie sich beim Essen Zeit. Schlingen Sie nicht, Finger weg von Fastfood!

- Kümmel verwenden

Das Gewürz ist nicht nur ein bewährtes Heilmittel, sondern auch ein leckeres Gewürz. Sauerkraut, Rosen- und Wirsingkohl schmecken pikant, wenn man sie mit Kümmel würzt.

- Einfrieren

Manche Gemüsesorten verlieren ihren blähenden Charakter, wenn sie vor dem Verzehr erst einmal eingefroren werden. Dazu gehört beispielsweise der Rosenkohl.

- Regelmäßig essen

Achten Sie auf regelmäßige Nahrungsaufnahme.

Schon die antiken Griechen schätzten Artischocke als wirksame Heilpflanze gegen Verdauungsprobleme, bei den Römern avancierte sie zu einer Speise der Reichen und Mächtigen.

BLASEN

So machen sich Blasen bemerkbar

Wenn Sie eine Hautblase aufstechen und die dabei austretende Flüssigkeit trübe ist oder übel riecht, kann es bereits zu einer schweren Entzündung gekommen sein. In diesem Falle sollten Sie den Arzt aufsuchen.

Zuerst zeigt sich eine Hautrötung, dann entsteht ein mit Flüssigkeit gefüllter Hohlraum zwischen den Hautschichten, der sich deutlich ausbeult.

Wie Blasen entstehen

Die meisten Blasen entstehen durch Reibungskräfte aufgrund wiederholter Belastungen oder zu enger bzw. defekter Kleidungsstücke und Schuhe. Durch die Reibung wird die obere Hautschicht gegenüber der tieferen verschoben, bis sich schließlich beide voneinander lösen. Dann bildet sich ein Hohlraum, der schon bald mit Gewebewasser gefüllt wird. Am anfälligsten für Blasen ist der Fuß – wegen unflexiblem oder zu engem Schuhwerk, Löchern in den Socken oder starken Hautbelastungen, wie sie beispielsweise beim Sport oder Wandern typisch sind.

ERSTE HILFE: AUFSTECHEN

Nehmen Sie sich Zeit und eine Nadel. Dann reinigen und sterilisieren Sie zunächst Nadel und Blasenoberfläche samt umliegender Haut mit verdünntem Alkohol. Schließlich stechen Sie ein kleines Loch in die Blase und drücken die gesamte Flüssigkeit heraus. Die Blasenhaut wird nicht abgezogen. Schützen Sie die Stelle tagsüber mit einem Heftpflaster, nachts ziehen Sie es ab, damit Luft herankommen und den Heilungsprozess beschleunigen kann.

Ringelblume schützt vor Infektionen

Ringelblume (Calendula) ist bei Hautblasen das Mittel der Wahl, da sie Entzündungen und Schmerzen hemmt sowie die Haut vor Infektionen schützt. Besonders bewährt haben sich homöopathische Calendulasalben, die mehrmals täglich auf den betroffenen Stellen verteilt werden sollten.

Sich vor Blasen schützen

- Neue Schuhe reiben Sie am besten vor dem ersten Tragen mit einem Hirschtalgstift ein. Dadurch werden die Reibungskräfte gesenkt. Zudem empfiehlt es sich, die Schuhe von innen mit Seife oder Vaseline geschmeidig zu machen.
- Alle Sportschuhe sollten gleichermaßen fürs Training wie für den Wettkampf geeignet und gut eingelaufen sein.
- Die Strümpfe sollten keine Löcher haben und trocken, sauber und in der richtigen Größe sein, sie dürfen keine Falten werfen. Tragen Sie nur Socken, die einen Fersenteil haben! Die so genannten Schlauchsocken neigen dazu, im Schuh blasenträchtige Falten zu werfen.
- Vor allem Wanderer und Bergsteiger sollten wissen, dass Acrylsocken laut wissenschaftlicher Studien den Fuß doppelt so gut schützen wie Socken aus Naturstoffen (etwa aus Baumwolle). Der Grund: Sie passen sich besser den Fuß- und Schuhformen an, außerdem fühlt sich Acryl selbst bei Nässe noch weich und angenehm an.
- Ein alter Trick, der beim Tragen von Wanderstiefeln vor Blasen schützt: Tragen Sie statt einem Paar dicke Socken zwei dünne übereinander. So reiben die Socken aneinander, und nicht an Ihrem Fuß.
- Ein altes, vielleicht etwas gewöhnungsbedürftiges Hausmittel gegen scheuernde Schuhe: Füllen Sie den Schuh mit dem eigenen Urin, lassen Sie ihn darin ein paar Minuten stehen, und gießen Sie ihn dann wieder aus. Schlüpfen Sie nun in die Schuhe, und tragen Sie diese eine Zeit lang.

Keine Angst! Urin ist steril, und er riecht nicht – dafür macht er das Schuhwerk schön weich und anschmiegsam.

Pflegen Sie die Haut Ihrer Füße regelmäßig – am besten täglich – mit einem guten Hautöl oder einer Fußcreme. Die Haut wird dadurch weich und geschmeidig. Blasen und wunden Stellen wird so weitgehend vorgebeugt.

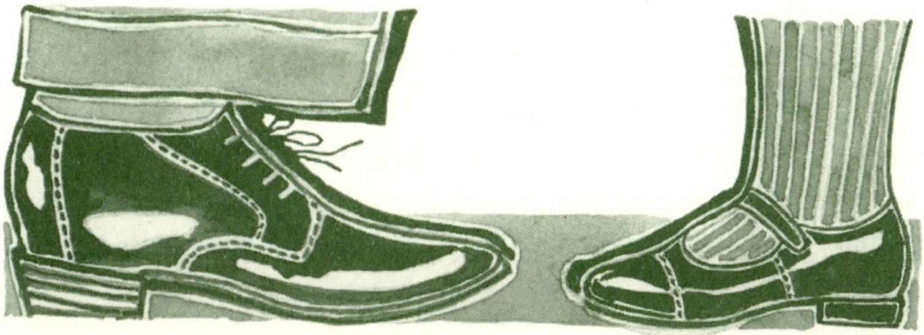

Bequeme, gut sitzende Schuhe sind erste Voraussetzung, um Blasen zu vermeiden.

BLASENSCHWÄCHE UND BLASENENTZÜNDUNG

So machen sich die Blasenprobleme bemerkbar

Wenn Sie um Ihre Blasenschwäche wissen, sollten Sie für den Fall der Fälle ausgerüstet sein. Ihr Notfallpäckchen (es passt in jede Hand- und Manteltasche) sollte aus einer frischen Unterhose, Slipeinlagen und einigen Erfrischungstüchern bestehen. Manchmal erledigt dieses Notfallpäckchen sogar Ihr Blasenproblem, weil nämlich das Wissen, peinliche Situationen verhindern zu können, beruhigend wirkt.

- Die Blase verliert gegen den Willen des Betroffenen Urin. Das bezeichnet man als Blasenschwäche.
- Wenn es beim Harnlassen zu Schmerzen und Brennen kommt, handelt es sich um eine Blasenentzündung.

Was Sie gegen die Erkrankungen tun können

Näheres zu den Ursachen von Blasenschwäche und Blasenentzündung finden Sie auf den Seiten 31 und 32.
Im Folgenden sind die wichtigsten Hausmittel aus Großmutters Apotheke aufgeführt.

Heublumenbad bei Blasenschwäche

Holen Sie sich 500 Gramm Heublumen aus der Apotheke. Übergießen Sie den duftigen Haufen mit fünf Litern Wasser, und erhitzen Sie das Gemisch bis zum Sieden. Danach 20 Minuten lang ziehen lassen und abseihen. Jetzt haben Sie einen Heublumensud, den Sie problemlos ins heiße Badewasser gießen können. Ihr Bad sollte allerdings nicht länger als 15 Minuten dauern. Sie können es täglich wiederholen.

Beckenbodentraining

Beckenbodentraining bringt Ihnen das Gespür für vernachlässigte Muskeln des Harntrakts zurück. Seien Sie diszipliniert, gehen Sie alle zwei Stunden zum Urinieren auf die Toilette. Versuchen Sie dort, den Harnstrahl zwei- bis dreimal durch Zusammenziehen der Beckenbodenmuskeln zu unterbrechen.

Brunnenkresse gegen Blasenentzündung

Bei Blasenentzündungen ist die Kresse ein bewährtes Heilkraut, sie konnte bereits in vielen Studien ihre Wirkungen auf die Harnwege unter Beweis stellen.

Brunnenkresse wirkt aufgrund ihrer Senföle in hohem Maße antibiotisch, ihr Vitamin C wirkt entzündungshemmend und unterstützt das Immunsystem. Am besten als frische Brunnenkresse im Salat oder als Kräuterbeimischung im Frischkäse verwenden.

Dosierung: Zehn bis zwanzig Gramm pro Tag.

Wichtig: Während der Kresseanwendung muss viel getrunken werden, am besten drei Liter am Tag.

Goldrutentee

Einen Esslöffel Goldrutenkraut mit einer Tasse (200 Milliliter) kochendem Wasser überbrühen. Zehn Minuten lang ziehen lassen, dann abseihen.

Trinken Sie davon drei Tassen zwischen den Mahlzeiten. Die Goldrute gehört bei der Blasenentzündung (Zystitis) zu den Mitteln der ersten Wahl.

Bei Wasseransammlungen infolge von Herzschwäche oder verringerter Nierentätigkeit darf die Goldrute nicht zum Einsatz kommen, weil diese Organe durch die Wirkstoffe des Krauts möglicherweise allzu sehr belastet würden.

Homöopathische Mittel

- Kalium carbonicum D12 ist ein homöopathisches Mittel, dass sich besonders bei Blasenschwäche im Alter bewährt hat. Dosierung: einmal täglich fünf Tropfen. Nicht öfter einnehmen, denn D12 ist bereits ein Mittel mit relativ hoher Potenz, das tief greifende Wirkungen besitzt.
- Cantharis D6 hilft gegen die Krämpfe in der Blasenmuskulatur. Dosierung: dreimal täglich zehn bis 20 Kügelchen.
- Belladonna D6 wirkt gegen Nervosität und starken Harndrang. Dosierung: dreimal täglich zehn bis 20 Kügelchen.
- Petroselinum D6 lindert den plötzlich auftretenden Harndrang. Dosierung: dreimal fünf Tropfen täglich.

Die richtige Vorbeugung:

- *Meiden Sie kalte Plätze, vor allem das Sitzen auf kalten Flächen!*
- *Finger weg von Koffein und Alkohol! Auch das Nikotin der Zigaretten kann sich negativ auf die Muskeln des Harntrakts auswirken.*
- *Gehen Sie auf die Toilette, wenn Sie Harndrang verspüren! Verzögern Sie nicht das Wasserlassen, denn das erhöht nur den Blasendruck und irritiert den Schließmuskel.*

BLUTERGUSS

Wie Sie die Beschwerden erkennen

Bei Verletzungen, die tief unten im Gewebe stattgefunden haben, kann der Bluterguss erst einige Stunden oder sogar Tage später an die Oberfläche kommen. Für eine sinnvolle erste Hilfe ist es dann jedoch zu spät. Daher sollten Sie nach schmerzhaften Stößen, Schlägen, Tritten und Ähnlichem die betroffene Stelle grundsätzlich kühlen, auch wenn zunächst keine Verfärbung sichtbar ist.

- Bläuliche Verfärbung der Haut (»blauer Fleck«), meistens verbunden mit einer Schwellung
- Große Schmerzempfindlichkeit bei Druckeinwirkung

So entsteht ein Bluterguss

Der Bluterguss ist Zeichen für eine Blutung unter- bzw. innerhalb des Hautgewebes. Diese wiederum ist das Resultat einer Verletzung an Bändern, Sehnen, Muskeln oder Knochen. Besonders schmerzhaft ist der so genannte »Pferdekuss«, ein Bluterguss an großen Muskeln wie Oberschenkel und Wade, wo sich die Blutung durch die straffe Gewebestruktur nur schlecht ausbreiten kann und sich dadurch auf ein eng begrenztes Gewebe konzentriert.

ERSTE HILFE: KÄLTE

Lang andauerndes Kühlen lindert die Schmerzen und schließt die verletzten Blutgefäße. Zur Kühlung verwendet man Eiswürfel, die in ein dickes Handtuch eingerollt wurden, oder einen Schwamm mit eiskaltem Wasser.

Dauer der Kühlung:

- Prellungen an Knochen und Gelenken: 10 bis 20 Minuten.

Bei Prellungen an Knochen reichen die Kühlmaßnahmen als Therapie in der Regel völlig aus.

- Verletzungen im Muskelbereich: 20 bis 30 Minuten.

Die Kompresse muss immer wieder mit kaltem Wasser getränkt werden. Man kann dem Wasser etwas Alkohol oder Essig zugeben – dies steigert die Verdunstung und dadurch den Kühleffekt.

Heilerdeumschlag

Bei einem Bluterguss im Muskelbereich legen Sie nach der Kälteanwendung einen – nicht zu festen! – Druckverband

mit Heilerde an. Nehmen Sie dazu als Unterlage einen Zellstoffverband, der mit Salzwasser getränkt wurde. Dann verrühren Sie Heilerde mit 10 Tropfen entzündungshemmender Hyzum-Lösung (einer Arnikazubereitung – aus der Apotheke, siehe Seite 146 ff.) zu einem Brei und streichen diesen etwa zwei Millimeter dick auf die schmerzende Stelle. Zum Schluss wird die Stelle mit dem Verbandsstoff abgedeckt. Die Mullauflage wird dann mit einer Idealhaftbinde (zehn Zentimeter breit) befestigt. Die Binde sollte gut gestrafft sein, aber nicht so stark, dass es zu Durchblutungsstörungen kommt.
Tragen Sie den Heilerdeumschlag für zehn bis zwölf Stunden (beispielsweise über Nacht). Danach den Verband samt der mittlerweile ausgehärteten Heilerde entfernen und die schmerzende Stelle noch einmal für zehn Minuten kühlen.

Man kann Blutegel übrigens nur einmal verwenden. Nach ihrem Einsatz müssen sie entsorgt werden (mit Spiritus töten und anschließend in den Hausmüll geben). Es ist in Deutschland verboten, sie nach ihrem therapeutischen Akt wieder ins Freie auszusetzen.

Ungewöhnlich wirksam: Blutegel

Bei großen Weichteilverletzungen mit starken Blutungen empfiehlt sich nach etwa 24 bis 36 Stunden eine Behandlung mit Blutegeln. Man erhält diese mittlerweile in jeder gut sortierten Apotheke. Ein Blutegel gibt bei seiner Saugarbeit den Stoff Hirudin ab, der gerinnungshemmende Eigenschaften besitzt und dadurch den Bluterguss im Gewebe abbaut.
Zunächst wird die Haut mit einem kleinen, desinfizierten Messer angeritzt. Auf diese Ritze setzt man die Blutegel. Je nach Größe der Verletztung brauchen Sie zwei bis drei Tiere. Wenn sie satt sind – nach etwa 30 Minuten – fallen die Egel von selbst ab. Anschließend lassen Sie die Bissstelle noch ein paar Minuten nachbluten und legen einen Verband an.

Homöopathische Mittel

Homöopathisches Mittel der ersten Wahl ist bei Blutergüssen Traumeel – als Salbe, in Form von Tropfen oder als Tabletten zum Einnehmen. Die Mittel sollten jedoch erst 24 Stunden nach Verletzungseintritt zum Einsatz kommen. Die Salbe wird dreimal täglich behutsam auf die schmerzende Stelle aufgetragen. Von den Tropfen nimmt man dreimal täglich zehn, von den Tabletten dreimal täglich eine.

BLUTHOCHDRUCK

Bluthochdruck erkennen

Man spricht von erhöhtem Blutdruck oder Hypertonie, wenn bei drei oder mehr Arztbesuchen zu verschiedenen Zeiten mehr als 140/90 Millimeter Quecksilber auf dem Blutdruckmessgerät angezeigt wurden. Von leichtem Hochdruck spricht man bei Messwerten von 140–159/90–99 Millimeter Quecksilber; von mittelschwerem Hochdruck bei Werten von 160–179/100–109 Millimeter Quecksilber und von schwerem Hochdruck bei einem Messergebnis von über 180/110 Millimeter Quecksilber.

In Deutschland leiden etwa zwölf bis fünfzehn Prozent aller Erwachsenen an Bluthochdruck, weltweit sind es mehrere 100 Millionen, wobei allerdings nur die wenigsten von ihrer Krankheit wissen.

Die Erkrankung verläuft eher schleichend und ist meist mit keinen oder wenig Beschwerden verbunden. Nur in schweren Fällen zeigen sich Symptome wie Schwindel, Kopfschmerzen und geplatzte Äderchen im Augapfel. (Weitere Erläuterungen dazu siehe Seite 33.)

Wie Bluthochdruck entsteht

Bluthochdruck kann viele Ursachen haben. Häufig sind mehrere für das Entstehen der Krankheit verantwortlich. Die wichtigsten Ursachen sind (in alphabetischer Reihenfolge):

- Alkoholmissbrauch
- Bewegungsmangel
- Krankheiten wie Diabetes und Nierenfunktionsstörungen
- Rauchen
- Stress und Angst
- Übergewicht
- Vererbung

Was Sie gegen Bluthochdruck tun können

Bluthochdruck gehört in ärztliche Behandlung! Trotzdem können Sie durch verschiedene Heilanwendungen zu Hause die ärztlichen Bemühungen unterstützten und damit dazu beitragen, dass keine schweren Folgeerkrankungen auftreten. Im Folgenden finden Sie die besten Mittel für die Therapie in den eigenen vier Wänden.

Die Essigapotheke

Japanische Wissenschaftler entdeckten, dass Reisessig ein Hormon hemmt, das sonst die Blutgefäße verengen und dadurch für eine Steigerung des Bluthochdrucks sorgen würde. Es empfiehlt sich daher, auch in der Hausapotheke vornehmlich auf Reisessig zu setzen, um den Bluthochdruck zu bekämpfen.

Dazu gehört, dass Sie Ihre Salate hauptsächlich mit Reisessig zubereiten. Außerdem sollten Sie den Tag noch vor dem Frühstück mit einem Esslöffel aus einem Gemisch von gleichen Teilen Wasser und Essig beginnen.

Eine groß angelegte, zwölf Jahre währende Studie verglich die Blutdruckwerte von 5000 Vegetariern mit denen von »normalen« Mischkostessern. Das Ergebnis: Gerade einmal drei Prozent der Vegetarier litten unter hohem Blutdruck im Unterschied zu fast 15 Prozent in der Kontrollgruppe; auch hatten sie eine deutlich niedrigere Sterblichkeitsrate an Herz-Kreislauf-Erkrankungen.

Grüner Tee – viele positive Wirkungen

Grüner Tee bekämpft den Bluthochdruck auf drei unterschiedlichen Wegen:

- Er hemmt Arterienverkalkung (Arteriosklerose). Dadurch bleiben die Blutgefäße elastisch, sie können dann besser auf die Blutdruckwellen reagieren.
- Er steuert den Blutdruck. Der grüne Tee hemmt bestimmte Enzyme, die den Spannungszustand in den Blutgefäßwänden erhöhen.
- Schließlich sorgt der regelmäßige Teegenuss für Pausen im Alltag, die für Hochdruckpatienten besonders wichtig sind.

Ersetzen Sie Ihren Frühstückskaffee durch grünen Tee, trinken Sie auch zum Mittagessen regelmäßig mindestens eine Tasse (150 bis 200 Milliliter) Grüntee. Denn er entfaltet seine pharmakologischen Wirkungen gegen den Bluthochdruck am besten, wenn er zu den Mahlzeiten getrunken wird.

Wichtig ist aber auch, immer wieder den Alltag für eine kleine Teepause zu unterbrechen. Denn »Abwarten und Tee trinken« ist genau die Einstellung, die sich eine Hochdruckpersönlichkeit unbedingt zu eigen machen sollte. Ruhe zu bewahren ist in jedem Fall das Mittel der ersten Wahl.

Kaki – die Frucht für Hochdruckkranke

Die gelborangefarbene bis rote Kakifrucht wächst an einem Ebenholzgewächs, das ursprünglich aus Asien stammt, mittlerweile aber auch auf anderen Kontinenten angebaut wird. Nicht überall wird die Frucht des Diospyros kaki (aus dem Griechischen = »göttliches Feuer«) als Kakifrucht geführt, selbst in Deutschland gibt es unterschiedliche Bezeichnungen. Mögliche andere Namen sind:

- Kakiapfel
- Kakipflaume
- Dattelpflaume
- Dattelfeige
- Chinesische Quitte

Lakritze (Süßholzwurzel) enthält Glycyrrhizin, das bei hoher Zufuhr den Blutdruck des Menschen nach oben treibt. Hochdruckpatienten oder Hochdruckgefährdete sollten daher auf die würzigen Leckereien so weit als möglich verzichten.

Kaki eignet sich geradezu ideal als Diät für übergewichtige Hochdruckkranke, denn sie besitzt nur wenig Natriumsalze, dafür aber umso mehr Kalium (bis zu 170 Milligramm auf 100 Gramm), Karotinoide und Vitamin C.

Aus Israel stammen die kernlosen Kakis, die so genannten Sharon-Früchte, die den normalen Kakis am Mineralstoff- und Vitamingehalt jedoch ebenbürtig sind.

Reife Kakis halten sich nur wenige Tage und müssen im Kühlschrank gelagert werden. Sie schmecken auch »solo«, ohne andere Obstsorten, und lassen sich bestens zu einem leckeren Mus verarbeiten.

KAKI-BANANEN-SALAT

■ Zutaten (für zwei Personen):

4 Kaki- oder Sharon-Früchte

1 Banane

1 EL Zitronensaft

1 TL gemahlene Nüsse

■ Das Obst schälen, die Kakis in Würfel, die Bananen in Scheiben schneiden. Alles mischen und mit dem Zitronensaft vermengen. Zum Schluss wird der Salat mit den gemahlenen Nüssen bestreut. Auf zwei Tellerchen verteilen und servieren.

Die Empfehlung von Pfarrer Kneipp: Misteltee

Die Anwendung der Mistel als Arznei gegen Bluthochdruck und Arteriosklerose hat Tradition. Einer der überzeugten Anwender des Baumschmarotzers war Pfarrer Kneipp, der die Pflanze bei »Störungen im Blutumlaufe« empfahl.

Auch dieses Einsatzgebiet erfuhr Stärkung von Seiten der Wissenschaft – in einer Studie konnten durch Anwendung von Misteltee sogar systolische (das sind die zuerst genannten Werte bei der Messung) Blutdruckwerte von 195 Millimeter Quecksilber auf normale 135 Millimeter Quecksilber gesenkt werden.

Einen Hinweis darauf, wie die Mistel so etwas zustande bringt, gibt eine Studie der Gazi-Universität im türkischen Ankara. Demzufolge sorgt der Mistelwirkstoff Kalopanaxin für eine Muskelentspannung in den Blutgefäßwänden – und je niedriger dort die Spannung ist, umso besser kann Blut durch die Adern fließen. Beruhigend: Um diesen Effekt zu erzielen, reicht es aus, die Mistel regelmäßig in Form von Extrakten oder Tees zu sich zu nehmen.

Die Mistel ist eine immergrüne Schmarotzerpflanze, die bis zu einem Meter hoch werden kann. Sie wächst auf verschiedenen Nadelbäumen und Laubbäumen mit weichem Holz, wie zum Beispiel auf Birken. Die gegenständig angeordneten Blätter sind länglich und hart. Kleine gelbgrüne Blüten entwickeln sich zu weißen, glasigen Beeren.

MISTELTEE

■ Zutaten:

20 g Mistelkraut
20 g Ackerschachtelhalm
20 g Hirtentäschelkraut
15 g Löwenzahnwurzeln mit -blättern
15 g Benediktenkraut
15 g Rautenkraut
15 g Schafgarbenkraut

Die Zutaten erhalten Sie in Apotheken. Die Kräuter werden einfach gemischt und in einer Dose kühl und trocken aufbewahrt.

■ Zubereitung des Tees: Überbrühen Sie einen Teelöffel der Mischung mit einer Tasse (200 Milliliter) kochendem Wasser, lassen Sie das Ganze zehn bis zwölf Minuten lang ziehen, danach abseihen. Trinken Sie zwei bis drei Tassen pro Tag davon. Damit der Tee seine heilsame Wirkung entfalten kann, sollten Sie ihn über mindestens vier Wochen hinweg trinken.

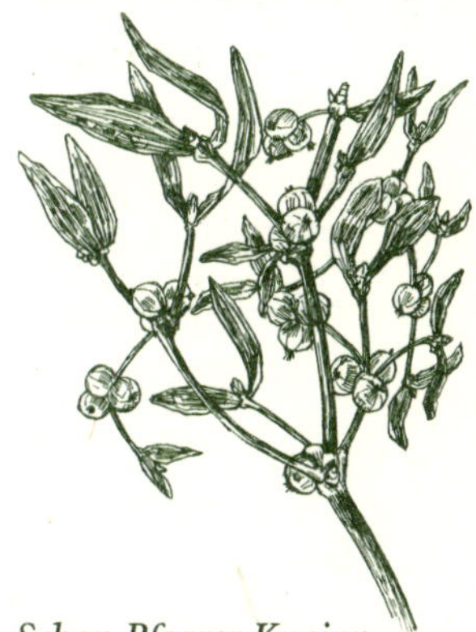

Schon Pfarrer Kneipp wusste: Mistel regulieren den Blutdruck.

BRANDWUNDEN

Das haben Brandwunden zur Folge

Die Menschen reagieren auf Sonne sehr unterschiedlich:

- *Typ I – weiche und blasse Haut, rötliche Haare – darf lediglich für fünf bis zehn Minuten ungeschützt in die Sonne.*
- *Typ II – helle Haut, blonde bzw. braune Haare – hat eine Eigenschutzzeit von zehn bis zwanzig Minuten.*
- *Typ III – hellbraune Haut, blonde bzw. braune Haare – hat eine Eigenschutzzeit von 20 bis 30 Minuten.*
- *Typ IV – hellbraune bis olivfarbene Haut, dunkle Haare – darf ungeschützt 30 bis 45 Minuten in der Sonne bleiben.*

- Je nach Schweregrad der Verbrennung zeigt sich gerötete Haut (erster Grad), Blasenbildung (zweiter. Grad) oder offene Blasen bis hin zur Verkohlung der Haut (dritter Grad).
- Brandwunden sind fast immer von starken Schmerzen begleitet. Verbrennungen dritten Grades gehören auf jeden Fall sofort in ärzliche Behandlung. Es besteht Lebensgefahr!

So kommt es zu Brandverletzungen

Häufigste Ursachen von Brandwunden sind Verbrennungen der Haut durch heiße Gegenstände, zu intensive Sonnenbestrahlung, Verbrühungen durch heißes Fett oder Kochwasser sowie heiße Dämpfe (z. B. aus dem Bügeleisen).
Verbrennungen durch offenes Feuer sind nicht so häufig, die Verletzungen sind dann meistens sehr schwer.

ERSTE HILFE

Halten Sie den verbrannten oder verbrühten Körperteil umgehend unter fließendes Wasser. Dadurch wird nicht nur gekühlt, auch mögliche Keime werden gleich ausgespült. Nach etwa drei bis vier Minuten umwickeln Sie die betroffenen Stellen für 15 bis 30 Minuten mit einem Lappen, der in kaltem Wasser oder abgekühltem, sehr sorgfältig abgeseihtem Calendulatee getränkt wurde, um die gereizten und verletzten Blutgefäße zu verengen und die Schmerzen zu lindern. Ist die Verbrennung oder Verbrühung durch die Kleidung hindurch erfolgt, sollte diese – sofern sie nicht mit der Brandwunde verklebt ist – so schnell wie möglich entfernt werden.

Brandverletzungen behandeln

Es gibt eine ganze Reihe von Maßnahmen aus Großmutters Erfahrungsschatz, die rasche Linderung bringen und helfen, die Verletzungsfolgen in den Griff zu bekommen.

Ringelblumenanwendungen

Medizinisch gesehen sind Verbrennungen Entzündungen, die durch große Hitze hervorgerufen werden. Verbrennungen zweiten und dritten Grades stellen darüber hinaus ein sehr großes Infektionsrisiko dar. Aufgrund seiner entzündungshemmenden und antiseptischen Eigenschaften ist Ringelblume bei Verbrennungen optimal geeignet, auch bei Verbrennungen zweiten Grades, sofern diese bei Erwachsenen weniger als eine Handfläche und bei Kindern weniger als ein Zwei-Euro-Stück groß sind. Anderenfalls gehören sie wegen des großen Infektionsrisikos ebenfalls in ärztliche Therapie.
Am besten geeignet zur Behandlung von Brandwunden sind Ringelblumensalben und Ringelblumentinktur, die im Verhältnis 1 : 10 mit Wasser verdünnt wurde.
Näheres über die Herstellung der Tinkturen und Salben finden Sie im Kapitel »Heilkräuter«, Seite 136 ff. Sie können Ringelblumenpräparate auch in der Apotheke kaufen – achten Sie aber darauf, dass Sie ein medizinisches und kein kosmetisches Produkt bekommen. Salben und Tinkturen können bei Verbrennungen ersten Grades sofort, bei Verbrennungen zweiten Grades bis etwa 24 Stunden nach Verletzungseintritt zum Einsatz kommen. Beide Mittel werden mehrmals täglich behutsam auf den betroffenen Stellen verteilt oder in Form eines Umschlags aufgebracht.

Die Sonneneinstrahlung hängt nicht nur von Witterung und Jahreszeit ab. Die Höhenstrahlung in den Alpen ist auch im Winter gefährlich. Schnee, Sand und Wasser können die UV-Strahlen ebenfalls deutlich verstärken.

Quarkwickel

Quarkwickel kühlen und lindern dadurch den Schmerz. Mischen Sie den Quark mit etwas Buttermilch, und streichen Sie ihn auf ein Leinentuch, das Sie – mit der Quarkseite zur Haut – auf die geröteten Stellen legen. Wechseln Sie den Wickel, wenn Sie merken, dass er zu warm wird.
Dauer der Anwendung: dreimal pro Tag 20 bis 30 Minuten.

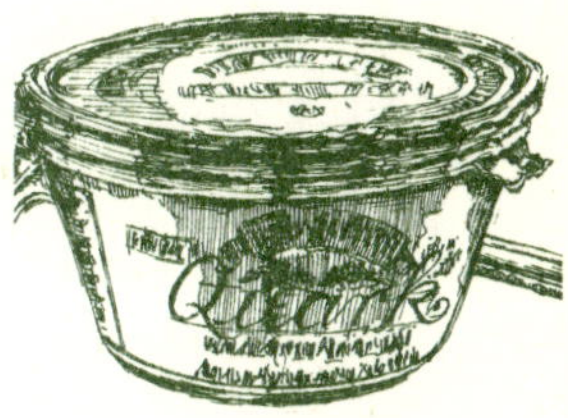

Quarkwickel lindern die Schmerzen und pflegen die verletzte Haut.

Teeauflagen

Entzündungs- und schmerzhemmend wirken Auflagen mit schwarzem oder grünem Tee. Übergießen Sie dazu drei Esslöffel lose Teeblätter mit einem Liter Wasser. Nur ganz kurz ziehen lassen, danach abseihen. Die Teeblätter abkühlen lassen, in ein dünnes und angefeuchtetes Leinen- oder Mulltuch wickeln, und diesen Teeumschlag auf die geröteten Hautpartien legen. Lassen Sie ihn 20 bis 30 Minuten lang einwirken, wiederholen Sie die Anwendung mehrmals. Besonders wirkungsvoll ist, wenn Sie Quark- und Teewickel im Wechsel auflegen.

Braun gebrannte Körper gehören heute zu den Schönheitsidealen, doch deswegen stehen sie noch lange nicht für Fitness und Gesundheit.

Salatwickel bei Sonnenbrand

Geben Sie Kopfsalatblätter in siedendes Wasser; etwa fünf Minuten lang köcheln. Dann gut abkühlen lassen und die nassen Blätter direkt auf die entzündete Haut legen. Diese Salatwickel kühlen und geben Ihrer Haut Feuchtigkeit und wichtige Nährstoffe zurück. Hervorragend geeignet bei Sonnenbrand!

Gerstenölgranulat

Die geschädigte Haut benötigt viel Vitamin E und C. Verzehren Sie daher möglichst viel Obst und Gemüse. Zusätzlich nehmen Sie am ersten Tag nach der Verletzung zwei Teelöffel, vom zweiten bis vierten Tag einen Teelöffel Gerstenölgranulat aus der Apotheken ein.

Homöopathische Mittel

- Cantharis D4 ist das Mittel der ersten Wahl bei schmerzhaften Verbrennungen und Versengungen und bei Sonnenbrand. Dosierung: dreimal täglich fünf bis zehn Kügelchen.
- Aconitum D12 nehmen Sie, wenn die Haut brennt, als ob man sie mit Pfeffer eingerieben hätte. Die Schmerzen sind stechend, schneidend und bohrend, das Herz schlägt schnell. Dosierung: Alle 30 Minuten fünf Kügelchen bis zum Abklingen der Beschwerden.

Sonnenbrand vorbeugen

Sonnenbrand ist sicherlich die häufigste Verbrennung und wird häufig gar nicht als solche wahrgenommen. Gerade dagegen können Sie sich aber wirksam schützen.

▶ Sonnenschutzmittel

Sie sind bei längeren Aufenthalten in der Sonne unentbehrlich. Allerdings sind die auf den Packungen angegebenen Lichtschutzfaktoren ungenau. Lichtschutzfaktor 10 heißt normalerweise, dass man mit dem Mittel zehnmal so lange in der Sonne verbleiben darf wie ohne Sonnenschutz. Doch beim Ermitteln des Faktors kommt es immer wieder zu Ungenauigkeiten.

Außerdem bezieht sich der Lichtschutzfaktor nur auf die Problematik des Sonnenbrands, nicht aber auf Hautkrebs – und dessen Risiko steigt schon bei geringeren Strahlenbelastungen.

▶ Rechtzeitig eincremen

Sonnenschutzmittel brauchen in der Regel mindestens 15 Minuten, bis sie ausreichend in die Haut eingedrungen sind und dort ihre Wirkung entfalten können.

Wer sich also erst dann eincremt, wenn er bereits am Strand liegt, setzt seine Haut immerhin eine Viertelstunde ungeschützt der Sonne aus – und das reicht oft schon, um sich ernsthaft zu verbrennen.

Die bei Verbrennungen zweiten Grades entstehenden Blasen sind so etwas wie ein »Löschkissen« für die geschädigte und gereizte Haut. Sie sollten nicht geöffnet werden. Warten Sie, bis sie von selbst austrocknen!

▶ Baden reduziert die Wirkung

Die Hersteller testen ihre Produkte zwar auf Wasserfestigkeit, doch erfolgen diese Tests in der Regel mit Süß- anstatt mit Salzwasser, und das löst die Sonnenschutzmittel erheblich leichter aus der Haut heraus.

▶ Schatten nutzen

Wer sich wirklich zuverlässig vor Sonnenbrand und Hautkrebs schützen will, sollte den Schatten suchen. Auch Kleidungsstücke können schützen.

Dermatologen der Uniklinik Bochum testeten verschiedene Kleidungsstücke im Hinblick auf ihren Sonnenschutz und stellten dabei fest, dass die Lichtdurchlässigkeit weniger vom Material als von der Webart abhängt. Demnach kann man unter einem billigen Baumwoll-T-Shirt ohne weiteres einen Sonnenbrand bekommen, während ein hochwertiges Kunstfaserhemd einen durchaus wirksamen Sonnenschutz gewährleisten kann.

BRUSTDRÜSENENTZÜNDUNG

Wie Sie eine Brustdrüsenentzündung erkennen

- Die Brust ist im Bereich der Brustwarze rot gefärbt, geschwollen und erhitzt.
- In schweren Fällen kann die Körpertemperatur insgesamt erhöht sein, mitunter sind auch die Lymphknoten in den Achseln geschwollen.

So entsteht die Entzündung

Behandeln Sie Brustdrüsenentzündungen so früh wie möglich! Sollte Ihre Selbstbehandlung nach vier Tagen keinen Erfolg haben, müssen Sie den Arzt aufsuchen.

Die Entzündung der Brustdrüsen (Mastitis) entsteht vor allem in der Stillzeit, meistens durch Überbeanspruchung durch das Saugen des Babys oder durch scheuernde Kleidung beim Sport. In manchen Fällen können sich die Keime, die die Entzündung verursachen, auch durch mangelnde Hygiene vermehren.

Was Sie gegen Brustdrüsenentzündung tun können

Die Brustdrüsenentzündung stellt für den Körper eine außerordentliche Belastung dar. Es besteht daher das Risiko, dass sie außer Kontrolle gerät und sich ein eitriger Abzess bildet, der dann aufgeschnitten werden muss.
Behandeln Sie daher die Mastitis so früh wie möglich! Sollte Ihre Selbstbehandlung nach vier Tagen keinen Erfolg haben, ist es Zeit für den Arztbesuch.

Ringelblumensalbe lindert

Wegen ihrer entzündungshemmenden und keimtötenden Wirkungen vermag die Ringelblume (Calendula) wertvolle Hilfe zu leisten. Hinzu kommt, dass sie als Emolliens (Weichmacher) die Haut an der Brustwarze beruhigt und geschmeidiger macht, so dass beim Stillen die Reibung vermindert wird.

Am besten helfen Calendulasalben. Bei Brustdrüsenentzündungen können auch Produkte auf Vaselinebasis sinnvoll sein, da sie die Haut geschmeidiger machen.
Tragen Sie die Salbe jeweils nach dem Stillen auf. Die wichtigsten Tipps zur Herstellung der verschiedenen Salben finden Sie auf Seite 237.
Es gibt aber auch fertige Calendulasalben in der Apotheke zu kaufen. Achten Sie darauf, dass Sie nur medizinische und keine kosmetischen Produkte verwenden.

Kühlen kann ebenfalls die Entzündung lindern. Packen Sie einfach Tiefkühlerbsen in einen kleinen Beutel, und wickeln Sie diesen in ein Tuch. Drücken Sie damit vorsichtig auf die entzündete Brust. Die Kälte darf aber nicht als unangenehm empfunden werden!

Homöopathische Mittel

Bei stillenden Frauen muss die Brust möglichst vollständig entleert werden, um das Gewebe zu entlasten und Krankheitserreger aus den Drüsengängen auszuspülen. Entsprechende Geräte zum Abpumpen der Milch erhalten Sie in der Apotheke.
Ergänzend zur Calendulatherapie empfiehlt sich die Einnahme von »Echinacea Pentarkan S«. Das homöopathische Produkt enthält neben den Immunstärkern Echinacea und Thuja das spezielle Drüsenheilmittel Phytolacca. Es sollte frühzeitig beim Ausbruch der Erkrankung zum Einsatz kommen.
Dosierung: dreimal täglich 15 Tropfen.

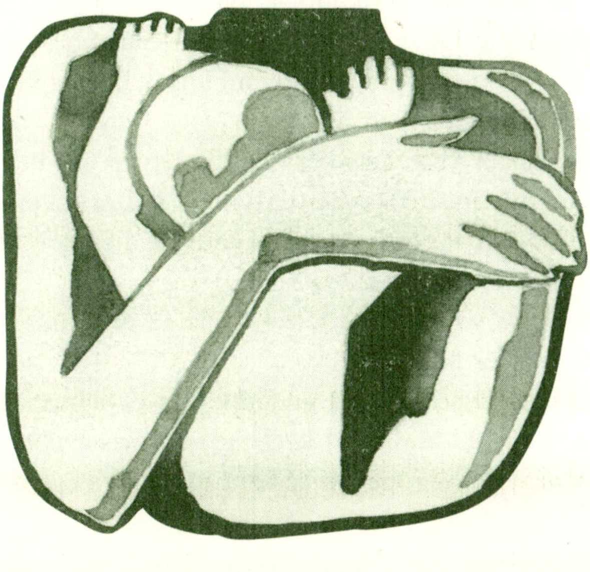

So erfüllend das Stillen für Mutter und Kind ist, nicht immer geht es ohne Probleme.

DURCHFALL

So äußert sich Durchfall

Sie haben wässrigen Stuhl, starken Stuhldrang und in der Regel heftige Unterleibskrämpfe.

Wie es zu Durchfall kommt

Nehmen Sie auf Reisen in ferne Länder kein Leitungswasser und keine offenen Getränke zu sich, außerdem keine Eiswürfel und keine Salate. Stattdessen nur in Flaschen abgefüllte oder abgekochte Getränke trinken, die Speisen sollten gut gekocht und das Obst schälbar sein, wie etwa Kiwis und Bananen. Generell gilt der Satz: »Koch es, brat es, schäl es oder vergiss es!«

Hauptursache für Durchfall sind Infektionen, vor allem Reisedurchfall wird durch Erreger ausgelöst, die mit der Nahrung aufgenommen wurden.
Darüber hinaus können auch Darmentzündungen, Nahrungsmittelallergien und andere Unverträglichkeiten die Erkrankung auslösen.

Durchfall heilen

Es gibt eine ganze Reihe sinnvoller und erprobter Hausmittel, die Ihnen rasche Erleichterung bringen.

Anwendungen mit Salbei

Salbei entspannt die gereizten Darmmuskeln, seine Gerbstoffe geben der Darmschleimhaut einen natürlichen Schutz. Außerdem verfügt er über antibiotische Substanzen, die die Erreger von vielen Durchfallerkrankungen bekämpfen.

- Salbeitinktur

Nehmen Sie im Abstand von zwei Stunden jeweils 15 Tropfen Salbeitinktur ein, am besten verdünnt mit drei Teilen Wasser oder Tee. Nach 24 Stunden reduzieren Sie die Dosis auf dreimal 15 Tropfen pro Tag.

Schwarzer Tee mit Zimt

Einen Teelöffel Schwarztee und eine viertel Stange Zimt mit einer Tasse (200 Milliliter) kochendem Wasser übergießen. Fünf Minuten lang ziehen lassen, anschließend abseihen. Drei Tassen pro Tag trinken.

APFELBREI MIT SALBEI

■ Zutaten (für zwei Personen):

2 bis 3 süßsaure Äpfel
1 TL Honig
1 TL zerkleinerte Salbeiblätter
1 EL Butter
1 Msp. edelsüßer Paprika

■ Die Äpfel schälen, entkernen, klein schneiden und mit einer kleinen Menge Wasser zu Mus zerkochen. Honig, Salbei und Butter einrühren, mit Paprika abschmecken und etwa zehn Minuten lang ziehen lassen.

Wenn gleichzeitig mit dem Durchfall Fieber auftritt, sich Blut oder Schleim im Stuhl zeigt und wenn der Durchfall länger als drei Tage andauert, sollten Sie zum Arzt gehen. Bei Kleinkindern und älteren Menschen sollte man umgehend den Arzt aufsuchen, da bei diesen der durchfallbedingte Flüssigkeits- und Elektrolytverlust zu schwerwiegenden Störungen führen kann.

Kefir mit Johannisbeersaft

Ein wirkungsvolles Rezept gegen Darmentzündungen. Vermischen Sie 150 Milliliter Kefir mit 50 Milliliter Johannisbeersaft. Trinken Sie täglich drei Gläser davon. Sie können auch ein paar Nuss- oder Mandelsplitter über das Getränk streuen. Den Johannisbeersaft erhalten Sie in Reformhäusern, den Kefir sollten Sie am besten selbst herstellen (siehe Seite 120).

Die Essigapotheke

Da es im Alltag immer wieder zu Durchfallerkrankungen kommt, kann es nicht schaden, sich einen speziellen Heilessig dafür herzustellen. Übergießen Sie dazu 20 Gramm getrocknete Pfefferminzblätter, einen Teelöffel Bärlauch-Frischblatt-Granulat (aus der Apotheke) und 20 Gramm Zimt mit 500 Milliliter Rotwein- oder Sherryessig. Lassen Sie die Mischung zwei Wochen lang gut verschlossen ziehen, danach abgeseihen. Trinken Sie davon bei Bedarf drei Likörgläser pro Tag zu den Mahlzeiten, bei starkem Durchfall dürfen es auch fünf Gläser sein. Die Mischung hält sich einige Monate.

Homöopatische Mittel

- Veratrum album D6 hilft bei stark wässrigen Durchfällen, die den Körper auszehren. Dosierung: dreimal täglich fünf bis zehn Kügelchen.

EINGEWACHSENER NAGEL

Wie Sie einen eingewachsenen Nagel erkennen

- Der Zehennagel ist an den Seiten – teilweise bis ins Nagelbett – tief ins Fleisch eingedrungen.
- Das umliegende Gewebe ist entzündet und geschwollen, in schlimmen Fällen eitert es.
- Eingewachsene Nägel finden sich häufig am großen Zeh, seltener an den anderen Zehen und den Fingernägeln.

Was eingewachsene Nägel verursacht

Fußnägel wachsen normalerweise gleichmäßig von unten aus dem Nagelbett heraus. Kommen Sie daher nicht auf die Idee, vorne aus dem Nagel ein Stück herauszuschneiden – in dem falschen Glauben, dass dann der Nagel in der Mitte zusammenwachsen und dabei die eingewachsenen Seiten herauslösen könnte.

Es gibt Menschen, die aus bis heute unbekannten Gründen eine angeborene Veranlagung zu eingewachsenen Zehennägeln zu haben scheinen.

Andererseits gehören diese Beschwerden zu den Problemen, die gehäuft bei Menschen auftreten, die viel Sport betreiben, der die Füße belastet. Besonders häufig betroffen sind Sportkletterer, weil sie gerne enges Schuhwerk anziehen, um besseren Kontakt zur Wand zu haben. Fußballer holen sich eingewachsene Fußnägel oft durch bestimmte Schusstechniken mit dem Vorfuß und natürlich auch dadurch, dass ihnen ständig jemand im Spiel auf die Füße tritt.

Schließlich gehört zu den weit verbreiteten Ursachen auch das runde Abschneiden der Fußnägel. Gerade abgeschnittene Fußnägel können nicht so leicht einwachsen.

Homöopathische Mittel

- Hepar sulfuris D3 hilft bei entzündeten Nägeln mit Eiterbildung. Dosierung: dreimal täglich fünf bis acht Kügelchen.
- Silicea D6 unterstützt dic Immunabwehr und regeneriert das geschädigte Gewebe am Nagelrand. Es sollte erst eingenommen werden, wenn kein Eiter mehr gebildet wird. Dosierung: dreimal täglich fünf Kügelchen.

ERSTE HILFE

Baden Sie Ihren Fuß in warmem Wasser, um die Nagelsubstanz aufzuweichen. Danach trocknen Sie ihn ab und schieben behutsam ein kleines Stück Watte seitlich unter den eingewachsenen Nagel in die Nähe der Stelle, an der er im Fleisch steckt. Die Watte hebt mit der Zeit den Nagel an, so dass er besser aus dem Gewebe herauswachsen kann.

Wechseln Sie die Watte mindestens einmal pro Tag. Desinfizieren Sie die Stelle, beispielsweise mit einer Mischung aus zehn Teilen Olivenöl und einem Teil Teebaumöl, um eine Entzündung zu vermeiden oder zu lindern.

Gehen Sie öfter mal barfuß oder nur in Socken. Gönnen Sie Ihren Füßen Erholung vom Schuhwerk – denn letztlich hindert jeder noch so bequeme Schuh den Fuß in seiner natürlichen Bewegung.

So beugen Sie vor

Durch ein paar ganz einfache Maßnahmen ist es leicht, das Einwachsen der Nägel zu verhindern.

- Passendes Schuhwerk

Modische Schuhe, die sich spitz oder flach nach vorn verengen, und High-Heels sind (leider) Gift für Fuß und Zehennägel.

- Genügend Platz nach vorne

Bergwanderer leiden besonders oft an eingewachsenen Fußnägeln, weil sie vergessen, dass ihr Fuß beim Bergablaufen in die Schuhspitze gepresst wird. Achten Sie daher beim Kauf Ihrer Wanderschuhe darauf, dass Ihre Zehen auch bei abschüssiger Wegstrecke noch genügend Platz haben. Sie dürfen aber auch nicht zu weit sein, dass Sie dauernd nach vorne rutschen. Also immer sorgfältig schnüren!

Regelmäßige Fußpflege ist das A und O, um Nägel gar nicht erst einwachsen zu lassen.

- Fußpflege

Schneiden Sie die Fußnägel am besten wöchentlich. Weichen Sie die Füße vorher in warmem Wasser ein. Der richtige Schnitt zeigt keine kunstvollen Rundungen, sondern ist immer ganz gerade.

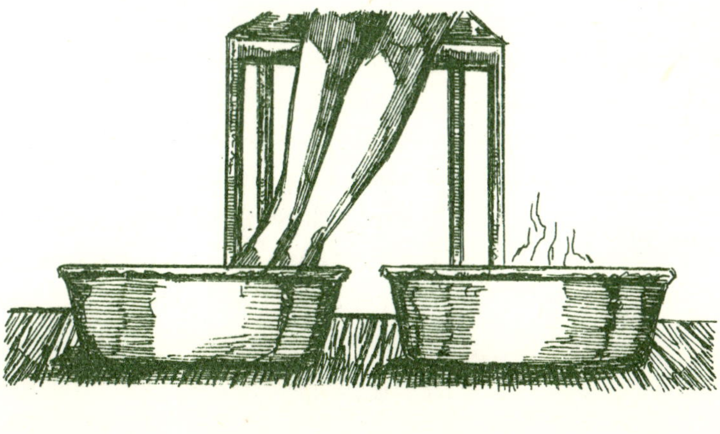

ERBRECHEN UND ÜBELKEIT

So äußert sich die Erkrankung

- Die Muskeln der Magenwände und von Zwerchfell und Bauch ziehen sich stark und unkontrolliert zusammen.
- Der Mageninhalt wird dadurch kräftig nach oben gedrückt und durch den Mund abgegeben.

Auslöser des Erbrechens ist in der Regel Übelkeit.

Was das Erbrechen verursacht

Bananen besitzen genau das richtige Kohlenhydratprofil für die Zeit nach dem Erbrechen. Außerdem enthalten sie viel Kalium und Magnesium. Ihr Natriumgehalt ist jedoch sehr gering, der Patient sollte also daneben auch noch kochsalzreiche Nahrungsmittel (Mineralwasser, Weißbrot) zu sich nehmen.

Das Brechzentrum sitzt im unteren Teil des Gehirns, in der so genannten Medulla oblangata. Sie ist zuständig für Schlucken, Atmen, Blutdruck und eben für das Erbrechen. Die Medulla kann durch die Psyche und durch Gifte wie Nikotin, Schwermetalle und Gifte aus verdorbener Nahrung sehr schnell beeinflusst und zum Auslösen des Brechreizes gebracht werden.

Beim Erbrechen wird der Mageninhalt häufig komplett entleert. Dabei gehen zahlreiche Mineralien und viel Wasser verloren, die dem Körper bald wieder zugeführt werden sollten. Das Erbrechen hat in den meisten Fällen den konkreten Sinn, den Körper so rasch wie möglich von Schadstoffen zu befreien. Brechreiz darf daher nicht mit allen Mitteln bekämpft werden. Wenn allerdings sicher ist, dass er keine biologischen, sondern psychische Ursachen hat (wie beispielsweise auf schwankenden Schiffen und Flugzeugen), sollte etwas dagegen unternommen werden.

Woher kommt Reiseübelkeit?

Hauptauslöser für Reiseübelkeit ist das überforderte Gehirn. Befindet man sich beispielsweise im Fond eines fahrenden PKW, wo der Blick nach vorn durch Kopfstützen und Köpfe von Fahrer und Beifahrer stark eingeschränkt ist, so empfängt das Gehirn widersprüchliche Signale von den Seh- und

Gleichgewichtsorganen. Die Augen melden dem Gehirn Bewegungslosigkeit, das Innenohr mit seinem Gleichgewichtsorgan meldet hingegen Beschleunigungs- und Lageveränderungen.

Das Gehirn fühlt sich durch diese widersprüchlichen Signale bedroht und veranlasst die Ausschüttung von Stresshormonen, die zu den bekannten Symptomen Kopfschmerzen, Übelkeit, Schwindel und Erbrechen führen.

Als Vorbeugung gegen Reiseübelkeit empfiehlt sich, den Reisestress herunterzuschrauben, sich also an dem Ort aufzuhalten, an dem die Bewegung des Transportmittels am geringsten ist. Im Flugzeug ist das im Bereich der Tragflächen, im Autobus und Auto auf den vorderen Plätzen, und auf See ist es mittschiffs ruhiger als anderswo. Und wer seinen Kindern auf dem Autorücksitz Reiseprobleme ersparen will, sollte möglichst ruhig und gleichmäßig fahren.

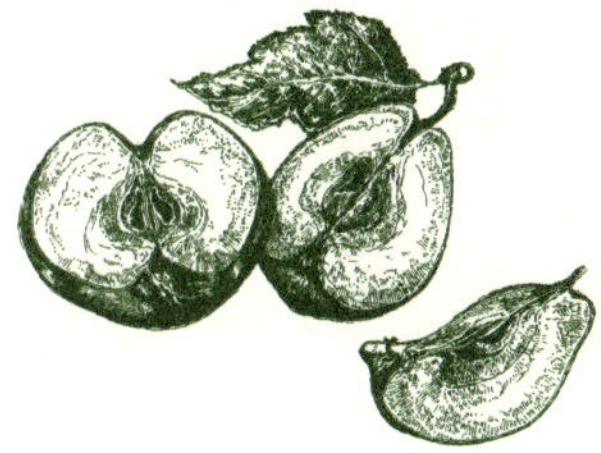

Das in Äpfeln enthaltene Pektin besänftigt den vom Erbrechen gereizten Verdauungstrakt.

Gegen Reiseübelkeit

▶ Ingwer

Das traditionsreiche Gewürz setzt das Erregungsniveau in den Magenwänden herab, darüber hinaus wirkt es angstlösend. Eine klinische Ingwerstudie an Patienten, die mit Hilfe eines Drehstuhls in einen »reiseähnlichen Taumelzustand« versetzt wurden, brachte beachtliche Erfolge.

Die Zubereitung von Ingwertee: Einen Teelöffel der zerkleinerten Wurzeln mit einer Tasse (200 Milliliter) kochendem Wasser übergießen, zugedeckt zehn Minuten lang ziehen lassen, dann abseihen. Nicht mehr als drei Tassen pro Tag davon trinken.

Es macht auch Sinn, vor dem Reiseantritt ein paar Ingwerkekse zu knabbern oder etwas Ingwerpulver in Pudding oder Obstsalat zu mischen.

In der Apotheke gibt es zudem spezielle Ingwerpräparate zu kaufen.

Bei Seekrankheit auf einem Schiff hilft es häufig, ins Freie zu gehen, so dass das Auge sich am Horizont ausrichten kann. Das stabilisiert das Gleichgewichtsempfinden, und der Magen beruhigt sich in der Regel wieder etwas.

▶ Akupressur

Sie beugen Ihr Handgelenk, so dass Sie deutlich die zwei scharfkantigen Sehnen sehen können, die vom Unterarm in

die Hand führen. Auf diesen beiden Sehnen wandern Sie nun zwei Daumenbreiten in Richtung Ellenbeuge. Dort liegt der so genannte Neiguan-Punkt.
Er wird mit den Fingerspitzen der anderen Hand für ein bis zwei Minuten massiert, erst am rechten, dann am linken Arm. Der Massagedruck sollte deutlich spürbar, aber nicht schmerzhaft sein.

Vitamin B6 gegen Brechreiz

Schonen Sie Ihren Magen, wenn Sie sich erbrechen mussten. Die Magenschleimhäute sind nun gereizt und brauchen eine gewisse Zeit, um sich wieder zu beruhigen. Essen Sie die bereits empfohlene Götterspeise oder auch ungesüßtes Apfelmus. Beides kleidet den Magen aus und ist leicht verdaulich.

Vitamin B6 (Pyridoxin) wird schon seit längerer Zeit als Mittel gegen Brechreiz eingesetzt. Es scheint eine beruhigende Wirkung auf die Medulla oblangata zu besitzen. Die üblichen Pyridoxinlieferanten wie Fleisch, Milchspeisen und Getreide sind jedoch für den gereizten Magen genau das Falsche.
Zerhacken Sie ein paar Bierhefetabletten, die Sie dann mit viel Wasser oder Götterspeise (siehe unten) in kleinen Portionen herunterschlucken.

Nach dem Erbrechen

Erbrechen kann das Symptom der unterschiedlichsten Erkrankungen sein. Sollte es über mehrere Tage anhalten, ist in jedem Fall eine ärztliche Untersuchung angebracht.
Die Magenwände brauchen in jedem Fall eine gewisse Zeit, um sich vom Erbrechen zu erholen. Es sollte alles gemieden werden, was den Magen-Darm-Trakt über Gebühr beanspruchen könnte. Also wenig Fett, wenig Eiweiß, wenig Zusatzstoffe (keine Lebensmittel aus der Konserve) und keine anregende Substanzen (wie zum Beispiel Koffein und Gewürze wie Pfeffer, Paprika oder Curry, siehe unten).
Gefragt sind Kohlenhydrate, Wasser und Mineralien. Zu Großmutters Zeiten gab man den kleinen und großen Patienten nach dem Erbrechen erst einmal stilles Mineralwasser zu trinken und eine Portion Götterspeise zu essen. Das macht durchaus Sinn! Denn das Gelatinedessert enthält viele Kohlenhydrate und Mineralien (mit Ausnahme von Natrium und Kupfer), wird leicht vertragen – und schmeckt!

Nicht die Magenwände reizen!

Unmittelbar nach einer Brechattacke, aber auch zur Vorbeugung gegen Brechreiz, heißt es, zunächst alles zu meiden, was die Magenschleimhaut reizen könnte. Hierzu gehören natürlich Kaffee und Alkohol. Absolut tabu sind Colagetränke, da sie neben Koffein auch noch andere Substanzen enthalten, die den Magen verstimmen. Ebenfalls auf der Negativliste stehen:

- Zitrusfrüchte und -säfte
- Anregende Gewürze
- Rohe Zwiebeln
- Kohl
- Hülsenfrüchte
- Frittierte und fette Speisen
- Sahne-, Käse- und andere fettreiche Kuchensorten

Manchmal hilft es, gegen Übelkeit und Brechreiz einfach kalten oder lauwarmen Pfefferminztee zu trinken. Tee aus frischen Blättern ist natürlich am besten, es geht aber auch mit getrockneten. Teebeutel dagegen enthalten zu wenig Inhaltsstoffe, um eine Wirkung erzielen zu können.

Balsam für den gereizten Magen

Wenn Sie erbrochen haben, müssen Sie Ihrem Magen etwas Gutes tun. Dazu eignen sich Nahrungsmittel wie:

- Zwieback
- Haferschleim
- Milchbrei
- Kompott
- Trockenes Weißbrot

Karottencremesuppe

Erbrechen kostet Kraft. Vor allem Kleinkinder sind danach häufig so erschöpft, dass sie sich mitunter kaum noch aufrecht halten können. Dennoch muss die Nahrung, die der Genesende bekommt, genau auf seine Bedürfnisse abgestimmt sein. Eine Kraftbrühe nach folgendem Rezept ist dafür sehr gut geeignet:

Geben Sie ein Glas Karotten (am besten Babynahrung) in einen Topf mit einem halben Liter milder Brühe. Das Ganze aufkochen und mit Suppenkräutern und etwas Muskat würzen. Diese Suppe bringt den Salz- und Kohlenhydrathaushalt wieder in Ordnung.

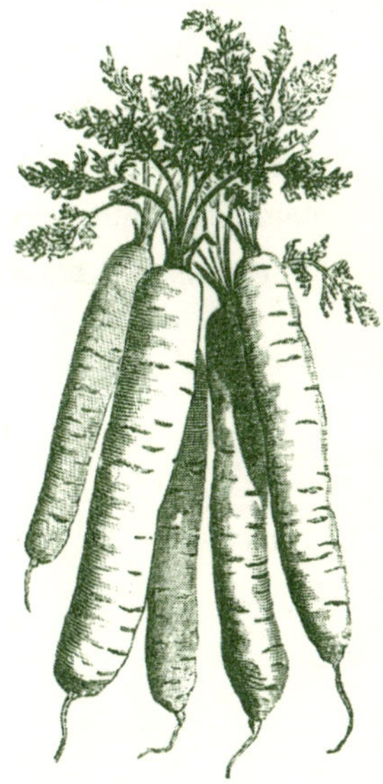

Eine sanfte Karottensuppe bringt Sie wieder ins Lot.

ERHÖHTE ZUCKERWERTE

Wie Sie erhöhte Zuckerwerte erkennen

- Ihre Blutzuckerwerte liegen nüchtern über 120 Milligramm pro Deziliter Blut.
- Daneben besteht starkes Durstgefühl und ein starker Harndrang. Manchmal fühlen sich die Betroffenen auch müde und kraftlos.

Was erhöhte Zuckerwerte verursacht

Nicht nur beim Muskatellersalbei konnten blutzuckersenkende Wirkungen beobachtet werden, sondern auch beim Gartensalbei. Der Muskatellersalbei hat allerdings in der Diabetesbehandlung bereits eine gewisse Tradition.

Erhöhte Zuckerwerte im Blut werden meistens durch Diabetes mellitus, die so genannte Zuckerkrankheit, verursacht. Näheres zur Diabetes und ihren Ursachen finden Sie auf Seite 37.

Das können Sie gegen erhöhte Zuckerwerte tun

Diabetes ist eine sehr ernste Erkrankung und gehört auf jeden Fall in ärztliche Behandlung. Neben einer Therapie mit Medikamenten, die Ihnen der Arzt verschreibt, können Sie selbst jedoch einiges dazu beitragen, die Zuckerwerte zu normalisieren.

Muskatellersalbeitee trinken

Muskatellersalbei wird in Israel schon länger zur Behandlung von Diabetes eingesetzt. Seine blutzuckersenkenden Wirkungen konnten im Labor eindrucksvoll bestätigt werden. Demzufolge senkt Muskatellersalbei den Blutzuckerwert nicht etwa dadurch, dass er in den Stoffwechsel eingreift, sondern dadurch, dass er bereits im Darm den Übertritt von großen Zuckermengen in den Blutkreislauf verhindert.

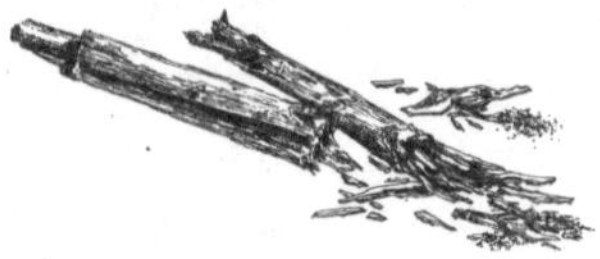

Zimt hat ganz erstaunliche Wirkungen auf unseren Blutzuckerspiegel.

Trinken Sie täglich jeweils eine Tasse Muskatellersalbeitee zu den Hauptmahlzeiten. Die Zubereitung: Einen Teelöffel des Krauts mit einer Tasse (200 Milliliter) kochendem Wasser überbrühen, zehn Minuten lang zugedeckt ziehen lassen.

Sie erhalten Muskatellersalbei (Salvia sclarea) in Kräuterfachgeschäften und gut sortierten Apotheken.

Blutzucker senken mit Oolong-Tee

Der südchinesische Oolong-Tee zeigte in einer Studie des Suntory Research Centers im japanischen Osaka, dass er die Therapie bei Diabetes unterstützen kann.
Die Wissenschaftler verordneten 20 Patienten zusätzlich zu ihren konventionellen Medikamenten eine Tagesration von 1,5 Litern Oolong-Tee. Im Vergleich zu einer Kontrollgruppe zeigte sich bei ihnen nach einer dreißigtägigen Anwendung eine deutlich stärkere Senkung des Blutzuckerspiegels.
Man erhält den malzig schmeckenden Tee in Apotheken und Teefachgeschäften. Die Zubereitung: Einen Teelöffel Oolong mit einer Tasse (200 Milliliter) kochendem Wasser übergießen, drei bis fünf Minuten lang ziehen lassen, danach abseihen. Drei Tassen pro Tag, am besten zu den Mahlzeiten trinken.

Falls Sie vom Arzt auf blutzuckersenkende Medikamente eingestellt sind, dürfen Sie diese nicht einfach absetzen, wenn Sie zu Hause unterstützende Mittel wie Oolong oder Muskatellersalbei ausprobieren. Denn dann besteht die Gefahr einer Unterzuckerung! Die korrekte Vorgehensweise besteht vielmehr darin, das entsprechende Naturheilverfahren besonders intensiv mit Blutzuckermessungen zu begleiten, damit Sie Erfahrung darüber sammeln, wie stark es auf Sie wirkt und ob es Sie möglicherweise in die Lage versetzt, Ihre Medikamentendosis zu reduzieren. Sie sollten sich dazu mit Ihrem Arzt absprechen!

Zimt hilft

Zimt kann Diabetikern den Verzehr von Süßwaren erleichtern. Zu diesem Ergebnis kommt eine Studie eines amerikanisch-pakistanischen Forscherteams. Die Wissenschaftler sind über einen Zufall auf diesen Effekt gestoßen, als sie die Auswirkungen von Apfelkuchen auf den Blutzucker untersuchten: Das süße Gebäck präsentierte sich als Blutzuckersenker, obwohl man aufgrund seines hohen Zuckergehalts eigentlich das Gegenteil erwartet hatte.
In weiteren Untersuchungen stellte sich dann der Zimt als Ursache für dieses Paradoxon heraus. Die Wissenschaftler betonen, dass schon eine gelöste Zimtstange im Tee ausreicht, den Blutzuckerwert deutlich zu senken.
Kochen Sie daher öfter mit Zimt, er eignet sich ja nicht nur als Würze von Süßspeisen, sondern passt auch zu anderen Gerichten.
Sehr gut schmeckt Zimttee: Einen Teelöffel Schwarztee und eine viertel Stange Zimt mit einer Tasse (200 Milliliter) ko-

chendem Wasser übergießen. Fünf Minuten lang ziehen lassen, anschließend abseihen und heiß oder gekühlt genießen.

Amerikanische Forscher führten eine Untersuchung an 24 Patienten durch, die aufgrund einer starken Zuckerkrankheit an schmerzhaften Durchblutungsstörungen der Füße litten. Für den einen Fuß erhielten sie eine magnetische Einlegesohle, der andere Fuß wurde lediglich mit einer wirkungslosen Placebosohle ausgestattet. Einen Monat später zeigten die »Magnetfüße« deutliche Besserungen, die Schmerzen waren dort erheblich stärker zurückgegangen als bei den anderen Füßen, die lediglich zum Schein behandelt wurden.

Fett und Zucker in Maßen

Regel Nummer eins für eine diabetikergerechte Ernährung lautet: Runter mit der Energieaufnahme durch die Nahrung, hoch mit dem Energieverbrauch durch sportliche Bewegung. Für die Lebensweise des Diabetikers bedeutet das konkret:

- Mehr Ballaststoffe
- Mehr Obst und Gemüse
- Wenig tierische Fette (Wurst und Fleisch)
- Am besten gar keine Süßigkeiten
- Wenig Alkohol
- Mindestens zweimal pro Woche Sport

Die Sportart sollte den Muskelaufbau fördern, da Muskelzellen zu den größten Energieverbrauchern im Körper gehören.

Auf den »Glyx« achten!

Kohlenhydrathaltige Nahrungsmittel werden im Verdauungstrakt unterschiedlich schnell verdaut und resorbiert, dementsprechend unterschiedlich sind auch ihre Wirkungen auf den Organismus. So lässt etwa Schokolade mit seinen einfachen Kohlenhydraten den Blutzuckerspiegel sehr schnell ansteigen, während Müsli mit seinen komplexen Kohlenhydraten zu einem eher langsamen Blutzuckeranstieg führt.
Maßzahl für die Wirkung eines Nahrungsmittels auf den Blutzuckerwert ist der glykämische Index (»Glyx« oder GI). Es handelt sich dabei um einen Prozentwert bezogen auf bestimmte Nahrungsmittel (meistens Weißbrot, Traubenzucker oder andere Nahrungsmittel mit viel Einfachzucker), deren Wert auf 100 gesetzt wurde.
Ein hoher Glyx von über 60 steht für einen schnellen und hohen Blutzuckeranstieg und bedeutet damit für den Insulinhaushalt eines Diabetikers ein ernsthaftes Problem.
Demgegenüber steht ein geringer Glyx von unter 40 für einen allmählichen Blutzuckeranstieg. Lebensmittel mit geringem Glyx sind daher für den Diabetiker erste Wahl.

DER GLYX AUSGEWÄHLTER LEBENSMITTEL

- Glyx zwischen 80 und 100 (für Diabetiker nicht geeignet):
  Schokolade, Weißbrot, Knäckebrot, Kartoffeln, Kartoffelpüree, Zuckermais, Cornflakes, Bier
- Glyx zwischen 60 und 80 (für Diabetiker bedingt geeignet):
  Vollkornbrot, Naturreis, Banane, Haferflocken, Graubrot
- Glyx zwischen 40 und 60 (für Diabetiker geeignet):
  Jogurt, Milch, Erbsen, Bohnen, Äpfel, Spaghetti, Orangen, Orangensaft
- Glyx zwischen 20 und 40 (für Diabetiker ideal):
  Erdnüsse, Frischkornmüsli, Linsen

Auch für erhöhte Zuckerwerte gilt: Bewegung hilft. Sie müssen nicht gleich sportliche Höchstleistungen erbringen, aber ein halbstündiger Spaziergang jeden Tag sollte es schon sein. Achten Sie darauf, dass Sie möglichst viele Wege zu Fuß oder mit dem Fahrrad erledigen und Treppen steigen anstatt den Lift zu benutzen.

Runter mit dem Gewicht

Für übergewichtige Diabetiker gilt, dass die Gewichtsreduktion den wichtigsten Baustein ihrer Therapie darstellt, am besten durch eine Kombination von kalorienreduzierter Kost und Sport. Besonders geeignet zum Abnehmen für Zuckerkranke ist die so genannte Glyx-Diät. Umgekehrt heißt das: Wenn Sie bei Ihrer Ernährung auf den Glyx achten, werden Sie wahrscheinlich auch abnehmen.

Oft löst ein Gewichtsverlust von nur einigen Kilogramm das gesamte Diabetesproblem, wenn auch manchmal nur vorübergehend.

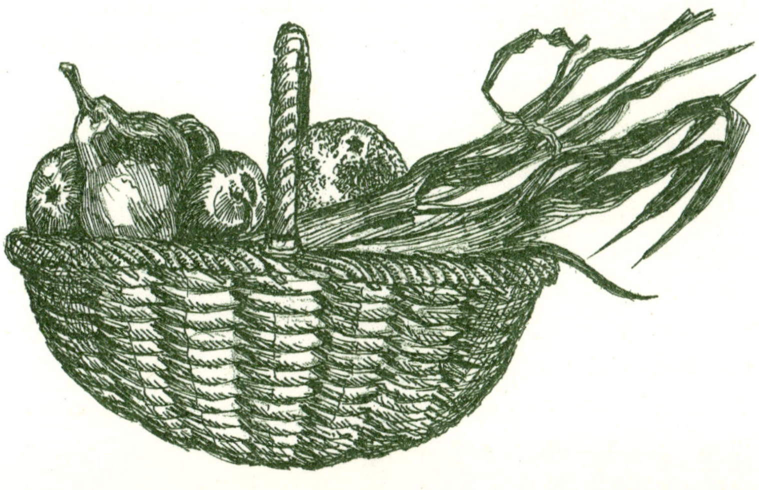

Viel Gemüse und Obst gehören zu einer gesunden Ernährung einfach dazu.

FROSTBEULEN

Frostbeulen erkennen

Behindern Sie nicht die Blutzirkulation an den gefährdeten Hautstellen. Achten Sie auf weites und wärmendes Schuhwerk, auch die Socken sollten die Füße nicht abschnüren. Keine hochhackigen Schuhe oder dünne Slipper tragen, wenn es draußen kalt ist!

Frostbeulen zeigen sich als rötliche oder bläuliche Hautverfärbung, die schließlich teigig anschwillt und sich zu einem schmerzhaften Knoten auswachsen kann.

Wie es zu Frostbeulen kommt

Die Frostbeulen tragen eigentlich einen falschen Namen. Denn am häufigsten entstehen sie bei nasskaltem Wetter mit Temperaturen von einem bis vier Grad Celsius über Null. Besonders gefährdet sind Frauen; etwa jede dritte Frau bekommt im Winter mindestens einmal Frostbeulen, weil sie sich nicht witterungsgerecht kleidet!

Frostbeulen sind eigentlich ein Schutzmechanismus unseres Körpers. Wenn es kalt wird, drosselt er an besonders exponierten Stellen (Fuß, Hände, Nase) die Hautdurchblutung, um seine Temperatur besser halten zu können.

Längerfristige Blutdrosselung führt aber zu Sauerstoffmangel im Gewebe, der schließlich zu Frostbeulen, im schlimmsten Falle zu akuten Erfrierungen mit dem Absterben ganzer Gewebeteile führt.

ERSTE HILFE

Wichtig ist bei Frostbeulen, dass die Blutzirkulation wieder in Gang gebracht wird. Zur ersten Hilfe gehört daher, die betroffenen Körperteile vorsichtig zu bewegen, damit sie warm werden können. Sie dürfen jedoch Frostbeulen auf keine Fall massieren!

Die Durchblutung wieder in Gang bringen

Neben der Erste-Hilfe-Maßnahme Bewegung gibt es eine ganze Reihe weiterer Mittel, die Ihnen helfen, die Durchblutung der betroffenen Körperteile rasch wieder in Gang zu bringen.

Ringelblumensalbe

Ringelblume (Calendula) kann bei Frostbeulen auf zweierlei Weise eingreifen. So verbessert sie die Durchblutung und dadurch die Sauerstoffversorgung im betroffenen Hautgewebe. Darüber hinaus ist sie ein Wundheilmittel, das seine größten Stärken hat, wenn es darum geht, abgestorbene Gewebeteile abzustoßen – ein Umstand, der Calendula auch bei schweren Frostbeulen zu einem wertvollen Heilmittel macht.

Am besten hilft Calendulasalbe. Sie sollte mehrmals täglich aufgetragen werden, vor dem Schlafengehen empfiehlt sich das Anlegen eines Salbenverbands.

Alles über die Zubereitung der Salben finden Sie ab Seite 237.

Alaun und Eichenrinde

Lösen Sie 500 Gramm Eichenrinde in fünf Litern Wasser, und erhitzen Sie die Mischung bis zum Siedepunkt. Dann fügen Sie einen Teelöffel Alaun (aus der Apotheke) hinzu und lassen das Wasser auf eine hautverträgliche Temperatur abkühlen. Baden Sie die betroffenen Körperteile darin.

Angezeigt sind drei Bäder, jeweils eine halbe Stunde lang, pro Tag. Wichtig: Eichenrinde darf nicht bei eitrigen Frostbeulen angewendet werden!

Frostbeulen müssen Sie auf jeden Fall behandeln. Bringen Sie die Durchblutung nicht rechtzeitig wieder in Gang, können die betroffenen Hautpartien absterben.

Wechselbäder

Wechselbäder bringen die gestörte Durchblutung wieder auf Trab. Baden Sie die erkrankten Stellen für drei Minuten in einer Schüssel mit warmem Wasser (etwa 38 Grad Celsius), dann 20 Sekunden lang in kaltem Wasser.

Wiederholen Sie dieses Wechselbad im Akutstadium der Frostbeulen mindestens zweimal pro Tag.

Homöopathische Mittel

Spezielle Mittel gegen Frostbeulen gibt es nicht. Die Durchblutung der Haut kann jedoch deutlich gebessert werden.

- Abrotanum Pentarkan ist ein Allgemeinmittel gegen Durchblutungsstörungen der Haut. Dosierung: dreimal täglich 15 Tropfen.

FRÜHJAHRSMÜDIGKEIT

Frühjahrsmüdigkeit erkennen

Jeder kennt sie: die Frühjahrsmüdigkeit. Dieses Gefühl der Mattigkeit und Erschöpfung befällt viele Menschen am Ende des langen Winters, gerade wenn die Tage wieder anfangen länger zu werden und die Temperaturen steigen.

Was Frühjahrsmüdigkeit verursacht

Die »Frühjahrsschläfer« können sich damit trösten, im strengen Sinne nicht pathologisch, also kein Fall für den Arzt zu sein. Ihnen fehlt das depressive Moment, wie es etwa bei der Winterdepression SAD vorhanden ist. Mit anderen Worten: Der Frühjahrsmüde fühlt sich zwar matt und erschöpft, doch der Fall in tiefschwarze Seelenlöcher bleibt ihm im Unterschied zum »Winterblues« erspart.

Bei der Frühjahrsmüdigkeit handelt es sich – im Unterschied zur Winterdepression – nicht um eine Erkrankung im eigentlichen Sinne, sondern um eine Befindlichkeitsstörung. Hervorgerufen wird sie durch die Schwierigkeiten unseres Herz-Kreislauf-Systems, sich nach dem Winter auf die länger und wärmer werdenden Tage einzustellen.

Die Essigapotheke

Essig ist ein Muntermacher, und deswegen hat er natürlich auch bei Frühjahrsmüden seine Chance.
Die Anwendung: Trinken Sie täglich vor dem Frühstück ein Glas aus einer Mischung von gleichen Teilen Essig, Wasser und Honig.
Darüber hinaus sollten Sie sich häufig mit einer Mischung aus einem Teil Essig und zwei Teilen kaltem Wasser abreiben. Beginnen Sie bei Armen und Schultern, und gehen Sie von dort aus zu Brust, Bauch, Beinen und schließlich zu den Füßen.

Kneipp'sche Wasseranwendungen

Wasseranwendungen bereiten Herz und Kreislauf auf die wärmeren Jahreszeiten vor. Es ist daher sinnvoll, mit den Anwendungen am besten schon im Februar zu beginnen.

- Morgendliche Waschungen

Sie werden mit einem nassen, kalten Waschlappen durchgeführt. Man fährt mit dem kalten Lappen vom rechten Handrücken bis zur Schulter, dann am inneren Arm zurück und außen wieder hoch. Es folgen Achsel, Hals, Brust, Bauch und Hüfte, anschließend zum linken Arm wechseln, wo dann in derselben Reihenfolge verfahren wird.

- Wassertreten

Der »Kneippklassiker« schlechthin fördert die Durchblutung und regt die Immunabwehr an. Wassertreten eignet sich auch für die Dusch- oder Badewanne zuhause.

Die Wanne sollte bis zu drei viertel mit kaltem Wasser (weniger als 18 Grad Celsius) gefüllt sein. Stapfen Sie im Storchengang ein bis sechs Minuten lang durchs Wasser, heben Sie dabei abwechselnd die Beine über den Wasserpegel. Die Kälte des Wassers darf aber keinesfalls als schmerzhaft empfunden werden – es ist dann einfach zu kalt! Schließlich aus der Wanne herausgehen, das Wasser abstreifen und warme Socken anziehen.

Wichtig: Vor dem Kneipp'schen Wassertreten dürfen die Füße nicht kalt sein!

Bewegung an frischer Luft hilft ebenfalls, die Frühjahrsmüdigkeit zu vertreiben. Gehen Sie jeden Tag mindestens eine halbe Stunde flott spazieren – Sie werden sehen, wie belebend sich das auf Körper und Geist auswirkt.

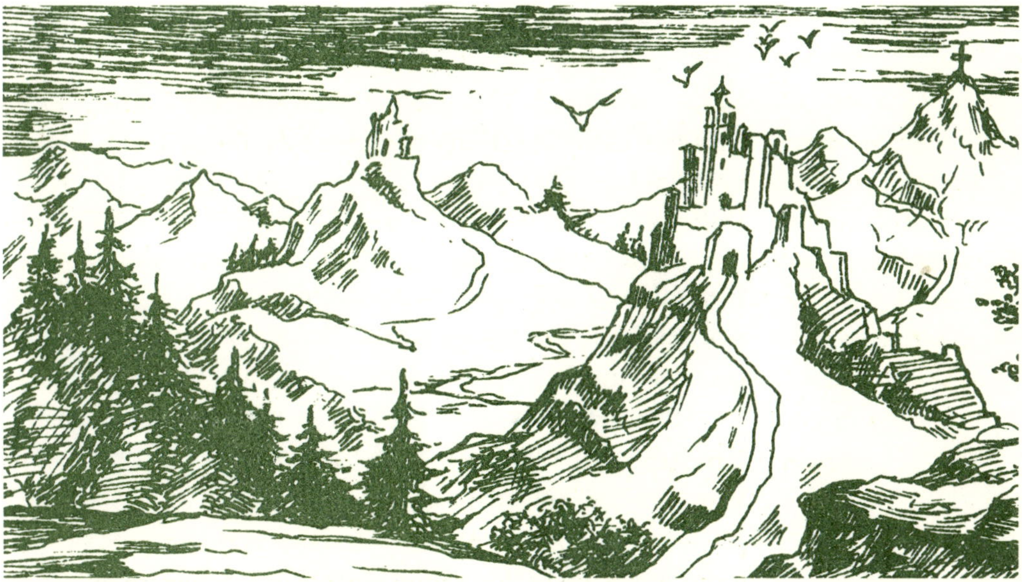

Den Frühling und die ersten schönen Tage im Freien zu genießen ist das beste Mittel gegen die alljährlich wiederkehrende Frühjahrsmüdigkeit.

FURUNKEL

Furunkel erkennen

Bei Furunkeln in der Gesichtsregion müssen Sie unbedingt den Arzt aufsuchen, quetschen Sie keinesfalls an ihnen herum! Denn zwischen dem Venensystem dieser Hautbezirke und den Blutadern im Schädelinneren bestehen direkte Verbindungen, durch die sich die Entzündungen aufs Gehirn verlagern können.

Furunkel sind Entzündungen des Haarbalgs und zeigen sich als haselnuss- bis pflaumengroße Knoten in der Haut. Im Unterschied zu Aknepusteln liegen sie recht tief im Gewebe, lediglich ihr Eiterpfropf gelangt nach einer gewissen Zeit an die Oberfläche.

Was Furunkel verursacht

Bei Furunkeln gelangen Bakterien über feine Haarkanäle nach unten zum Haarbalg, sie dringen also in die tieferen Hautschichten vor.

Wenn der Heilungsprozess gute Fortschritte macht, wird der Furunkel »reif«. Er verliert dann deutlich an Spannung, nur in der Mitte zeigt sich noch ein heller Eiterkopf, der schließlich problemlos – nachdem man ihn mit einer desinfizierten Nadel angestochen hat – ausgedrückt werden kann. In vielen Fällen geht er auch von selbst auf.

Das hilft gegen Furunkel

Gegen die lästigen und manchmal äußert schmerzhaften Furunkel gibt es viele gute Mittel in Großmutters Schatztruhe.

Ringelblume gegen die Entzündung

Am besten hilft Ringelblumensalbe auf Schweineschmalzbasis, da sie optimal in die tieferen Hautschichten eindringt. Verteilen Sie die Salbe drei- bis viermal täglich auf der betroffenen Hautstelle. Wie Sie die Salbe selbst zubereiten können, lesen Sie auf Seite 237.

Salbeiumschläge

Salbei wirkt antibiotisch auf die meisten der für Furunkel typischen Bakterien, außerdem wirkt er entzündungshem-

mend, so dass die Schmerzen deutlich gelindert werden. Zudem beschleunigt er das »Reifen« des Furunkels.
Gut bewährt haben sich Salbeiumschläge. Lassen Sie das frische Kraut (die Menge richtet sich nach der Fläche der zu behandelnden Haut) im Topf mit etwas Wasser zwei Minuten lang köcheln. Währenddessen den erkrankten Bereich mit Öl einreiben, dann die warmen Salbeiblätter auflegen und mit einer Mull- oder Baumwollbinde umwickeln.
Die Umschläge sollten mindestens einmal pro Tag zum Einsatz kommen und mindestens eine, besser zwei Stunden lang auf der Haut bleiben.
Wer nicht die Zeit hat, sich für die Salbeiumschläge ruhig zu stellen, kann die Furunkel mehrmals täglich mit Salbeiöl oder einer Salbeicreme bestreichen. Beides bekommen Sie in der Apotheke.

Bei einer Neigung zu Hauterkrankungen empfiehlt es sich, Kuren mit einem Tee zu machen, der den Stoffwechsel ankurbelt und harmonisiert. Bewährt hat sich eine Mischung aus drei Teilen Johanniskraut und Löwenzahn und zwei Teilen Bittersüßstängel und Brennnessel. Ein Teelöffel der Mischung reicht für eine Tasse. Davon vier bis sechs Wochen lang jeden Tag drei bis vier Tassen über den Tag verteilt trinken. Die Kur sollte regelmäßig wiederholt werden.

Bockshornkleeauflagen

Ein Brei aus Bockshornkleesamen wirkt entzündungshemmend, außerdem senkt er die Spannung in der Haut, so dass die Schmerzen nachlassen.
Kochen Sie dazu etwa 100 Gramm der pulverisierten Samen (erhält man in Apotheken, Asia-Läden oder Gewürzgeschäften) mit etwa der gleichen Menge Wasser auf, bis sich ein zäher Brei bildet. Der Brei wird dann auf einem Tuch verstrichen und für 20 Minuten auf die erkrankte Stelle gelegt.
Dosierung: zwei Umschläge pro Tag.

Homöopathische Mittel

Zur innerlichen Unterstützung der Behandlung eignen sich folgende homöopathische Produkte:

- Mysterica sebifera D2 beschleunigt das »Reifen« der Geschwüre. Dosierung: dreimal täglich fünf Tropfen.
- Sulfur Pentarkan S hilft bei hartnäckigen, schlecht heilenden Furunkeln. Dosierung: zweimal täglich eine Tablette.
- Hypericum D6 unterstützt den Heilungsverlauf, nachdem sich der Furunkel geöffnet hat bzw. geöffnet wurde. Dosierung: dreimal täglich eine Tablette.

FUSSPILZ

Wie Sie Fußpilz erkennen

Fußpilz zeigt sich in Rötungen und Schuppungen an den Fußsohlen oder zwischen den Zehen, die oft verbunden sind mit einem unangenehmen Juckreiz. (Ausführliches zu Fußpilz und seinen Ursachen lesen Sie ab Seite 40.)

Fußpilz gehört zu den besonders weit verbreiteten Sporterkrankungen. Denn während er in der Durchschnittsbevölkerung etwa 20 bis 30 Prozent der Menschen befällt, kommt er unter Sportlern auf stolze 70 Prozent. Der Grund: Sportler halten sich häufiger als andere in öffentlichen Duschen und Umkleideräumen auf, und dort lauern die robusten Pilze in Horden – selbst in chloriertem Wasser wurden schon Exemplare gesichtet.

SO BLEIBEN IHRE FÜßE GESUND!

Vorbeugen ist der einfachste Weg, um Fußpilz zu vermeiden. Beachten Sie folgende Ratschläge:

- Die Füße gut durchbluten, beispielsweise durch regelmäßiges Wechselduschen.
- Nach dem Baden oder Duschen die Füße sorgfältig abtrocknen. Das Handtuch nach dem Abtrocknen direkt in die Wäsche geben.
- In Schwimmbädern und Saunen immer Badeschlappen tragen, in Hotelzimmern Hausschuhe oder Socken.
- Füße gut belüften: keine Schuhe mit Synthetikauskleidung oder Synthetiksocken!
- Fußnägel sorgfältig schneiden oder schneiden lassen, damit es zu keinen Hautverletzungen kommt. Auch eingewachsene Fußnägel können Fußpilz hervorrufen!
- Socken und Handtücher oft waschen.

Grundsätzlich empfiehlt sich bei Fußpilz wie bei anderen Pilzerkrankungen auch, die Wäsche möglichst oft zu wechseln und gründlich zu waschen. Eine Untersuchung der Hautklinik in Ludwigshafen brachte heraus, dass die Pilze – sofern Waschmittel benutzt wird – bereits bei Temperaturen von 60 Grad Celsius keine Überlebenschance mehr haben, die meisten von ihnen überstehen noch nicht einmal 30 Grad Celsius.

Hausmittel gegen die lästigen Pilze

Gegen die lästigen Genossen von der Pilzfraktion gibt es eine Reihe von erprobten Mitteln aus Großmutters Apotheke.

Backpulverpaste

Die Paste hilft gegen das Jucken und raubt den nachwachsenden Pilzen die Lebensgrundlage.

Verrühren Sie etwas Backpulver mit lauwarmem Wasser, und reiben Sie es auf die betroffenen Stellen. Drei Minuten lang einwirken lassen und wieder abspülen.

Danach die Füße gut abtrocknen und Puder oder Stärkemehl auftragen.

Teebaumöl tötet Pilze

Das australische Teebaumöl enthält so genannte Terpene, die über pilzabtötende Wirkungen verfügen und – bei äußerlicher Anwendung – auch in tiefere Hautschichten vordringen.

In einer amerikanischen Studie an 117 Patienten zeigte es sogar Wirkungen beim besonders hartnäckigen Pilzbefall der Fußnägel, der so genannten Onychomykose. Hier kam es nach sechsmonatiger Anwendung des Öls bei 18 Prozent der Patienten zum kompletten Verschwinden des Pilzes, bei 61 Prozent zeigte sich eine deutliche Besserung.

Die Anwendung erfolgt mittels heißem Fußbad, in das man fünf bis zehn Tropfen Teebaumöl gegeben hat. Besonders stark betroffene Hautstellen werden mit einem ölgetränkten Wattebausch (Speiseöl und Teebaumöl im Verhältnis 1:3) abgetupft.

Nicht die einzelnen pflanzlichen Heilverfahren miteinander kombinieren, nach dem Motto »Viel hilft viel«! Denn wer mehrere Heilpflanzen gleichzeitig einsetzt, riskiert Hautreizungen, die das Problem noch weiter verschlimmern können. Bleiben Sie also stets bei einer Methode, und seien Sie dabei geduldig! Erst wenn sich nach drei Wochen partout keine Verbesserungen einstellen sollte, kann man einen Wechsel auf ein anderes Verfahren erwägen. Eine Fußpilztherapie kann bis zu acht Wochen lang dauern.

Salbeifußbäder

Salbei (Salvia officinalis) enthält – genauso wie der australische Teebaum – pilzabtötende Terpene. Hinzu kommt, dass er die Schweißabsonderung hemmt und damit den Parasiten ihre feuchten Lebensbedingungen nimmt.

Die Anwendung des Salbeis als Fußbad: Drei Esslöffel des getrockneten Krauts mit einem Liter kochendem Wasser überbrühen und zugedeckt zehn Minuten lang ziehen lassen, dann abseihen.

Das etwa zehnminütige Salbeifußbad sollte täglich zweimal wiederholt werden.

GELENKSCHMERZEN

So äußern sich Gelenkschmerzen

- Am Gelenk tritt eine Schwellung auf.
- Die Bewegung des Gelenks ist eingeschränkt.
- Das Gelenk schmerzt. Beim Beugen knirscht es unter Umständen.

Was Gelenkschmerzen verursacht

Schmerzen an den Gelenken können viele Ursachen haben, die häufigste ist ein Verschleiß infolge von Übergewicht. Daneben können aber natürlich auch Gicht, Arthrose und Arthritis (Gelenkentzündung) Schuld an den Schmerzen sein. Näheres dazu finden Sie auf den Seiten 24, 25 und 44.

Aus der Essigapotheke

In den letzten Jahren setzen immer mehr Ärzte auf Vitamin-E-Präparate zur Behandlung von Gelenkschmerzen. Offenbar vergeblich. Denn wissenschaftliche Studien belegen, dass hoch dosiertes Vitamin E bei Gelenkschmerzen ähnlich wirkungslos ist wie ein Scheinmedikament (Placebo).

Die Volksmedizin empfiehlt bei Gelenkerkrankungen generell Mittel zur Entschlackung, und dazu zählt auch der Essig. Trinken Sie jeden Tag nach dem Aufstehen ein Glas aus gleichen Teilen Wasser und Essig (am besten Apfel- oder Reisessig).

Sind die Gelenke erhitzt und geschwollen, helfen Umschläge aus Essigwasser. Tränken Sie ein Leinentuch in einer Mischung aus gleichen Teilen Essig und Wasser, und wickeln Sie es dann um das schmerzende Gelenk. Anwendungsdauer: mindestens 20 Minuten.

Trigonella-Auflagen

Bei Gelenkschmerzen mit starker Schwellung empfehlen sich Auflagen aus Bockshornklee, die man als Trigonella-Sogauflagen in den Apotheken erhält. Verrühren Sie das Trigonella-Pulver zu einem zähen Brei, der dann auf einem Leinentuch verstrichen wird. Sie können nun den Umschlag direkt auf das Gelenk legen und mit einem Verband umwickeln.

GERÖTETE AUGEN

Begleiterscheinungen geröteter Augen

- Die Sicht wird unscharf, die Augen brennen.
- Sie haben das Gefühl, irgendetwas im Auge zu haben.
- Oft kommen noch Kopfschmerzen hinzu.

Was rote Augen verursacht

- An erster Stelle ist eine Überanstrengung der Augen zu nennen.
- Häufig ist die Rötung ein Hinweis auf eine Bindehautentzündung, hervorgerufen durch eine Reizung oder Allergie.

Gehen Sie zum Augenarzt, wenn

- *plötzlich unerklärliche Schmerzen und Lichtempfindlichkeiten am Auge auftreten.*
- *sich die Sehleistung verschlechtert und Sie sich anstrengen müssen, um noch scharf sehen zu können.*
- *der Schleier vor Ihren Augen chronisch zu werden beginnt.*

TIPP ZUR BILDSCHIRMARBEIT

Augenpausen

Unterbrechen Sie Ihre Bildschirmarbeit für einige Minuten, um aus dem Fenster zu schauen und mit Ihren Augen ein entferntes Ziel zu fixieren. Sie bleiben dadurch beweglich und widerstandfähiger gegenüber länger andauernden Belastungen.

Augentrosttee

Augentrost ist – wie schon der Name erwarten lässt – das Augenheilkraut schlechthin. Zubereitung des Tees: Nehmen Sie einen Teelöffel des Krauts für eine Tasse (200 Milliliter) Aufguss, zwei Minuten lang ziehen lassen, abseihen. Wenn Sie den Tee trinken, wirkt er gegen die Überanstrengungskopfschmerzen. Wenn Sie ein Tuch damit tränken, das Sie auf Ihre geschlossenen Augen legen, lindert er Reizzustände.

Homöopathisches Mittel

Arsenicum album D6 hilft bei Bindehautentzündungen, die durch Heuschnupfen entstanden sind. Dosierung: täglich ein bis zwei Kügelchen.

GERÖTETE AUGENLIDER

Begleiterscheinungen geröteter Augenlider

- Die Lidränder sind entzündet und gerötet, zwischen den Wimpern zeigen sich Schuppen.
- In schwereren Fällen kommt es zu Wimpernausfall und eitriger Krustenbildung.

Wie es zu geröteten Augenlidern kommt

Schonen Sie Ihre Augen. Versuchen Sie vor allem, weniger am Bildschirm oder vor dem Fernseher zu sitzen oder zu lesen.

Ursache der Beschwerden ist meistens eine Augenlidrandentzündung (Blepharitis) infolge von mechanischen Reizen (Rauch, Staub). In seltenen Fällen können auch Bakterien die Ursache sein.

Ringelblume zur Linderung

In Osteuropa gehört die Ringelblume zu den Standardtherapien bei Lidrandentzündungen.

In einer klinischen Studie wurden 300 Patienten mit Ringelblumentinktur behandelt, bei 90 Prozent konnte die Krankheit komplett geheilt werden.

Die Wirkung beruht darauf, dass Calendula das Wachstum von Bakterien sowie Entzündungen hemmt und die Immunabwehr stimuliert.

Nehmen Sie täglich dreimal 15 Tropfen Calendulatinktur ein, entweder unverdünnt oder verdünnt in einem Getränk. (Die Zubereitung finden Sie auf Seite 236.)

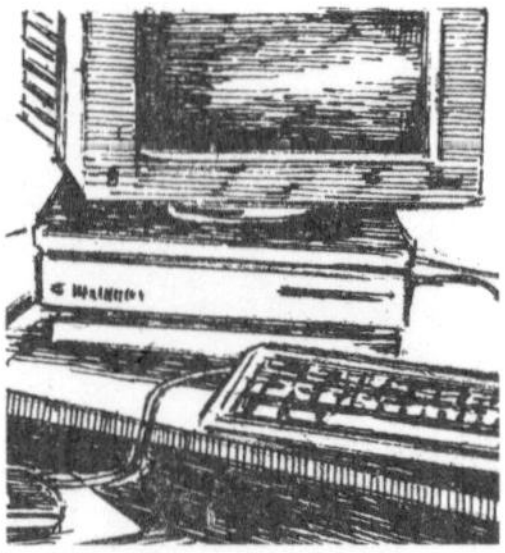

Bildschirmarbeit strapaziert unsere Augen.

Darüber hinaus bedecken Sie die geschlossenen Augen ein- bis zweimal täglich mit einem Umschlag aus warmem Calendulatee.

Sollte die Ringelblumenbehandlung binnen einer Woche bei der Lidrandentzündung nicht anschlagen, sollten Sie den Arzt aufsuchen. Er wird dann wahrscheinlich Antibiotika oder Cortisonpräparate verschreiben.

GESCHWOLLENE FÜSSE

Geschwollene Füße erkennen

- Die Füße sind weich und geschwollen, die Knöchel häufig nicht mehr zu erkennen.
- Oft zeigt sich auch ein Kribbeln im Unterschenkelbereich.

Woher geschwollene Füße kommen

Geschwollene Füße sind ein sicheres Zeichen für Wasseransammlungen, und diese können die ersten Vorboten einer Venenerkrankung sein.

Besonders anfällig für »dicke Füße« sind Menschen mit Bewegungsmangel, Übergewicht oder langer Stehtätigkeit. Etwa zehn Millionen Bundesbürger, so die Schätzungen von Experten, leiden an einer chronischen Venenerkrankung. Näheres dazu finden Sie im Kapitel »Wie Sie Krankheiten erkennen« unter dem Abschnitt »Krampfadern«, Seite 55.

Legen Sie öfter mal die Füße hoch, vor allem, wenn Sie viel stehen müssen. Damit können Sie Ihre Venen entlasten. Das Hochlegen sorgt dafür dass das Blut besser Richtung Herz zurück-strömen kann.

Aus der Essigapotheke

Fußbäder mit Essig haben eine abschwellende Wirkung. Füllen Sie eine Wanne knöcheltief mit kaltem Wasser, und gießen Sie – je nach Wassermenge – zwei bis vier Tassen Essig hinein. Waten Sie im Wasser hin und her, bis Ihre Füße sich entspannt haben. Ziehen Sie dabei einen Fuß immer komplett heraus (»Storchengang«).

Hinterher die Füße nicht abtrocknen, sondern das Essigwasser nur abtropfen lassen und warme Socken anziehen.

Bockshornklee

Falls sich bereits ernstere Venenschwächesymptome wie Beinmüdigkeit und Besenreißer zeigen, empfiehlt sich die Einnahme von Kapseln aus aktiviertem Bockshornklee (aus der Apotheke). Diese stoppen die entzündlichen Vorgänge in den Venenwänden. Die Einnahme erfolgt nach Packungsbeilage.

GESCHWOLLENER KNÖCHEL

So äußert sich ein geschwollener Knöchel

- Beim Umknicken über den Innen- oder Außenknöchel entsteht ein akuter und stechender Schmerz.
- Darauf folgt eine mehr oder weniger starke Schwellung am Sprunggelenk.

Vor allem bei #Hallensportarten wie Basket-, Volley- und Handball sollten Sie Sportschuhe mit Fußbett und hohem Rand tragen.

Wie der Knöchel anschwillt

Beim Umknicken im Fußgelenk kommt es meistens zu Verletzungen am Bänderapparat im Knöchel, möglicherweise zum Bänderriss. Um das Letztere auszuschließen, ist in jedem Fall eine ärztliche Diagnose mit Bewegungstests und Röntgenbild angezeigt.
Näheres zu den Hintergründen von Bänderverletzungen am Fuß finden Sie auf Seite 28 ff.

ERSTE HILFE

Unmittelbar nach Verletzungseintritt (noch vor dem Arztbesuch) muss ausgiebig gekühlt werden. Am besten mit einem Schwamm, der in eiskaltem Wasser (am besten einer Mischung aus Leitungswasser und zerstoßenen Eiswürfeln) getränkt wurde. Geben Sie außerdem noch etwas Salz ins Wasser, um die Temperatur weiter abzusenken.
Fixieren Sie den Schwamm mit einer straffen Binde am Gelenk. Sobald sich die Kompresse erwärmt, muss kaltes Wasser nachgegossen werden. Dauer der Kühlung: 20 Minuten.

Laufen Sie barfuß auf Gras oder Sand! Dies stärkt die Muskeln am Fußgelenk.

Nach der Kühlung

Nach der Kühlung sollten Sie zunächst zum Arzt gehen. Falls keine Bänder gerissen sind, legen Sie danach eine Heilerdepackung an. Mischen Sie dazu Heilerde mit zehn bis fünfzehn Tropfen Hyzum (einer Arnikalösung), verstreichen Sie diese

Paste messerdick auf dem Knöchel. Durch eine kaltes, angefeuchtetes Mulltuch wird alles fixiert und für acht Stunden (beispielsweise über Nacht) auf dem Knöchel gelassen.
Als Alternative kommt eine Behandlung mit einer Trigonella-Sogauflage in Frage. Sie enthält neben kühlenden Kräutern vor allem ein Pulver des Bockshornklees (Trigonella phoenum-graecum). Bockshornklee enthält so genannte Steroidsaponine, die ähnlich entzündungshemmend wirken wie Kortison, ohne jedoch dessen Nebenwirkungen zu haben. Die Trigonella-Saponine dringen zudem tief ins Gewebe ein, ohne es dabei zu reizen.
Verrühren Sie die in Apotheken erhältliche Sogauflage zu einem zähen Brei, der messerdick auf dem Knöchel verstrichen und dann mit einem Tuch abgedeckt wird. Dauer der Anwendung: mindestens 60 Minuten. Mehrmals täglich wiederholen!

Nach der Auflage

Am nächsten Tag wird dann abermals gekühlt. Das Vorgehen ist wie bei der ersten Kühlung, sie wird morgens und abends wiederholt.
Ergänzend dazu werden homöopathische Traumeel-Tropfen eingenommen, zehn Tropfen alle 60 Minuten.
In der darauf folgenden Nacht machen Sie noch einmal einen Heilerdeumschlag.
Danach sollten die Beschwerden deutlich abgeklungen sein, so dass der Fuß wieder teilweise oder sogar voll belastet werden kann.

Lassen Sie die Kältekompresse möglichst 20 Minuten lang auf dem Knöchel, auch beim Duschen nicht entfernen! Überhaupt sollten Sie aufs warme Duschen verzichten – denn dadurch könnte die Schwellung noch weiter zunehmen! Versuchen Sie außerdem, den Fuß möglichst oft und lange hochzulagern.

Die Muskeln aufbauen

Sind die Bänder in einem Fußgelenk erst einmal gedehnt, bleiben sie anfällig für Verletzungen. Deswegen müssen die unterstützenden Muskeln des Gelenks systematisch aufgebaut werden.
Vor selbstständigen Kraftübungen sei jedoch gewarnt. Am besten begeben Sie sich in die Hände eines fachkundigen Physiotherapeuten oder Krankengymnasten.

GLIEDERZUCKEN

Zuckende Arme und Beine während des Schlafes sind eigentlich nichts Besonderes, sie gehören gewissermaßen zum »Standardritual« eines Schlafenden. Doch bei immer mehr Menschen erreichen sie einen Grad, der ihr Wohlbefinden einschränkt. Wissenschaftler schätzen, dass etwa ein bis fünf Prozent aller Bundesbürger an einem behandlungsbedürftigem Restless-Legs-Syndrom leiden.

Wie sich Gliederzucken äußert

- Der medizinisch korrekte Begriff ist »Restless-Legs-Syndrom« (RLS): Die Gliedmaßen – vor allem die Beine – zucken beim Schlafen, manchmal kommt es zu regelrechten Laufbewegungen im Bett.
- Am nächsten Morgen fühlt der Betroffene sich matt und erschlagen; oft findet auch der Bettpartner keine Ruhe, weil er durch die Tritte in der Nacht aufgeweckt wird.

Wie es zum Gliederzucken kommt

Es gibt Krankheiten, bei denen die Zuckungen zum Beschwerdebild gehören, wie etwa Gelenkentzündung (Arthritis), Zuckerkrankheit sowie Lungen- und Nierenleiden, die dann natürlich bei der Behandlung Priorität haben. Auch schwangere Frauen leiden häufiger unter RLS-Erscheinungen, die sich jedoch glücklicherweise in der Regel nach der Geburt legen.

Bewegung hilft

Viel Bewegung hat sich bewährt, vor allem Gymnastik, bei der die Beine beansprucht werden. Vielen hilft eine gymnastische Übung, die Kerze, bei der die Beine eine Minute senkrecht in der Luft gehalten und anschließend vorsichtig hinter dem Kopf abgesenkt werden.

Ölwaschungen und Bäder

Zwei alte Hausmittel gegen zuckende Beine: Vor dem Schlafengehen die Füße fünf bis zehn Minuten lang mit Johanniskrautöl einmassieren. Und bei ausgeprägten Beschwerden sollten Beine und Füße vor dem Schlafengehen kalt abgeduscht werden. Wenn die Unruhe den ganzen Körper erfasst, kann auch vom Kopf abwärts geduscht werden. Anschließend mit noch etwas feuchter Haut ins Bett gehen.

GRINDFLECHTE

Grindflechte erkennen

Der Hautausschlag der Grindflechte zeigt sich im Gesicht und befällt in erster Linie Kinder. Die Krankheit beginnt mit Bläschen und Pusteln, die später mit gelben bis braunen Krusten überzogen werden.

Was die Grindflechte verursacht

Die Krankheit heißt im medizinischen Sprachgebrauch Impetigo vulgaris. Ausgelöst wird sie durch Bakterien (Staphylokokken und Streptokokken). Grindflechte ist sehr ansteckend. An Schulen und Kindergärten brechen mitunter regelrechte Epidemien aus. Falls Ihr Kind daran erkrankt, dürfen Sie es nicht in die Gesellschaft anderer Kinder lassen.

Eine gesunde Darmflora ist sehr wichtig für unsere Abwehrkräfte. Sie leidet jedoch zum Beispiel unter einer Antibiotikabehandlung. Sie können Ihre Darmflora unterstützen, indem Sie morgens und abends einen Esslöffel Kamillentee mit Milchzucker (Reformhaus oder Apotheke) einnehmen. Diese Mischung ist wegen ihres angenehmen Geschmacks auch sehr gut für Kinder geeignet.

Ringelblumensalbe

Ringelblume (Calendula) attackiert die für die Erkrankung verantwortlichen Erreger, darüber hinaus hemmt sie die typischen Entzündungserscheinungen. Die schorfige und verkrustete Haut wird aufgeweicht und wieder geschmeidig gemacht. Grindflechte wird am besten mit Calendulasalbe behandelt. Verteilen Sie die Salbe mehrmals täglich auf den betroffenen Stellen. Die Zubereitung der Salbe finden Sie auf Seite 237; es gibt aber auch fertig gemischte Salben in der Apotheke zu kaufen.

Sonstige Maßnahmen

Bei Grindflechte werden aus Angst vor möglichen Komplikationen, wie etwa eine Nierenentzündung, von Ärzten oft sehr schnell Antibiotika verschrieben.
Derartig schwerwiegende Komplikationen sind jedoch sehr selten, so dass zu Beginn der Krankheit ausschließlich mit Calendula behandelt werden kann.

HALSSCHMERZEN

So äußern sich Halsschmerzen

Halsentzündung ist der etwas unpräzise Name für eine Entzündung der Rachenschleimhaut. Sie äußert sich in Trockenheit, Brennen, Sprech- und Schluckbeschwerden.

Was Halsschmerzen verursacht

Warme Milch mit Honig ist ein einfaches Hausmittel gegen leichte Halsschmerzen, das bei Kindern besonders gut ankommt.

Hauptursache für diese Beschwerden sind Infekte der oberen Atemwege sowie die austrocknende Luft in klimatisierten oder überheizten Räumen.
Sofern sich auf den Mandeln im hinteren Halsbereich ein weißlich-gelber Belag zeigt, handelt es sich um eine bakterielle Mandelentzündung. Sie wird auch oft von Fieber begleitet.

So beugen Sie vor

- Zungebürsten

Darunter versteht man einfach das einminütige Massieren der Zungenoberfläche mit einer Zahnbürste. Bei dieser Prozedur werden viele potenzielle Krankheitserreger aus dem Mund- und Rachenraum entfernt. Das Ganze wirkt noch besser, wenn man vor der Zungenmassage einen Tropfen Essig auf die Zahnbürste gibt. Die Zungenmassage sollte täglich einmal durchgeführt werden, am besten nach der abendlichen Zahnreinigung.

- Überprüfen Sie die Luftfeuchtigkeit in Ihren Wohn- und Arbeitsräumen. Liegt sie unter 45 Prozent, trocknen ihre Schleimhäute schnell aus und werden anfälliger für Entzündungen. In diesem Falle muss die Raumluft angefeuchtet werden. Stellen Sie einen Kessel Wasser auf die Heizung, auch das Aufhängen von nassen Handtüchern trägt zur Feuchtigkeit bei.
- Hören Sie auf zu rauchen!

- Atmen Sie hauptsächlich durch die Nase ein.
- Seien Sie beim Sprechen entspannt! Lassen Sie die Worte fließen. Versuchen Sie mit möglichst wenig Krafteinsatz zu sprechen.
- Stärken Sie Ihre Abwehrkräfte. Betreiben Sie viel Sport an der frischen Luft, und trinken Sie Eberrautentee (Seite 168).
- Schonen Sie Ihren Hals. Nehmen Sie hauptsächlich flüssige Nahrung zu sich, am besten mäßig kalte Fruchtsäfte (keine Zitrusfrüchte!) und stille Mineralwässer.

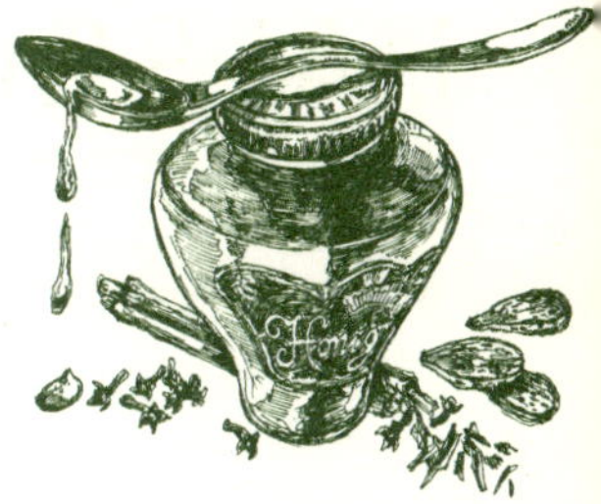

Honig ist Balsam für den schmerzenden Hals.

Hilfe gegen Halsschmerzen

Hat es Sie doch einmal erwischt, haben Sie die Wahl aus einer breiten Palette an schmerz- und entzündungshemmenden Mitteln aus Großmutters Schatztruhe.

Halsschmerzen sind aber ein Fall für den Arzt, wenn folgende Begleitsymptome auftreten:

- Atembeschwerden
- Der Hals reagiert empfindlich auf Berührung
- Ohrenschmerzen
- Fieber über 39,5 Grad Celsius
- Halsschmerzen und Heiserkeit über einen Zeitraum von mehr als zwei Wochen

Sie mögen keine Milch mit Honig? Honig allein kann auch Halsschmerzen lindern. Nehmen Sie mehrmals täglich einen Teelöffel davon in den Mund, und lassen Sie ihn langsam den Rachen hinuntergleiten. Gutes Zähneputzen ist dann allerdings auch angebracht!

Aus der Essigapotheke

Essig ist ein altes und bewährtes Hausmittel bei Halsschmerzen und Heiserkeit. Mischen Sie dunklen Essig, am besten eine dunkle, gerbstoffreiche Sorte wie Sherry- oder Rotweinessig, Wasser und Honig zu gleichen Teilen, nehmen Sie alle drei Stunden eine Teelöffel davon ein.

Am Abend, nach dem Zähneputzen, gurgeln Sie dann am besten noch mit einer Essig-Wasser-Mischung, wobei die Zutaten in gleichen Teilen zusammengerührt werden.

Cystussud

Cystussud ist ein bewährtes Hausmittel, das sogar bei Mandelentzündungen hilft. Den Cystussud mit seinen antibiotischen und schleimhautstabilisierenden Gerbsäuren gibt es fertig gemischt in der Apotheke. Nehmen Sie einen kräftigen Schluck davon in den Mund, und gurgeln und spülen Sie dann mindestens eine Minute lang damit. Danach nicht ausspucken, sondern den Sud herunterschlucken! Wiederholen Sie diese Anwendung fünfmal pro Tag.

Trinken Sie viel, auch wenn das Schlucken schmerzt. Verzichten Sie aber auf Säfte, deren Säuren die Schleimhäute reizen können, zum Beispiel Orangen- oder Zitronensaft. Besser sind Mineralwässer ohne Kohlensäure sowie Kräutertees.

Kühlende Halswickel

Kalte Halswickel hemmen die Entzündungsprozesse. So werden sie angelegt: Falten Sie ein Leinentuch (etwa 20 mal 60 Zentimeter) der Länge nach zusammen, und tauchen Sie es in kaltes Leitungswasser. Lassen Sie es abtropfen, dann wickeln Sie es locker um den Hals. Darüber legen Sie noch ein trockenes Handtuch, um Wasserflecken auf der Kleidung zu vermeiden.
Dauer der Anwendung: 20 Minuten. Wenn der Wickel warm geworden ist, müssen Sie ihn erneuern. Wiederholen Sie die Anwendung zweimal pro Tag.
Großmutters Tipp: Geben Sie ein wenig Essig ins Wasser, das stabilisiert die kühlende Wirkung!

Kräuterinhalationen

Inhalationen mit Kamille, Thymian und Oregano wirken entzündungshemmend und helfen gegen das Reizgefühl im Hals. Und so wird's gemacht:
Mischen Sie die getrockneten Teile der Pflanzen zu gleichen Teilen zusammen, und übergießen Sie zwei Esslöffel davon in einer Schüssel mit einem Liter heißem Wasser. Überdecken Sie Ihren Kopf und Nacken mit einem Handtuch, und atmen Sie die Dämpfe ein, wechselweise durch Mund und Nase. Wichtig: Das Atmen darf Ihnen nicht wehtun, gehen Sie nicht zu nahe an die Flüssigkeit heran!
Dauer der Anwendung: acht bis zehn Minuten. Inhalieren Sie zweimal pro Tag. Nach einer Inhalation dürfen Sie nicht direkt wieder ins Tagesgeschehen eingreifen. Gönnen Sie sich wenigstens zehn Minuten Ruhe, gehen Sie vor allem nicht nach draußen an die frische Luft. Die kalte Luft würde auf Ihre frisch durchbluteten Bronchien wie ein Schock wirken.

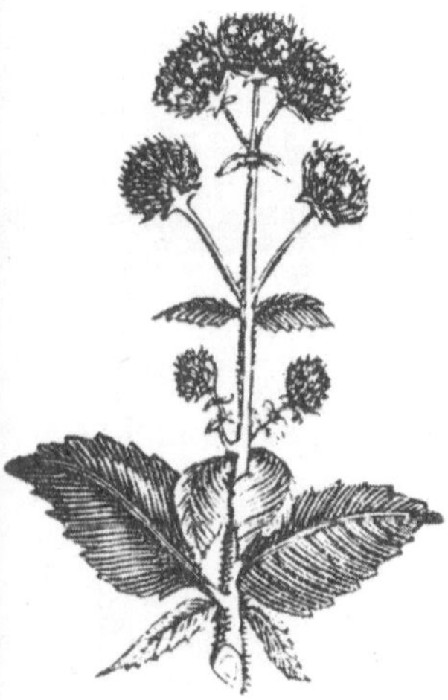

Oregano ist Bestandteil einer Kräutermischung für Inhalationen.

Homöopathische Mittel

- Belladonna D6 hilft bei Schluckschmerzen, wenn der Rachen hochrot und trocken ist und die Mandeln geschwollen sind. Dosierung: dreimal täglich zwei Kügelchen.
- Apis D6 hilft Ihnen, wenn Belladonna keinerlei Wirkung (also auch keine vorübergehende Verschlimmerung der Beschwerden) bei Ihnen erzielen konnte. Dosierung: dreimal täglich zwei Kügelchen.
- Phytolacca D6 ist Mittel der Wahl bei starken Halsschmerzen, tiefrotem Rachen und einem Schmerz, der zu den Ohren hinaufzieht und bei Druck auf den Hals nachlässt. Dosierung: zweimal täglich zwei Kügelchen.
- Lachesis D12 hilft, wenn Ihr Hals sehr berührungsempfindlich ist und Sie nach dem Schlucken einer warmen Flüssigkeit spüren, wie sich Ihnen die Kehle zuschnürt. Dosierung: zweimal täglich ein Kügelchen.
- Aconitum D6 hilft, wenn die Halsschmerzen durch trockene, kalte Luft oder Fahrtwinde ausgelöst wurden. Es hilft nur vorbeugend oder zum Beginn der Erkrankung, ist aber in diesem Stadium sehr zuverlässig. Dosierung: dreimal täglich zwei Kügelchen.

Schwarzer Johannisbeersaft ist reich an Vitamin C. Stärken Sie Ihre körperlichen Abwehrkräfte mit Johannisbeersaftschorle.

Akupressur

Akupressur ist bei der Behandlung von Halsentzündungen als sehr wirksam einzuschätzen, da die Schleimhäute sehr gut durch äußerliche Massagen an bestimmten Reizpunkten beeinflusst werden können.

Der zuständige Punkt ist die »Talsenke«. Er liegt auf der Rückseite Ihrer Hand. Am besten finden Sie ihn, wenn Sie (mit dem Zeigefinger der anderen Hand) vom linken Handgelenksrand in Richtung Daumenkuhle wandern. Etwa ein bis zwei Zentimeter vor der Kuhle endet der Handknochen, und Sie geraten dort in eine Vertiefung – das ist die Talsenke.

Drücken Sie diesen Punkt in kreisenden Bewegungen kräftig für fünf Minuten lang, danach wechseln Sie die Hand. Machen Sie diese Übung morgens und abends, bis die Schmerzen abgeklungen sind.

Meiden Sie Zitrussäfte, wenn Sie Halsschmerzen haben. Die Säure der Früchte reizt die entzündeten Schleimhäute im Rachen nur noch mehr.

HAUTAUSSCHLÄGE

Ursachen und Hintergründe

Gerade bei Hautausschlägen neigt man dazu, Heilverfahren miteinander zu kombinieren. Seien Sie jedoch vorsichtig dabei, denn Ihre Haut ist zu sensibel, als dass man sie mit einer »Armee« aus Heilmitteln traktieren sollte. Kombinieren Sie also nicht alle genannten Tees miteinander, es genügt einer. Und während der homöopathischen Behandlung sollten Sie sogar restlos auf andere Arzneien verzichten, es sind allenfalls Umschläge mit Cystus- oder Rotbuschtee erlaubt.

Neben klassischen Hauterkrankungen wie der Hautentzündung (Dermatitis; siehe Seite 36) können auch zahlreiche andere Faktoren zum Hautausschlag führen. Denn unsere Haut ist nun einmal ein Organ mit großflächigem Umweltkontakt, und der birgt natürlich zahlreiche Risiken wie etwa Parasiten, Sonnenstrahlen, Umweltgifte und Allergene.

Darüber hinaus ist gerade unsere Haut ein Spiegel der Seele, die überaus sensibel auf seelische Belastungen reagiert und sich dabei oft entzündet.

Hilfe bei Hautausschlägen

Die Auswahl der Mittel, die zur Behandlung der lästigen und schmerzhaften Ausschläge zur Verfügung stehen, ist riesig.

Aus der Essigapotheke

Essig verringert Brennen und Jucken auf der Haut. Bevorzugen Sie dabei dunkle Essigsorten mit hohem Gerbstoffanteil.

Die Anwendung: Essig und Wasser zu gleichen Teilen vermischen und mehrmals täglich auf den gereizten Hautpartien verteilen.

Länger anhaltend ist die Wirkung einer Essig-Mais-Paste. Dazu werden Maismehl und Essig zu einer klebrigen Masse verrührt, die auf den bestreffenden Hautstellen verteilt wird. 15 Minuten lang einwirken lassen, danach mit lauwarmem Wasser abspülen. Mindestens einmal pro Tag anwenden.

Rotbuschtee

Der südafrikanische Rotbusch- oder Rooibostee zählt in seiner Heimat zu den Standardhausmitteln bei juckenden Hauterkrankungen.

Die Anwendung: Einen gehäuften Teelöffel Rotbusch mit ei-

ner Tasse (150 Milliliter) kochendem Wasser übergießen, drei bis fünf Minuten lang ziehen lassen, danach abseihen. Trinken Sie davon drei Tassen pro Tag.
Man kann den Tee aber auch als Umschlag direkt auf die juckenden Hautpartien legen.

Oolong-Tee

Der chinesische Tee wurde an der Universitätshautklinik im japanischen Orsu an 118 Dermatitis-Patienten erfolgreich getestet. Seine Zubereitung: Einen gehäuften Teelöffel Oolong mit einer Tasse (150 Milliliter) heißem, nicht unbedingt kochendem Wasser übergießen, drei bis fünf Minuten lang ziehen lassen, danach abseihen. Trinken Sie davon drei Tassen pro Tag.
Vorsicht: Oolong enthält Koffein und wirkt daher ähnlich anregend wie grüner Tee!

Weitere hilfreiche Pflanzenprodukte

Für einige pflanzliche Mittel sind Heilwirkungen auf Neurodermitis dokumentiert. Wie etwa für die Salben der Ballonpflanze (Cardiospermum halicacabum), die auch mit herkömmlichen Mitteln wie etwa Kortison kombinierbar ist.
Positive Befunde existieren außerdem für Salben der Zaubernuss (Hamamelis virginiana) und Tinkturen aus Bittersüßstängel (Solanum dulcamara).
Cystussud (Cistus incanus) zeigte in einer medizinischen Studie ebenfalls, dass er Menschen mit entzündlichen Hauterkrankungen helfen kann. Seine Anwendung erfolgt äußerlich, indem man ein Leinentuch mit dem Sud (aus der Apotheke) tränkt und es mehrmals täglich auf die entzündeten Stellen legt.

Der schmackhafte und milde Rotbuschtee aus Südafrika enthält antiallergene Flavonoide. Ein weiterer Vorteil: Er enthält kein Koffein. Rotbuschtee kann man also auch ohne Probleme am Abend trinken.

Kleopatrabad

Eine sanfte Alternative im Kampf gegen das Jucken: Mischen Sie einen Esslöffel Olivenöl mit 250 Milliliter Milch, und geben Sie diese Mischung ins 30 bis 32 Grad Celsius warme Badewasser. Dauer des Bades: etwa zehn Minuten.

Der therapeutische Effekt wird noch verstärkt, wenn Sie anstatt des Olivenöls das (allerdings deutlich teurere) Nachtkerzenöl verwenden.

Ernährung

Wissenschaftler der Berliner Charité fanden heraus, dass bei Neurodermitis der Verzicht auf Farb-, Duft- und Konservierungsstoffe in der Nahrung sinnvoll sein kann. Die Forscher verabreichten 41 Patienten mit Neurodermitis eine sechswöchige Diät, in denen auf Süßwaren, Käse, Eier, Räucherfleisch, Dosengemüse, Marmelade und andere Nahrungsmittel verzichtet wurde, die große Mengen an Zusatzstoffen enthalten. Bei 63 Prozent der Testpersonen ließ sich dadurch eine deutliche Besserung der Symptome erzielen. Einen Versuch ist diese Diät in jedem Fall wert, denn der Verzicht auf die genannten Speisen bringt sicherlich keinen Schaden.

Bei pflanzlichen Hautcremes müssen Patienten mit Nesselsucht, Neurodermitis und Hautentzündungen darauf achten, dass sie keine kosmetischen Produkte anwenden, sondern nur medizinische, da diese weniger mit Duft- und Farbstoffen angereichert sind, die ein großes Allergiepotenzial besitzen. Ansonsten ist aber das Risiko, sich über pflanzliche Heilmittel eine Allergie »einzufangen«, eher gering.

Eine weitere Alternative im Kampf gegen das Jucken ist eine histaminarme Diät. Ihr Ziel besteht darin, den Anteil an Histaminen in der Nahrung zu verringern, da diese Stoffe bei Hautentzündungen und Nesselsucht eine Schlüsselrolle spielen, indem sie den so genannten Mastzellen unseres Immunsystems gewissermaßen die Munition zur Verfügung stellen, um Entzündungen auszulösen. Wer sich histaminarm ernähren will, muss Speisen wie Thunfisch, Rohwürste, Sekt, (Rot-)Wein, Bier und Emmentaler vom Speisezettel streichen. An einigen deutschen Kliniken wird bereits erfolgreich mit dieser Methode gearbeitet. Einer ihrer großen Vorteile liegt jedoch darin, dass der Patient sie risiko- und problemlos auch zu Hause durchführen kann.

Homöopathische Mittel und Pflanzenpräparate

Bewährte Mittel gegen juckende Hautausschläge sind:

- DERCUT spag. (Dosierung: dreimal täglich 20 Tropfen),
- Derma-Gastreu R23 (einmalig zehn Tropfen bei akuten Schüben) und
- Ekzemasorin N (bei akuten Schüben alle 60 Minuten fünf bis zehn Tropfen).

Hilfreich sind auch folgende Pflanzenpräparate:

- Präparate mit Bittersüß: Cefabene (Dosierung: vier- bis fünfmal täglich 30 Tropfen)
- Cremes und Salben mit Ballonrebe: Halicar Creme, Halicar Salbe (mehrmals täglich einreiben)
- Cremes und Salben mit Hamamelis: Hamamelis Salbe N-LAW, Hamasana, Hametum und Fiamelis (mehrmals täglich einreiben)

Weichspüler sind keineswegs, wie oft behauptet wird, ein Risiko für Dermatitis-Patienten! Sie profitieren sogar davon, wenn ihre Wäsche mit Weichspülern behandelt wird, weil sie die Textilfasern mit einem Gleitfilm bedecken, der die Haut vor Reibungswiderständen und damit auch vor entzündungsfördernden Reizen schützt.

Was Sie sonst noch beachten sollten

- Tragen Sie nur Kleidung, die nicht zu dicht anliegt.
- Neue Textilien vor dem Tragen waschen. Verwenden Sie generell nur unparfümierte Waschmittel.
- Körperpflege
  - Meiden Sie parfümhaltige Kosmetik und stark schäumende Reinigungsmittel ohne Rückfettungszusätze.
  - Nehmen Sie beim Baden nur medizinische Ölzusätze.
  - Beim Baden und Duschen nur mäßig heißes Wasser verwenden.
  - Beim Abtrocknen nur trockentupfen, nicht trockenrubbeln.
- Reduzieren Sie den Alkoholkonsum, denn Alkohol fördert die Hautdurchblutung.
- Halten Sie Ihre Fingernägel kurz, um der Haut beim Kratzen weniger zu schaden!
- Keine Alkohollösungen auf die Haut geben. Denn nach der ersten Linderung trocknen sie die Haut aus.
- Bevorzugen Sie beim Zubereiten Ihrer Speisen Hanf- und Leinöl. Deren ungesättigte Fettsäuren helfen, die Entzündungen der Haut zu lindern.

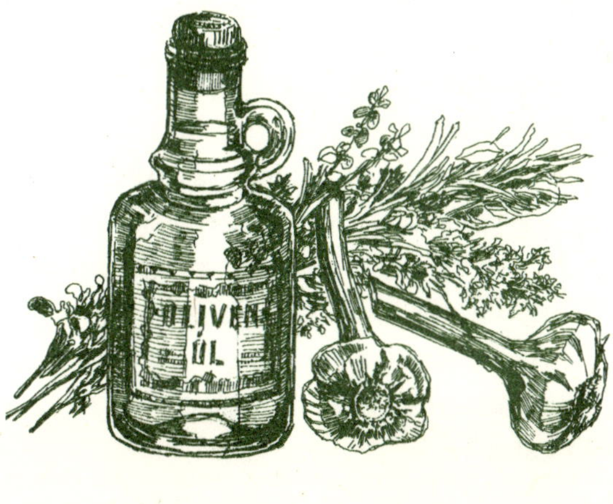

Öle mit einfach und mehrfach ungesättigten Fettsäuren tragen zur Linderung von Entzündungen bei.

HAUTQUADDELN

Wie sich Hautquaddeln bemerkbar machen

Hellrote, linsen- bis münzgroße Quaddeln können sich binnen weniger Minuten entwickeln und stark jucken. Mitunter sind sie bereits nach einer Stunde wieder verschwunden. Es gibt aber auch Fälle, in denen der Ausschlag bleibt.

Was die Quaddeln verursacht

Nesselausschlag ist keine Seltenheit. Jeder fünfte Bundesbürger hat irgendwann in seinem Leben die juckenden Quaddeln auf der Haut gehabt. Die meisten dieser akuten Hautreaktionen klingen wieder ab, bevor ärztlicher Rat geholt wird. In seltenen Fällen kann es zu lebensbedrohlichen Schockreaktionen kommen.

Hautquaddeln sind meistens ein typisches Zeichen der Nesselsucht (Urticaria). Näheres dazu finden Sie im Kapitel »Wie Sie Krankheiten erkennen« auf Seite 71.
Versuchen Sie herauszufinden, in welchem Zusammenhang Ihre Nesselsucht auftritt. Die Erfolgsaussichten der Suche sind allerdings bei chronischem Nesselausschlag (länger als sechs Wochen) nur gering.
Bei drei von vier Patienten mit chronischer Nesselsucht bleiben die Ursachen unbekannt.

Hilfe bei Nesselsucht

Zeigen sich die lästigen Quaddeln auf Ihrer Haut, gibt es eine ganze Reihe von Maßnahmen, die Sie zu Hause anwenden können und die Linderung versprechen.

Rotbuschtee

Rotbusch wirkt ausgleichend auf das Immunsystem, so dass es weniger reizempfindlich wird. Nicht zu unterschätzen ist auch die beruhigende Wirkung auf das vegetative Nervensystem, durch die das Jucken der Nesselsucht gelindert wird. Für Patienten mit chronischem Nesselausschlag empfehlen sich Trinkkuren mit Rotbuschtee, für die erste Hilfe bei akuten Hautreaktionen sind hingegen eher seine Umschläge mit Tee geeignet.

▶ Die Trinkkur
Trinken Sie täglich etwa 1,5 Liter Rotbuschtee, vor allem zu den Mahlzeiten. Am besten bereiten Sie sich schon am Morgen eine Thermoskanne vor, die dann über den Tag verteilt ausgetrunken wird. Außerdem sollten Sie den Rotbusch auch in Ihren übrigen Speiseplan einbauen, er eignet sich vorzüglich zu Back- und Fleischrezepten sowie zu Rezepten mit sauren Milchprodukten wie Jogurt, Dickmilch und Kefir.

▶ Umschläge mit kaltem Rotbuschtee
Sie lindern den Juckreiz und wirken entzündungshemmend. Kochen Sie etwa einen Liter Wasser kurz auf, übergießen Sie dann damit vier Esslöffel Rotbuschkraut. Fünf Minuten lang ziehen lassen, dann abseihen. 15 Minuten lang im geschlossenen Gefäß abkühlen, danach im Kühlschrank kalt stellen.
Die Anwendung: Tränken Sie ein Mull- oder Leinentuch mit dem Tee. Wringen Sie es gut aus, damit es nicht tropft. Dann legen Sie das Tuch auf die juckenden Stellen der Haut. Wenn der kühlende Effekt nachlässt, wird das Tuch erneut in den kalten Tee getaucht. Die Anwendung sollte etwa 15 Minuten lang dauern und immer bei akutem Nesselausschlag zum Einsatz kommen.

Im Unterschied zu Neurodermitikern geht das Kratzen der Nesselsuchtpatienten nicht in die Tiefe. Blutende Hautverletzungen sind daher bei ihnen eher selten anzutreffen.

Unterstützung für die Darmflora

Wissenschaftliche Studien ergaben, dass die Nesselsucht in engem Zusammenhang mit dem Zustand der Darmflora steht: Je größer die Anzahl der Schadbakterien und je kleiner die Anzahl der Nutzbakterien im Darm, desto größer scheint das Risiko einer chronischen Erkrankung zu sein. Demzufolge müsste es gelingen, den Krankheitsverlauf positiv zu beeinflussen, indem man die Position der Nutzbakterien im Darm stärkt.
Dazu eignen sich Jogurt und Kefir. Vor allem Kefir hat den Vorteil, dass man ihn ohne Aufwand selbst herstellen kann. (Der handelsübliche Fertigkefir hat hingegen kaum noch Wirkungen.) Trinken Sie täglich zwei bis drei Gläser davon, das erste Glas am besten direkt nach dem Aufstehen. Hinweise zur Herstellung von Kefir bekommen Sie auf Seite 120.

HAUTUNREINHEITEN UND PICKEL

So zeigen sich Mitesser und Pickel

Wollen Sie einen lästigen Pickel unbedingt ausdrücken, sollten Sie einige Hinweise beachten: Legen Sie ein feucht-heißes Tuch für etwa zehn Minuten auf die betroffene Hautstelle, um die Haut aufzuweichen. Dann reinigen Sie eine Nadel und die Haut um den Pickel mit Alkohol aus der Apotheke. Spannen Sie mit sauberen Fingern die betreffende Hautstelle etwas an, und stechen Sie mit der Nadel ganz vorsichtig in den Eiterkopf. Mit einem Papiertaschentuch können Sie dann den restlichen Eiter ganz vorsichtig ausdrücken. Nicht quetschen, das verschlimmert nur die Entzündung.

- Anfangs zeigen sich rötliche Stellen auf der Haut, die leicht verhärtet sind, am häufigsten im Gesicht und auf dem Rücken.
- Typisch für Akne ist der eitrige Mitesser mit schwarzem Punkt in der Mitte.
- Im fortgeschrittenen Stadium entstehen Entzündungen, die sich zu großen, eitergefüllten Pusteln auswachsen. Bei größeren Knoten in der Haut handelt es sich meistens um Furunkel (siehe Seite 314).

Was Mitesser und Pickel verursacht

Die Hauptursache von Hautunreinheiten und Pickeln sind Verhornungen der Talgdrüsengänge. Sie gehören auch zum typischen Verlauf der Akne, einer Hauterscheinung, die durch die Hormonschübe während der Pubertät in Gang gesetzt wird und die meist nach dem Abschluss derselben wieder verschwindet.

Hygienemaßnahmen und Hausmittel helfen, die Verstopfungen der Talgdrüsen und die Entzündungen in Grenzen zu halten.

Es gibt allerdings auch Erwachsene, die stark unter Akne leiden. Sie sollten sich ärztlichen Rat holen. (Weiteres zum Thema Akne siehe Seite 21.)

So wird die Haut wieder rein und gesund

- Salbeiöl

Das traditionsreiche Heilöl wirkt sanft antibiotisch. Mischen Sie fünf Teile Jojobaöl mit einem Teil Salbeiöl. Träufeln Sie etwas von dieser Mischung auf einen Wattebausch, mit dem Sie dann die entzündeten Stellen abtupfen. Wiederholen Sie diese Anwendung mehrmals täglich.

- Cystussud

Der Sud ist eine Alternative zum Salbeiöl. Die Polyphenole von Cystus wirken sanft antibiotisch, erhöhen außerdem aufgrund ihrer »gerbenden« Wirkung die Widerstandsfähigkeit der Haut gegenüber Infekten und Umweltreizen. Den fertig abgemischten Cystussud gibt es in Apotheken.

Tupfen Sie ihn mehrmals täglich auf die entzündeten Stellen. Am Abend kann man auch ein mit Cystussud getränktes Leinentuch auf das ganze Gesicht oder die befallenen Schulter- und Rückenpartien legen.

Viele Heilpraktiker empfehlen bei Akne eine Urintherapie. Betupfen Sie dazu die Pusteln mehrmals täglich mit ein paar Tropfen aus Ihrem Morgenurin. Wichtig: Die Tropfen dürfen danach nicht abgewaschen werden! Die Urintherapie zeigt mitunter beachtliche Erfolge – auch wenn diese wissenschaftlich nicht erklärt werden können.

- Homöopathische Mittel

■ Hepar sulfuris D12 empfiehlt sich vor allem während der Pubertät D12. Dosierung: zweimal fünf Kügelchen pro Tag.

■ Nux vomica D6 zeigt vor allem bei Männern gute Erfolge. Dosierung: dreimal fünf Kügelchen pro Tag.

■ Kalium bromatum LM18 hilft, wenn der Patient notorisch unruhig ist und zu großem Durst neigt. Dosierung: dreimal täglich fünf Kügelchen.

So beugen Sie vor

Erwachsene können dem Ausbruch einer Akne vorbeugen:

- Meiden Sie fetthaltiges Make-up.
- Waschen Sie Ihr Make-up jeden Abend gründlich ab.
- Achten Sie bei Ihrer Ernährung auf eine reichliche Versorgung mit dem Hautvitamin Biotin. Sie finden es vor allem in Walnüssen, Geflügel, Naturreis und Vollkornprodukten.
- Meiden Sie Sonnenbäder.

Die alte These, wonach UV-Strahlen die Akneheilung begünstigen, ist überholt. Denn die Bestrahlung wirkt zwar entzündungshemmend und sie mag durch ihren Bräunungseffekt das Erscheinungsbild der Haut verbessern, doch gleichzeitig regt sie auch die Talgproduktion an. Die Folge: Bei einem Drittel der Patienten nimmt die Zahl der Aknepusteln unter UV-Bestrahlung sogar zu.

HERZSCHMERZEN UND BRUSTENGE

Alarmsignale des Herzens

- Sie verspüren ein Engegefühl in Brust und Hals, dazu kommt ein pochender Schmerz, der bis in den linken Arm ausstrahlt, und Angstgefühle.
- Die Anzeichen ähneln denen eines Herzinfarkts, gleichzeitig aber auch vielen Krankheiten im Brust- und Schulterbereich, die eher harmlos sind.

Die Brustenge ist daher kein Grund zur Panik, sollte aber auf jeden Fall vom Arzt abgeklärt werden.

Mittlerweile gilt als sicher: Rotwein in kleinen Mengen (ein Glas pro Tag) wirkt positiv auf unser Herz-Kreislauf-System. Ansonsten gilt jedoch nach wie vor: Wer mehr als drei Flaschen Bier, eine Flasche Wein oder drei Gläser Schnaps pro Tag trinkt, riskiert neben einer ernsthaften Lebererkrankung auch seine Herzgesundheit.

Was die Beschwerden verursacht

Hauptursache von Beklemmungen und Schmerzen im Brustbereich ist eine Angina pectoris. Es handelt sich dabei um eine Sauerstoffnot des Herzmuskels (siehe auch Seite 22).

Was Sie gegen Herzbeschwerden tun können

Als Vorbote des Herzinfarkts muss Angina pectoris unbedingt behandelt werden. Sie können Ihren Teil dazu beitragen. Unter Umständen wird Ihnen Ihr Arzt zusätzlich blutverdünnende und herzstärkende Medikamente verschreiben.

Abhilfe verspricht jedoch nur eine grundsätzliche Umstellung der Lebens- und Ernährungsweise:

- Treiben Sie regelmäßig, mindestens zweimal pro Woche 30 Minuten lang Ausdauersport.
- Essen Sie weniger Fleisch, Wurst und Süßwaren, dafür mehr Fisch, Gemüse und Obst.
- Schlucken Sie keine Abführmittel. Denn diese rauben Ihnen den Gefäßschutz Vitamin E.

- Einen längerfristigen Schutz vor Ablagerungen in den Blutgefäßen verspricht Knoblauch. Wer täglich mindestens eine Zehe verzehrt, schützt seine Blutgefäße bereits wirksam vor Arteriosklerose.
- Meiden Sie Stress.
- Hören Sie mit dem Rauchen auf.

Wärme bei Brustenge

Ein 15-minütiges heißes Fußbad mit anschließender kühler Abwaschung hilft bei akuter Brustenge. Auch heiße Armumschläge haben sich bewährt. Heiße trockene Tücher oder Heizkissen auf der Herzgegend können ebenfalls die Beschwerden lindern, da ihre Wärme die verkrampften Blutgefäße wieder erweitert.

Gegen Herz-Kreislauf-Erkrankungen hilft nur die Änderung des Lebensstils: Mehr Bewegung, nicht mehr rauchen, weniger Fleisch, weniger Alkohol, mehr Fisch, Obst und Gemüse, weniger Stress.

Kneipp'sche Anwendungen

Wasseranwendungen eignen sich zum Training der Blutgefäße und damit zur Vorbeugung gegen Herzerkrankungen.
Ein ansteigendes Armbad beispielsweise können Sie in jedem Waschbecken machen. Füllen Sie das Becken mit 32 bis 34 Grad Celsius warmem Wasser, und legen Sie die Unterarme hinein.
Lassen Sie dann langsam heißes Wasser zulaufen. Ihr Ziel sollte sein, die Temperatur im Becken innerhalb von 15 Minuten allmählich auf 40 Grad Celsius zu steigern.

Ein Klassiker: Pestwurz

Pharmakologische Untersuchungen konnten zeigen, dass Pestwurz krampflösende Eigenschaften besitzt, vor allem bei schmerzhaften Menstruationskrämpfen und Brustschmerzen als Folge von Angina pectoris.
Aufgrund seiner giftigen Alkaloide sollte Pestwurz nicht als Teeaufguss verarbeitet werden. Besser sind Präparate, bei denen das Gift durch flüssiges Kohlendioxid herausgespült wurde. Sie bekommen sie als Kapseln in der Apotheke. Richten Sie sich in der Dosierung bitte genau nach der Packungsbeilage.

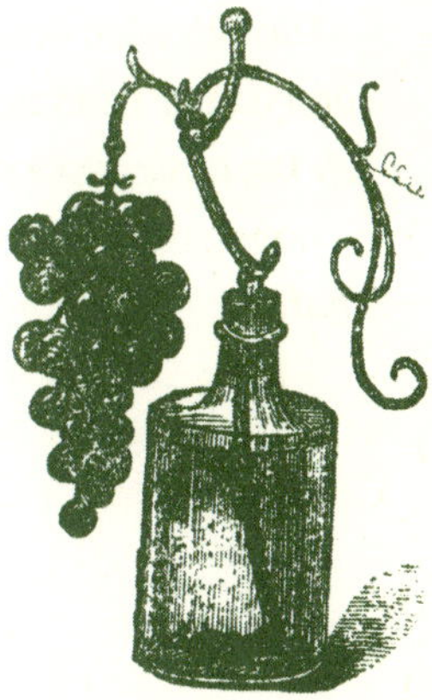

Vergorener Traubensaft ist in Maßen genossen ein guter Herzschutz.

HÜHNERAUGEN

Hühneraugen erkennen

Das typische Hühnerauge finden wir am Fuß. Es ist eine Schwiele mit einem harten Hornkegel in der Mitte und befindet sich meist über einem Zehengelenk.

Wie Hühneraugen entstehen

Bei Hühneraugen handelt es sich um eine Verdickung der Hornhaut infolge einer starken Druckbelastung, meistens dort, wo das Schuhwerk drückt und die Zehen so eingeengt werden, dass sie ständig gegeneinander reiben.

Hilfe bei Hühneraugen

Regelmäßige Fußpflege beugt vor. Wenn Sie Ihre Füße regelmäßig pflegen und eincremen, hat es die Haut schwerer, die lästigen Hornhautschwielen auszubilden.

Gut sitzende, nicht zu enge Schuhe sind natürlich das Beste, um Hühneraugen gar nicht erst entstehen zu lassen. Ist es dennoch einmal soweit gekommen, können gute alte Hausmittel die verhornten Hautstellen zum Verschwinden bringen.

Ringelblumensalbe

Die Ringelblume (Calendula) macht die verhärteten Hautstellen weich und geschmeidig und ist damit bei Hühneraugen ein Mittel der ersten Wahl.
Sehr bewährt haben sich bei den lästigen Hornhautschwielen homöopathische Calendulasalben aus der Apotheke. Sie sollten mehrmals täglich aufgetragen werden.

Bockshornkleeauflagen

Das alte indische Gewürz enthält hauterweichende Substanzen. Es wirkt darüber hinaus sanft antibiotisch.
Kochen Sie etwa 100 Gramm der pulverisierten Samen mit etwa der gleichen Menge Wasser auf, bis sich ein zäher Brei bildet. Der Brei wird dann auf einem Tuch verstrichen und auf

die erkrankte Stelle gelegt. Dosierung: zwei Umschläge pro Tag.

Zwiebelscheiben

Eines der bewährtesten Mittel aus Großmutters Zeiten sind Zwiebelscheiben. Binden Sie eine frisch abgeschnittene Zwiebelscheibe auf das Hühnerauge, am besten mit einem Mullverband. Lassen Sie die Scheibe mindestens für 15 Minuten auf der erkrankten Stelle. Bis dahin sollte sich der Kern des Hühnerauges gelöst haben.
Es kann allerdings sein, dass dies bei der ersten Anwendung noch nicht klappt. Doch spätestens bei der zweiten wird es so weit sein. Danach gönnen Sie sich für zehn Minuten ein warmes Fußbad und cremen anschließend den Fuß gut ein.

Hühneraugen sind nichts für den Eingriff des Hobbychirurgen. Widerstehen Sie der Versuchung, mit Rasierklingen, Messern oder gar spitzen Fingernägeln an das Problem heranzugehen. Dabei könnte es zu ernsten Infektionen kommen.

Was Sie sonst noch tun können

- Schmerzhafte Hühneraugen müssen entlastet werden. Legen Sie ein Mullstück auf die betroffene Stelle, und bedecken Sie es mit einem Stück Baumwolle. Nachts oder beim Duschen oder Baden sollten Sie allerdings die Polsterung entfernen, um die Haut atmen zu lassen.
- Sollten Sie immer wieder unter Hühneraugen leiden, obwohl das Schuhwerk gewissenhaft ausgewählt wurde, kann es sein, dass Ihre Mittelfußwölbung zu schwach ausgeprägt ist. Gehen Sie dann zum Orthopäden; möglicherweise helfen Ihnen orthopädische Schuhe.

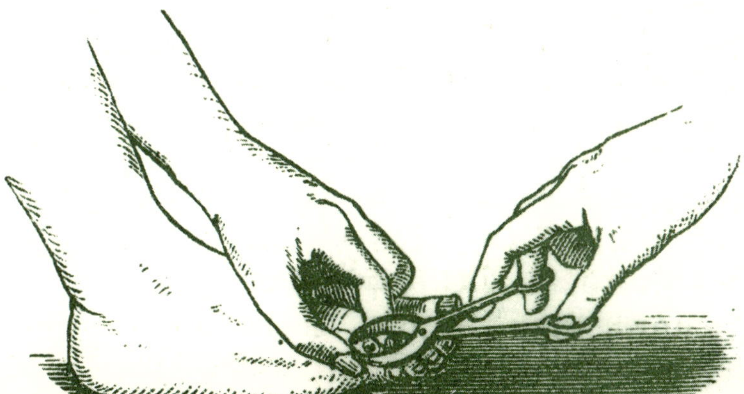

Zu Großmutter Zeiten griff man zuweilen zu gefährlichen Mitteln, um die lästigen Hühneraugen loszuwerden.

HUSTEN

Wie sich Husten äußert

- Reizhusten löst ein Kribbeln im Hals aus und ist typisch für Empfindlichkeit gegenüber Kaltluft; er kündigt oft eine nahende Erkältung an.
- Andauerndes Hüsteln oder Räuspern ist in der Regel psychosomatisch bedingt.
- Tief sitzender Husten mit Schleimauswurf zeigt eine ernsthafte Erkrankung der oberen Luftwege an.
- Kratzender und krampfartiger Husten kann bei asthmatischen Erkrankungen und Keuchhusten auftreten.
- Kommt es bei starkem Husten zu Brustschmerzen beim Atmen, Müdigkeit, Erschöpfung und hohem Fieber, besteht der Verdacht einer Lungenentzündung. Hier muss sofort ein Arzt geholt werden!

Was Husten verursacht

Eine akute Bronchitis sollte nicht länger als zwei bis drei Wochen anhalten. Wenn man sich nicht richtig um sie kümmert, kann sie chronisch werden – in diesem Fall sinken die Heilungsaussichten rapide!

Der Hustenreflex wird durch zahlreiche Sinneszellen in der Bronchialschleimhaut und den Atemwegen ausgelöst. Bei Reizung dieser Zellen (zum Beispiel durch Gase, Kälte, Fremdkörper) werden Signale ans Gehirn weitergeleitet, von wo aus schließlich gezielte Befehle an die Muskeln des Oberkörpers (vor allem die Rücken- und Bauchmuskeln) gesendet werden. Der Hustenreflex genießt in der Bewertungsskala des Gehirns absolute Priorität. Was konkret heißt: Haben wir erst einmal mit dem Husten angefangen, können wir so schnell nicht mehr aufhören. Aus diesem Grund endet so mancher Hustenanfall mit bedrohlicher Atemnot.

Husten kann ausgelöst werden durch:

- Allergische Atemwegserkrankungen
- Asthma
- Bronchitis
- Erkältungskrankheiten (grippale Infekte)

- Keuchhusten
- Lungenemphysem (Lungenüberblähung)
- Verlegenheit und Scham (Hüsteln)
- Reizstoffe in der Atemluft (z. B. Zigarettenqualm)

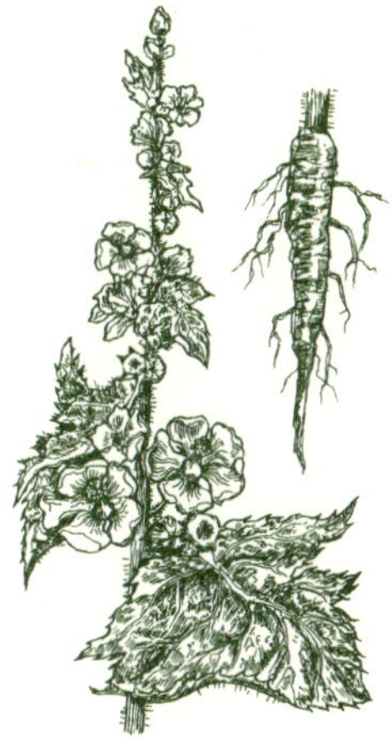

Eibisch wirkt bei Reizhusten Wunder.

Mit Heilkräutern gegen Husten

- Eibischwasser

Ein Klassiker bei Reizhusten, der als Folge von Zigarettenqualm oder kalter Luft entstanden ist. Man bereitet ihn kalt zu, damit der wärmeempfindliche Schleim der Eibischwurzeln nicht verloren geht:
Zwei Teelöffel der Wurzeln mit 500 Milliliter kaltem Wasser übergießen. Lassen Sie das Ganze zugedeckt mindestens zwei Stunden lang ziehen. Trinken Sie von dem zähflüssigen Getränk drei bis vier Tassen pro Tag.

- Tee aus Thymian und Johanniskraut

Diese Mischung hilft bei nervös bedingtem Reizhusten und Hüsteln. Mischen Sie beide Pflanzen zu gleichen Teilen. Dann übergießen Sie drei Teelöffel der Mischung mit einer Tasse (200 Milliliter) kochendem Wasser. Zehn Minuten lang zugedeckt ziehen lassen, dann abseihen. Trinken Sie davon zwei bis drei Tassen pro Tag, am besten nach den Mahlzeiten.

- Fenchelinhalationen

Diese Inhalationen helfen bei Raucherhusten. Vier Esslöffel Fenchelsamen einige Minuten lang in drei bis vier Litern kochendem Wasser ziehen lassen. Dann das Gesicht über den Dampf halten und Kopf, Oberkörper und Schüssel mit einem Handtuch bedecken. Atmen Sie langsam und tief, wechselweise durch Mund und Nase. Dauer der Anwendung: acht bis fünfzehn Minuten.

Laut einer amerikanischen Untersuchung leiden milchtrinkende Raucher erheblich seltener an Bronchitis als Raucher, die keine Milch trinken. Wahrscheinlich schützen die Milchinhaltsstoffe unser Immunsystem vor den Attacken der beim Rauchen entstehenden freien Radikale.

- Kräuterfußbäder

Ansteigende Fußbäder mit Thymian und Ackerschachtelhalm helfen bei beginnenden Infekten der oberen Atemwege. Kochen Sie zunächst jeweils einen Liter Thymian- und Schachtelhalmtee, indem Sie jeweils acht Teelöffel der beiden Kräuter mit einem Liter kochendem Wasser übergießen, zehn Minuten lang zugedeckt ziehen lassen und danach ab-

seihen. Diese beiden Tees schütten Sie dann in eine hohe Fußbadewanne und ergänzen sie mit kaltem Wasser, bis eine Temperatur von etwa 33 Grad Celsius erreicht ist. Stellen Sie dann Ihre Füße in die Wanne. Jetzt gießen Sie langsam aus einer Kanne oder einem Kessel heißes Wasser hinzu, damit die Temperatur langsam auf 42 Grad Celsius ansteigt.
Danach Füße abtrocknen und warme Strümpfe anziehen. Vergessen Sie nicht, sich nach dem Fußbad etwas Ruhe zu gönnen!

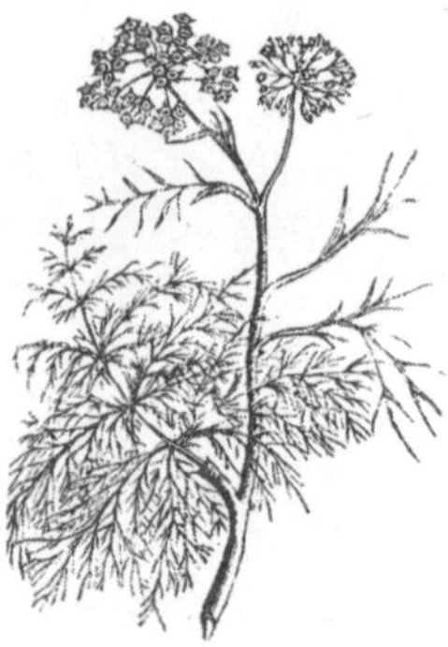

Fenchelinhalationen sind ein wirksames Hausmittel gegen Raucherhusten.

Hilfe aus Großmutters Küche

- Rettichsaft mit Honig

Ein altes und chancenreiches Rezept aus Großmutters Zeiten, das bei Bronchitis und Keuchhusten hilft. Höhlen Sie einen Rettich aus, und füllen Sie ihn mit Honig. Nach drei bis fünf Stunden Ziehzeit wird er senkrecht in eine Schüssel gestellt, jetzt kann der fertige Hustensaft aus Honig und Rettichwasser herausfließen und gesammelt werden. Nehmen Sie von dem Saft zweimal pro Tag zwei Esslöffel voll nach den Mahlzeiten!

Olivenöl kann ebenfalls wirksam gegen Reizhusten eingesetzt werden. Mischen Sie sechs Esslöffel Öl mit der gleichen Menge frisch gepresstem Zitronensaft, und nehmen Sie von der Mischung stündlich einen Teelöffel voll ein, bis sich der Hustenreiz gelöst hat.

- Quittensuppe mit Honig

Die Kerne und das Fleisch der Quitte enthalten überdurchschnittlich viel Pflanzenschleim, der sich wie ein Schutzfilm über unsere oberen Atemwege legt. Darüber hinaus enthält die Frucht große Mengen an Vitamin C, Zink und Jod. Die Quitte ist für die Küche in besonderem Maße geeignet, denn durch ihren hohen Gehalt an Pektinen braucht man kaum Gelierstoffe, um sie einzukochen. Für das Einkochen sollte übrigens ein Dampfsieb und nur wenig Wasser verwendet werden.
Großmutters Quittenrezept gegen Bronchitis: Etwa 150 Gramm Quitten schälen und in kleine Würfel schneiden. Dann kocht man sie in 250 Milliliter Wasser weich und streicht sie durch einen Sieb. Abgeschmeckt wird mit etwas Zitronenschale und reichlich Honig. Zum Schluss wird die Suppe über ein paar Zwiebackstückchen in einen Teller gegossen.

Homöopathische Mittel

- Drosera Pentarkan hilft bei krampfartigem Husten ohne Schleimauswurf. Dosierung: viermal täglich zehn Tropfen, bei starkem Husten stündlich.
- Hepar sulfuris D12 beseitigt Reizhusten bei kaltem Wetter. Dosierung: dreimal täglich ein bis drei Kügelchen.
- Pulsatilla D6 bei trockenem Husten nachts und lockerem Husten mit reichlich Schleim am Morgen (typisch für Raucherhusten). Dosierung: dreimal täglich fünf Kügelchen, 30 Minuten vor den Mahlzeiten.

Mit Schadstoffen belastete Luft ist ein Problem. Meiden Sie verrauchte und schlecht gelüftete Räume. Hängen Sie feuchte Tücher im Zimmer auf, um die Atemluft anzufeuchten. Oder stellen Sie Schalen mit heißem Wasser auf, dem Sie einige Tropfen Eukalyptusöl zugefügt haben.

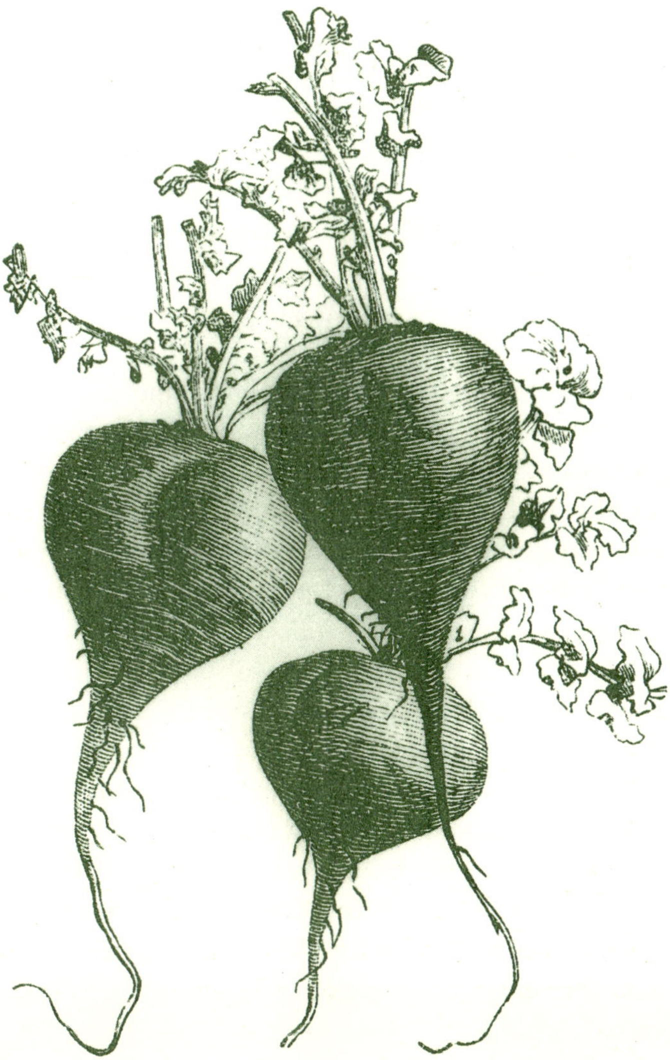

Aus Rettichsaft und Honig können Sie Ihren Hustensaft selbst herstellen.

INSEKTENSTICHE

Wie Sie Insektenstiche erkennen

Mückenstiche sind meist nur lästig, Bienenstiche für manche Menschen wegen des allergischen Schocks lebensgefährlich.

- Mückenstiche jucken häufig, die Haut ist leicht gerötet.
- Bei Stichen von größeren Insekten schmerzt die Einstichstelle, Stachel oder Einstichpunkt sind meist noch zu erkennen.

Was beim Insektenstich geschieht

Die meisten Insekten mögen keinen Essig, denn die darin enthaltenen Essigsäuren signalisieren Gefahr. Wer also plant, auf einer Spätsommerparty im Freien mitzumachen, sollte vorher Essig und Wasser zu gleichen Teilen mischen und sich mit dieser Mixtur gründlich einreiben. Er hat dann gute Chancen, von Mückenstichen verschont zu bleiben.

Insekten geben beim Stich in die Haut Gifte ab, die je nach Insektenart zu unterschiedlich schweren Abwehr- und Entzündungsreaktionen führen.

Schnelle Hilfe

- Kühlen

Das ist die wichtigste Erste-Hilfe-Maßnahme. Legen Sie ein mit kaltem Wasser getränktes Tuch auf die betroffene Stelle, um die Schwellung einzudämmen.

- Aus der Essigapotheke

Geben Sie unmittelbar nach dem Stich unverdünnten Essig auf die schmerzende Stelle. Dadurch wird verhindert, dass die Einstichstelle stark anschwillt. Wiederholen Sie das mehrere Male.

- Petersilienblätter

Ein uraltes Hausmittel bei Insektenstichen: Reiben Sie die betroffene Stelle mit frischen Petersilienblättern ab. Dabei nicht zu kräftig auf die Haut drücken!

- Großmutters Zwiebeltrick

Oft hilft es, wenn man sanft mit der Schnittfläche einer Zwiebel über die Einstichstelle reibt. Die ätherischen Öle der Knolle entfalten einen angenehm kühlenden Effekt, ihre Schwefelverbindungen wirken entzündungshemmend.

JETLAG

So äußert sich ein Jetlag

Müdigkeit, Lethargie, Schlaflosigkeit, Konzentrationsschwäche und Reizbarkeit sind Begleiterscheinungen der Zeitverschiebung nach langen Flügen (Jetlag). Mitunter kommt es auch zu Verdauungsstörungen und Appetitlosigkeit.

Kaffee hilft bei der Jetlag-Müdigkeit nur für eine begrenzte Zeit. In der Regel fühlen Sie sich weiterhin matt und ausgelaugt, und das Koffein macht Sie zu allem Überfluss auch noch nervös.

So kommt es zum Jetlag

Unser Körper ist auf einen bestimmten Tageslichtrhythmus geeicht. Wenn man nun beispielsweise per Flugzeug mehrere Zeitzonen überspringt, wird er gezwungen, Tagesleistungen zu zeigen, obwohl er auf Nachtruhe eingestellt ist, und zu schlafen, obwohl er auf Tagesaktivität eingestellt ist. Seine Organe – vor allem Gehirn, Magen und Darm – nehmen diesen Zwang übel und reagieren mit den oben genannten Jetlag-Symptomen.

Aromatherapie

Aromatherapie vermag die Zeitumstellung zu erleichtern. Folgende Duftöle wirken entspannend: Geranium, Lavendel, Majoran, Melisse, Neroli, Orange, Sandelholz, Weihrauch. Geben Sie die Öle einzeln oder in einer Mischung, die Ihnen gefällt, in ein Duftschälchen oder eine Duftlampe, am besten schon eine Stunde vor dem Schlafengehen.

Rosmarin, Basilikum, Lorbeer und Pfefferminze erhalten hingegen Ihre Konzentration und sollten daher dort in ein Schälchen geträufelt werden, wo Sie arbeiten wollen.

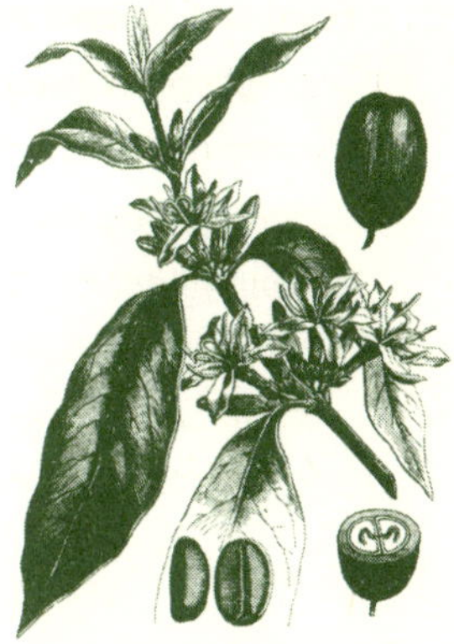

Mit koffeinhaltigen Getränken können Sie Jetlagsymptome noch verschlimmern.

Homöopathische Mittel

- Avena sativa D6 hilft bei Einschlafschwierigkeiten, Reizbarkeit, Schlaffheit und Appetitmangel. Dosierung: dreimal täglich fünf bis zehn Tropfen. Beginnen Sie mit der Einnahme am besten schon kurz vor dem Abflug.

KATERKOPFSCHMERZEN

So macht sich der »Kater« bemerkbar

Kopfschmerzen, Übelkeit, Licht- und Geräuschempfindlichkeit quälen uns nach dem Erwachen. In schlimmeren Fällen kommt es zu Erbrechen und Schwindelanfällen.
Beim Kater sind die Funktionen des Gehirns deutlich eingeschränkt. Diese Einschränkungen können bis zu 48 Stunden dauern und auch dann noch vorliegen, wenn im Blut gar kein Alkohol mehr nachweisbar ist.

Wie es zum Katerkopfschmerz kommt

Die alten Sätze »Wein auf Bier rat' ich dir« und »Bier auf Wein, das lass sein« sind wissenschaftlich nicht zu halten. Wenn Sie verschiedene Alkoholika durcheinander trinken, werden Sie wahrscheinlich am nächsten Morgen leiden müssen – unabhängig von der Reihenfolge.

In unserem Kulturkreis ist ein Fest oder eine Feier häufig von Alkoholexzessen, Zigarettenqualm, Lärm, sozialem Stress und Schlafmangel gekennzeichnet – allesamt Faktoren, die bereits einzeln zu Kopfschmerzen führen können. Alkohol spielt dennoch die entscheidende Rolle, da er die Membranen in den Zellen destabilisiert und negativ in die Schmerzregulierung eingreift. Darüber hinaus beeinträchtigt er den Schlaf, was das Schmerzempfinden deutlich ansteigen lässt.

So wird es schnell besser

- Viel Mineralwasser

Alkohol in größeren Mengen bringt unseren Wasser- und Mineralienhaushalt durcheinander. Trinken Sie daher so viel Mineralwasser wie möglich, am besten beginnen Sie mit Ihrer Wasserkur schon am Abend während der Party. Bewährt haben sich zwei Gläser Wasser pro Glas Wein.

- Ingwerwurzel und Koriandersamen

Überbrühen Sie einen Teelöffel Ingwerpulver und einen Teelöffel gemahlene Koriandersamen mit einer Tasse (200 Milliliter) kochendem Wasser. Zugedeckt zehn Minuten lang ziehen lassen, dann abseihen. Trinken Sie zwei Tassen davon in kleinen Schlucken.

KEUCHHUSTEN

Wie sich Keuchhusten äußert

Der Keuchhusten gehört zu den klassischen Kinderkrankheiten und ist ansteckend. Er durchläuft drei Phasen:

- Der Rachenraum ist entzündet, die Temperatur leicht erhöht, dazu kommt ein leichter Husten, der allmählich in einen Krampfhusten übergeht. Dauer: ein bis zwei Wochen.
- Es folgen heftige Hustenanfälle, besonders in der Nacht. Ihnen folgt ein krampfhaftes, von Pfeifgeräuschen begleitetes Einatmen. Das Kind leidet unter Atemnot; es läuft manchmal blau an. Am Ende kommt es zu heftigem Schleimauswurf, oft mit Erbrechen. Dauer: drei bis sechs Wochen.
- Der Husten lässt nach, der Atem ist jedoch immer noch von Geräuschen und Keuchen begleitet. Dauer: zwei bis vier Wochen

Die Ständige Impfkommission empfiehlt, 11- bis 18-Jährige mit einer Auffrischungsimpfung gegen Keuchhusten zu versorgen. Nicht nur, um die Jugendlichen selbst vor der Erkrankung zu schützen, sondern auch, um das Einschleppen in Familien zu verhindern, deren Säuglinge nicht geimpft sind: Bei Babys kann der Keuchhusten zu lebensbedrohlicher Atemnot und Lungenentzündung führen. Erwachsenen wird hingegen nicht prinzipiell zur Auffrischimpfung geraten, es sei denn, dass sie häufiger Kontakt mit Kleinkindern hätten.

Ursachen und Hintergründe

Auslöser des Keuchhustens ist ein Erreger namens Bordetella pertussis. Die Impfungen der letzten Jahre haben dafür gesorgt, dass er als Kinderkrankheit stark zurückgegangen ist. Dafür werden immer mehr Erwachsene und Jugendliche befallen. Jüngere Studien belegen, dass bei etwa jedem fünften Erwachsenen, der länger als zwei Wochen unter Husten leidet, der Pertussis-Erreger nachweisbar ist.

Tee trinken

Eine japanische Studie zeigt, dass Keuchhustenerreger durch grünen und schwarzen Tee abgetötet werden. Versuchen Sie, Ihr Kind vom Tee zu überzeugen. Sie können ihn beispielsweise mit etwas Honig süßen.

Als Alternative kommen geschmacksneutrale Tee-Extrakte aus der Apotheke in Frage. Die Dosierung richtet sich nach der Packungsbeilage.

KNIEGELENKSCHWELLUNG

Wie sich die Schwellung zeigt

- Je nach Verletzung tritt ein mehr oder weniger heftiger Schmerz im Gelenkinneren auf.
- Die Schwellung ist von einem ansteigenden Druckgefühl im Gelenk begleitet.
- In manchen Fällen kommt es zu einer Instabilität des Kniegelenks. Das deutet auf einen Bänderriss hin, der unbedingt sofort ärztlich behandelt werden muss.

Ist das Kniegelenk nach dem Unfall instabil, müssen Sie nach der Kühlung auf der Stelle zum Arzt. Die Instabilität deutet auf einen Bänderriss hin, dessen Chancen auf schnelle Heilung umso besser sind, je eher Sie sich in ärztliche Behandlung begeben.

So kommt es zur Gelenkschwellung

Bei Drehstürzen kommt es oft zu Bänderverletzungen am Kniegelenk (siehe dazu auch Seite 29).

ERSTE HILFE

Unmittelbar nach Verletzungseintritt muss ausgiebig gekühlt werden. Zuerst wird das verletzte Bein leicht gebeugt und etwas erhöht gelagert, so dass das Blut sich nicht in der Verletzung staut. Dann wird sofort gekühlt. Am besten mit einem oder mehreren Schwämmen, die mit eiskaltem Wasser (am besten einer Mischung aus Leitungswasser und zerstoßenen Eiswürfeln) getränkt wurden. Geben Sie außerdem noch etwas Salz ins Wasser, um die Temperatur weiter zu senken. Fixieren Sie die Schwämme mit einer Binde am Gelenk. Wenn sich die Kompresse erwärmt, muss kaltes Wasser nachgegossen werden. Dauer der Kühlung: 20 Minuten. Danach zehn Minuten Pause, anschließend nochmals kühlen. Die Kühlung kann je nach Schwere der Verletzung bis zu drei (!) Stunden fortgesetzt werden.

Trigonella-Auflagen

Falls von ärztlicher Seite der Verdacht auf Bänderriss oder eine andere schwere Knieverletzung entkräftet wurde, kann man mit Bockshornkleeauflagen (Trigonella-Sogauflagen, Seite 159) gegen die Schwellung im Kniegelenk vorgehen.

Mischen Sie dazu das Pulver mit warmem Wasser zu einer teigigen Paste, die dann auf ein Leinentuch gestrichen wird. Anschließend die Auflage mit der Trigonella-Seite zur Haut um das Gelenk wickeln und mit einer Binde fixieren.
Dauer der Anwendung: mindestens eine halbe Stunde zweimal pro Tag.

Homöopathisches Mittel

Ergänzend zu den Bockshornkleeauflagen werden Traumeel-Tropfen eingenommen. Dosierung: stündlich zehn Tropfen.

Immer wieder ist zu beobachten, dass die Sportkollegen einem am Knie verletzten Sportler helfen, sein Bein gegen einen Widerstand zu strecken oder zu beugen. Dabei kann jedoch der Schaden nur größer werden! Besser: Das verletzte Knie leicht gebeugt in schmerzarmer Stellung hoch lagern (also ein paar Zentimeter über dem Körpermittelpunkt). Und dann schnell kühlen, notfalls mit einem mit Mineralwasser getränkten Hemd.

Wichtige Nachbehandlung

Verletzungen an den Kniebändern erfordern nach der Therapie ein sorgfältiges Aufbautraining der Beinmuskulatur. Nicht nur, weil die zwangsweise Ruhigstellung des verletzten Beins eine Schwächung der Muskeln zur Folge hatte, sondern auch deshalb, weil die Muskeln einen Teil der Haltearbeit für geschwächte oder sogar gerissene Bänder übernehmen können.
Toni Schumacher, der Ex-Torhüter der Fußballnationalmannschaft, konnte trotz Bänderrissen im Kniegelenk noch in der Bundesliga spielen, weil seine Muskeln das Gelenk stabilisierten.
Das entsprechende Training sollte von einem Physiotherapeuten oder Krankengymnasten geleitet werden.

So beugen Sie vor

Selbstverständlich ereignen sich Drehstürze auch im Alltag. Dennoch: Der überwiegende Teil der Verletzungen geschieht beim Sport.

- Brechen Sie das Training oder den Wettkampf ab, wenn Sie merken, dass Sie müde und Ihre Bewegungen unsicher werden.
- Achten Sie auf das richtige Schuhwerk. Die falschen Stollen unter dem Fußballschuh haben schon so manchen Fußballer bei der Drehung seines Kniegelenks die Gesundheit gekostet.

KNOCHENHAUTENTZÜNDUNG AM SCHIENBEIN

Eine Knochenhautentzündung erkennen

Knochenhautentzündungen sind außerordentlich hartnäckig und haben schon so manche Sportlerkarriere zur Tortur gemacht. Die Therapiechancen sind umso größer, je früher mit der Behandlung begonnen wird.

- Es treten vor allem bei körperlicher Belastung Schmerzen an der Innenseite des Schienbeins auf.
- Wenn man mit dem Finger über die Innenseite des Schienbeins streicht, bemerkt man Unebenheiten und verspürt einen Druckschmerz.

Wie eine Knochenhautentzündung entsteht

Knochenhautentzündungen treffen vor allem Sportler, die häufig den Bodenbelag wechseln, beispielsweise also Tennisspieler, die im Winter auf Kunststoffbelägen und im Sommer auf Asche spielen. Auch falsches Schuhwerk (z. B. Laufschuhe mit zu langen Spikes, Fußballschuhe mit zu langen Stollen) kann Knochenhautentzündungen provozieren.

Kühlen hilft

Fertigen Sie einen Verband aus Eis und Heilöl. Nehmen Sie dazu einen Eimer mit kaltem Wasser, in das Sie reichlich zerstoßene Eiswürfel und zehn bis fünfzehn Tropfen der Arnikalösung Hyzum (Apotheke) hinzugeben. Tränken Sie mit dieser Mischung so viele Schwämme, wie Sie brauchen, um Ihr Schienbein komplett abzudecken. Dann die Schwämme auf

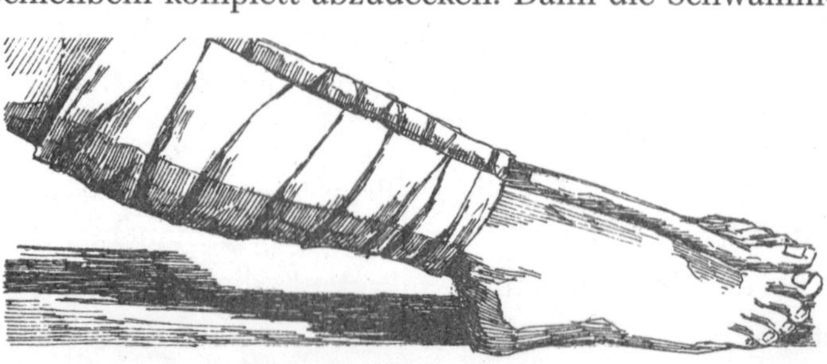

Kalte Kompressen auf dem Schienbein lindern die Entzündung.

den Unterschenkel legen und mit einer Idealbinde fixieren. Sobald sich die Kompresse erwärmt, gießen Sie sofort kaltes Wasser nach. Dauer der Anwendung: 20 Minuten.
Dann folgte eine Pause von zehn bis fünfzehn Minuten, danach die Kühlung noch einmal wiederholen. Das machen Sie am besten jeden Morgen und jeden Abend fünf bis sieben Tage lang.

Wenn Sie sich unsicher über die Art Ihrer Verletzung oder Erkrankung sind, gehen Sie bitte auf jeden Fall zum Arzt. Keine Selbstbehandlungsversuche »ins Blaue hinein«! Sie können damit Ihrer Gesundheit erheblichen Schaden zufügen.

Homöopathische Mittel

- Ruta D6 hilft bei Knochenschmerzen und Entzündungen, die sich unter Bewegung verschlimmern, und ist daher bei Knochenhautentzündungen eine gute Wahl. Dosierung: täglich dreimal fünf Kügelchen.
- Bewährte Kombinationspräparate zur Behandlung von Knochenhautentzündungen sind Symphytum Oligoplex und Pflügerplex Asa foetida 139. Dosierung: dreimal täglich 15 Tropfen auf einen Esslöffel Wasser.

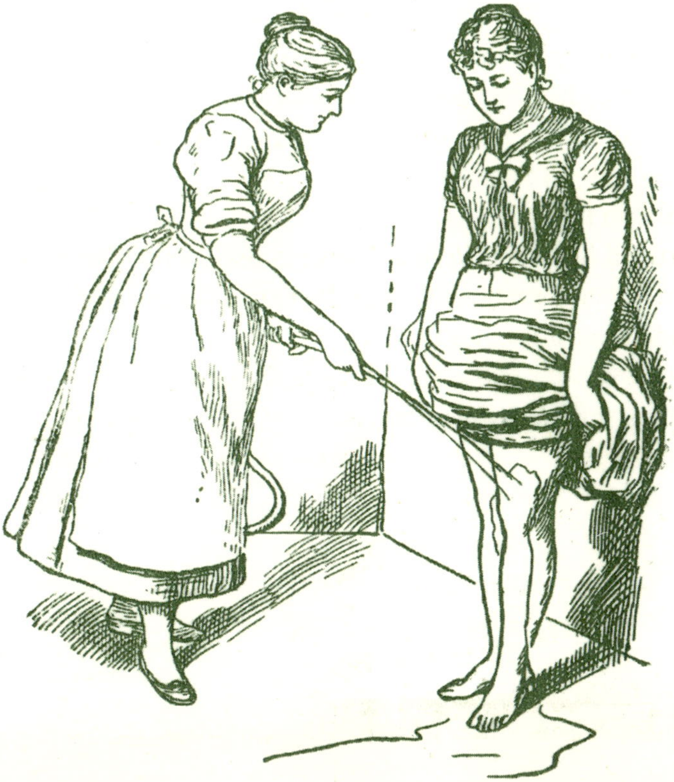

Kalte Güsse helfen, die schmerzenden Unterschenkel zu kühlen.

KONZENTRATIONS- UND LERNSCHWÄCHE

So erkennen Sie Konzentrationsschwächen

- Die Gedanken springen von Thema zu Thema, finden keine einheitliche Linie.
- Sie haben das Gefühl, alles zu vergessen.
- Bei geistiger Arbeit ermüden Sie rasch.

Was Konzentrationsschwächen verursacht

Das Gehirn ist ein überaus hochentwickeltes Organ, sein Nahrungs- und Energiebedürfnis ist ungefähr zehnmal so hoch – relativ auf das Gewicht bezogen – wie das der anderen Organe.

Konzentrations- und Lernschwäche kann im Wesentlichen zwei Ursachen haben:

- Körperlich: Das Gehirn erhält zu wenig Sauerstoff und Nährstoffe. Das kann wiederum in Durchblutungsstörungen (aufgrund von Altersveränderungen, Stress, falscher Ernährung, Krankheiten, genetischer Defekte) oder der Zufuhr falscher Nährstoffe begründet sein.
- Seelisch: Das Denken kommt aufgrund innerer Konflikte oder falscher Denkmuster nicht zur Ruhe.

Das Gehirn richtig versorgen

Lange hieß es: »Zucker ist Nahrung fürs Gehirn.« Der Satz ist richtig, führt jedoch zu falschen Schlüssen. Tatsache ist, dass die Zellen des Gehirns in der Tat überwiegend vom Zucker aus dem Blut leben. Eine weitere Tatsache ist jedoch, dass es denkbar ungünstig ist, dieses Zuckerbedürfnis über zuckerhaltige Süßwaren, Kekse, Kuchen oder Ähnliches zu decken. Denn der Einfachzucker in diesen Lebensmitteln schraubt den Blutzuckerspiegel derart in die Höhe, dass sich der Körper veranlasst sieht, mittels Insulin dagegen zu arbeiten. Der Zuckerspiegel sinkt dann wieder dramatisch ab – oft auf ein

Niveau, das weit unter dem Ausgangsniveau liegt. Die Folge: Wir fühlen uns müde und erschöpft, die Konzentration sinkt. Die ideale Nahrung fürs Gehirn besteht nicht in Einfach-, sondern in Mehrfachzuckern. Diese Polysaccharide sorgen für ein stabiles Blutzuckerniveau, das Gehirn bekommt keine Probleme, die Konzentration aufrechtzuerhalten.

Es ist vollkommen normal, wenn der Mensch am frühen Nachmittag körperlich und konzentrationsmäßig ein Tief erlebt. Immer mehr Ärzte und Psychologen plädieren für das Nickerchen nach dem Mittagessen. Voraussetzung ist jedoch, dass das Mittagsmahl möglichst leicht verdaulich war. Außerdem sollten Menschen mit niedrigem Blutdruck lieber auf das Nickerchen verzichten, da sie oft in einen tiefen Schlaf fallen und danach Schwierigkeiten beim Wachwerden haben.

DER RICHTIGE SPEISEPLAN FÜR KONZENTRIERTES ARBEITEN

1 Zum ersten Frühstück hochwertige Mehrfachzucker aus Getreideprodukten sowie vollkorn- und nusshaltigen Frühstückscerealien essen. Eine Frucht (z. B. Banane oder Kiwi) sorgt dabei für den geschmacklichen Pep. Ein konzentrationsfreundliches Kohlenhydratprofil besitzen auch Roggenbrötchen, Vollkornbrötchen, Knäckebrot, Pumpernickel, Sechskornbrot, Cornflakes, Haferflocken, Müsli mit Nüssen, Puffreis. Eine oder zwei Scheiben Wurst oder Butter sorgen für die notwendige Fettzufuhr.

2 Zum zweiten Frühstück eignet sich Obst oder eine Mischung aus Obst und Milchprodukten (vor allem Naturjogurt). Hier darf man dann auch einmal einen Klecks Marmelade hinzugeben, um für mehr Geschmack zu sorgen.

3 Mittagszeit ist Eiweiß- und Gemüsezeit. Dies bedeutet: Frisches Gemüse als Hauptmahlzeit auf den Tisch, Fleisch oder Fisch dienen als Beilage. Überflüssig sind Süßwaren.

4 Am Nachmittag um etwa 15 Uhr gibt es etwas Süßes, möglichst aber keine Süßigkeit. Die Natur verfügt über eine Reihe von Obstsorten (Birnen, Bananen, Honigmelone, Kiwis), die das natürliche Verlangen nach Süßem stillen können; als gelegentliche Alternative kommen nusshaltige Kekse oder Kuchen in Betracht.
Das richtige Gewürz für die Nachmittagsmahlzeit ist der Zimt. Er wirkt beruhigend und energiespendend und gibt so für den späten Nachmittag den richtigen Konzentrationsschub.

5 Zum Abendessen um etwa 18 Uhr sollten Vollkornprodukte mit Rohkost kombiniert werden. Das Gehirn verlangt in der Regel um diese Uhrzeit immer nach etwas Würzigem, das Abendessen sollte daher stets reichhaltig gewürzt sein; sehr gut eignen sich Kräuter wie Melisse, Thymian, Bohnenkraut, Dill, Sellerie und Petersilie. Zu den entspannenden Gewürzen gehören Galgant, Kalmus, Liebstöckel und Oregano.

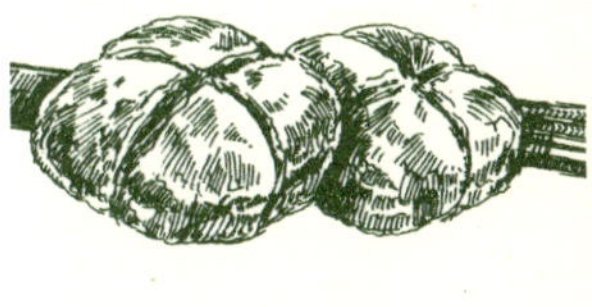

Ziehen Sie Vollkornbrötchen den üblichen Weißmehlsemmeln vor.

Koffein und schwere Mahlzeiten meiden

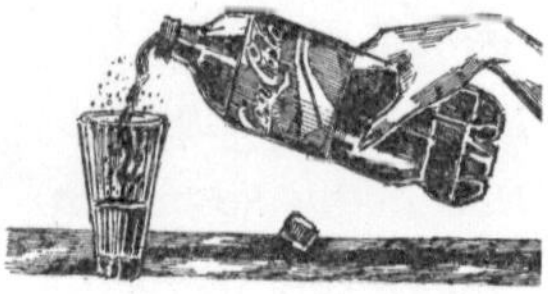

Colagetränke putschen Sie auf, erhöhen Ihre Konzentrationsfähigkeit aber nicht wirklich.

Meiden Sie Nahrungsmittel, die einen kurzfristigen Aufputscheffekt erzielen. An erster Stelle stehen stark koffeinhaltige Getränke wie Kaffee, Energy Drinks und Colalimonaden. Schwarzer und grüner Tee enthalten dagegen nur relativ wenig aktiviertes Koffein. Alkohol gehört ebenfalls nicht auf den Speiseplan, solange Sie arbeiten.

Zu den Konzentrationskillern gehören auch opulente und fettreiche Mahlzeiten. Denn wenn Magen und Darm das Blut für sich beanspruchen müssen, um einen Braten mit Klößen zu verdauen, bleibt für das Gehirn nicht mehr viel übrig.

Mit grünem Tee das Gehirn stimulieren

Die ätherischen Öle des grünen Tees regen die Beobachtungsgabe und das Auffassungsvermögen an. Andererseits wirken sie als sanftes Narkotikum, so dass unser Gehirn nicht jede geistige Regung in eine körperliche Bewegung umsetzen kann. Auf diese Weise wird es weniger abgelenkt.

Folgende Gewürze fördern die Konzentration: Basilikum, Bohnenkraut, Gewürznelke, Kümmel, Pfeffer, Rosmarin, Thymian, Zimt.

Der relativ hohe Thiamingehalt im grünen Tee sorgt zudem dafür, dass unseren Gehirnzellen nicht die Energie ausgeht. Denn das B-Vitamin mobilisiert den Kohlenhydratstoffwechsel, dem gerade im Gehirn eine zentrale Rolle zukommt.

Konzentrationsschwächen lassen sich mit einer Kombination aus Banane und grünem Tee beheben. Die Südseefrucht versorgt unser Gehirn mit den richtigen Kohlenhydraten, der grüne Tee sorgt dafür, dass diese optimal verwertet werden. Bereiten Sie sich während Ihrer geistigen Arbeit regelmäßig ein Gedeck aus grünem Tee und einigen Stückchen Banane. Lassen Sie den grünen Tee drei bis vier Minuten lang ziehen, verwenden Sie auch den ersten Aufguss! Nehmen Sie sich Zeit für den Genuss, lassen Sie den geschmacklichen Gegensatz des herben Tees und der süßen Banane in aller Ruhe auf sich wirken.

Ginkgo

Ginkgo hilft bei durchblutungsbedingter Hirnleistungsschwäche. Er verbessert den Blutfluss im Gehirn und schützt

funktionsschwache Nervenzellverbände vor Sauerstoffnot oder anderen krankmachenden Einflüssen.
Die Anwendung erfolgt über Gingkoextrakte, die Blätter selbst sind zur Teezubereitung weniger geeignet. In ihrer Wirkung am besten bestätigt sind die standardisierten Extrakte aus der Apotheke. Als Dosierung werden in der Regel 120 bis 240 Milligramm Trockenextrakt pro Tag empfohlen, auf drei Portionen verteilt.

Hirnleistung dank Wu-Wei-Zi

Als pflanzlicher Hirnleistungsmotor hat in letzter Zeit Wu-Wei-Zi von sich reden gemacht, ein Heilkraut aus der traditionellen chinesischen Medizin. Diese Pflanze stärkt die Reflexe und fördert das klare Denken, außerdem hilft sie bei Vergesslichkeit.
Die traditionelle chinesische Medizin erklärt sich diese Wirkungen daraus, dass Wu-Wei-Zi sämtliche elementaren Geschmacksrichtungen abdeckt und dadurch auf das komplette Energiespektrum im menschlichen Körper wirkt. Wissenschaftler können mit solchen Argumentationen in der Regel nicht viel anfangen – doch auch sie bestätigen die Wirksamkeit der Wu-Wei-Zi-Beeren.
So zählt der armenische Wissenschaftler Prof. Alexander Panossian Wu-Wei-Zi zu den so genannten »adaptogenen Heilpflanzen«. Dazu zählen Heilkräuter, die auf das hormonelle System wirken und den Körper – vor allem die Hirnzellen – vor schädlichen Stresshormonen schützen, die auf lange Sicht gesehen Schaden anrichten können.
Mit anderen Worten: Wu-Wei-Zi schützt das Gehirn vor Stress und hilft damit nicht nur gegen Alterserscheinungen, sondern sorgt auch für klare Gedanken: Hirnzellen funktionieren deutlich schlechter, wenn sie mit Stresshormonen überschwemmt werden. Ein Effekt, den jeder bestätigen kann, der schon einmal unter Prüfungsdruck versagt hat.
Man erhält Wu-Wei-Zi hier zu Lande in Apotheken in Form von Kapseln. Die Dosierung richtet sich nach der Packungsbeilage.

»Fisch ist gut fürs Gehirn« – eine Regel, die schon unsere Großeltern kannten. Fischeiweiß unterstützt tatsächlich die Eiweißproduktion im Gehirn, vor allem bei Kindern. Eine Ausnahme ist allerdings der Aal, der zu viel Fett enthält. Außerdem enthält er Substanzen, durch die das Schmerzempfinden angeregt wird – und das ist natürlich alles andere als konzentrationsfördernd.

KOPFSCHMERZEN

Ursachen und Erscheinungsformen

Kopfschmerzen können die unterschiedlichsten Formen annehmen, doch besonders häufig sind Spannungskopfschmerzen und Migräne.

Am besten kommt man den Ursachen der Migränc auf die Schliche, indem man einen Schmerzkalender anfertigt. Bringen Sie vier bis sechs Wochen lang alle wesentlichen Merkmale Ihrer Krankheit zu Papier: Dauer der Migräneattacke, ihre Stärke, die Begleitsymptome, was Sie zuvor gegessen haben, in welcher psychischen Verfassung Sie sich befanden, was bereits gegen die Schmerzen unternommen und auf welche Medikamente zurückgegriffen wurde.

- Der Spannungskopfschmerz zeigt sich durch ziehende oder drückende Schmerzen, die im Unterschied zur Migräne beide Seiten des Kopfes befallen und von vielen Patienten mit einem Schraubstock verglichen werden, der ihren Kopf umspannt. Ausgelöst werden Spannungskopfschmerzen meistens durch übermäßigen Stress, aber auch durch Kältereize (etwa infolge von Durchzug oder Klimaanlagen), grelles Licht (beispielsweise durch Schweißarbeiten oder Arbeiten im Fotostudio), Flimmerlicht (durch schlecht eingestellte Computerbildschirme oder flackernde Neonröhren) und durchdringenden Lärm (durch Großraumbüros oder laute Maschinen).
- Bei der Neigung zu Migräne scheinen bestimmte Persönlichkeitsmerkmale, das Geschlecht und erbliche Anlagen eine Rolle zu spielen. So erkranken Frauen häufiger als Männer, und überdurchschnittlich oft trifft sie kopfgesteuerte Menschen mit einem starkem Kontrollbedürfnis.

ERSTE HILFE

Eine wirksame Hilfsmaßnahme gegen akuten Kopfschmerz sind Salz-Eis-Packungen. Füllen Sie einen Stoffbeutel mit einem Teil Salz und vier Teilen Eiswürfel. Legen Sie ihn auf die Stirn, oder drücken Sie ihn leicht gegen die Schläfen. Die durch das Salz stabilisierte Kälte betäubt den Schmerz.

Gegen Migräne

Die Maßnahmen, die gegen Migräne helfen, unterscheiden sich von denen gegen den Spannungskopfschmerz, da die Ursachen völlig unterschiedlich sind.

Akupressur

Die fernöstliche Heilmethode zählt bei Migräne zu den Mitteln der ersten Wahl. Am besten sollte sie nicht nur während der Attacken, sondern regelmäßig (drei- bis fünfmal täglich) angewendet werden.

Bei Spannungskopfschmerzen helfen natürliche Mittel häufig genauso gut wie Schmerztabletten aus der Apotheke. Probieren Sie einfach aus, was bei Ihnen am besten wirkt.

- Tai Yang

Der chinesische Akupressurpunkt Tai Yang (»Die Sonne«) liegt etwa anderthalb Finger breit hinter und knapp unterhalb des äußeren Endes der Augenbraue. Suchen Sie diesen Punkt mit Hilfe eines Spiegels; Sie wissen, dass Sie sich an der richtigen Stelle befinden, wenn Sie eine Vertiefung spüren. Massieren Sie diesen Punkt mit den Fingerspitzen beidseits etwa eine Minute lang, zuerst die geringer schmerzende, dann die stärker schmerzende Seite.

- Pian Tou Dian

Dieser Punkt liegt am Mittelgelenk des Ringfingers, und zwar auf der dem kleinen Finger zugewandten Seite. Massieren Sie ihn eine Minute lang kräftig mit einer Fingerkuppe, erst den Finger auf der Seite mit den geringeren Kopfschmerzen, dann den Finger auf der Seite mit den stärkeren Schmerzen.

Kräuteranwendungen

- Gewürznelke

Das Nelkenöl konnte in einer Studie seine Wirksamkeit bei Migräne unter Beweis stellen.
Die Anwendung: Trinken Sie täglich eine Kanne grünen Tee (mindestens 500 Milliliter) über den Tag verteilt. Geben Sie in die Kanne zwei Gewürznelken sowie Zimt und Zitrone.

- Pestwurz

Pestwurz konnte in einer Studie die Zahl der Migräneattacken und Migränetage pro Monat um 56 Prozent reduzieren. Für eine Therapie in Form eines Teeaufgusses eignet sich Pestwurz jedoch wegen seiner giftigen Alkaloide nicht!
Verwenden Sie nur Extrakte aus der Apotheke, bei denen die Alkaloide durch flüssiges Kohlendioxid herausgewaschen wurden (Petadolex). Bei der Dosierung richten Sie sich nach der Packungsbeilage.

Die Anwendung von Schmerzmitteln sollte während der Pestwurzanwendung unterbrochen oder zumindest stark reduziert werden.

Magnesium

Bei Migränepatienten lassen sich häufig Magnesiumdefizite feststellen. Was nicht wirklich verwundert, da das Mineral eine wichtige Rolle bei der Steuerung der Muskelspannung in den Blutgefäßen spielt, natürlich auch bei den Blutgefäßen im Gehirn. In einigen Studien zeigte sich Magnesium als wirkungsvoll in der Migränetherapie, es konnte zum Teil die Anzahl der Kopfwehattacken deutlich reduzieren.

Bekanntermaßen sind Mineralien am besten verwertbar, wenn sie auf natürliche Weise eingenommen werden. Magnesiumreiche Lebensmittel sind Knäckebrot, Leinsamen, Sesam, Sonnenblumenkerne und Reis. Darüber hinaus empfiehlt sich die Einnahme von Bärlauch-Magnesium-Kapseln aus der Apotheke (drei Stück pro Tag, die erste Kapsel vor dem Frühstück).

Kindern mit Migräne oder anderen Kopfschmerzen sollten aufgrund ihrer Schmerzen keine Privilegien erhalten und auch nicht besonders beachtet werden, wenn sie stark jammern. Denn dadurch erzielen sie möglicherweise einen »Schmerzgewinn«, das heißt, sie werden den Schmerz auch dann vorgeben, wenn er gar nicht da ist, nur um die Beachtung der Eltern oder andere Vorteile zu bekommen.

Homöopathische Mittel

- Bei Migräne in Begleitung der Monatsregel lohnt sich ein Versuch mit Pulsatilla D12. Dosierung: fünf Kügelchen oder eine Tablette alle 30 Minuten, bis sich die Beschwerden deutlich bessern.
- Sanguinaria D6 bei Migräne, wenn die Beschwerden folgendes Muster aufweisen: Die Schmerzen beginnen im Hinterkopf und ziehen dann über den Schädel zur rechten Schläfe oder zum rechten Auge. Das Blut drängt zum Kopf, der Schädel scheint zu »platzen«. Sanguinaria hilft vor allem bei Migräneschmerzen, die morgens sehr heftig beginnen, um dann gegen Mittag wieder etwas abzunehmen. Dosierung: fünf Kügelchen alle 30 Minuten, bis sich die Beschwerden deutlich bessern.
- Bewährte homöopathische Kombi-Präparate gegen Migräne sind Cefanalgin- und Pascodolor-Tropfen. Die Dosierung richtet sich nach den jeweiligen Packungsbeilagen.

Gegen den Spannungskopfschmerz

Spannungskopfschmerz kann durch kleine Veränderungen im (Arbeits-)Alltag erheblich vermindert werden.

Neben Entspannungsübungen sollten Haltungskorrekturen gemacht werden, um die Muskeln im Nacken- und Kopfbereich vor einseitigen Belastungen zu schützen. So sollte man während körperlich monotoner Arbeiten häufiger eine Pause einlegen. Wenn aufgrund übermäßiger Konzentration die Pause immer wieder vergessen wird, stellt man einen Wecker, der in regelmäßigen Abständen ein Signal gibt.

Darüber hinaus empfiehlt sich die Anschaffung eines Stuhls mit dynamischer Rückenlehne und bei Arbeiten über Kopf die Benutzung einer Leiter oder eines Hockers. Bei notwendigen Drehbewegungen ist es besser, sich mit dem ganzen Körper zu drehen. Abrupte Bewegungen des Kopfes sind zu vermeiden.

Lassen Sie außerdem die automatischen Ausgleichsreaktionen des Körpers wie etwa Gähnen, Zukneifen der Augen, Stirnrunzeln sowie Streck- und Reckbewegungen bewusst zu. Wer schließlich beruflich häufiger anderen Menschen gegenüber sitzen muss, kann mit dem richtigen »Gesprächswinkel« wirksame Kopfschmerzprophylaxe betreiben. Der Besucher wird dabei nicht frontal gegenüber platziert, sondern im 90-Grad-Winkel am Schreibtischrand. Dadurch wird die mimische Muskulatur entlastet, und die Halsmuskulatur bekommt durch die Drehbewegung die Chance, sich zu entspannen.

Neben diesen Maßnahmen gibt es eine ganze Reihe natürlicher Heilmittel, die bei der Beseitigung des Kopfschmerzes hilfreich sind.

Durch Entspannungstechniken wie autogenes Training, progressive Muskelentspannung nach Jacobson oder Biofeedbacktraining lassen sich muskuläre Verspannungen wirksam lindern. Bei allen drei Methoden geht es im Wesentlichen darum, dem Patienten ein Gefühl für seine erhöhte Muskelspannung zu vermitteln. Ihre korrekte Anwendung erlernt man am besten bei einem dafür ausgebildeten Therapeuten.

Segensreiche Weidenrinde

Die Weidenrinde enthält Salizylglykoside, die im Körper zu Salizylsäure umgewandelt werden, einem Verwandten des allgemein bekannten Schmerzmittels Acetylsalicylsäure (ASS). Sie hilft vor allem bei Spannungskopfschmerzen.

- Weidenrindentee:

Zwei Teelöffel getrocknete Weidenrinde (aus der Apotheke!) mit einer Tasse (200 Milliliter) Wasser kalt ansetzen, dann zum Sieden bringen und nach fünf Minuten abseihen. Trinken Sie davon drei bis fünf Tassen pro Tag.

Kopfschmerzen sind bei Kindern in Deutschland überaus häufig. Eine Umfrage an einer Wuppertaler Schule ergab, dass bereits 80 Prozent aller Kinder bis zum zwölften Lebensjahr schon Kopfschmerzerfahrung haben. 15 Prozent der Kinder gelten als behandlungs-

- Pulver und Extrakte:

Mittlerweile gibt es im Handel auch Mono-Präparate mit pulverisierter Weidenrinde oder Weidenrindenextrakt. Man erhält sie in Apotheken. Richten Sie sich in der Dosierung nach den Packungsbeilagen.

Pfefferminzöl gegen Kopfwehattacken

Untersuchungen der Universität Kiel zeigen, dass Pfefferminzöl – oberhalb der Schläfen mehrmals täglich leicht einmassiert – Kopfschmerzattacken die Schärfe nimmt. Pfefferminzöl gibt es in Apotheken, man kann es aber auch selbst herstellen (siehe Seite 230). Es erzielt eine ähnliche Wirkung wie die gängigen Schmerzmittel ASS und Paracetamol, ohne jedoch deren Risikopotenzial zu besitzen.

Aus der chinesischen Medizin

Ein altes chinesisches Hausmittel gegen Kopfschmerzen wurde bei Spannungskopfschmerzen von Wissenschaftlern erfolgreich in der Klinik getestet.

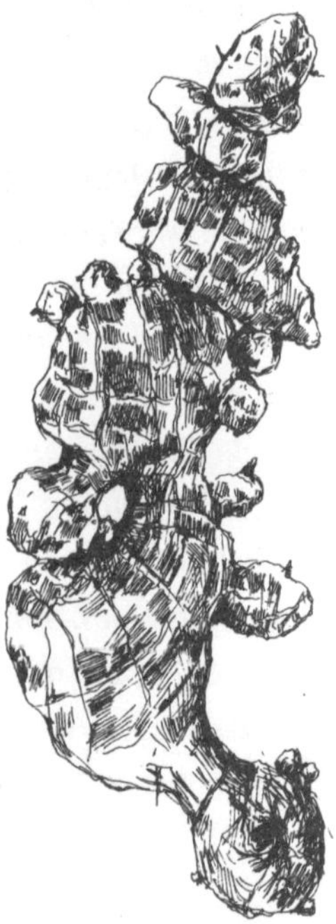

Ingwer ist ein wichtiger Bestandteil des chinesischen Tees gegen Kopfschmerzen.

CHINESISCHER ANTI-KOPFWEH-TEE

- Zutaten (für 4 Tassen):

4 g Zimtrinde (Cinnamomum cassia)
3 g Süßholzwurzel (Glycyrrhiza glabra)
3 g Speichelkrautwurzel (Atractylis ovata)
2 g Ginsengwurzel (Panax ginseng)
1 g Ingwerwurzel (Zingiber officinale)

- Die Zutaten mischen und mit vier Tassen (200 Milliliter) Wasser zusammen aufkochen, zehn bis 15 Minuten lang köcheln, den Topf dabei zugedeckt lassen. Anschließend abseihen. Trinken Sie davon zwei Tassen pro Tag.

Aus der Essigapotheke

Beim Spannungskopfschmerz kann Essig Wunder bewirken. Beispielsweise in Form eines »Essighuts«: Tauchen Sie den offenen Rand einer Papiertüte in Reis- oder Apfelessig, und setzen Sie sich diese Tüte wie einen Hut auf den Kopf.

Oder Sie mischen Weinessig zu gleichen Teilen mit Wasser und bringen das Ganze zum Kochen. In eine hohe Schüssel geben, den Kopf darüber beugen und den Nacken mit einem Handtuch abdecken, so dass die Dämpfe gebündelt werden. Dann wird inhaliert. Mit der Nase einatmen, durch den Mund ausatmen. Dauer der Anwendung: zehn bis 15 Minuten.

Homöopathische Mittel

- Nux vomica D6 hilft bei Spannungskopfschmerzen, wenn der Stress bei Ihnen mit starkem Nikotinkonsum gepaart ist. Man bestellt Nux vomica als Kügelchen oder Tabletten in der Apotheke. Nehmen Sie bei akuten Kopfschmerzen stündlich fünf Kügelchen oder eine Tablette, bis eine deutliche Besserung eintritt.

Sollte es in den ersten Minuten nach der Einnahme eines homöopathischen Mittels zu einer kurzfristigen Verschlimmerung der Schmerzen kommen, setzen Sie die Einnahme in jedem Falle fort – denn die Erstverschlimmerung ist ein sicheres Zeichen dafür, dass das Mittel richtig ausgewählt wurde.

VERHALTENSRICHTLINIEN FÜR ELTERN MIGRÄNEKRANKER KINDER

- Ermutigen Sie Ihr Kind, seine normalen Aktivitäten beizubehalten (außer bei sehr starken Schmerzen)!
- Fördern Sie einen ruhigen und sachlichen Umgang mit den Schmerzen. Dazu gehört, dass Sie die Schmerzen Ihres Kindes nicht dramatisieren.
- Ziehen Sie die Schmerzen Ihres Kindes nicht in Zweifel! Denn ein Infragestellen der Kopfschmerzen führt nur zu gesteigertem Schmerzempfinden.
- Ermutigen Sie Ihr Kind, wo es möglich ist, Entspannungsphasen einzulegen. Mittlerweile gibt es an vielen Volkshochschulen bereits Kurse, in denen auch Kinder autogenes Training oder andere Entspannungsübungen lernen können.
- Geben Sie ein gutes Vorbild! Denn wenn Sie selbst sehr schmerzempfindlich sind, wird Ihr Kind dieses Verhalten von Ihnen übernehmen.
- Verhalten Sie sich abwartend bei exzessivem Jammern. Erlauben Sie nicht, dass Ihr Kind sich wegen Kopfschmerzen vor seinen Verpflichtungen drückt. Die Pflichten können erledigt werden, wenn die Schmerzen nachlassen.
- Räumen Sie Ihrem Kind keine Privilegien wegen seiner Schmerzen ein. Wenn Ihr Kind krank ist, sollte es zu Hause bleiben, ohne dabei Vergnügungen nachgehen zu dürfen.

KRÄTZE

Krätze erkennen

Die Krätze zeigt sich durch juckende Knötchen zwischen den Fingern, am Handgelenk, rund um die Brust, am Gesäß und an den Geschlechtsteilen. Auslöser ist die Krätzmilbe. Näheres zur Krankheit erfahren Sie auf Seite 56.

Hilfe aus Großmutters Apotheke

Die Krätze tritt bei Kindern häufiger auf als bei Erwachsenen. Sie sind während der Zeit der Infektion sehr anhänglich, und die Eltern sollten diesem Anlehnungsbedürfnis nachkommen. Achten Sie außerdem darauf, dass die Erkrankten andere Handtücher und Waschlappen benutzen als der Rest der Familie, außerdem sollten sie täglich sämtliche Kleidungsstücke wechseln.

Krätze ist ein »altes« Leiden. Daher gibt es viele gute Hausmittel und bewährte Ratschläge, wie den lästigen Tierchen beizukommen ist.

Ringelblume gegen den Juckreiz

Ringelblumen enthalten entzündungshemmende Substanzen (Saponin, Flavonoide) und beschleunigen den Heilungsverlauf. Übergießen Sie einen gehäuften Teelöffel der Blüten mit 250 Milliliter siedendem Wasser, und lassen Sie den Aufguss zehn Minuten lang ziehen. Abseihen und in kleinen Schlucken trinken. Zusätzlich jede Stunde etwas Tee wie eine Tinktur auf den betroffenen Hautstellen verteilen.

Schwefelblüten und Perubalsam

Eine Salbe aus Schwefelblüten (wird aus schwefelhaltigen Erzen gewonnen, man erhält sie in der Apotheke) und Perubalsam (in Apotheken oder Drogerien) macht den Krätzmilben den Garaus.

So wird die Salbe zubereitet: Mischen Sie jeweils zehn Gramm der beiden Substanzen mit 100 Gramm Fett in einem stabilen Topf, die Creme gut durchkneten! Tragen Sie die Salbe drei bis fünf Tage lang einmal täglich auf die betroffenen Stellen auf. Am besten ist, wenn Sie vorher für 15 Minuten ein 36 bis 38 Grad Celsius warmes Vollbad nehmen, um die Haut aufzuweichen und die Milbengänge zu öffnen.

Herdysches Seifenbad

Das Herdysche Seifenbad zählt zu den uralten und bewährten Hausmitteln zur Krätzetherapie. Der Kranke wird dabei erst 30 Minuten lang am ganzen Körper mit grüner Seife eingerieben. Anschließend wird er im heißen Bad 30 Minuten lang leicht massiert. Danach wird er 30 Minuten lang mit Schwefelsalbe eingerieben.

Für die Salbe nimmt man sechs Gramm gereinigten Schwefel, drei Gramm rohe Pottasche und 24 Gramm Fett. Alle Zutaten werden miteinander vermengt und gut durchgeknetet.

Nach etwa zwei Stunden nimmt der Patient noch einmal ein warmes Bad.

Wiederholen Sie die Herdysche Anwendung an drei aufeinander folgenden Tagen. Normalerweise sollten die Parasiten danach abgestorben sein.

Nachdem die Krätze längere Zeit eine ziemlich seltene Erkrankung in Deutschland war, ist sie seit einigen Jahren wieder auf dem Vormarsch und kommt gar nicht mehr so selten vor. Vor allem die Kinder bringen die Milben gern aus Schule oder Kindergarten mit nach Hause.

Farbtherapie

Bestimmte Farben ziehen unser Bewusstsein auf sich und beruhigen uns, so dass das Jucken weniger stark empfunden wird.

Das gilt vor allem für die Farbe Blau. Tragen Sie also Kleidung mit dezenten Blautönen, auch Ihre Bettwäsche sollte Blau sein.

Nachbehandlung mit homöopathischen Mitteln

Wenn die Milben abgetötet sind, empfiehlt sich eine Behandlung mit dem homöopathischen Mittel Ferrum phosphoricum D6, um die Hauterholung zu fördern. Dosierung: dreimal täglich fünf bis zehn Kügelchen.

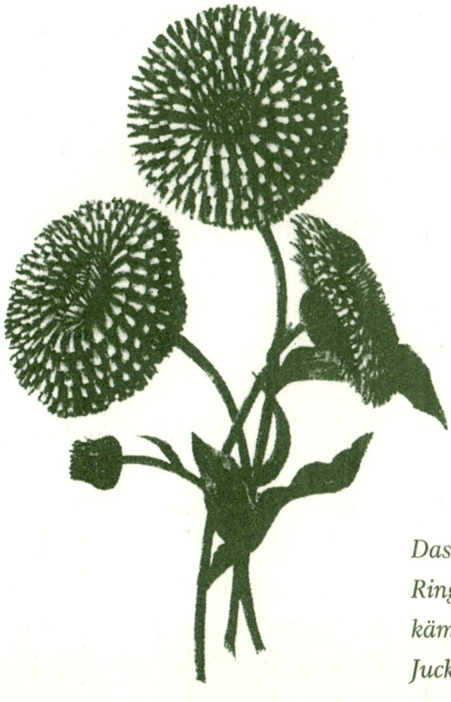

Das Allheilmittel Ringelblume bekämpft auch den Juckreiz.

LÄUSE

Läuse erkennen

- Kopfläuse hinterlassen auf den Haaren kleine Eier (Nissen), die wie Schuppen aussehen, beim Kämmen aber nur widerwillig oder gar nicht verschwinden.
- Kleiderläuse machen sich oft durch Jucken und dementsprechendes Kratzen auf dem Rücken bemerkbar.
- Filzläuse sitzen in der Schambehaarung und sorgen dort für einen starken Juckreiz.

Wie sich Läuse verbreiten

Läuse fühlen sich nur in mangelhaften hygienischen Verhältnissen wohl. Verbreitet werden sie durch Kontakt. Viele Menschen bringen die Läuse aus ihrem Urlaub mit. Kinder stecken sich gern im Kindergarten oder der Schule an.

Bei Kleiderläusen gilt: waschen, waschen, waschen! Waschen Sie alles, was Ihnen unterkommt: Bettwäsche, Nachtzeug, Hosen, Socken, Hemden, Unterwäsche und Handtücher; die Waschlauge muss kochend heiß sein. Kleidungsstücke, die eine solche Behandlung nicht vertragen, lassen Sie von einer Wäscherei reinigen und desinfizieren.

Aus der Essigapotheke

Bei Kopfläusen spülen Sie Ihr Haar oder das Ihres Kindes (Kinder sind besonders häufig betroffen) dreimal täglich mit Essigwasser aus (einen Teil Essig auf vier Teile Wasser), und kämmen Sie es anschließend gründlich mit einem Nissenkamm aus der Apotheke durch.

Ätherische Öle

Lavendel und Teebaumöl helfen gegen das Jucken. Geben Sie einen bis zwei Tropfen Öl pur auf die juckenden Stellen. Bäder mit fünf Tropfen Lavendel- und fünf Tropfen Kamillenöl beruhigen die gereizte Haut, besonders vor dem Schlafengehen.

Homöopathische Mittel gegen das Jucken

- Graphites D6. Dosierung: dreimal täglich fünf Kügelchen.
- Ledum D6. Dosierung: dreimal täglich fünf Kügelchen.

LIPPENBLÄSCHEN

So zeigen sich Lippenbläschen

Erst spürt man ein Kribbeln auf der Lippe, dann kommt es zu einem Bläschenausschlag, meistens in einem Mundwinkel.

Was Lippenbläschen verursacht

Bei den meisten »Fieberbläschen« handelt es sich um Lippenherpes, hervorgerufen durch das so genannte Herpes-simplex-Virus. Die Fieberbläschen sind auch dann noch ansteckend, wenn sie bereits verkrustet sind und abheilen. Also: Keine Küsse verteilen, benutzen Sie außerdem andere Waschlappen und Handtücher als der Rest der Familie.

Melisse, der Klassiker

Melisse ist nicht nur ein altes Hausmittel gegen Herpes, sie konnte auch in wissenschaftlichen Studien ihre Wirkung auf das Herpes-simplex-Virus zeigen. Beträufeln Sie die betroffenen Stellen mindestens viermal täglich mit Melissentinktur. Die Zubereitung der Tinktur finden Sie auf Seite 219.

Zinkwasser heilt

Zinkwasser beschleunigt den Heilprozess, lässt die Bläschen mit geringer Narbenbildung abheilen. Dazu werden vier Gramm Zinksulfat (aus der Apotheke) in 100 Milliliter abgekochtem, noch warmem Wasser aufgelöst. Einen Lappen oder Wattebausch darin eintauchen, stündlich damit die Lippe abtupfen.

Eis gegen Rückfälle

Wenn Sie spüren, dass die Lippenbläschen kommen: Legen Sie einen Eiswürfel in ein Taschentuch, und pressen Sie dieses auf die Stelle, die verdächtig kribbelt. Pressen Sie lange, doch unterbrechen Sie, wenn die Kälte unangenehm wird!

Meiden Sie starke UV-Bestrahlung! Schützen Sie Ihre Lippen mit einer starken Sonnencreme, einem Sunblocker oder einem Kleidungsstück (Tuch oder Schal). Vermeiden Sie übermäßigen Stress! Gönnen Sie sich Phasen der Erholung und Entspannung, Ihr Immunsystem wird es Ihnen danken. Achten Sie auch auf die Zahnpflege! Die nasse Zahnbürste bietet das Idealmilieu für Herpesviren. Bewahren Sie Ihre Zahnbürste möglichst trocken auf, kaufen Sie sich mindestens viermal pro Jahr eine neue.

MASERN

Symptome und Ursachen von Masern

Bei Masern zeigen sich rosaviolette Flecken, die von den Ohren ausgehen und dann den ganzen Körper befallen können. Näheres zu der Erkrankung lesen Sie auf Seite 60.

Masern ist eine klassische Kinderkrankheit, die bei normalem Verlauf keine ärztliche Unterstützung braucht.

Warm anziehen

Ziehen Sie Ihr Kind warm an. Sorgen Sie auch für seelische Wärme, denn masernkranke Kinder sind überdurchschnittlich weinerlich und schmusebedürftig.

Ganzkörper-Reibebad

Das Bad regt nicht nur die körperlichen Abwehrkräfte des Kindes an, sondern kommt auch seinem erhöhten Zärtlichkeits- und Zuwendungsbedürfnis entgegen:
Baden Sie den kleinen Patienten in 30 bis 33 Grad Celsius warmem Wasser, und reiben Sie ihn mit bloßen Händen ab, ohne zu drücken oder zu massieren. Danach stecken Sie das Kind wieder ins Bett.

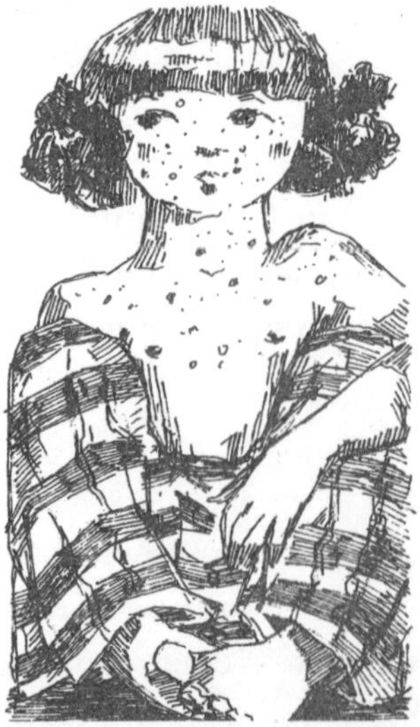

Masern sind keine schlimme Krankheit. Ihr Kind braucht aber viel Ruhe und Zuwendung.

Homöopathisches Mittel

Pulsatilla D6 hilft dem erkrankten Kind, körperlich und seelisch wieder auf die Beine zu kommen.
Vom »Homöopathie-Vater« Samuel Hahnemann wurde Pulsatilla sogar als spezifisches Masernmedikament bezeichnet.
Dosierung: dreimal täglich fünf Kügelchen auf der Mundschleimhaut zergehen lassen.

MUNDFÄULE

So äußert sich Mundfäule

Die Mundfäule (Stomatitis) gehört zu den schweren und schmerzhaften Mundschleimhautentzündungen. Besonders häufig ist die Stomatitis herpetica, die durch Herpesviren ausgelöst wird. Sie zeigt sich in Form von Bläschen, Rötungen und weißlich grauen Belägen im Mund sowie Fieber. Die entzündeten Stellen schmerzen stark. Die Krankheit kommt vor allem bei Kindern zum Ausbruch.

Salbei gegen die Schmerzen

Für die Behandlung von Mundfäule ist Salbei ganz besonders geeignet. Er hemmt nicht nur das Wachstum der für die Krankheit zuständigen Viren, sondern lindert auch die dabei auftretenden starken Schmerzen und Entzündungen.
Tinkturen und Öle aus Salbei kommen bei der Mundfäule nicht in Frage, da sie das Gewebe zu sehr reizen und die ohnehin schon starken Schmerzen nur verschlimmern würden. Man kann mit Salbeitee gurgeln, doch seine Wirkung ist meistens zu schwach, um die Herpesviren bekämpfen zu können, außerdem wird er durch den Speichel zu schnell von der Mundschleimhaut fortgespült.
Die Anwendung erfolgt daher am besten über Salbeigels oder schleimartige Salbeilösungen, die man in der Apotheke kaufen kann. Sie werden mit einem Wattestäbchen behutsam auf die betroffenen Stellen aufgetragen.

Die Mundfäule kann sehr schmerzhaft sein, die betroffenen Hautstellen reagieren äußerst sensibel auf Berührung. Versuchen Sie daher nicht, Ihre erkrankten Kinder zum Essen überreden zu wollen!

Sonstige Maßnahmen

Die Mundfäule kommt von Parasiten, die sich die ganze Zeit unauffällig in Ihrem Organismus aufgehalten haben. Durch eine Immunschwäche kommt es zum Ausbruch der Erkrankung. Zu einer sinnvollen Stomatitis-Behandlung gehört also auch, die Immunabwehr zu stärken.

MUNDGERUCH

So äußert sich Mundgeruch

Sie erkennen ihn ganz einfach am schlechten Geruch des Atems. In den meisten Fällen sind Mikroorganismen auf dem Zungenrücken der Auslöser von Mundgeruch. Weiteres zu den Ursachen siehe Seite 65.

Mundgeruch bekämpfen

Es gibt eine ganze Reihe sinnvoller Maßnahmen, mit denen Sie Mundgeruch schnell in den Griff bekommen können.

Mundgeruch kann auch ein Zeichen für schwerwiegende Krankheiten sein wie Krebs, Magenschleimhautentzündung, Magengeschwüre, Tuberkulose, Syphilis, Parodontose und Zinkmangel. Gehen Sie also unbedingt zum Arzt, wenn der Mundgeruch nicht wegzubekommen ist.

Salbei gegen üble Düfte

Die ätherischen Öle des Salbeis stabilisieren das Mundmilieu und wirken desinfizierend auf fäulnisfördernde Keime.
Die Volksmedizin empfiehlt gegen Mundgeruch das Zerkauen frischer Salbeiblätter. Die hat man allerdings nicht immer zur Hand. Hier empfiehlt sich dann das Gurgeln und Mundspülen mit einer Mischung aus 100 Milliliter warmem Wasser und drei Tropfen Salbeiöl. Wiederholen Sie diese Anwendung mehrmals pro Tag. Würzen Sie außerdem Ihr Essen öfter einmal mit Salbei!

Zunge putzen!

Putzen Sie nicht nur Ihre Zähne, sondern auch die Zunge. Denn im dortigen Belag befinden sich dic meisten Mundbakterien. Reiben Sie mit Ihrer Bürste in lockeren, aber kräftigen Massagebewegungen über die Zunge, spülen Sie den gelockerten Belag gut mit Wasser ab.
Wer es richtig gründlich haben will, kann auch zu speziellen Zungenschabern aus der Apotheke greifen. Die einfachste Ausführung besteht aus einem biegsamen aromatisierten Kunststoffstreifen, der zu einem Bogen geformt und dann mit der Kante über die Zunge gezogen wird. Die Zunge wird

an der Spitze festgehalten, und dann geht es mit dem Schaber vor und zurück.

Wer genau wissen will, ob er Mundgeruch hat oder nicht: Seit einigen Jahren gibt es Gaschromatografen und spezielle Sulfidmonitore, die genauere Aufschlüsse über die Atembeschaffenheit geben. Man findet diese Geräte allerdings hauptsächlich in zahnärztlichen Kliniken und weniger in Arztpraxen.

Fernöstliche Traditionen

Aus dem Fernen Osten kommt das Kauen von Mastix, dem Harz der Pistazienpflanze. Er regt nicht nur den Speichelfluss an, sondern tötet auch einige Mundbakterien ab. Wird er mit dem Pulver gerösteter Bockshornkleesamen vermischt, erzielt man gleichzeitig einen sanften pilzabtötenden Effekt. Die entsprechenden Produkte erhält man in der Apotheke.

Wer keinen Mastix zur Hand hat, kann auf Kaugummis ausweichen. Die haben zwar keinen antibiotischen Effekt, doch sie regen immerhin den Speichelfluss an, mit dem zahlreiche Mikroben fortgespült werden.

Schwarzer Tee und Chlorophyll

Chlorophyll-Dragees mit ihren nachgewiesenermaßen dufthemmenden Eigenschaften können hilfreich sein, weil ihr Hauptwirkstoff (das Blattgrün Chlorophyll) Duftmoleküle an sich bindet.

Ähnliches gilt auch für schwarzen Tee, der zudem noch den Vorteil hat, dass er mittlerweile zu den alltäglichen Nahrungsmitteln gehört. Es hilft, wenn man jede Mahlzeit mit einer Tasse Tee begleitet.

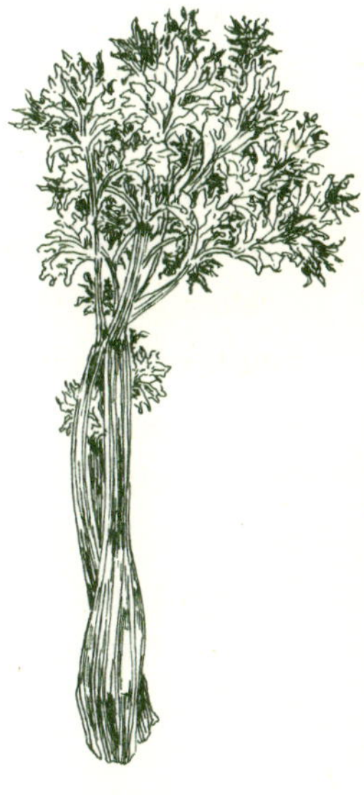

Petersilienstängel kauen hilft gegen Mundgeruch.

Duftende Speisen meiden

Meiden Sie Mahlzeiten mit Gewürzen, die das Blut mit starken Duftstoffen anreichern. Dazu gehören: Knoblauch, Curry, Kümmel, Zwiebeln und Pepperoni, aber auch intensive Käsesorten wie Camembert, Roquefort und Gorgonzola.

Regelmäßige Mahlzeiten

Essen Sie mehrmals am Tag kleinere Mahlzeiten, um keinen Hunger zu entwickeln. Denn Hunger sorgt für Stoffwechselveränderungen, und die sorgen wiederum auf dem Blut- und Lungenweg für schlechten Atem.

MUNDSCHLEIMHAUT-ENTZÜNDUNG

So erkennen Sie die Erkrankung

Sie haben weiße Flecken in der Mundschleimhaut, die von einem roten, entzündeten Rand umgeben sind. Diese können beim Essen starke Schmerzen verursachen und befinden sich vor allem an Wangeninnenseite, Zunge und Gaumen.

Wie es zu der Entzündung kommt

Bei schmerzhaften und geschwürigen Entzündungen der Mundschleimhaut handelt es sich meistens um Aphthen (siehe Seite 23).
Ansonsten können natürlich auch mechanische Reizungen durch schlecht sitzenden Zahnersatz oder große Zahnfüllungen zu Entzündungen im Mundraum führen.

Stets wiederkehrende Aphthen sind Zeichen einer geschwächten Immunabwehr der Mundschleimhaut. Sie können die dortige Abwehr gezielt durch Echinacea-Sprays aus der Apotheke stärken (einigen von ihnen ist auch Salbei zugesetzt). Eine weitere Maßnahme zur Stärkung der Immunabwehr besteht im Trinken von Eberrautentee.

Hausmittel gegen Mundschleimhautentzündungen

Auch gegen lästige Entzündungen im Mundraum ist ein Kraut gewachsen. Im Folgenden finden Sie die erfolgreichsten Mittel.

Salbei, der Schleimhautfreund

Salbei zählt zu den Heilpflanzen mit ausgesprochen starken antibiotischen sowie entzündungs- und schmerzhemmenden Wirkungen auf die Schleimhäute. Darüber hinaus fördert er die Wundheilung.
Bereiten Sie sich eine Spüllösung aus drei Tropfen Salbeiöl und 100 Milliliter Wasser. Spülen Sie mit dieser Lösung mehrmals am Tag für mindestens drei Minuten den Mundraum. Besonders stark schmerzende Stellen werden einmal täglich mit einem Wattebausch betupft.

Beinwellwurzeln gegen den Schmerz

Spülungen mit Beinwellsud haben bei Aphthen eine lange Tradition.

Übergießen Sie 100 Gramm Wurzelmaterial mit 250 Milliliter kaltem Wasser. Zusammen aufkochen, zehn Minuten lang ziehen lassen, danach abseihen. Spülen Sie den Mund mindestens eine Minute lang mit dem Sud. Täglich mindestens viermal!

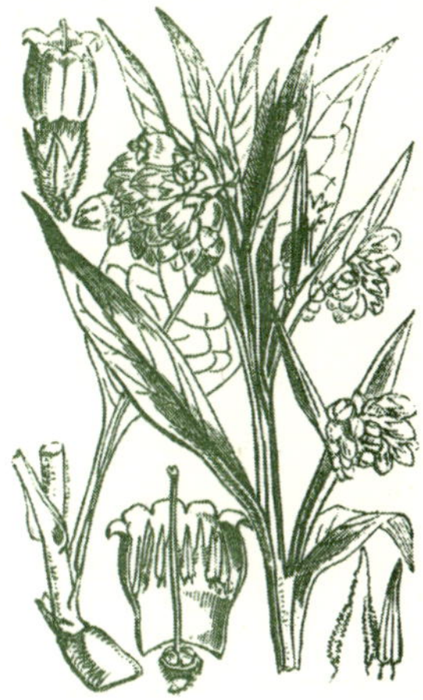

Die Kraft des Beinwells steckt in seinen Wurzeln.

Rotbuschtee

Rotbusch zählt zu den Heilpflanzen mit ausgesprochen starken entzündungshemmenden Wirkungen auf die Schleimhäute. Darüber hinaus ist er antiallergisch, was vor dem Hintergrund, dass Aphthen möglicherweise durch Allergien auf Gifte ausgelöst werden, von Bedeutung ist.

In einer japanischen Studie wurde Rotbusch mit Erfolg bei der Therapie der Behcet-Krankheit eingesetzt, einer schweren aphthösen Erkrankung von Mund- und Genitalschleimhaut.

Spülen Sie vier- bis fünfmal pro Tag mit hoch dosiertem Rotbuschtee (ein Esslöffel auf 200 Milliliter Wasser, fünf Minuten ziehen lassen).

Führen Sie die Behandlung der entzündeten Schleimhäute ruhig noch eine Weile fort, nachdem die schlimmsten Symptome abgeklungen sind. Sie verhindern so ein Wiederaufflackern der Erkrankung. Sorgfältige Mundhygiene ist ebenfalls notwendig, um ein erneutes Ausbreiten der Bakterien zu verhindern.

Homöopathische Mittel

- Hepar sulfuris D3 hilft leicht aufbrausenden Menschen, deren Mundschleimhautentzündungen besonders unter psychischem Stress auftreten. Dosierung: dreimal täglich 1 bis 2 Tabletten. Das Mittel eignet sich auch zur Vorbeugung.
- Arnica D6 hilft bei Entzündungen infolge von kantigen Zähnen, Prothesen oder Füllungen. Es lindert die Schwellung und ist entzündungshemmend. Dosierung: zweimal täglich zehn Tropfen im Mund zergehen lassen, am Abend zehn Tropfen in einem Glas warmem Wasser zum Spülen.
- Acidum nitricum D12 bei blutenden und schmerzhaften Ausschlägen am Gaumen und auf der Zunge sowie eingerissenen Mundwinkeln.

Dosierung: einmal täglich eine Tablette.

MUNDTROCKENHEIT

So äußert sich Mundtrockenheit

Mundtrockenheit wird oftmals auch durch Medikamente ausgelöst, die auf das vegetative Nervensystem wirken (vor allem Blutdrucksenker, Asthmamittel und Magensäureblocker). Schauen Sie auf den Beipackzettel! Auch hormonelle Veränderungen (etwa durch Schwangerschaft, Wechseljahre oder Anti-Baby-Pille) können den Speichelfluss beeinträchtigen.

Der Mund fühlt sich trocken an, der Speichel ist zäh und dickflüssig. Mitunter bereitet auch das Schlucken von Speisen Probleme. In der Folge kann es zu Zahn- und Zahnfleischerkrankungen kommen.

Wodurch Mundtrockenheit verursacht wird

Im Alter lässt die Speichelproduktion zwangsläufig nach, etwa 20 Prozent aller Menschen über 60 Jahre produzieren so wenig Mundflüssigkeit, dass bestimmte organische Funktionen wie der Schutz der Zähne ernsthaft gefährdet sind.

Außerdem reagiert der Speichelfluss ausgesprochen sensibel auf emotionale Belastungen. So wird wohl schon mancher in die peinliche Situation gekommen sein, dass ihm ausgerechnet während einer Rede »die Spucke wegblieb«. Selbst professionelle Redner wie Politiker und Manager sind nicht davor gefeit und trinken ein Glas Wasser, damit ihnen nicht die Zunge am Gaumen kleben bleibt.

Der Grund dafür ist, dass unter Stress das vegetative Nervensystem an die Speicheldrüsen den Befehl gibt, ihre Produktion zu drosseln.

Und hinter diesem Verhalten steckt eine durchaus zwingende Logik, denn wer unter emotionaler Anspannung steht, verspürt keinen Appetit und braucht deswegen auch keine Spucke im Mund; er bekommt im wahrsten Sinne des Wortes »keinen Bissen herunter«.

Sollte die Mundtrockenheit von Schmerzen beim Essen oder Schwellungen im Rachenraum begleitet sein, kann der Ausgang der Speicheldrüsen durch Speichelsteine, so genannte Sialolithen, verstopft sein. Sie gehen meist von selbst wieder weg, doch mitunter müssen sie auch operativ entfernt werden.

Was Sie gegen Mundtrockenheit tun können

Es gibt eine ganze Anzahl von Mitteln und Anwendungen, die Ihnen dabei helfen, die Mundtrockenheit rasch in den Griff zu bekommen.

Mastix kauen

Dieser Klassiker aus der Volksmedizin regt den Speichelfluss an. Sie erhalten Mastix als Trigonella Mastitabs in den Apotheken. Kauen Sie von den Tabletten dreimal zwei Tabletten pro Tag, am besten vor den Mahlzeiten.

Heilmittel Kefir

Die Hefepilze und Bakterien von Kefir stimulieren neben der Ausschüttung von verdauungsfördernden Enzymen auch die Produktion von Speichel. Mitverantwortlich dafür ist der bittere Geschmack, den sie dem Kefir geben. Die Kohlensäure im Kefir stimuliert zusätzlich durch ihre anregende Wirkung auf die Mundschleimhäute den Speichelfluss.

Trinken Sie viel Wasser. Das lindert die Beschwerden und hilft, die trockenen Schleimhäute feucht zu halten.

Trinken Sie regelmäßig über den Tag verteilt mindestens 500 Gramm Kefir. Essen Sie dazu nichts Süßes, lassen Sie den leicht bitteren Geschmack lange wirken!

Hilfreicher Druck

Akupressur ist bei den oft psychosomatischen Ursachen der Mundtrockenheit ein Mittel der ersten Wahl. Der folgende Akupressurgriff kann Ihnen helfen:

- Öffnen Sie den Mund, und massieren Sie mit dem Zeigefinger das Zahnfleisch über den Schneidezähnen etwa eine Minute lang. Wiederholen Sie diese Anwendung drei- bis fünfmal am Tag.

Homöopathisches Mittel

Magnesium carbonicum D4 ist ein homöopathisches Mittel zur Anregung der Speicheldrüsen, es sorgt im Mundraum für ein basisches, also säurepufferndes Milieu. Dosierung: etwa 30 Minuten vor dem Essen dreimal täglich eine Tablette lutschen.

MUSKELKRÄMPFE

So äußern sich Muskelkrämpfe

- Der Muskel verharrt in einem schmerzhaften Spannungszustand.
- Der Krampf kann vom Betroffenen durch eigenen Willen nicht mehr gelöst werden.

Was Muskelkrämpfe verursacht

Meistens liegt bei Muskelkrämpfen eine Unterversorgung des Muskels durch Flüssigkeit oder Mineralien vor. Sie können aber auch durch Überanstrengung, psychische Blockaden, falsche Bekleidung (z.B. zu enge Socken) oder Kälteschock ausgelöst werden. Auch die Zuckerkrankheit oder Erkrankungen der Wirbelsäule können zu Muskelkrämpfen führen. Vielen Krämpfen gehen so genannte Mikrotraumen (mikroskopische Verletzungen) im Muskel voraus.

Beim Sport verliert der Körper viele Mineralien, so dass es sinnvoll ist, ihm diese Mineralien ausreichend zur Verfügung zu stellen. Salztabletten machen jedoch keinen Sinn. Aus Untersuchungen weiß man, dass sie wohl den Magen belasten, nicht aber ernsthaft zur Mineralversorgung beitragen. Achten Sie lieber auf eine ausreichende Magnesiumzufuhr aus Mineralwässern und der täglichen Nahrung.

ERSTE HILFE

Dehnen Sie den betroffenen Muskel kräftig, aber keinesfalls ruckartig für 15 bis 20 Sekunden. Beispielsweise dadurch, dass Sie den muskulären Gegenspieler (bei der Wade wären das die Schienbeinmuskeln) anspannen. Oder beim Sport kann ein Sportkollege von unten gegen den Fußballen (beim Wadenkrampf) oder gegen die Zehenunterseite (bei Krämpfen in der Zehenmuskulatur) drücken.
Wichtig beim Wadenkrampf: Das Kniegelenk beugen, damit der Wadenmuskel nicht überdehnt wird!

Nach der ersten Hilfe

Zur Nachversorgung eines Muskelkrampfes muss die Durchblutung und der Stoffwechsel in dem betroffenen Bereich wieder in Ordnung gebracht werden. Sie haben die Wahl zwischen einer ganzen Reihe sinnvoller Verfahren.

Kühlen

Im direkten Anschluss an die Dehnung werden beim Wadenkrampf Wade und Kniekehle mit einem eiswassergetränkten Schwamm abgerieben.

Wenn Sie noch ein paar Tropfen Franzbranntwein ins Wasser geben, erzielen Sie einen weiteren durchblutungssteigernden Effekt im Muskel.

Neben Magnesium spielen vor allem B-Vitamine eine wichtige Rolle im Muskelstoffwechsel. Ein Mangel an diesen Vitaminen erhöht das Risiko für Muskelkrämpfe. Da die Anti-Baby-Pille zu den schlimmsten B-Vitaminräubern zählt, lassen sich bei vielen Frauen Muskelkrämpfe dadurch verhindern, dass sie auf nicht hormonelle Verhütungsmethoden umsteigen.

Aloe-vera-Öl

Das Öl ist ein bewährtes Hausmittel in der Therapie von Muskelkrämpfen. Man kann es zur Behandlung unmittelbar nach Dehnung und Eiswassereinreibung zum Einsatz bringen und zur Nachbehandlung, wenn der Athlet zur Ruhe gekommen ist. Man erhält das Öl unter dem Namen »Echoran mit Aloe vera« in den Apotheken.

Homöopathische Mittel

Homöopathische Mittel helfen in verschiedenen Phasen des Muskelkrampfes:

- Cuprum metallicum C200 eignet sich zur Soforthilfe. Dosierung: eine einmalige Dosis von fünf Tropfen.
- Ein bewährtes Kombinationspräparat gegen Wadenkrämpfe ist Corallium rubrum Oligoplex. Dosierung: dreimal täglich eine Tablette im Mund zergehen lassen.
- Zincum valerianicum D3 hilft bei Krämpfen, die vorzugsweise nachts stattfinden. Dosierung: fünf bis zehn Kügelchen 30 Minuten vor dem Schlafengehen.

Warmes Bad

Am Ende aller Maßnahmen steht das warme Bad, das den Betroffenen wieder ins Gleichgewicht bringt. Das Bad sollte zehn bis fünfzehn Minuten dauern und etwa 37 bis 39 Grad Celsius warm sein.

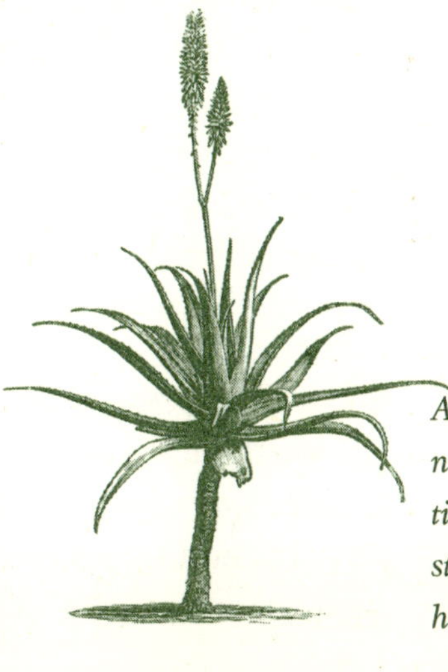

Aloe vera ist nicht nur ein Hautkosmetikum. Ihre Wirkstoffe entfalten auch heilende Kräfte.

MUSKELSCHMERZEN

Wie sich Muskelschmerzen äußern

Muskelschmerzen treten etwa 24 bis 36 Stunden nach einer ungewohnten oder außergewöhnlich hohen körperlichen Belastung auf. Der Schmerz ist nicht punktuell, sondern verteilt sich auf relativ viele Muskelfasern. Wir haben dafür auch den schönen Namen Muskelkater. Näheres über die Ursachen finden Sie auf Seite 66.

Mit Eis abreiben

In der Regel holt sich ein Muskel seine Energie dadurch, dass er unter Sauerstoffzufuhr Nährstoffe verbrennt. Wenn jedoch die Belastung sehr intensiv ausfällt, muss er auf die so genannte anaerobe (anaerob = ohne Sauerstoff) Energiegewinnung wechseln. Bei ihr werden Zuckermoleküle zerlegt – allerdings unvollständig, so dass Milchsäure übrig bleibt und der Muskel sauer reagiert.

Muskelkater muss nicht so intensiv gekühlt werden wie Muskelfaserrisse oder Zerrungen. Doch etwas Kühlung kann ihm auch nicht schaden. Packen Sie einige zerstoßene Eiswürfel in einen nassen Waschlappen. Dann mit diesem »Kältebeutel« behutsam über die schmerzende Muskulatur streichen. Fünf Minuten reichen aus, eine längere Anwendung verstärkt eher die Schmerzen.

Leichte Lockerung

Lockern Sie behutsam die verspannte Muskulatur, beispielsweise durch lockeres Jogging oder Rad fahren auf dem Ergometer. Mit zunehmender Erwärmung wird der Bewegungsablauf meistens besser. Keinesfalls sollten Sie die sportliche Belastung wiederholen, die zum Muskelkater geführt hat!

Homöopathische Mittel

- Traumeel-Tropfen wirken schmerz- und entzündungshemmend. Dosierung: zunächst fünf Tropfen jede Stunde, später dann dreimal zehn Tropfen täglich, bis die Beschwerden abgeklungen sind.
- Eine Alternative ist Rhus toxicodendron D6. Dosierung: zunächst fünf Kügelchen jede Stunde, am nachfolgenden Tag dann auf dreimal täglich zehn Kügelchen reduzieren.

MUSKELZERRUNGEN

So macht sich eine Zerrung bemerkbar

Zunächst ist nur ein leichtes Ziehen im betroffenen Muskel spürbar, doch schon bald kommt es zu Krämpfen, die sehr schmerzhaft sein können. Näheres zu Symptomen und Ursachen der Muskelzerrung finden Sie auf Seite 67.

Gerade bei Muskelverletzungen ist man in den letzten Jahren davon abgekommen, mit Eis zu kühlen, weil es nach dem damit verbundenen Kälteschock zu einer unerwünschten Gegenreaktion kommen kann, nämlich dem Einschießen von Blut in die verletzte Region. Besser sind daher mit etwa ein bis fünf Grad Celsius kaltem Wasser getränkte Schwämme, die möglichst mit einem Kompressenverband am Muskel fixiert werden. Im weiteren Verlauf wird immer wieder kaltes Wasser (am besten vermischt mit etwas Essig oder Alkohol) über den Verband gegossen.

ERSTE HILFE

Zunächst gilt es, den verletzten Muskel ausdauernd zu kühlen, um die Blutung und Schwellung einzudämmen. Zur Kühlung verwendet man einen mit kaltem Wasser getränkten Schwamm, der mit einem Kompressenverband am verletzten Muskel fixiert wird. Dauer der Kühlung: mindestens 20 Minuten. Die Kompresse sollte regelmäßig mit kaltem Wasser getränkt werden. Dem Wasser kann man Alkohol oder Essig zusetzen, um den Verdunstungs- und damit den Kühleffekt zu erhöhen.

Beinwellverband

Nach der Kühlung sollte, am besten abends oder sogar über Nacht, ein Salbenverband mit Beinwellsalbe (Kytta-Salbe) angelegt werden. Die Salbe wird großzügig auf dem verletzten Muskel verteilt, dann wird der Verband angelegt.
Achten Sie darauf, dass der Verband dem Muskel Raum zur Durchblutung lässt. Diese Anwendung in den nächsten drei Nächten wiederholen!

Homöopathische Mittel

- Für die Sofortbehandlung eignen sich am besten Traumeel-Tropfen. Dosierung: am ersten Tag jede Stunde fünf Tropfen; danach dreimal zehn Tropfen pro Tag.
- Für die Nachbehandlung hat sich Calcium carbonicum Hahnemanni D6 bewährt. Dosierung: dreimal täglich fünf Kügelchen.

NAGELBETTENTZÜNDUNG

So erkennen Sie eine Nagelbett-entzündung

Die Haut um das Nagelbett herum ist rot, verdickt, angespannt und reagiert druck- und schmerzempfindlich. In schwereren Fällen kommt es zur Eiterbildung.

Was Nagelbettentzündungen verursacht

Nagelbettentzündungen entstehen durch Bakterien, die durch kleine Verletzungen – aber auch durch Pilzbefall – ins Nagelbett vordringen konnten. Gehen Sie zum Arzt, wenn die Entzündung am Nagelbett äußerst schmerzhaft ist und sich abszessartig verdickt!

So bleibt das Nagelbett gesund:

- *Schieben Sie Ihre Nagelhaut nach dem Duschen oder Baden behutsam mit einem Holzstäbchen oder einem Tuch zurück. Beschneiden Sie die Nagelhaut nie mit einer Schere!*
- *Trocknen Sie die Hände nach dem Spülen, Duschen oder Baden immer gut ab. Cremen Sie die Hände nach jedem Waschen ein!*
- *Wenn Sie chronisch an rauen Händen und rissigere Nagelhaut leiden, sollten Sie Cystuscreme verwenden. Man erhält sie in Apotheken.*

Ringelblumenbad

Ein altes Hausmittel zur Behandlung von Nagelbettentzündungen ist das Calendula-Seifenbad.

Dazu einen Esslöffel Schmierseife in 250 Milliliter warmem Wasser auflösen. Dann mit zwei gehäuften Teelöffeln Calendulablüten vermischen, aufkochen und drei bis fünf Minuten lang köcheln lassen. Schließlich durch ein Tuch oder ein Sieb abseihen.

Der entzündete Finger wird in dem heißen Calendula-Seifen-Bad etwa zehn Minuten lang gebadet. Wiederholen Sie die Prozedur täglich ein- bis zweimal.

Honig und Zwiebelsaft

Diese Kombination wirkt desinfizierend und mobilisiert die körpereigenen Abwehrkräfte.

Mischen Sie beide Substanzen zu gleichen Teilen, und machen Sie daraus vor dem Schlafengehen Auflagen auf dem entzündeten Nagelbett, die mit einem Mullverband abgedeckt werden.

NASENBLUTEN

Nasenbluten erkennen

Das Erkennen ist nicht schwierig: Nasenbluten äußert sich in mehr oder weniger starkem Bluten aus einem oder beiden Nasenlöchern.

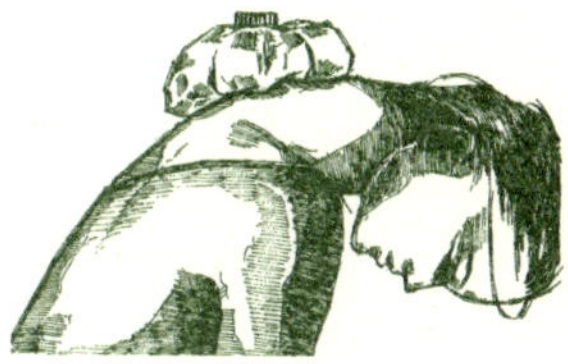

Beim Nasenbluten ist es wichtig, die Blutung schnell zu stoppen.

So kommt es zu Nasenbluten

Meistens wird Nasenbluten durch äußere Faktoren wie Schläge, Tritte, Stürze, Balltreffer und Luftdruckveränderungen (beispielsweise beim Tauchen, Bergsteigen oder bei Flügen) hervorgerufen.
90 Prozent aller Nasenblutungen gehen vom vorderen Teil der Nase aus, und zwar meistens von der Nasenscheidewand. Bei solchen Verletzungen kann die Blutung relativ schnell gestoppt werden.
Länger andauerndes Bluten, das nicht durch Erste-Hilfe-Maßnahmen gestoppt werden kann, wird meistens durch eine Verletzung im hinteren Teil der Nase hervorgerufen. In diesem Fall muss der Patient ins Krankenhaus!
Kommt es regelmäßig zu Nasenbluten, obwohl eigentlich kein ersichtlicher Grund vorliegt, muss der Arzt aufgesucht werden, denn es kann eine ernsthafte Krankheit wie etwa Bluthochdruck dahinter stecken.

Noch effektiver ist es, die Blutung per Kühlung zu stillen. Drücken Sie einen mit eiskaltem Wasser (Leitungswasser mit zerstoßenen Eiswürfeln) getränkten Schwamm auf die Nasenwurzel. Zusätzlich können Sie noch einen kalten Schwamm in den Nacken legen. Dauer der Anwendung: so lange, bis die Blutung gestillt ist.

ERSTE HILFE

Stopfen Sie Watte in die Nase, und dann drücken Sie bei aufgerichtetem Kopf die Nasenflügel zusammen. Vorher sollten Sie sich noch kurz die Nase putzen, um Schmutz und Blutklumpen hinauszubefördern, die möglicherweise das rasche Schließen der beschädigten Blutgefäße verhindern könnten. Durch das Andrücken beider Nasenflügel auf die Nasenwand (mit Daumen und Zeigefinger) können bereits viele Blutungen gestillt werden. Atmen Sie dabei durch den Mund!

NERVOSITÄT UND SCHLAFSTÖRUNGEN

So äußert sich Nervosität

Manchmal ist es schon verhext: Man ist im Urlaub, hat keinen beruflichen Stress, privat stimmt alles, die Stimmung ist o.k. – und trotzdem ist man nervös. Doch nur Geduld: Die beruhigende Wirkung eines Urlaubs stellt sich häufig erst Tage oder Wochen nach seinem Ende ein, denn das vegetative Nervensystem beruhigt sich nicht im Schnellverfahren.

Nervosität ist in erster Linie eine Übererregung des vegetativen Nervensystems. Da dieses Nervensystem an der Steuerung aller körperlichen Vorgänge beteiligt ist, können auch die Symptome der Nervosität sehr vielfältig sein.

Zu den klassischen Beschwerden zählen Herzklopfen, Herzbeklemmung, Spannungskopfschmerzen, Magendruck, zittrige Hände, übermäßige Schweißbildung (vor allem an Händen und Füßen), trockener Mund, Konzentrationsschwäche und leichte Erschöpfbarkeit. Auch Schlafstörungen sind meist eine unangenehme Begleiterscheinung einer Überlastung des vegetativen Nervensystems. Sie haben deshalb auch in der Regel dieselben Ursachen wie Nervosität.

Wie es zu Nervosität kommt

- Körperliche Ursachen können sein: Drogen wie Nikotin, Koffein und Alkohol. Häufig bestehen jedoch auch durch einseitige Ernährung (zu viel Zucker, zu wenig Ballaststoffe) große Defizite hinsichtlich der Vitamin- und Mineralversorgung.
- Psychische Ursachen können sein: ungelöste innere Konflikte, die Störsignale an unser Gehirn senden, aber auch Ängste sowie geistige und körperliche Überanstrengung.

Die besten Heilmittel

Auch gegen nervöse Erscheinungen ist ein Kraut gewachsen. Gerade bei den Heilkräutern findet der Nervöse reichlich Hilfe. Daneben gibt es noch zahlreiche andere Hausmittel und Anwendungen, mit denen der Nervosität und Schlaflosigkeit entgegengetreten werden kann.

Kräutertees für alle Fälle

- Beruhigungstee aus Hopfen und Pfefferminze

Das ist ein Beruhigungsgetränk für nervöse Kinder. Mischen Sie Hopfen und Pfefferminze zu gleichen Teilen. Übergießen Sie zwei gestrichene Teelöffel der Mischung mit einer Tasse (200 Milliliter) kochendem Wasser. Zehn Minuten lang zugedeckt ziehen lassen, dann abseihen. Ihr Kind sollte davon zwei Tassen pro Tag trinken. Die letzte etwa zwei Stunden vor dem Schlafengehen.

- Beruhigungstee aus Johanniskraut und Baldrian

Dieser Tee ist besonders geeignet bei Nervosität infolge von Prüfungsängsten. Mischen Sie die beiden Heilpflanzen zu gleichen Teilen. Übergießen Sie zwei gestrichene Teelöffel der Mischung mit einer Tasse (200 Milliliter) kochendem Wasser. Zehn Minuten lang zugedeckt ziehen lassen, dann abseihen. Trinken Sie davon morgens und abends jeweils eine Tasse.

Nervosität kann durch Entspannungsübungen bekämpft werden, und mittlerweile gibt es auf dem »Entspannungsmarkt« für jeden etwas. Für die schnelle Hilfe eignet sich das Tiefenentspannungstraining nach Jacobson.

- Melissentee

Zwei Teelöffel Melissenblätter mit einer Tasse (200 Milliliter) heißem Wasser übergießen, zugedeckt ziehen lassen und nach zehn Minuten abseihen.

Trinken Sie davon drei Tassen täglich. Eine Melissenteekur hilft bei Herzbeschwerden sowie bei Nervosität, Schlafstörungen und Appetitmangel.

Passionsblume vertreibt die Angst

Passionsblume hilft vor allem bei Nervosität, die durch Ängste hervorgerufen wird. Man kann sie – pur oder gemischt mit entsprechendem Tabak – in der Pfeife rauchen.

Gesünder ist natürlich, wenn Sie einen Tee zubereiten. Nehmen Sie zehn Gramm des getrockneten Krauts, kochen Sie es mit 250 Milliliter Wasser zusammen ohne Topfdeckel auf. Köcheln Sie es so lange, bis der Wasserspiegel deutlich (um etwa 50 Milliliter) abgesunken ist, dann gießen Sie noch einmal etwas Wasser nach, bis wieder der ursprüngliche Wasserstand im Topf erreicht ist. Das Ganze abseihen und abkühlen lassen. Vor dem Servieren würzen Sie den Passionsblumen-

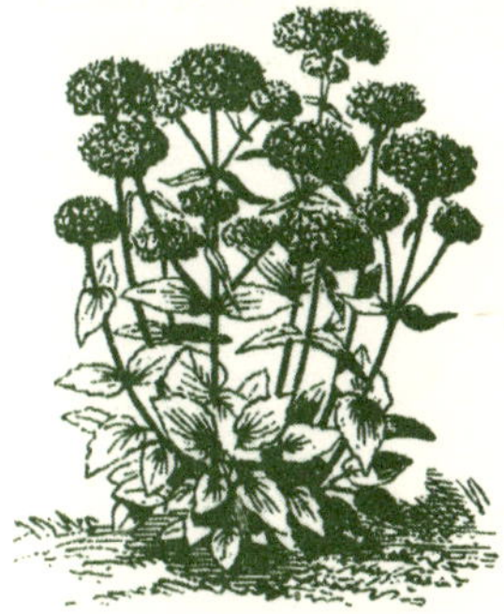

Baldrian gehört zu den Heilkräutern, die äußerst beruhigend auf den Menschen wirken.

sud noch mit Zucker und Zitronensaft, um ihn dann zusammen mit einigen Eiswürfeln »on the rocks« zu trinken. Ein geschmackvoller Drink, der außerdem noch die Psyche auf Touren bringt.
Trinken Sie davon nicht mehr als zwei bis drei Gläser pro Tag, das letzte Glas zwei Stunden vor dem Zubettgehen.

Ruhe ist wichtig für einen entspannten Schlaf. Das Schlafzimmer sollte deswegen der ruhigste Raum der ganzen Wohnung sein. Achten Sie auch darauf, dass sich im Schlafzimmer nicht zu viele elektronische und elektrische Geräte befinden, da manche Menschen empfindlich auf die Spannungsfelder des Stroms reagieren.

Blauwarte gegen innere Unruhe

Mittelalterliche Heiler verwendeten sie zur Therapie von Schwermut, dann geriet sie jedoch lange in Vergessenheit: die Blauwarte, eine Verwandte des Chicorees.
Wissenschaftler der Berliner Charité fanden nun heraus, dass sie bei Nervosität und innerer Unruhe helfen kann. In einer Untersuchung an 87 Patienten zeigte sie deutlich beruhigende Effekte, hauptverantwortlich dafür sind vermutlich ihre Chromsalze und Bitterstoffe. Man erhält Blauwarte in Tablettenform beim Apotheker. Dosierung: zweimal zwei Tabletten pro Tag nach dem Frühstück und nach dem Abendessen.

DILLSAMEN-AUFGUSS

Dieser Aufguss ist ein Heilmittel aus der amerikanischen Volksmedizin. Er hilft sehr gut gegen Nervosität.

■ Zutaten:
1 TL Dillsamen
1 Tasse (200 Milliliter) Wasser
1 TL Honig

■ Die Dillsamen im Mörser zerstoßen und mit kochendem Wasser übergießen. Zehn Minuten lang zugedeckt ziehen lassen, dann abseihen und mit Honig süßen. Trinken Sie davon drei Tassen pro Tag.

Melissenbad

Geben Sie ein Leinensäckchen oder eine große Teesiebkugel mit getrockneter Melisse in die Badewanne, und lassen Sie das Badewasser einlaufen. Baden Sie etwa 15 Minuten lang in dem Melissenbad.

Es besitzt einen ausgesprochen beruhigenden und entspannenden Effekt und sollte daher vorzugsweise am Abend zum Einsatz kommen.

Ungewöhnlich wirksam: Mit Essigsocken vor dem Fernseher sitzen.

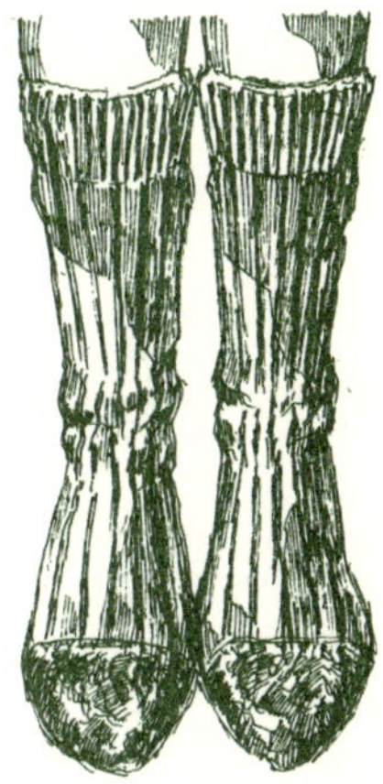

Der Essigstrumpf

Er ist schon von Pfarrer Kneipp als probates Mittel gegen Nervosität und Schlafstörungen empfohlen worden.
Dazu gibt man drei Esslöffel Weinessig auf einen halben Liter warmes Wasser. In dieses Essigwasser legt man dann ein Paar Baumwollkniestrümpfe, wringt sie kurz aus und zieht sie an. Beide Beine werden sorgfältig mit dicken Handtüchern umwickelt. Das Essigwasser eine Stunde wirken lassen, anschließend die Strümpfe ausziehen und ins Bett gehen.
Was für die Zeitfolge konkret bedeutet, dass Sie den Essigstrumpf am besten beim abendlichen Fernsehen anwenden sollten.
Übrigens: Der Essigstrumpf hilft auch bei leichtem Fieber.

Aromatherapie

Die folgenden Pflanzendüfte bringen Ihr vegetatives Nervensystem wieder ins Gleichgewicht:
Baldrian, Bergamotte, Lavendel, Majoran und Sandelholz. Geben Sie acht Tropfen eines der Öle (man kann sie auch mischen) in ein Schälchen mit Wasser, das Sie dann in eine Duftlampe stellen.

Akupressur

Massieren Sie mit Zeige- und Mittelfinger drei bis fünf Minuten lang, drei bis fünfmal pro Tag, einen oder zwei der folgenden Punkte, je nachdem, welche Symptome bei Ihrer Nervosität überwiegen:

- Lu 5, der »Ellenbogenteich«. Er liegt in der daumenwärts gelegenen Ellenbogenfalte, und zwar in der Kuhle direkt neben der Sehne des Bizepsmuskels. Massieren Sie erst links, dann rechts. Dieser Punkt ist angezeigt bei hektischer Atmung, Engegefühl im Hals, nervösem Hüsteln und Räusperzwang.

Der Einfachzucker spielt bei der Entstehung von Nervosität oftmals eine wichtige Rolle. Denn er lässt den Blutzuckerspiegel hin und her pendeln, so dass sich für unser Nervensystem keine konstante Versorgungslage erreichen lässt. Darüber hinaus verbraucht der Organismus bei der Zuckerverwertung große Mengen an Vitaminen aus dem B-Komplex, die für das reibungslose Funktionieren der Nerven benötigt werden.

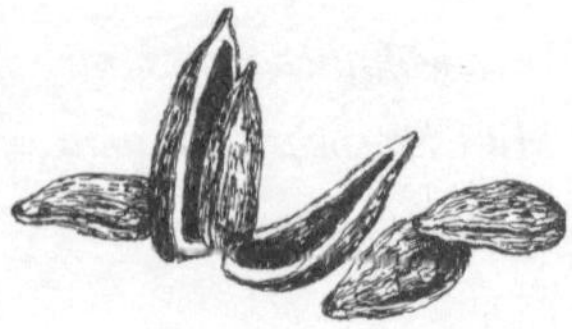

Nüsse oder Mandeln sind gesunde Snacks, die nicht belasten.

- H7, das »göttliche Tor«. Dieser Punkt liegt an der mittleren Handgelenksfalte unter dem Ballen des kleinen Fingers direkt an der Innenseite der kräftigen Handbeugersehne. Am besten spürt man ihn als Kuhle bei gebeugtem Handgelenk. Massieren Sie ihn erst links, dann rechts. Diese Akupressur ist angezeigt bei Stressempfindlichkeit, Überreizbarkeit, Schlafstörungen und nervösem Herzklopfen.
- D5, das »Sonnental«. Es liegt an der Kleinfingerseite des Handgelenks, und zwar auf seiner Rückseite in einer Kuhle, vom äußeren Handgelenksknochen etwa im Winkel von 45 Grad nach oben innen.

Die »Sonnental«-Massage hilft bei Erschöpfungszuständen, Schwindel und Ohrensausen.

Homöopathische Mittel

- Kalium phosphoricum D3 empfiehlt sich bei Nervosität, die bereits über einen längeren Zeitraum andauert und objektiv eigentlich keinen Grund besitzt. Dosierung: dreimal täglich fünf Kügelchen.
- Argentum nitricum D6 bei Nervosität mit einem gehetzten Gefühl, innerem Zittern, überhitzten Fantasien. Dosierung: dreimal täglich fünf bis zehn Tropfen.
- Zincum valerianicum bei Überempfindlichkeit, geistiger Überarbeitung, blassem Gesicht und Schlafstörungen. Dosierung: dreimal täglich fünf Kügelchen.

Sport am Abend fördert den erholsamen Schlaf – nur allzu spät sollten Ihre Sportstunden nicht stattfinden. Der Körper braucht nach der Bewegung eine gewisse Zeit, um zur Ruhe zu kommen.

Ernährung mit komplexen Kohlenhydraten

Nur mit komplexen Kohlenhydraten erhalten unsere Nervenzellen die Biostoffe, die sie zum einwandfreien Funktionieren benötigen – das gilt nicht nur hinsichtlich ihrer Versorgung mit Zucker, sondern auch hinsichtlich ihrer Versorgung mit essenziellen Aminosäuren wie etwa Tryptophan.

Für eine Ernährung mit vielen komplexen Kohlenhydraten gelten folgende Grundregeln: Essen Sie überwiegend Vollkornprodukte (Brot, Nudeln, Musli), mehr Gemüse (vor allem Kartoffeln und Hülsenfrüchte), wenig Fleisch und Wurst und als Snacks keine Süßigkeiten, sondern Nüsse und Samen.

Für einen erholsamen Schlaf

- Rhythmus

Immer zur gleichen Zeit aufstehen und zu Bett gehen. Ein regelmäßiger Rhythmus hilft Ihrer Zirbeldrüse, die Ausschüttung des Schlafhormons Melatonin wieder unter Kontrolle zu bekommen.

- Richtige Schlafbedingungen

Schaffen Sie günstige Schlafbedingungen. Der richtige Schlafraum ist dunkel, ruhig, nicht zu warm und nicht zu kalt. Die ideale Schlaftemperatur liegt zwischen 14 und 18 Grad Celsius.

- Richtig einstimmen

Unmittelbar vor der Nachtruhe keine geistigen oder körperlichen Kraftakte mehr! Ein Spätfilm muss von Ihrem Gehirn erst verarbeitet werden, bevor es zur Ruhe kommt.

- Keine Drogen

Zigaretten und Aufputschmittel sind tabu. Ein wenig Alkohol darf sein. Bier ist aufgrund seiner Hopfenbasis als Schlaftrunk besser geeignet als Wein.

Schaffen Sie sich ein Einschlafritual: Machen Sie jeden Abend vor dem Schlafengehen einen kleinen Spaziergang, trinken Sie dann noch eine Tasse Kräutertee und ein Glas Milch mit Honig. Die Regelmäßigkeit gibt Ihrem Körper dann bald das Signal: Jetzt ist es Zeit zum Einschlafen.

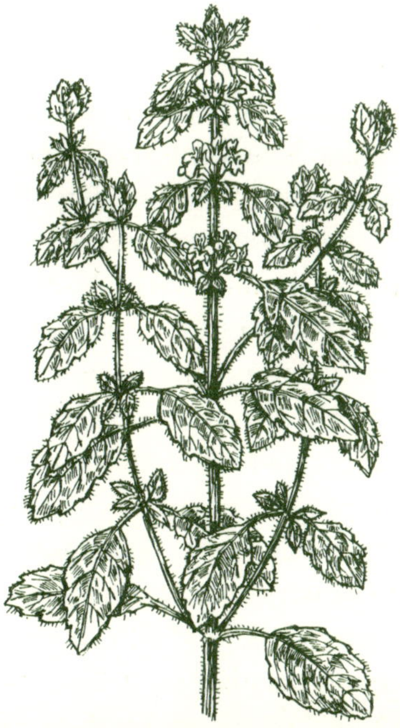

Die beruhigende Kraft der Melisse kannten schon unsere Großmütter. Sie ist unverzichtbarer Bestandteil verschiedener Beruhigungstees.

NIEDRIGER BLUTDRUCK

So äußert sich niedriger Blutdruck

Eigentlich sollten sich Hypotoniker freuen, denn ein mäßig niedriger Blutdruck prädestiniert für ein langes Leben. Wissenschaftler der Universität Oxford fanden heraus, dass Menschen mit Werten von 115/ 75 Millimeter Quecksilber das geringste Risiko für Infarkte und Schlaganfälle haben. Weswegen man in England in der Regel auf die Behandlung von niedrigem Blutdruck verzichtet, es sei denn, dass er im oberen Wert noch nicht einmal 100 Millimeter Quecksilber erreicht.

- Der Blutdruck bleibt beim Messen im Sitzen unter 110/60 Millimeter Quecksilber (bei Männern) bzw. 100/60 (bei Frauen), beim Aufstehen fällt er noch weiter ab. Gerade Letzteres gilt als typisches Zeichen des niedrigen Blutdrucks, der so genannten Hypotonie.
- Begleitet wird der niedrige Blutdruck von Schwindel, kalten Füße, Gähnattacken, Konzentrationsschwäche, Müdigkeit, bei plötzlichen Positionswechseln wird Ihnen schwarz vor Augen (zum Beispiel beim morgendlichen Aufstehen oder beim Erheben aus der Sitzposition).

Ursachen und Hintergründe

Mäßige Hypotonie ist kein Grund zur Beunruhigung. Andererseits gibt es durchaus Formen, die gesundheitlich bedenklich sind. Problematisch ist beispielsweise, wenn der niedrige Blutdruck sich mit Herzjagen und Phasen sehr hohen Blutdrucks abwechselt oder der Blutdruck nach dem Aufstehen aus sitzender Position gleich um 50 Millimeter Quecksilber in den Keller sackt, begleitet von Herzrhythmusstörungen und einer enormen Verlangsamung der Herzfrequenz.
In diesen Fällen können durchaus schwere organische Schäden die Folge sein, weswegen die Gründe unbedingt von einem Facharzt abgeklärt werden müssen.
Die Ursachen des niedrigen Blutdrucks liegen im Dunkeln. Klar ist, dass für Hypotonie oft eine angeborene Veranlagung vorliegt und Frauen häufiger betroffen sind als Männer.
In einigen Fällen wird sie durch Medikamente hervorgerufen oder aber durch schwere Erkrankungen wie Diabetes, Morbus Parkinson oder einer Unterfunktion der Schilddrüse, die noch vor einer symptomatischen Behandlung des niedrigen Blutdrucks behandelt werden müssten.

In den meisten Fällen ist der niedrige Blutdruck zwar wegen seiner Begleiterscheinungen unangenehm, jedoch gesundheitlich unbedenklich.

ERSTE HILFE BEI SCHWINDELATTACKEN

Zu den typischen Symptomen der Hypotonie gehören die Schwindelattacken. Sie kommen vor allem dann, wenn man aus erniedrigten Positionen wie Sitzen und Liegen plötzlich ins Stehen wechselt. Hier hilft es, sofort in die Hocke zu gehen oder zumindest im Stehen die Beine zu überkreuzen. Allein dieses Überkreuzen lässt den Blutdruck um zehn bis fünfzehn Millimeter Quecksilber ansteigen. Und vor allem: Immer langsam aufstehen!

Unter Blutdruck versteht man den durch die Herztätigkeit erzeugten Druck in den Blutgefäßen. Die Höhe des Blutdrucks hängt ab von der Beschaffenheit der Blutgefäße und von der Schlagkraft des Herzens. Normalerweise steigt er mit dem Lebensalter an.

Gegen den niedrigen Blutdruck

Wenn Sie unter niedrigem Blutdruck leiden, können Sie doch einige Maßnahmen ergreifen, die Ihnen das Leben etwas leichter und angenehmer machen.

Viel trinken

Menschen mit niedrigem Blutdruck sollten viel trinken, um ihr Blutvolumen auf hohem Niveau zu halten. Am besten geeignet ist Mineralwasser. Das erste Glas (mindestens 200 Milliliter) sollte schon am Morgen, am besten noch vor dem Aufstehen, getrunken werden. Dies führt zu einem spontanen Ansteigen der Blutmenge und einem entsprechenden Anstieg des Blutdrucks, der bisweilen zwei Stunden lang anhält.

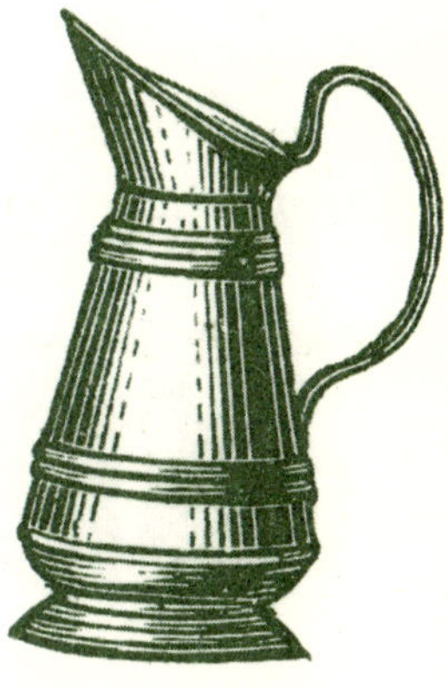

Menschen mit niedrigem Blutdruck sollten noch mehr als andere darauf achten, ausreichend zu trinken.

Kopf hoch!

Während des Schlafens empfiehlt sich eine leichte Erhöhung des Kopfendes.

Der Grund: Viele Niederdruckler haben paradoxerweise ausgerechnet nachts einen erhöhen Blutdruck, der zu einer verstärkten Kochsalzausscheidung führt, die dann am Morgen in einen starken Blutdruckabfall mündet.

Hebt man nun Oberkörper und Kopf im Bett ein wenig an, fällt dieser Automatismus weniger dramatisch aus.

Regelmäßige sportliche Betätigung hilft, unangenehme Begleiterscheinungen eines niedrigen Blutdrucks auszugleichen und den Kreislauf zu stabilisieren. Wählen Sie eine Ausdauersportart, die Ihnen Spaß macht, wie zum Beispiel Laufen, Walken, Nordic Walking, Radfahren oder Schwimmen. Wichtig ist, dass Sie sie mindestens zweimal pro Woche für mindestens eine halbe Stunde ausüben.

Wasseranwendungen

- Wechselduschen

Zunächst eine Minute lang mäßig warm duschen, dabei den Körper ausgiebig strecken und recken. Dann auf mäßig kaltes Wasser drehen und am rechten Bein beginnend abduschen; erst die Außen-, dann die Innenseite, am linken Bein ebenso. Anschließend Brust, Bauch, Nacken und Gesicht abduschen. Dosierung: mindestens einmal pro Tag (am besten morgens).

- Wechselarmbad

Dafür benötigen Sie zwei Tauchbecken, also beispielsweise ein Waschbecken und eine daneben aufgestellte Wanne. Man sollte eine bequeme Sitzhaltung einnehmen können, die Arme werden entblößt. Ein Becken wird mit warmem (36 bis 38 Grad Celsius) Wasser, das andere mit kaltem (10 bis 18 Grad Celsius) kaltem Wasser gefüllt.

Anschließend beide Arme für fünf Minuten ins warme Wasser legen. Dabei die Hände langsam umeinander kreisen lassen. Danach die Arme zehn Sekunden lang ins kalte Wasser und wieder zurück ins warme Wasser legen. Noch einmal drei Minuten darin liegen lassen, anschließend wieder für zehn Sekunden ins kalte Wasser wechseln.

Arme herausziehen, das Wasser abstreifen. Nicht abtrocknen! Zum Abschluss einen langärmeligen Pullover anziehen. Dosierung: am besten zweimal pro Tag morgens und mittags nach den Mahlzeiten.

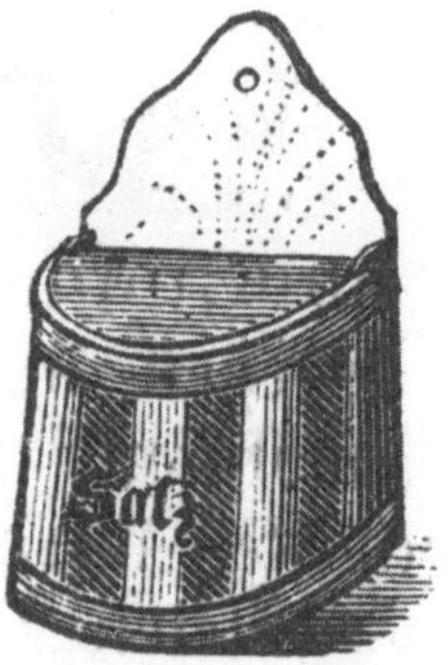

Sparen müssen Sie mit Salz nicht, ob aber ein hoher Salzkonsum gegen niedrigen Blutdruck hilft, ist umstritten.

Kochsalz?

Auch eine Erhöhung der Kochsalzzufuhr gilt als probates Hausmittel gegen niedrigen Blutdruck. Der Grund dafür liegt nahe. Weiß man doch, dass hoher Kochsalzkonsum den Blutdruck angeblich erhöht. Und so erhofft man sich, durch eine entsprechende Würzung der Speisen auch das Niedrigdruckproblem in den Griff zu bekommen.

Tatsache ist jedoch, dass mittlerweile aus wissenschaftlicher Sicht das Kochsalz in seiner Rolle als Hochdruckauslöser stark umstritten ist. Es scheint vielmehr einiges darauf hinzudeuten, dass nur recht wenige Menschen auf die Kochsalzzufuhr mit ihrem Herz-Kreislauf-System reagieren. Dementsprechend müssen auch die Chancen als begrenzt eingestuft werden, mit Hilfe des Salzstreuers etwas gegen den niedrigen Blutdruck ausrichten zu können. Ein Versuch kann jedoch dem Hypotoniker nicht schaden.

Viele Hypotoniker lassen sich starke Medikamente verschreiben. Im Jahr 2000 verkauften die Apotheken 4,6 Millionen Packungen an Mitteln gegen den niedrigen Blutdruck. Spitzenreiter ist der Wirkstoff Etilefrin, der jedoch nur kurzfristig Linderung bringt und oft zu Nebenwirkungen wie Herzschmerzen, Schlaflosigkeit und Magen-Darm-Störungen führt. Andere Substanzen wie Aminopicolin, Adenosin, Nikotinsäure, Salizylsäure und Vitamine werden an Patienten ausgegeben, obwohl sie vom Bundesgesundheitsamt durchweg als wirkungslos bei niedrigem Blutdruck beurteilt wurden.

Rosmarinwein

Pfarrer Kneipp setzte auf seinen Rosmarinwein, um Patienten mit niedrigem Blutdruck auf Vordermann zu bringen.
Die Zubereitung: Einen Liter Weißwein mit 20 Gramm getrockneten Rosmarinblättern mischen und fünf Tage lang im verschlossenen Glas stehen lassen, danach abseihen. Dosierung: zwei Gläser pro Tag.

Bockshornklee

Der Bockshornklee gilt als klassischer Muntermacher, der auch Niedrigdrucklern aus ihren Müdigkeitslöchern hilft. Wissenschaftlich belegt ist, dass sein Cholin und seine B-Vitamine unsere Nervenzellen funktionstüchtig machen, was vor dem Hintergrund interessant ist, dass niedriger Blutdruck ein Ausdruck für Fehlleistungen des vegetativen (unbewussten) Nervensystems sein kann.
Außerdem regt Bockshornklee – durch seine mobilisierende Wirkung auf die Blutfilterkraft der Milz – die Blutbildung an (viele Hypotoniker leiden zudem an Blutarmut).
Problematisch ist allerdings die Zubereitung der schon in der Antike bekannten Heilpflanze. Früher wurden ihre Samen überwiegend als Tee zubereitet, doch heute sieht man diese Darreichungsform eher kritisch, da hierbei Saponine freigesetzt werden können, die das Blutbild negativ beeinflussen. Besser ist es daher, auf den aktivierten Bockshornklee aus der Apotheke zurückzugreifen. Die Dosierung: drei bis fünf Kapseln pro Tag. Lesen Sie auf jeden Fall die Packungsbeilage.

Yohimbe

Aus den tropischen Ländern Nigeria, Kongo und Kamerun stammt der Yohimbe-Baum. Seine Rinde wird traditionell als

Aphrodisiakum eingesetzt – und als den Blutdruck steigernder Muntermacher.
Wissenschaftlich erwiesen ist, dass sein Hauptwirkstoff Yohimbin bestimmte Rezeptoren des Nervensystems blockiert und dadurch zu einer gesteigerten Aktivität eines Teils des vegetativen Nervensystems führt.

Kaffee und Sekt können eine kurze Linderung für Hypotoniker bringen. Doch je nach Veranlagung und dem individuellen Reaktionsmuster auf Koffein und Alkohol können sie auch das Gegenteil bewirken. So gibt es durchaus Fälle, bei denen das Glas Sekt wie ein Schlafmittel wirkt.

Die Zubereitung der Yohimbe-Rinde erfolgt am einfachsten in Form eines Aufgusses: Einen Esslöffel der Rinde mit 400 Milliliter Wasser zusammen aufkochen, zehn Minuten lang ziehen lassen, anschließend abseihen. Danach in kleinen Schlucken trinken. Zwei Tassen pro Tag.
Man erhält Yohimbe-Rinde in Fachgeschäften, die sich auf Ethno-Botanik, also auf exotische Heil- und Genusspflanzen der Volksmedizin, spezialisiert haben.
Aufgrund seiner Wirkungen auf das vegetative Nervensystem ist es möglich, dass Yohimbe nicht nur den Blutdruck anhebt, sondern auch den Pulschlag und die Atemfrequenz.

Homöopathische Mittel

Die Homöopathie kennt einige Mittel gegen niedrigen Blutdruck. Wichtig ist in diesem Zusammenhang, die Gesamtsituation des Patienten zu sehen, vor allem, wobei sich die Symptome verbessern oder verschlimmern.

- Lycopodium D12 ist angezeigt, wenn der Patient über Müdigkeit und Schwäche klagt. Außerdem empfindet er immer wieder Taubheiten an Fingern und Zehen, er ist insgesamt nervös, reizbar, unsicher und leicht aus der Ruhe zu bringen. Die Beschwerden verschlimmern sich am späten Nachmittag und frühem Abend, unter Bewegung gehen sie zurück.
Dosierung: einmal täglich fünf Kügelchen.
- Crataegus D6 ist angezeigt, wenn dem Patienten immer wieder schwindelig wird. Außerdem spürt er Herzklopfen und einen unruhigen Herzschlag.
Gelegentlich kommt es zu Kopfschmerzen, vor allem bei Wetterwechsel, und Kurzatmigkeit selbst unter geringen Belastungen.
Tagesdosierung: dreimal fünf Kügelchen.

- Kalium carbonicum D6 kommt zum Einsatz, wenn sich der Patient schon bei der geringsten Anstrengung erschöpft fühlt. Er schwitzt leicht, ist insgesamt zänkisch, schreckhaft und ängstlich. Frühmorgens zwischen drei und fünf Uhr verschlimmern sich die Beschwerden.
Dosierung: dreimal pro Tag fünf Kügelchen.
- China D6 ist angezeigt, wenn der Patient insgesamt körperlich in schlechter Verfassung ist und Beschwerden wie Schwindel, Tinnitus (Ohrgeräusche) und Herzklopfen auftreten. Weitere Kennzeichen der »China-Persönlichkeit«: Nervosität, Reizbarkeit und Geruchsempfindlichkeit. Außerdem verschlimmern sich ihre Beschwerden unter Kälte, Feuchtigkeit und Berührung.
Dosierung: dreimal pro Tag fünf Kügelchen.

Wenn Sie gern Akupressur anwenden möchten, sich aber unsicher sind, lassen Sie sich doch die Griffe zuerst von einem erfahrenen Therapeuten zeigen, und machen Sie dann allein für sich weiter.

Akupressur

Zur Beseitigung von niedrigem Blutdruck wird vor allem der so genannte Qihai-Punkt, »das Meer der Energie«, aktiviert. Er liegt einige Millimeter unterhalb des Bauchnabels und muss täglich mehrmals für ein bis zwei Minuten mit den Fingerkuppen massiert werden.

Ein weiterer Punkt zur Anregung des Blutdrucks liegt im inneren Nagelwinkel des kleinen Fingers. Er wird für ungefähr 30 Sekundenkräftig mit dem Daumennagel der anderen Hand massiert. Danach auf die andere Seite wechseln.

Die Vorteile der Akupressur: Sie ist risikoarm und ohne Aufwand, man kann sie praktisch jederzeit und an jedem Ort unauffällig durchführen.

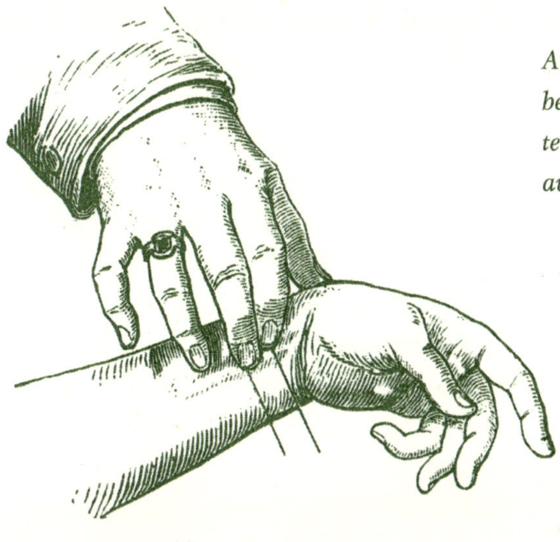

Akupressur stimuliert bestimmte Körperpunkte und wirkt dadurch auf unser Befinden.

OHRENSAUSEN

Symptome und Ursachen

Ohrensausen hat sich – nicht ganz präzise – als Bezeichnung für den so genannten Tinnitus eingebürgert. Eigentlich handelt es sich dabei um Ohrgeräusche aller Art.
Neben dem Sausen kann sich Tinnitus auch als dumpfer Summton, grollendes Rumpeln, aber auch als hohes Klicken, Zischen oder Knirschen äußern. Näheres zu Tinnitus, Ohrgeräuschen und den Ursachen erfahren Sie auf Seite 84.

Das Leiden lindern

»Meine Ohren, die sausen und brausen Tag und Nacht fort, ich kann sagen, ich bringe mein Leben elend zu.« So formulierte Ludwig van Beethoven das Leiden seiner Ohrgeräusche; am Ende war er sogar taub – was ihn nicht am Komponieren hinderte.

Die Ohrgeräusche werden leider bei sehr vielen Patienten chronisch. Sie können nicht geheilt oder direkt bekämpft werden. Ihre Ausprägung, die Lautstärke und die sonstigen Wirkungen kann man aber abmildern.

Akupressur

- Diese Akupressur hilft vor allem bei akutem Tinnitus. Drücken Sie zunächst sieben Sekunden lang mit Ihrem Zeigefinger auf die Kuhle über der Oberlippe, direkt unterhalb der Nase. Danach folgt ein Pressen am Ende der Nasenwurzel neben den Augenbrauen ebenfalls für sieben Sekunden. Wiederholen Sie diese Akupressur mehrmals am Tag!
- Die folgenden Griffe fördern die Durchblutung im Ohr. Nehmen Sie, dort wo der obere Ohrknorpel beginnt, jeweils den Knorpelrand beider Ohren zwischen Daumen und Zeigefinger. Wandern Sie um das ganze Ohr herum, wobei die beiden Finger den Rand kräftig massieren. Nach etwa einer Minute sollten Sie unten am Ohrläppchenansatz angekommen sein, wandern Sie jetzt wieder zurück zum Beginn des oberen Rands. Danach drücken Sie sieben Sekunden lang den Mittelfinger kräftig an die Stelle, wo sich das Ohrläppchen mit dem Gesicht verbindet, dann weitere sieben Sekunden lang direkt

vor dem Ohrzäpfchen (Sie spüren dort eine kleine Kuhle.) und schließlich noch sieben Sekunden lang am Beginn des oberen Knorpelrands (Auch dort sollten Sie eine Kuhle spüren.).
Spätestens nach drei Minuten merken Sie, wie Ihre Ohren warm und angenehm durchblutet werden. Wiederholen Sie diese Akupressur mindestens viermal pro Tag!

Das Rauschen »überhören«

Wer Tinnitus lindern will, muss sein Gehirn dazu bringen, ihn zu vergessen. Dabei hilft der »Radiotrick«:
Schalten Sie Ihr Radio auf Mittelwelle. Keinen Sender einstellen, sondern das typische gleichförmige Mittelwellenrauschen. Stellen Sie es dann mit dem Klangregler so ein, wie es am angenehmsten für Sie klingt.
Das Mittelwellenrauschen erinnert durchaus an eine sanfte Meeresbrandung, und es ist aus »rosa« Frequenzen zusammengesetzt, das heißt, es bedient das menschliche Klangbedürfnis auf ziemlich natürliche Weise. Das UKW-Rauschen ist demgegenüber zu »hart«, da es recht höhenlastig in den Frequenzen ist. Stellen Sie das Radio morgens auf eine bestimmte Lautstärke ein, und lassen Sie es so. Bei diesem so genannten Tinnitus-Retraining geht es auch darum, die externen Rauschquellen zu vergessen.
Falls Sie jedoch bemerken, dass Ihr Tinnitus im Verhältnis zum Rauschen des Radios leiser geworden ist, drehen Sie die Lautstärke herunter. Wichtig ist, dass das Mittelwellenrauschen stets deutlich leiser ist als Ihr Tinnitus!

Hüten Sie sich vor den Heilsversprechungen selbst ernannter Tinnitusexperten, die Ihnen möglicherweise zu Urineinträufelungen ins Ohr, indianischen Ohrenkerzen oder endlosen Psychositzungen raten! Die Tatsache, dass die Schulmedizin dem Tinnitus mehr oder weniger ratlos gegenübersteht, heißt noch lange nicht, dass die alternativen Heilmethoden mehr Erfolgsaussichten besitzen.

Ginkgo

Ginkgo-biloba-Blätter enthalten Substanzen, die das Fließverhalten des Blutes und dadurch die Durchblutung im Innenohr verbessern. Außerdem machen Sie das dortige Gewebe widerstandsfähiger gegen Sauerstoffnot. Allerdings werden diese Wirkungen nur von standardisierten Präparaten aus der Apotheke erzielt. Die Dosierung richtet sich nach den jeweiligen Packungsbeilagen.

OHRENSCHMERZEN

Wie sich Ohrenschmerzen äußern

Nicht immer wird eine Mittelohrentzündung von Schmerzen begleitet, mitunter zeigt sie sich lediglich durch Ohrensausen und Schwerhörigkeit. Dann ist sie für den Laien von einem Hörsturz nicht mehr zu unterscheiden. Gehen Sie auf jeden Fall zum Arzt.

Nach einem Völlegefühl im Ohr kommt es zu anhaltenden und pulsierenden Schmerzen.

Woher Ohrenschmerzen kommen

Hauptursache für die Schmerzen im Ohr sind Entzündungen des Mittelohrs. Mehr zu den Ursachen dieser Erkrankung lesen Sie auf Seite 63.

Zwiebelkompresse

Eine Zwiebelkompresse ist ein bewährtes Hausmittel zur Behandlung von Mittelohrentzündungen.

So wird sie angelegt: Ein bis zwei Zwiebeln klein hacken, gut zerreiben und auf zwei Taschentücher verteilen. Jetzt werden die Tücher zusammengefaltet und jeweils auf ein Ohr gelegt.

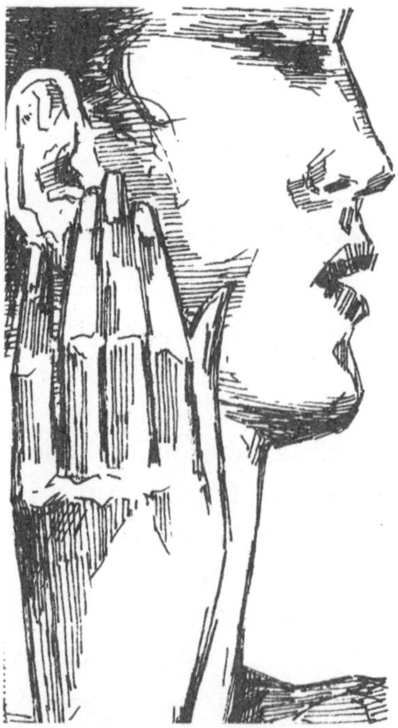

Ohrenschmerzen sind ein äußerst unangenehmes Leiden.

Schließlich schlingen Sie sich einen Schal um den Kopf und setzen eine Mütze auf. Oft sind dann die Beschwerden nach wenigen Stunden verschwunden.

Wenn Sie zudem nachts den Kopf konsequent hoch lagern, können sich die gereizten und verstopften Verbindungsgänge zwischen Ohr und Rachen besser entleeren. Legen Sie daher beim Schlafen ein festes Zusatzkissen unter den Kopf.

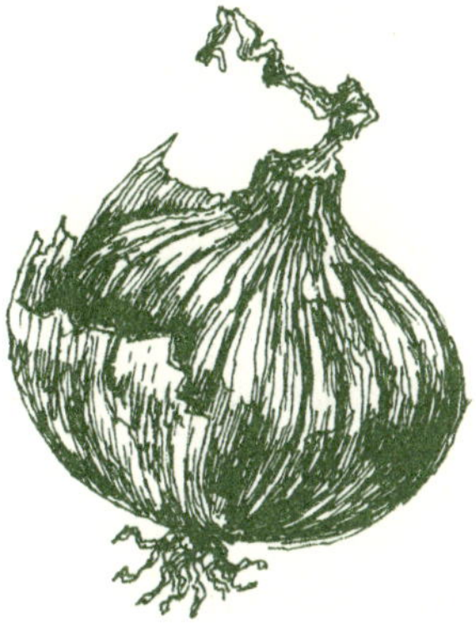

Zwiebelkompressen haben sich als Hausmittel seit Großmutters Zeiten bewährt.

Homöopathische Mittel

- Aconitum D6 hilft bei Ohrenschmerzen nach Zugluft oder kaltem Wind. Das Ohr ist rot, stark erhitzt und schmerzt. Dosierung: dreimal täglich fünf Tropfen.
- Belladonna D4 bei Ohrenstechen mit starkem Schwitzen, das Stechen verläuft synchron mit dem Puls. Dosierung: zunächst stündlich fünf Tropfen, nach Eintritt einer Besserung dreimal täglich fünf Tropfen.
- Chamomilla D6 ist vor allem bei Kindern wirksam. Es hilft bei Ohrenschmerzen, die durch Wärme schlimmer und durch das Trinken kalter Getränke besser werden. Dosierung: dreimal täglich fünf Kügelchen auf der Mundschleimhaut zergehen lassen.

Eine Mittelohrentzündung mit Schmerzen und Ohrgeräuschen, die sich trotz Behandlung innerhalb von 48 Stunden nicht bessert, ist ein Fall für den Arzt, der Ihnen antibiotische Mittel verschreiben kann.

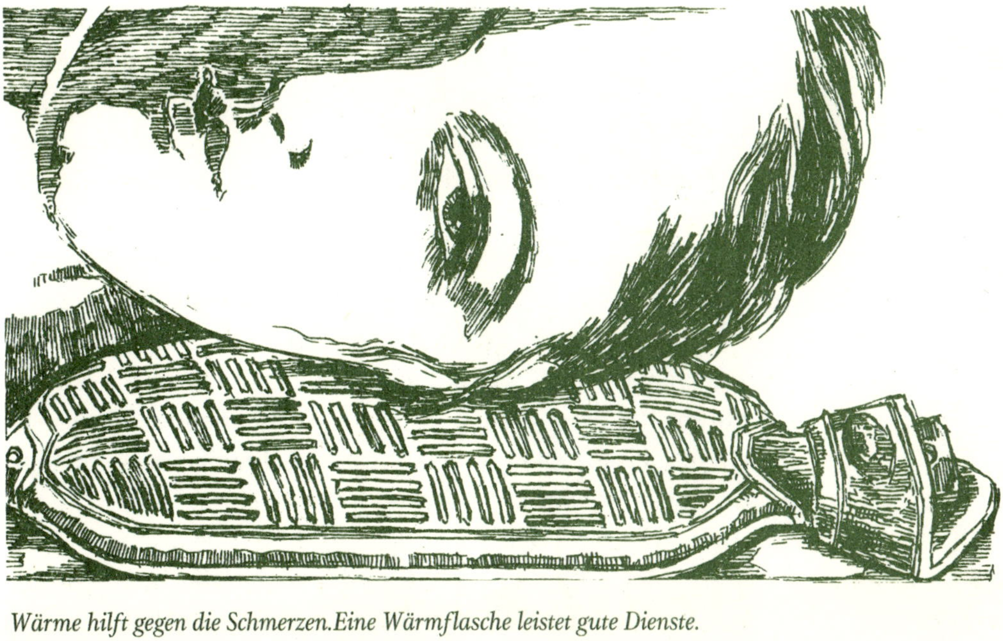

Wärme hilft gegen die Schmerzen.Eine Wärmflasche leistet gute Dienste.

OSTEOPOROSE

Wie Sie Osteoporose erkennen

Knochenschwund (Osteoporose) entwickelt sich schleichend, erst im fortgeschrittenen Stadium wird er von Schmerzen und einer Neigung zu Knochenbrüchen begleitet. Näheres über die Erkrankung finden Sie auf Seite 72.

So bleiben Ihre Knochen intakt

- Viel Bewegung an der frischen Luft

Auch Bewegungsmangel fördert den Knochenschwund, und wer sich nicht täglich für mindestens 30 Minuten an der frischen Luft bewegt, riskiert, dass sein Körper zu wenig Vitamin D für die Kalziumverwertung aus der Nahrung erhält.

Knapp sieben Millionen Menschen leiden in Deutschland unter Osteoporose, Frauen sind doppelt so häufig betroffen wie Männer.

- Keine Zellgifte

Rauchen und größere Mengen an Alkohol sind tabu, da beide den Knochenstoffwechsel beeinträchtigen.

- Wenig oxalsäurehaltige Nahrungsmittel

Oxalsäure beeinträchtigt die Kalziumverwertung. Man findet sie hauptsächlich in Kaffee-Instantpulver, Kakaopulver, Mangold, Nüssen, Petersilie, Pfefferminze, Rhabarber, Roter Beete, Spinat und schwarzem Tee.

- Phosphate stark einschränken

Diese Salze verbinden sich mit den Kalziumionen zu Kalziumtriphosphat, das vom Körper kaum verwertet werden kann. Bei sehr hoher Phosphatzufuhr ziehen die gierigen Phosphatmoleküle ihre Kalziumpartner sogar aus Blut und Knochen heraus. Zu den phosphathaltigen Lebensmitteln gehören Bohnen, Colagetränke, Fischfrikadellen, Fischstäbchen, Fleisch, Kichererbsen, Nüsse, Schmelzkäse, Schokolade, Sojabohnen und Speiseeis.

Auch frischer Fisch sowie Hart- und Frischkäse enthalten große Mengen an Phosphat, sind jedoch aufgrund ihres hohen Kalzium- und Vitamin-D-Gehalts unbedenklich.

Kefir für den Knochenaufbau

Als Milchprodukt enthält Kefir überdurchschnittlich viel Kalzium. Er verbessert darüber hinaus die Kalziumverwertung unseres Körpers. Sein Vitamin D unterstützt die Verarbeitung von Kalzium in unseren Knochen.

Schließlich konnte Kefir in mehreren Studien zeigen, dass er die Phosphatausscheidung unseres Körpers anregt. Weil das Phosphorsalz die Kalziumaufnahme blockiert und in unserer heutigen Nahrung reichlich Phosphat enthalten ist, muss Kefir als wichtiges Instrument in der Osteoporosetherapie angesehen werden.

Trinken Sie täglich zwei bis drei Gläser Kefir, möglichst aus eigener Herstellung. Die Herstellungsanleitung finden Sie auf Seite 120.

Bestimmte Medikamente fördern Osteoporose. Dazu zählen vor allem Kortison, Beta-Blocker, Antiepileptika und Thyreostatika.

KALZIUMBOMBE: KEFIRQUARK MIT KRÄUTERN

■ Zutaten für 2 Personen:

250 Gramm Quark (Vollfettstufe)
250 Gramm Kefir
Je 1/2 Bund Schnittlauch, Petersilie, Basilikum, Dill
1 klein gehackte Zwiebel
3 Knoblauchzehen
Salz
Pfeffer
1 Salatgurke

■ Quark, Kefir, Kräuter, Zwiebelstücke und gepressten Knoblauch zu einem Brei verrühren. Dann kommen Salz, Pfeffer und die fein geschnittenen Gurkenscheiben hinzu.

Dazu schmecken Kartoffeln oder Reis.

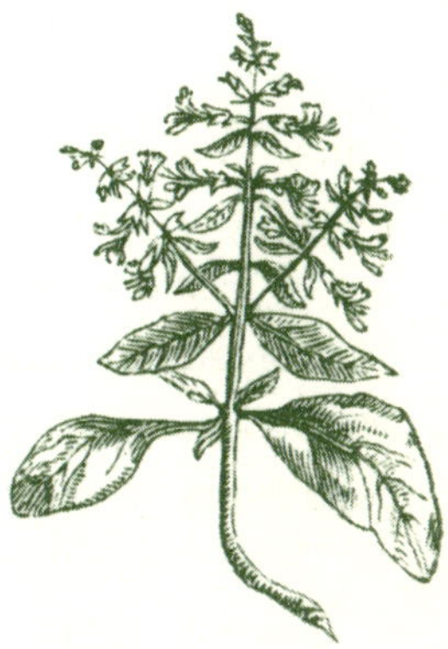

Basilikum enthält verhältnismäßig viel Kalzium.

Venusurkicher

Die Venusurkicher enthält zahlreiche Phytoöstrogene (Pflanzenhormone), die den Knochenabbau während der Wechseljahre bremsen können. Man erhält ihre Granulate in Apotheken. Essen Sie davon einen Teelöffel pro Tag, am besten noch vor dem Frühstück.

PRÄMENSTRUELLE BESCHWERDEN

Was zu den prämenstruellen Beschwerden zählt

Zum prämenstruellen Syndrom (PMS) zählen vor allem Darmverstopfungen, Unterleibsschmerzen, Brustspannen, Hautjucken und Kopfweh sowie schlechte Laune und aggressive Stimmungen, soweit sie bis zu fünf Tage vor der Regelblutung auftreten. Mit deren Beginn verschwinden die Beschwerden.

Hilfe auf natürlicher Basis

Anscheinend gab es PMS schon bei den alten Griechen. So jammerte der Philosoph Simonides: »An einem Tag ist sie voller Freude und Lachen, am nächsten Tag ist's gefährlich, sich ihr zu nähern oder sie nur anzusehen.«

Die Beschwerden sind zwar nicht gefährlich, machen aber manchen Frauen monatlich das Leben schwer. Deshalb ist es gut, dass man mit einfachen Mitteln etwas dagegen tun kann.

Der PMS-Tee

Der Tee ist eine Mischung für prämenstruelle Beschwerden, bei denen Unterleibsschmerzen und die Stuhlträgheit dominieren. Mischen Sie 30 Gramm Frauenmantelkraut mit 20 Gramm Ringelblumenblüten. Übergießen Sie einen Esslöffel der Mischung mit einer Tasse (200 Milliliter) kochendem Wasser, zehn Minuten lang zugedeckt ziehen lassen, dann abseihen. Trinken Sie davon zwei Tassen pro Tag, beginnen Sie mit der Kur zwei Wochen nach der letzten Monatsregel.

Nachtkerzenöl

Nachtkerzenöl aktiviert den Fettstoffwechsel und sorgt dadurch für eine Beruhigung des Verdauungstrakts. Sie erhalten es in der Apotheke. Die Dosierung erfolgt nach Packungsbeilage!

Mönchspfeffer, der pflanzliche Hormonlieferant

Mönchspfeffer greift in den gestörten Hormonhaushalt ein. Er hilft bei zahlreichen PMS-Beschwerden, vor allem aber bei Brustspannen, Unterleibskrämpfen und depressiven Verstimmungen. Die übliche Anwendung erfolgt als Teeaufguss: Einen Teelöffel der Früchte mit einer Tasse (200 Milliliter) kochendem Wasser überbrühen, zwölf bis fünfzehn Minuten lang zugedeckt ziehen lassen. Trinken Sie davon drei Tassen pro Tag. Die offenen Samen des Mönchspfeffers gibt es im Kräuterfachhandel und einigen Apotheken.

Mönchpfeffer wird auch in Tabletten und Tropfenform angeboten. Mehr dazu lesen Sie auf Seite 220.

Der kalifornische Psychiater Will Lewis plädiert dafür, psychologische Tests bei der Strafverteidigung einzusetzen, um festzustellen, ob Frauen ihre »kritischen Tage« hatten, als sie straffällig wurden. »Denn zu Zeiten des prämenstruellen Syndroms«, so erklärt er, »ist es durchaus möglich, dass die Straftaten in einer Phase der Nichtbewusstheit begangen wurden.«

Farbtherapie

Farben haben einen großen Einfluss auf Hormonausschüttung und Psyche:

- Gelb regt die Hirnanhangsdrüse an, einen der wichtigsten Hormonproduzenten in unserem Körper.
- Violett beruhigt und dämpft Aggressionen. Nicht anwenden, wenn Sie an Depressionen leiden.
- Rot dämpft Depressionen und weckt die Lebenskraft, sollte aber nicht verwendet werden, wenn Sie aggressiv sind.

Achten Sie auf Ihren Mineralienhaushalt!

Verschiedene Untersuchungen konnten den Nachweis erbringen, dass bei Frauen mit PMS der Mineralienhaushalt aus der Balance geraten ist.

- Weniger Natriumchlorid (Kochsalz): Meiden Sie salzreiche und deftige Speisen, salzen Sie so wenig wie möglich nach.
- Mehr Magnesium: Essen Sie mehr Gemüse, außerdem sollten Sie im letzten Drittel Ihres Zyklus zu Bärlauch-Magnesium-Kapseln (aus der Apotheke) greifen. Dosierung: drei bis vier Kapseln pro Tag etwa eine Woche vor dem erwarteten Eintritt der Monatsregel. An den anderen Tagen zwei Kapseln pro Tag.
- Mehr Kalzium: Essen Sie mehr Milchprodukte, bei Milchunverträglichkeiten zumindest Kefir und Jogurt.

REGELSCHMERZEN

So äußern sich Regelschmerzen

- Sie haben eine sehr starke Blutung. (Sie verbrauchen mehr als sechs Binden oder Tampons pro Tag.)
- Es treten mehr oder weniger starke Krämpfe im Unterleib auf.
- Dazu kommen häufig Rückenschmerzen.

Wie es zu den Beschwerden kommt

Nicht selten sind Menstruationsbeschwerden die Folge von mehr oder weniger unbewussten Ängsten. Hier kann dann die Anwendung von Johanniskraut sinnvoll sein.

Menstruationsbeschwerden können viele Ursachen haben: ungewöhnliche Gewebebildungen in der Gebärmutter, Hormonschwankungen sowie bestimmte Verhütungsmittel wie das Intrauterinpessar (»Spirale«) und die Antibabypille. Oft spielen aber auch psychische Faktoren eine Rolle.

Hilfe aus der Kräuterapotheke

Gegen fast alle Regelbeschwerden ist ein Kraut gewachsen. Probieren Sie am besten aus, was bei Ihnen hilft und was Ihnen gut tut.

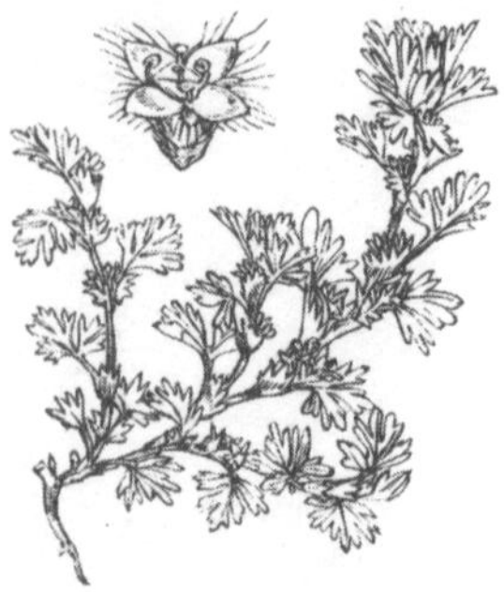

Beim Frauenmantel steckt schon im Namen, dass er seine Heilwirkungen bei Frauenleiden entfaltet.

Frauenmanteltee

Frauenmantel hilft bei Menstruationsbeschwerden, die von starken Krämpfen begleitet werden. Längerfristig stärken Kuren aus Frauenmantel die Gebärmutter, dadurch treten bei den Monatsblutungen weniger Blutverluste und Schmerzen auf.

Trinken Sie drei Tassen Frauenmanteltee pro Tag. Bei starken Unterleibskoliken beginnen Sie mit der Anwendung drei Tage vor dem erwarteten Termin der Monatsregel.

Die Zubereitung: Zwei Teelöffel getrocknete Frauenmantelblätter mit einer Tasse (200 Milliliter) kochendem Wasser überbrühen. Zehn Minuten lang ziehen lassen, dann abseihen.

Gänsefingerkraut

Einer der Zweitnamen des Gänsefingerkrauts lautet »Krampfkraut«. Kaum eine andere Pflanze wirkt besser bei Krämpfen während der Menstruation. Beginnen Sie mit der Gänsefingerkur (drei Tassen pro Tag) drei Tage vor dem erwarteten Regeltermin.

Die Zubereitung: Einen Esslöffel getrocknetes Gänsefingerkraut mit einer Tasse (200 Milliliter) heißem Wasser überbrühen. Zehn Minuten lang zugedeckt ziehen lassen, anschließend abseihen.

Eine andere wirksame Zubereitungsalternative aus Großmutters Zeiten: Einen gehäuften Teelöffel getrocknetes Gänsefingerkraut mit einem Glas Milch aufkochen, zehn Minuten lang ziehen lassen und abseihen.

So heiß wie möglich trinken. Die Gänsefingermilch schmeckt richtig gut!

Mineralien beachten! Eine wichtige Rolle in der Entstehung der Regelschmerzen spielen die Mineralien Kalzium, Kalium und Magnesium. Man findet sie vor allem in Vollkornprodukten und Nüssen. Im Falle eines starken Magnesiummangels sollte die Einnahme eines Präparats erwogen werden.

Ringelblumenpräparate

Die Ringelblume zählt in der Naturheilkunde als ein Heilmittel, das die Menstruation ausgleicht. Ihre Stärke besteht darin, die Blutung zu dämpfen und den Kreislauf zu stabilisieren. Bei gleichzeitig auftretenden Unterleibskrämpfen sollte sie mit einer krampflösenden Heilpflanze wie etwa Gänsefingerkraut oder Schafgarbe kombiniert werden.

Die Wirkung der Ringelblume ist stärker, wenn sie als Öl oder Extrakt zur Anwendung kommt, da viele ihrer Inhaltsstoffe nicht wasserlöslich sind und daher als Tee nicht aktiv werden können. Zur innerlichen Anwendung kommen bei Menstruationsbeschwerden die Präparate Befelka-Öl und Cesrasanol in Frage. Die Dosierung richtet sich nach der Packungsbeilage.

Schafgarbe

Schafgarbe enthält neben entkrampfenden ätherischen Ölen und Flavonoiden das natürliche Schmerzmittel Salizylsäure. Sie wirkt recht schnell und kann daher auch zum Einsatz kommen, wenn die Regel gerade begonnen hat. Am schnellsten wirkt ein Schafgarbenbad. Die Zubereitung:

Eine Hand voll des getrockneten Krauts in einem Leinensäckchen ins Badewasser geben. Badedauer: zehn bis fünfzehn Minuten.

Wirksame Kräuterkombinationen

- Gänsefingerkraut und Kamille

Diese Mischung hilft bei Menstruationsbeschwerden mit Schwerpunkt auf Blähungen und Stuhlträgheit. Mischen Sie zwei Teile Gänsefingerkraut mit einem Teil Kamillenblüten. Überbrühen Sie zwei Teelöffel der Mischung mit einer Tasse (200 Milliliter) heißem Wasser, zehn Minuten lang zugedeckt ziehen lassen und dann abseihen. Trinken Sie davon drei Tassen pro Tag.

Beginnen Sie mit der Kur drei Tage vor dem erwarteten Regeltermin.

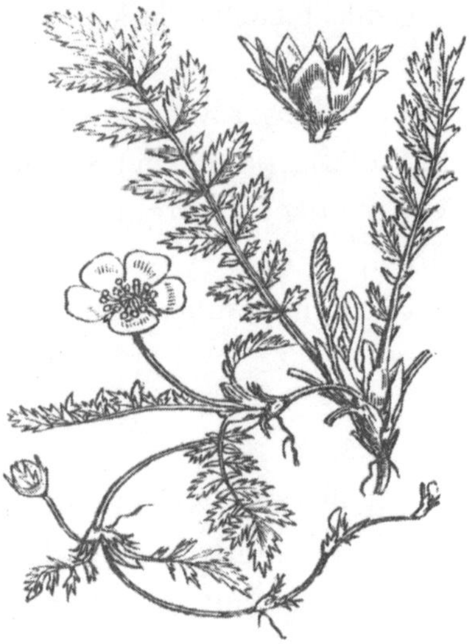

Gänsefingerkraut und Kamillenblüten sind eine äußert wirksame Kombination bei Menstruationsbeschwerden.

- Schafgarbe, Eichenrinde und Blutwurz

Eine unter Apothekern sehr geläufige Mischung gegen zu häufige, zu starke und unregelmäßige Monatsblutungen. Alle drei Heilpflanzen werden zu gleichen Teilen gemischt. Dann einen Esslöffel der Mischung mit einer Tasse (200 Milliliter) kochendem Wasser übergießen.

Dosierung: zwei Tassen pro Tag über einen Zeitraum von mindestens drei Monaten.

Koffein sorgt für Unruhe und Angespanntheit. Dadurch können sich die Schmerzen während der Monatsblutung verstärken. Meiden Sie daher Getränke wie Energy-Drinks, Cola oder Kaffee!

- Schafgarbe und Ringelblume

Dieser Tee eignet sich als erste Hilfe bei immer wieder in Schüben auftretenden Regelschmerzen. Mischen Sie Schafgarbenkraut und Ringelblume zu gleichen Teilen. Überbrühen Sie zwei Teelöffel der Mischung mit einer Tasse (200 Milliliter) heißem Wasser, zehn Minuten lang zugedeckt ziehen lassen, anschließend abseihen.

Homöopathische Mittel

- Lachesis D12 hilft bei Menstruationsbeschwerden mit wehenartig einsetzenden Bauchschmerzen, die von Durchfall begleitet werden.

Vor der eigentlichen Blutung kommt es zu Kopfschmerzen, die aber nachlassen, sobald die Periode eingesetzt hat. Dosierung: einmal täglich fünf Kügelchen.

- Nux vomica D12 wird gegeben, wenn es vor der eigentlichen Blutung zu nervöser Überempfindlichkeit kommt und die Brüste schmerzen. Dosierung: einmal täglich fünf Kügelchen.
- Chamomilla D12 hilft, wenn sich einige Stunden vor der eigentlichen Blutung heftige, kolikartige Schmerzen einstellen. Chamomilla ist ein wirksames Erste-Hilfe-Mittel bei besonders schmerzhaften Regelblutungen. Dosierung: alle 30 Minuten fünf Kügelchen, bis die Beschwerden deutlich nachlassen.

Frauen, die ihre Tage als natürlichen Teil ihres Frauseins akzeptieren können, werden seltener von Schmerzen geplagt als Frauen, die die Monatsblutungen als störend empfinden.

Aromatherapie

Düfte wirken vor allem auf die unbewussten Anteile der Psyche und können daher Menstruationsängste und Verspannungen lindern.

Besonders hilfreich sind Zypresse und Rose. Geben Sie unmittelbar vor und während der Regel einige Tropfen des jeweiligen Öls (Sie können sie auch nach eigenem Geschmack mischen) in eine Duftlampe oder auf zwei Duftsteine, die Sie im Schlaf- und Wohnzimmer aufstellen.

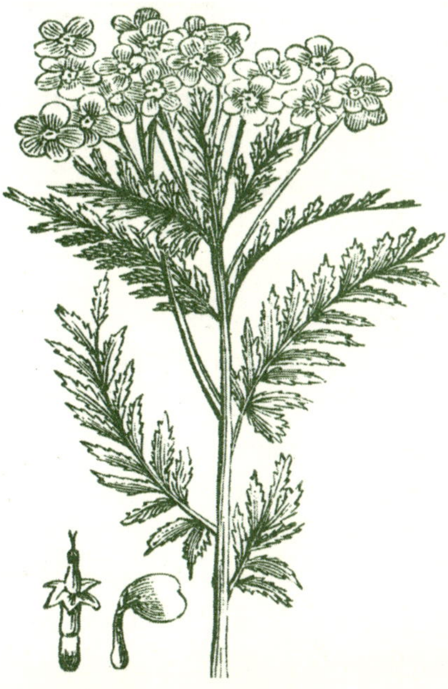

Schafgarbe gehört in viele Kräutermischungen, die starke Blutungen bekämpfen.

RÜCKENSCHMERZEN

Wie sich Rückenschmerzen bemerkbar machen

- Sie treten als chronische oder akute Schmerzen im Rückenbereich auf.
- Hexenschuss: Die Schmerzen schießen regelrecht ins Kreuz hinein und blockieren die Lendenwirbelsäule.
- Ischias: Der Schmerz zieht vom unteren Rücken bis in die Beine hinein. Näheres zu Ischiasbeschwerden finden Sie auf Seite 52.

In Deutschland werden jährlich etwa 60 000 Patienten an der Wirbelsäule operiert – die Erfolge sind jedoch häufig nur mäßig, oft überwiegen die Nebenwirkungen. Immer mehr Wissenschaftler beklagen das Fehlen von Kriterien, die bestimmen, wann überhaupt ein operativer Eingriff angezeigt ist. Nicht umsonst gehen die Quoten bei Bandscheibenoperationen von Krankenhaus zu Krankenhaus bis zum Zehnfachen auseinander.

Warum so viele Menschen Rückenschmerzen haben

Etwa 30 Prozent der Bevölkerung leiden in Deutschland unter Rückenschmerzen, die daraus entstehenden Kosten für Behandlung und Krankengeld belaufen sich auf fast 20 Milliarden Euro pro Jahr. Eine echte Volkserkrankung also, deren Bild aber von Vorurteilen geprägt wird.

Das gängige Verständnis von den körperlichen Ursachen der Rückenschmerzen ist überholungsbedürftig. Denn hier bemühen Ärzte immer noch gerne das Bild vom »Verschleiß«, wonach sich die Bandscheiben zwischen den Wirbelkörpern im Laufe der Jahre immer weiter abnutzen, bis es am Ende zu den Schmerzen kommt. Befund und Befinden stimmen hier jedoch nur selten überein. Die mittels Röntgen, Computertomografie oder Kernspintomografie gemachten Bilder zeigen nämlich degenerative Wirbelsäulenveränderungen bei über 30 Prozent der Patienten, obwohl diese überhaupt keine Beschwerden haben. Mit anderen Worten: Der Wirbelsäulenverschleiß mag wohl als alltäglicher und weit verbreiteter Alterungsprozess unleugbar zu sein, doch zur Erklärung von Rückenschmerzen taugt er nur wenig.

Vielmehr scheinen nach neusten Untersuchungen Rückenbeschwerden vor allem in muskulären Verspannungen begründet zu sein, und diese entstehen überwiegend durch Bewegungsmangel, oder aber – bei Sportlern – durch einseitige oder falsch ausgeführte Bewegungsabläufe. Ein weiterer wichtiger Faktor bei der Entstehung von Rückenschmerzen ist die Psyche.

Psychische Hintergründe

Eine Untersuchung der Universität Halle ermittelte, dass sich unter Rückenpatienten besonders viele »fröhliche« oder »depressive Durchhalter« befinden. Darunter versteht die medizinische Psychologie Menschen, die Probleme – und auch Schmerzen – gerne verdrängen. Während der »fröhliche Durchhalter« seinen Kummer mit vordergründiger Lockerheit überspielt, neigen die »depressiven Durchhalter« zu Fatalismus nach dem Motto: Was soll man da schon machen!

Nicht zu viel liegen

Bettruhe ist bei Rückenschmerzen, auch bei akuten Erkrankungen wie etwa Ischiasreizung und Hexenschuss, genau das Falsche. Schonung verlängert vielmehr den Krankheitsverlauf. Besser ist es, so weit wie möglich aktiv zu bleiben, um die natürlichen Heilprozesse an der Wirbelsäule zu unterstützen. Eine finnische Studie dokumentiert, dass langfristig diejenigen Rückenpatienten den besten Krankheitsverlauf zeigen, die trotz der Schmerzen ihren gewohnten Alltagsgeschäften nachgehen. Am schlechtesten ging es hingegen in dieser Untersuchung jenen Patienten, denen völlige Schonung und Bettruhe verordnet wurde.

Im Griff der Teufelskralle

Die Wirksamkeit der Teufelskralle (Harpagophytum procumbens) bei Rückenschmerzen ist mittlerweile wissenschaftlich untermauert. Demnach enthält die aus Namibia stammende Wurzel ein Glykosid, das nicht nur gezielt in den für die Entstehung der Rückenschmerzen zuständigen Arachidonsäurestoffwechsel eingreift, sondern von unserem Körper auch überdurchschnittlich gut aufgenommen wird.

Bei Rückenschmerzen werden häufig Mittel aus der Gruppe der nicht steroidalen Antirheumatika (NSAR) verordnet. Darunter versteht man Rheumamedikamente, die kein Kortison (= Steroid) enthalten. Dazu gehören etwa die Wirkstoffe Diclofenac, Ibuprofen, Naproxen und ASS. Sie können bei akuten Beschwerden hilfreich sein, um dem Patienten wieder eine gewisse Bewegungsfreiheit zu geben. Bei chronischen Verläufen sind ihre Chancen eher gering. Außerdem sind sie nicht ohne Risiko. Sie attackieren bei längerer Anwendung derart die Magenwände, dass bei durchschnittlich jedem fünften NSAR-Patienten Magengeschwüre entstehen!

Untersuchungen an der Universitätsklinik Frankfurt ergaben, dass mit Hilfe der Teufelskralle Bewegungseinschränkungen und Schmerzen zum Teil effektiver bekämpft werden als mit herkömmlichen Rheumamitteln, die Nebenwirkungen sind in jedem Fall geringer.
Prinzipiell ist es möglich, die Teufelskralle in Form von Tee zu trinken. Der Tee schmeckt allerdings ausgesprochen bitter. Die Zubereitung: Einen Teelöffel der Wurzelstücke zusammen mit 250 Milliliter Wasser aufkochen und 15 Minuten lang auf kleiner Flamme köcheln lassen. Danach abseihen. Dosierung: drei Tassen pro Tag. Die Alternativen sind geschmacksneutrale Fertigpräparate aus der Apotheke.

Präparate mit Teufelskralle, die Sie in Ihrer Apotheke bekommen: Allya, Cefatec, flexiloges, Herbadon, Jucurba, Matai, Rivoltan, Sogoon, Teltonal, Teufelskralle-ratiopharm.

Bockshornklee gegen Entzündungen

Auflagen mit Bockshornklee (Trigonella phoenum-graecum) stimulieren den Körper zur Ausschüttung von entzündungshemmenden Hormonen, außerdem enthält er Saponine, die dafür sorgen, dass seine Wirkstoffe auch zu den tieferen Gewebeschichten in der Wirbelsäulenregion gelangen.
Die Anwendung erfolgt am besten über Pulverauflagen, die man als Trigonella-Wärme-Auflagen in den Apotheken erhält. Die Zubereitung: Verrühren Sie das Pulver mit lauwarmem Wasser zu einer klebrigen Masse, die dann auf einem Leinentuch verstrichen wird. Anschließend das Leinentuch zusammenfalten, so dass oben und unten eine oder zwei Tuchlagen über dem Bockshornkleebrei liegen. Schließlich diese Auflage auf dem schmerzenden Rücken deponieren. Schon nach wenigen Minuten kommt es zu einem wohligwärmenden Gefühl. Dauer der Anwendung: 20 Minuten einmal pro Tag.

Heublumenbäder

Pfarrer Kneipp setzte bei Rückenbeschwerden auf die heilsamen Kräfte eines Heublumenbads. Setzen Sie hierfür 500 Gramm Heublumen in kaltem Wasser an, das Ganze kurz aufkochen, 30 Minuten lang ziehen lassen, dann abseihen. Geben Sie diesen Sud ins warme Badewasser.

Homöopathische Mittel

- Rhus toxicodendron D12, wenn Sie sich überanstrengt oder sich Ihre Rückenbeschwerden infolge kalter Witterung zugezogen haben. Dosierung: alle 30 Minuten fünf Kügelchen, bis die Beschwerden deutlich besser geworden sind.
- Bryonia D6, wenn sich Ihr Rücken im Stehen steif anfühlt und im Liegen wie gequetscht. Dosierung: am ersten Tag alle 30 Minuten fünf Kügelchen, danach dreimal täglich fünf Kügelchen.
- Nux vomica D12, wenn sich Ihre Kreuzschmerzen vor allem im Bett bemerkbar machen und Sie sich aufrichten und hinsetzen müssen, um die Position wechseln zu können. Dosierung: am ersten Tag alle 30 Minuten fünf Kügelchen, danach dreimal täglich fünf Kügelchen.

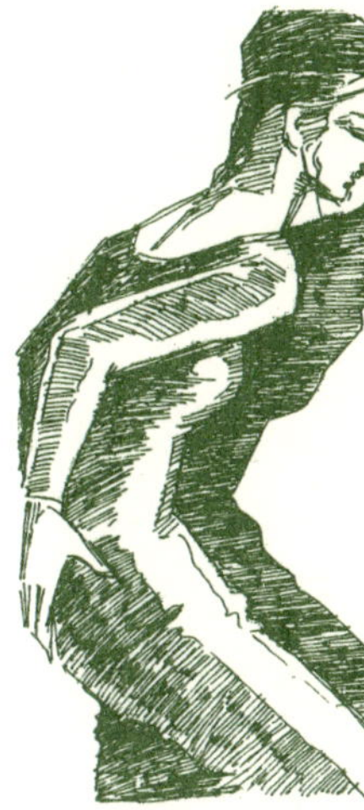

Der Hexenschuss gehört zu den häufigen Rückenleiden.

So bleibt Ihr Rücken gesund!

- Sorgen Sie für ein ausgewogenes Muskelkorsett! Muskuläre Dysbalancen führen zu einer ungünstigen Belastung der Wirbelsäule. Typisch für Büroarbeiter ist eine Verkürzung der Hüftbeugemuskeln und eine Schwäche der Bauch- und Gesäßmuskeln. Die Folge: Die Hüften sind permanent leicht gebeugt, es kommt zu einer starken »Delle« im Lendenwirbelbereich und einer dementsprechenden Fehlbelastung der Bandscheiben. Die Gegenmaßnahme heißt hier: Hüftbeuger dehnen, Bauchmuskeln, Gesäßmuskulatur und die Oberschenkelrückseite kräftigen.
- Gehen Sie beim Heben von Lasten in die Hocke! Sollte eine nach vorne gebeugte Haltung nicht zu vermeiden sein, achten Sie darauf, dass Ihre Beine etwas gebeugt sind und die Rücken- und Bauchmuskeln unter Spannung stehen.
- Beim Stehen ist der Druck im Bandscheibeninnern deutlich höher als beim Sitzen. Auch die aufrechte Sitzhaltung mit durchgedrücktem Kreuz bringt nur wenig Entlastung. Laut einer Studie der Universitätsklinik Mainz werden nämlich in dieser Sitzhaltung die Rückenmuskeln verstärkt angespannt mit der Folge, dass die Schmerzneigung weiter zunimmt. Sorgen Sie für Abwechslung in Ihrer Sitzhaltung.

Wenn ein Hexenschuss nach einigen Tagen der Selbstbehandlung nicht besser geworden ist, sollten Sie den Arzt aufsuchen. Es könnte sich um einen Bandscheibenvorfall handeln.

SCHNUPFEN

So äußert sich Schnupfen

Achten Sie darauf, dass Sie bei einer Erkältung die angegebenen Heilmittel richtig miteinander kombinieren. Im Anfangsstadium machen Sie die Fußbäder und trinken den Honig-Cystus-Tee, möglicherweise ergänzt durch den Holunder-Lindenbüten-Tee oder die Essig-Wadenwickel, sofern Sie sich fiebrig fühlen. Falls die Nase stark gereizt ist, versuchen Sie die Salz-Zitronen-Spülung oder die Essig-Pfeffer-Brustauflage. Sobald es wieder aufwärts geht und die Symptome abklingen, starten Sie mit einer Eberrautenkur, um das Immunsystem zu kräftigen und sich vor abermaligen Infektionen zu schützen.

- Sie haben eine verstopfte oder laufende Nase.
- Manchmal kommen Niesreiz, Rachen- und Halsschmerzen, Husten und leichtes Fieber dazu.

Was Schnupfen verursacht

Schnupfen wird meistens durch eine Pollenallergie oder durch Erkältungsviren ausgelöst.
Pollenallergiker empfinden aber ihren Niesreiz oft als unangenehmer, sie werden nicht selten von regelrechten Niesattacken heimgesucht, bei denen sie so lange niesen müssen, bis sie richtig erschöpft sind.
Die Erkältungsviren werden beim Kontakt mit anderen Menschen übertragen – im Büro, in der Schule, in der U-Bahn.

Viel trinken, wenig essen

Das Nervensystem des Menschen reagiert bei fieberigen Infektionen, also auch bei Erkältungen, grundsätzlich mit einer Senkung des Appetits und einer Steigerung des Durstempfindens. Der Körper muss seine Kräfte auf den Kampf gegen Viren und Bakterien richten und da würde die Verdauung wichtige Kraftreserven kosten.
Der Wasserbedarf ist bei Infektionskrankheiten grundsätzlich erhöht, denn die Zellen des Immunsystems sind umso beweglicher und aggressiver, je besser sie mit Wasser versorgt sind.

Bewährte Hausmittel

Da Schnupfen eine sehr verbreitete Erkrankung ist und fast jeden von uns ein paarmal im Jahr heimsucht, gibt es auch unzählige Hausmittel dagegen. Die wirksamsten haben wir für Sie zusammengestellt.

Honig

Der Honigzucker erzeugt in Zusammenarbeit mit dem menschlichen Speichel antibiotische Stoffe. Außerdem besitzt er viel Energie (etwa 300 Kilokalorien auf 100 Gramm), zu deren Freisetzung die Verdauung nicht sonderlich beansprucht werden muss. Das macht Honig gerade in der appetitarmen Erkältungszeit zu einem idealen Nahrungsmittel. Ein Tee aus Honig und Cystuskraut stärkt die Abwehrkraft und bekämpft schädliche Keime in der Rachenschleimhaut. Pressen Sie den Saft einer halben Zitrone in eine Tasse, geben Sie dann einen Esslöffel Honig hinein. Einen Esslöffel Cystuskraut (aus der Apotheke) mit etwa 250 Milliliter kochendem Wasser überbrühen, fünf Minuten lang ziehen lassen, dann abseihen und in die Tasse mit dem Honig und dem Zitronensaft gießen. Trinken Sie davon zwei Tassen pro Tag.

Aus der Essigapotheke

Nehmen Sie ein festes Stück saugfähiges Papier (z. B. Löschpapier), und tauchen Sie es in Essig, bis es vollgesogen ist. Darüber schwarzen Pfeffer aus der Mühle streuen und das Papier mit der Pfefferseite auf die Brust legen. Am besten am Morgen und Abend anwenden, nach 20 Minuten das Papier entfernen und die Haut mit einem warmen Lappen abwaschen. Eine andere Alternative aus der Essigapotheke sind Wadenwickel. Sie helfen bei Erkältungen und vor allem dann, wenn sich leichtes Fieber eingestellt hat. Mischen Sie 700 Milliliter Wasser mit 250 Milliliter Essig. Tauchen Sie zwei Leinentücher in diese Mischung. Die Tücher auswringen und um jeweils eine Wade wickeln, darüber kommt ein Frottiertuch. Wenn der Wickel trocken ist, das Ganze wiederholen.

Erkältungen brauchen ihre Zeit, um zu verschwinden. In der Regel dauert es drei bis vier Tage, bis das Gröbste überstanden ist. Wenn sich nach acht Tagen immer noch keine deutliche Besserung zeigt, gehen Sie bitte zum Arzt.

Zwiebelsocken

Eine große Zwiebel halbieren, jede Hälfte in Scheiben schneiden und anschließend in ein Paar Wollsocken verteilen. Dann die Socken anziehen und die Zwiebelscheiben auf Fußsohle und Fußrücken verteilen. Lassen Sie die Zwiebelsocken über Nacht an, wenn Sie schlafen.

Fußbäder

Sie empfehlen sich bei den ersten Anzeichen eines Schnupfens. Dazu werden die Füße in ein Gefäß mit 37 Grad Celsius warmem Wasser gestellt, anschließend lässt man schubweise heißes Wasser zulaufen, bis die Erträglichkeitsgrenze erreicht ist. Ziel dieser ansteigenden Bäder ist es, über die Durchblutungsverbesserung an den Füßen zu einer verbesserten Durchblutung in den Nasen- und Rachenschleimhäuten zu kommen. Denn die Blutgefäße von Füßen und Atemwegen sind miteinander verbunden: Kalte Füße führen zu schlecht durchbluteten und damit infektanfälligen Atemwegen.

Die Zwiebelsocken gehören tatsächlich zu den wirksamsten Hausmitteln, die wir gegen Schnupfen zur Verfügung haben. Warum sie allerdings helfen, ist bislang nicht endgültig geklärt. Tatsache ist, dass die Zwiebel antibiotische Sulfide enthält und recht viel Vitamin C. Doch wie diese beiden Stoffe über die Füße zu unseren Schleimhäuten kommen, ist unklar. Naheliegender ist da schon die These, dass die Zwiebeln über die Durchblutungssteigerung der Füße die Durchblutung unserer Schleimhäute anregen und die dortige Immunleistung erhöhen.

Eberrautentee

Das regelmäßige Trinken von Eberrautentee führt zu einer Aktivierung der natürlichen Killerzellen und T-Lymphozyten, zwei zentralen Einheiten des Immunsystems, die vor allem zur Abwehr von Atemwegserkrankungen benötigt werden. Die Zubereitung: Einen gehäuften Teelöffel Eberrautenblätter mit 150 Milliliter Wasser zusammen aufkochen, 30 Sekunden lang köcheln lassen, danach abseihen. In der Literatur findet sich auch der normale Teeaufguss als Zubereitungsform: Einen gehäuften Teelöffel der Blätter mit 150 Milliliter heißem Wasser überbrühen, zehn Minuten lang ziehen lassen, danach abseihen. Tagesdosis: zwei bis drei Tassen. Zur vorbeugenden Abwehrkräftigung sollte die Anwendung mindestens über acht Wochen erfolgen.

Schwitzkur mit Holunder- und Lindenblütentee

Dieser Tee hilft vor allem dann, wenn sich gerade die Erkältung eingestellt hat und man sich leicht fiebrig fühlt. Beide Blüten zu gleichen Teilen vermischen. Dann einen Esslöffel der Mischung mit einer großen Tasse (200 Milliliter) kochendem Wasser übergießen. Fünf bis zehn Minuten lang zugedeckt ziehen lassen und anschließend abseihen. Trinken Sie davon vier Tassen pro Tag. Der Tee wirkt schweißtreibend und fördert dadurch die fiebersenkende Verdunstungskälte auf der Haut.

Salz-Zitronen-Spülung

Eine aus Rumänien stammende Methode gegen die tropfende Nase und ihre gereizten Schleimhäute. Dazu eine halbe Zitrone in einen Eierbecher auspressen, den Saft mit einem Teelöffel Salz vermischen und dann den Eierbecher bis zum Rand mit Wasser auffüllen. Die Flüssigkeit durch die Nase einsaugen. Die übersalzene Lösung entzieht den geschwollenen Nasenschleimhäuten das Wasser, und das Vitamin C aus der Zitrone dichtet gleichzeitig die kleinen Blutgefäße ab, wodurch es zu einer Linderung der Entzündung kommt.

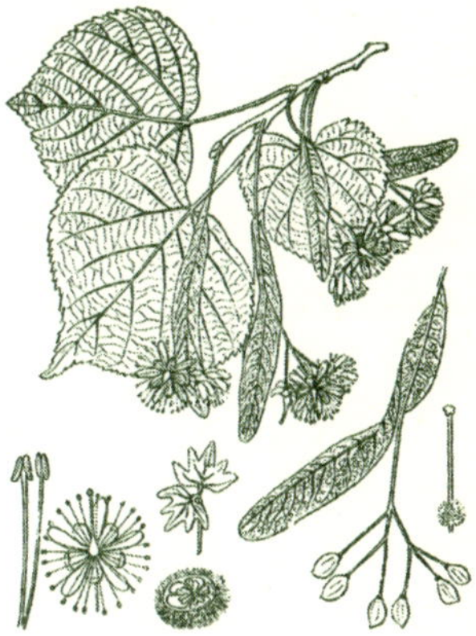

Teemischungen mit Lindenblüten bringen uns zum Schwitzen und sind gut gegen Fieber.

Mit Süßholz gegen geschwollene Schleimhäute

Süßholzwurzeln wirken abschwellend auf die Schleimhäute der oberen Atemwege, sie eignen sich dadurch zur unterstützenden Behandlung von Erkältungen und von Heuschnupfen. Kaufen Sie am besten die fertigen Tropfen aus der Apotheke (»Dänische Brusttropfen«). Dosierung: viermal täglich 25 Tropfen.

Mit Pestwurz gegen Heuschnupfen

Studien aus der Schweiz geben Hinweise darauf, dass Pestwurz bei Pollenallergien hilfreich sein kann. Sie enthält allerdings giftige Pyrrolizidinalkaloide und sollte daher nicht als Teeaufguss verarbeitet werden. Bei der Therapie sollte man besser auf Präparate setzen, deren Extrakt in einem Spezialverfahren mit flüssigem Kohlendioxid gewonnen wurde. Durch dieses Verfahren werden die giftigen Stoffe ausgespült. Man erhält die entsprechenden Präparate in der Apotheke.

Schon vor vielen Jahrhunderten wussten buddhistische Mönche die keimtötenden Eigenschaften des Honigs zu schätzen. Sie setzten ihn gegen alle möglichen Erkrankungen ein. Als Wundauflage kam er auch bei schweren Blutungen und Verletzungen zum Einsatz.

Homöopathische Mittel

- Aconitum D30 hilft am besten zu Beginn einer Erkältung. Dosierung: dreimal fünf Kügelchen im Abstand von zwei Stunden, danach nicht mehr. Denn entweder ist dann die Erkältung abgeklungen, so dass Sie Aconitum nicht mehr brauchen, oder aber sie ist weiter fortgeschritten, so dass andere Maßnahmen ergriffen werden müssen.

SCHÜRFWUNDEN

So sehen Schürfwunden aus

- Die Haut ist oberflächlich beschädigt und eingerissen.
- Die Blutung ist gering.
- Die Wunde ist teilweise sehr schmerzhaft.

Wie es zu Schürfwunden kommt

Klären Sie bei Schürfwunden Ihren Tetanusschutz ab. Im Zweifelsfall lassen Sie ihn erneuern. Bei Auftreten einer Rötung oder Schwellung im Wundbereich, vor allem aber bei Fieber und einer Vergrößerung und Verhärtung der Lymphknoten in Leiste oder Achselhöhle unbedingt den Arzt oder das Krankenhaus aufsuchen!

Die häufigste Ursache für Schürfwunden sind Stürze auf rauen und harten Unterlagen, etwa beim Fußballspielen auf Aschenplätzen oder beim Radfahren und Inlineskating auf Straßenbelägen. Schürfwunden gehören zu den klassischen Kinderverletzungen.

ERSTE HILFE

Die Wunde muss so schnell wie möglich gereinigt werden, um Infektionen vorzubeugen. Waschen Sie die Stelle mit klarem Wasser. Achten Sie darauf, dass Sie möglichst alle Schmutzpartikel erwischen.
Versuchen Sie aber nicht, hartnäckige Verschmutzungen mit einem Schwamm oder Lappen auszuwischen oder mit einem harten Duschstrahl auszuspülen, denn die Schmutzpartikel können dadurch noch tiefer in die Wunde eindringen!
Besser: Mit auf drei Prozent verdünntem Wasserstoffperoxid (gibt es in der Apotheke) die Wunde übergießen. Das Wasserstoffperoxyd beginnt zu schäumen, so dass die Schmutzpartikel praktisch wie auf Luftpolstern aus der Wunde gespült werden.
Nach der Reinigung werden größere Wunden mit einer Aktivkohle-Auflage (z. B. Actisorb) abgedeckt. Sie wird mit Klebefolie oder einer elastischen Mullbinde befestigt.

Kohlwickel

Ein altes und vielfach bewährtes Hausmittel zur Wundversorgung sind die Kohlauflagen. Dazu nehmen Sie frischen

Weiß- oder Wirsingkohl. Entfernen Sie den Strunk und andere holzige Teile, dann verteilen Sie die Blätter auf einem warm angefeuchteten Leinentuch und rollen sie mit einem Nudelholz platt. Die Blätter legen Sie auf die Wunde und fixieren sie mit einem Verband oder einer Binde. Lassen Sie die Kohlauflage für mindestens zwei Stunden (besser über Nacht) auf der Wunde!

Kohlwickel wirken schwellungs- und entzündungshemmend, außerdem fördern sie die Regenerationsprozesse in der Haut. Mit diesem Hausmittel bekommt man selbst großflächige Schürfwunden in den Griff.

Schürfwunden zeigen in der Regel nur eine geringe Blutung. Sollte es jedoch zu stärkeren Blutungen kommen, müssen Sie die Stelle unbedingt mit einem sterilen Mulltupfer abdecken und verbinden. Danach möglichst schnell zum Arzt!

Frische Luft

Schürfwunden heilen am besten und schnellsten, wenn sie immer wieder Luft abbekommen. Allerdings: An Stellen, die normalerweise von Textilien bedeckt sind, sollten sie mit einem Pflaster oder einer Mullbinde abgedeckt sein, um ein erneutes Aufreiben zu verhindern.

Homöopathisches Mittel

Symphytum D6 beschleunigt den Heilungsprozess der Haut. Nehmen Sie dreimal täglich fünf Kügelchen.

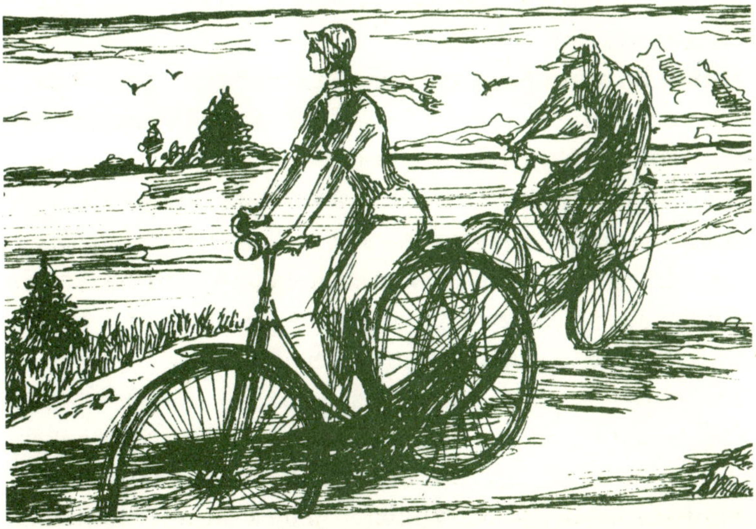

Radfahrer laufen bei Stürzen besonders häufig Gefahr, Schürfwunden zu erleiden.

ÜBERMÄSSIGE SCHWEISSBILDUNG

So äußert sich übermäßige Schweißbildung

Hinter der erhöhten Schweißbildung an Händen, Füßen und unter den Achseln verbirgt sich häufig eine hohe psychische Belastung. Aber auch bei Frauen in den Wechseljahren kann es zu einer übermäßigen Schweißbildung kommen.

Von einer übermäßigen Schweißbildung spricht man bei verstärktem Schwitzen an Händen, Füßen, Rücken und Achseln, obwohl keine oder nur wenig körperliche Bewegung gemacht wurde und keine hohen Außentemperaturen vorliegen.

Wie übermäßige Schweißbildung entsteht

Die übermäßige Schweißbildung (Hyperhidrosis) kann viele Ursachen haben.

Viele Betroffene besitzen eine angeborene Veranlagung dazu, aber auch psychische Faktoren (vor allem Angst) und bestimmte Nahrungsmittel (wie zum Beispiel Knoblauch) können die Schweißabsonderung steigern. Darüber hinaus gehören Schwitzattacken zu den typischen Begleitern der weiblichen Wechseljahre (siehe Seite 89).

Salbei bändigt Schweißdrüsen

Die Pflanzenheilkunde kennt kein Heilmittel, das die Produktion der Schweißdrüsen besser drosseln kann als der Salbei. Hauptverantwortlich für diesen Effekt sind wahrscheinlich seine ätherischen Öle.

Bei Schweißfüßen empfehlen sich Fußbäder in einer Mischung aus ein bis zwei Litern warmem Wasser und vier bis sechs Esslöffeln getrockneten Salbeiblättern.

Bei Schweißattacken am Körper sollte Salbei innerlich zum Einsatz kommen. Hier kann der Tee (drei Tassen täglich) ebenso hilfreich sein wie die Einnahme von Salbeitinktur (fünf bis siebeneinhalb Milliliter täglich auf drei Einheiten verteilt) oder ätherischem Salbeiöl (0,1 bis 0,3 Milliliter täglich auf drei Einheiten verteilt).

Kneipp'sche Wasseranwendungen

Waschen Sie sich morgens mit einem Lappen, den Sie in kaltes Wasser mit einem duftigen Bodyshampoo tauchen! Das verleiht Ihnen nicht nur einen angenehmen Duft, sondern nimmt auch Ihren Schweißdrüsen sozusagen den Wind aus den Segeln. Auch Wechselbäder (siehe Seite 315) drosseln die Schweißproduktion.

Entspannen Sie sich

Gegen übermäßiges Schwitzen sind Entspannungsübungen wie das Tiefenentspannungstraining nach Jacobson und das autogene Training besonders wirksam. Autogenes Training sollte jedoch bei Experten (zum Beispiel an Volkshochschulen) erlernt werden.

Schwitzen in unpassenden Situationen wird gemeinhin als Unsicherheit oder sogar als Ausdruck mangelnder Hygiene interpretiert. Hierdurch gerät ein sensibler Mensch schnell in die Situation, dass er beispielsweise bei einem Vorstellungsgespräch vor Angst schwitzt, und dann vor Angst, dass sein Gegenüber dies sehen oder sogar riechen könnte, noch stärker zu schwitzen anfängt. Auch gegen diese Angst helfen Entspannungsübungen.

Ein Bad mit Eichenrinde hat sich bei übermäßiger Schweißbildung bewährt. Geben Sie Ihrem Badewasser dafür den abgekochten Sud von zwei bis drei Teelöffeln der zerkleinerten Rinde zu.

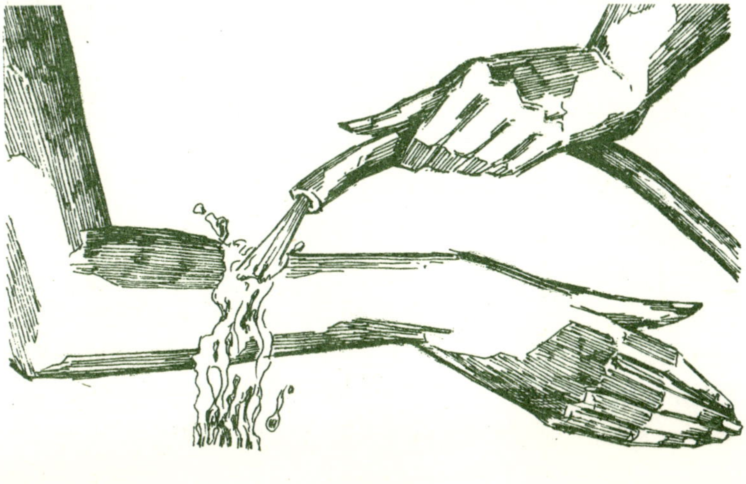

Wasseranwendungen nach Pfarrer Kneipp können helfen, die Schweißproduktion zu drosseln.

VENENENTZÜNDUNGEN

Venenentzündungen erkennen

Die Beine sind geschwollen und fühlen sich schwer an, bei oberflächlichen Venen zeigt sich eine Rötung und Entzündung der Haut. Typisch ist das Brennen in den Beinen, vor allem nach längerem Stehen. In schweren Fällen führt die Venenentzündung zu offenen Unterschenkelgeschwüren (Ulcus cruris).

Wie es zu Venenentzündungen kommt

Etwa zehn Millionen Bundesbürger, so die Schätzungen von Experten, leiden an einer chronischen Venenerkrankung. Eine Volkskrankheit also, die ihren Ursprung in unserem modernen Lebensstil hat. Der heutige Mensch jagt und sammelt eben nicht mehr, sondern bringt lange Zeit mit unbeweglichem Sitzen zu, und das fördert den Hochdruck in den Venen.

Nach heutiger wissenschaftlicher Erkenntnis müssen bei Venenerkrankungen die Leistungen der Gefäßwand selbst betrachtet werden, um zu verstehen, wie es zu der Entzündung kommt. Sie kontrolliert normalerweise den Stoffaustausch zwischen dem venösen Blut und dem umliegenden Gewebe, doch sie ist überaus anfällig für Gifte, Infekte und andere störende Einflüsse, und dadurch wird sie immer wieder durch Zellen des Immunsystems attackiert. Es kommt zu Entzündungen und Schädigungen, die Kontrollfunktionen der Gefäßwand werden stark eingeschränkt. Die Folge: Der Stoffaustausch gerät aus dem Gleichgewicht, aus dem venösen Blut wird Wasser ins umliegende Gewebe gedrückt. Die Fließeigenschaft des Blutes wird derart nachteilig beeinflusst, dass schließlich auch die großen Venen Probleme bekommen, es abzutransportieren.

Was die Venen schützt

Wer in seinem Beruf lange sitzen und stehen muss, sollte für häufige Unterbrechungen dieser Positionen sorgen und beim Sitzen nicht die Beine übereinander schlagen. Die Schuhe dürfen keine Stöckelabsätze haben, außerdem empfiehlt sich, Wärme an den Beinen zu meiden, kalt zu duschen und täglich im Kneipp'schen Sinne kaltes Wasser zu treten.

Ringelblume heilt Geschwüre

Die Ringelblume (Calendula) gehört zu den Heilpflanzenklassikern bei Venenerkrankungen. Jüngere Untersuchungen bestätigen diese Einschätzung. Demnach hemmt Calendula die Entzündungen und die Ausbildung von Wasseransammlungen. Darüber hinaus verbessert sie die Fließeigenschaft des Blutes, die schmerzhafte Spannung des Hautgewebes – auch bei bereits offenen Unterschenkelgeschwüren – lässt deutlich nach.

Ein Test an Patienten mit Krampfadern, Venenentzündungen und Unterschenkelgeschwüren ergab, dass Ringelblumensalbe in 75 Prozent der Fälle das Schweregefühl in den Beinen und in 87 Prozent der Fälle die Entzündungen verschwinden ließ. 96 Prozent der Patienten beurteilten den Heilungserfolg insgesamt als »gut« oder »sehr gut«.

Am besten hilft Calendulasalbe auf Schweineschmalzbasis, da sie auch in tiefere Hautzonen eindringt. Ihre Zubereitung finden Sie auf Seite 237, in Apotheken gibt es aber auch fertige Salbenprodukte zu kaufen. Verteilen Sie die Salbe mehrmals täglich auf den betroffenen Stellen, nachts decken Sie die Stellen mit einem Mulltuch ab.

Bei allen Venenerkrankungen ist es besonders wichtig, so oft wie möglich die Beine hoch zu legen. Das erleichtert den Rückfluss des Blutes zum Herzen und entstaut das Unterschenkelgewebe. Bei Unterschenkelgeschwüren wird auf diese Weise die Abheilung erleichtert.

Andere hilfreiche Maßnahmen

- Schnurbaum- und Rosskastanienextrakte

Ihre Wirkstoffe vermögen bis zu einem bestimmten Grad die Venenwände abzudichten und dortige Entzündungsprozesse zu stoppen. Dadurch gelangt keine Flüssigkeit mehr ins umliegende Gewebe, der Patient bleibt von den schmerzenden Schwellungen verschont.

Man erhält Rosskastanien- und Schnurbaumextrakte in der Apotheke.

- Bockshornklee

Präparate aus aktiviertem Bockshornklee (aus der Apotheke) hemmen den Abbau von körpereigenem Kortisol, so dass größere Mengen dieses entzündungshemmenden Hormons für die Selbstheilung der kranken Gefäßwände übrig bleiben. Dosierung: drei bis vier Kapseln pro Tag.

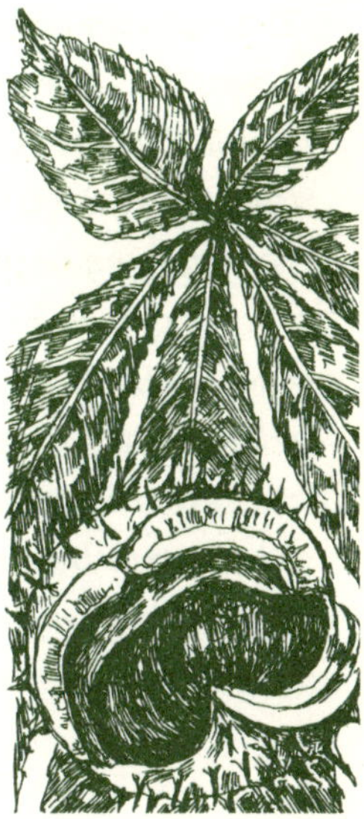

Wirkstoffe aus der Rosskastanie stabilisieren die Venenwände.

WETTERBEDINGTE BESCHWERDEN

Wetterfühligkeit – keine Bagatelle

In einer Studie gab jeder dritte Bundesbürger an, dass ihm im vergangenen Jahr das Wetter wenigstens einmal so zusetzte, dass er seiner Arbeit fernbleiben musste. Und hier sind es vor allem die Kopfschmerzen, die das Arbeiten unmöglich machen. Alles andere als ein Bagatellproblem also. Näheres dazu lesen Sie auf Seite 90.

Es gibt aber vieles, was Sie tun können, damit die Wetterfühligkeit Sie nicht wirklich krank macht.

Die Therapie der Wetterfühligkeit muss auf die jeweiligen Symptome des Betroffenen abgestimmt sein, es gibt also kein Medikament, das gegen alle Formen der Störung hilft. Zudem raten Ärzte meistens zu naturheilkundlichen Maßnahmen, insofern Wetterfühligkeit in der Regel ja nicht lebensbedrohend oder mit unerträglichen Schmerzen verbunden ist.

Kneippen und frische Luft

Menschen, die viel an der frischen Luft sind, scheinen Wetterumschwünge besser wegzustecken als solche, die sich permanent in künstlichem Klima aufhalten. Also: eine kalte Dusche, ein Spaziergang im Herbststurm, eine Schneeballschlacht an einem sonnigen Wintertag – all das kann helfen. Einen guten Schutz bietet auch das Kneipp'sche Wassertreten. Dazu lässt man kaltes Wasser bis zur Wadenhöhe einlaufen, anschließend geht man im Storchengang eine bis sechs Minuten im Wasser spazieren, wobei ein Bein immer komplett aus dem Wasser gezogen wird. Auf dem Wannenboden sollte sich eine rutschfeste Unterlage befinden. Danach zieht man – ohne die Füße abzutrocknen – warme Socken an.

Sauna

Regelmäßige Saunagänge, mindestens einmal pro Woche, bereiten das Blutgefäßsystem auf Wetterkapriolen vor, wobei es nicht nötig ist, sich mit extrem hohen Temperaturen zu quälen: 60 Grad reichen als Trainingsreiz vollkommen aus.

Heilpflanzen

Auch sie können die Beschwerden der Wetterfühligkeit lindern. Zubereitungsformen für die einzelnen Pflanzen finden Sie im Kapitel über die wichtigsten Heilpflanzen ab Seite 134. So hilft Brennnesselextrakt, wenn sich unter Wettereinfluss die Schmerzen an Gelenken verstärken.

Kopfschmerzen lassen sich durch das Einmassieren von Pfefferminzöl an den Schläfen lindern, und gegen wetterbedingte Schlafstörungen und Stimmungstiefs helfen Johanniskrautextrakte, während Melissenzubereitungen vor allem bei Kreislaufproblemen angezeigt sind.

Ingwer hilft gut gegen die Beschwerden bei Föhn.

Wetterfühlige können sich besser vor Beschwerden schützen, wenn sie wissen, wie das Wetter in den nächsten Tagen wird – und wie es sich auf bestimmte Krankheiten auswirkt. Eine detaillierte Biowetter-Vorhersage gibt es zum Beispiel unter www.donnerwetter.de/biowetter. Hier können die Wettervorhersagen auch im Hinblick auf spezifische Krankheitsbilder wie Kopfschmerzen, Schlafstörungen und Rheuma, aber auch im Hinblick auf Alltagsprobleme wie Fahrtauglichkeit und Reaktionszeit abgerufen werden.

Akupressur

Akupressur hilft, Ermüdungen und Verspannungen zu vertreiben. Es gibt für die Wetterfühligkeit einige Akupressurpunkte, die man in beliebiger Reihenfolge bearbeiten kann. Wichtig ist, nicht nur zu massieren, wenn man sich schlecht fühlt, sondern auch, um möglichen Reaktionen auf Wetterumschwünge vorzubeugen:

- Der erste Punkt liegt rechts am Oberbauch, eine Hand breit unterhalb der untersten Rippe. Drücken Sie hier immer wieder mit drei Fingern, und zwar innerhalb von drei Minuten zehnmal hintereinander.
- Für den zweiten Punkt ballen Sie die rechte Faust und streichen damit fünfmal leicht über die Innenfläche der linken Hand in Richtung Herz. Danach fährt man mit der linken Faust ebenso sanft über die rechte Handfläche.
- Auch rechts und links im Nacken, direkt neben der Wirbelsäule, liegen zwei »Wetterpunkte«. Hier drückt man mit Daumen und drei Fingern kräftig auf die Muskelstränge, dabei wird die Haut hin und her geschoben.
- Der letzte Punkt liegt etwas oberhalb der beiden äußeren Fußknöchel.

Am besten tasten Sie den Bereich behutsam ab, bis Sie eine druckempfindliche Stelle entdecken. Hier müssen Sie dann kurz den Daumen anpressen.

WINDELDERMATITIS

Windeldermatitis erkennen

Die Windeldermatitis zeigt sich als Hautausschlag an Gesäß, Genitalien und Oberschenkeln des Babys. Bei erblich vorbelasteten Kindern kann sie Vorbote einer Neurodermitis sein.

So entsteht die Krankheit

- Sie wird hervorgerufen durch den Ammoniak aus Urin oder Seifenresten infolge von mangelnder Hygiene.
- Häufig ist auch der Wärmestau durch Gummiunterlagen und Plastikhöschen die Ursache.

Ein altes Hausmittel gegen frühkindliche Hauterkrankungen: Überbrühen Sie 300 Gramm süße Mandeln mit kochendem Wasser. Dann entfernen Sie die braune Mandelhaut, so dass nur noch die weißen Kerne übrig bleiben. Sie werden getrocknet und in einer Mühle zerrieben, wobei Sie fortwährend klares Wasser dazu gießen. Es entsteht eine weiße Masse, die nach etwa drei Stunden abgeseiht wird. Was übrig bleibt, ist die Mandelmilch. Man kann sie übrigens auch noch 24 Stunden später dem Kind zu trinken geben.

Vorbeugen

Oft reicht es aus, dem Babypo einfach mehr frische Luft zu gönnen. Lassen Sie für ein paar Minuten die Windel weg, und legen Sie das Baby mit seitwärts gedrehtem Gesicht auf den Bauch. Je trockener die Babyhaut außerdem ist, desto schlechter stehen die Chancen für eine Hautentzündung. Achten Sie daher stets auf einen trockenen Babypo, auch die Oberschenkel sollten gründlich abgetrocknet werden.

Heilsame Ringelblume

Ringelblume (Calendula) wirkt entzündungshemmend und sorgt oft schon nach wenigen Tagen für ein Verschwinden des Ausschlags. Sie gehört zu den echten Klassikern in der Behandlung von Windeldermatitis.

Die Calendulatherapie erfolgt am besten in Form von Salben oder Cremes (Zubereitung siehe Seite 237). Sie werden mehrmals täglich während des Windelwechsels aufgetragen. Lassen Sie die Salbe oder Creme für etwa zehn Minuten einwirken, bevor Sie die neue Windel überziehen. Sollte sich binnen weniger Tage nicht eine deutliche Besserung zeigen, empfiehlt sich der Umstieg auf Hamamelissalbe.

WUNDE GESÄSSHAUT (»WOLF«)

So äußert sich wunde Gesäßhaut

Hautwolf zeigt sich als Reizung der Gesäßhaut, vor allem auf der Innenseite der Oberschenkel sowie auf dem Gesäß und in der Gesäßfalte.

Der Hautwolf gehört zu den treuen Begleitern vieler Triathleten, weil sie nicht nur lange unterwegs sind, sondern vom Wasser aufs Land, vom Rad in die Jogginghose wechseln müssen. Sie sollten sich vor dem jeweiligen Wechsel unbedingt gut abtrocknen.

Wie die Erkrankung entsteht

Der Hautwolf ist eine typische Sportlererkrankung und typisch für Radfahrer, Reiter und Ruderer. Er entsteht durch die mechanischen Reizungen, wenn das Gesäß auf fester Unterlage hin und her bewegt oder die Oberschenkelinnenseiten aneinander gerieben werden. Begünstigt wird er durch Feuchtigkeit sowie Kleidungsstücke und Sportgeräte (beispielsweise Fahrradsättel), die nicht sportartgerecht sind oder nicht genau zur Größe des Sportlers passen. Aber auch stark übergewichtige Menschen leiden häufig unter dieser Hautreizung besonders an den Oberschenkelinnenseiten.

Hirschtalg

Ein altbewährtes Mittel für wundgeriebene Haut ist Hirschtalg, eine Mischung aus Schmierseife und Rindertalg (aus der Apotheke). Reinigen Sie die betroffenen Hautstellen mit warmem Wasser, verwenden Sie nur milde, hautschonende Seife, und massieren Sie etwas Hirschtalg in die Haut ein. Diese Behandlung eignet sich auch zur Vorbeugung.

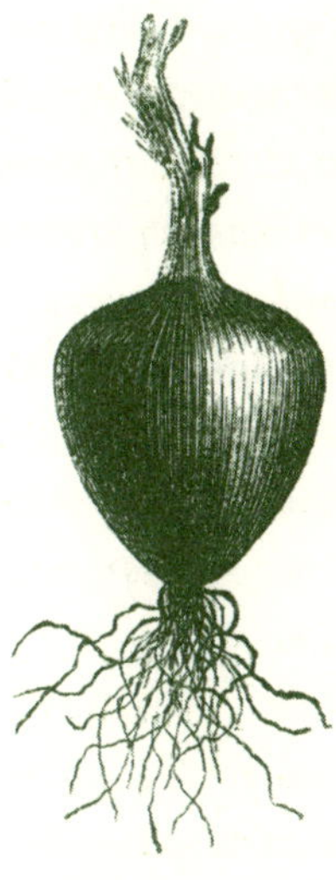

Zwiebel hilft, wunde Haut zu heilen.

Zwiebelauflagen

Für dieses alte Hausmittel werden rohe Zwiebeln klein gehackt, zerrieben und mit etwas abgekochtem, kaltem Wasser zu einem Brei vermischt. Diesen Brei streichen Sie dann auf die betroffenen Stellen und decken ihn mit einem Mulltuch ab. Lassen Sie die Zwiebelpackung zweimal pro Tag 20 Minuten einwirken.

WUNDLIEGEN (DEKUBITUS)

So äußert sich das Wundliegen

Tausende von Menschen sind bettlägerig, dementsprechend muss Dekubitus zu den echten Volkserkrankungen gezählt werden. In Holland steht er in der Liste der kostspieligsten Erkrankungen bereits an vierter Stelle knapp hinter Krebs und Herz-Kreislauf-Erkrankungen, für Deutschland gelten wohl ähnliche Verhältnisse. Eine Erhebung in deutschen Krankenhäusern ergab bei bettlägerigen Risikopatienten eine Dekubitusquote von 28 Prozent.

Beim Wundliegen (Dekubitus) werden vier Schweregrade unterschieden:

- Erster Grad: Die Haut ist gerötet, aber noch intakt.
- Zweiter Grad: Die Haut ist gerötet, weist bereits offene Stellen auf und ist stark entzündet.
- Dritter Grad: Die Haut ist bis in die Tiefe offen, so dass Muskeln, Sehnen und Bänder sichtbar werden.
- Vierter Grad: Es sind auch schon Knochen beschädigt.

Bei längerer Bettlägerigkeit werden die folgenden Körperteile besonders häufig vom Dekubitus betroffen: Ohrmuscheln, Wirbelsäule, Schulterblätter, Ellenbogen, Kreuzbein, Gesäß, Knieinnenseiten, Knöchel und Fersen.

Wie es zum Wundliegen kommt

Besonders gefährdet sind Patienten, die viel Feuchtigkeit entwickeln. Wer also viel schwitzt oder das Bett einnässt, muss in besonderem Maße geschützt werden. Je schlanker außerdem ein Mensch ist, desto dichter liegen seine Knochen unter der Haut. Magere Patienten besitzen daher ebenfalls ein überdurchschnittliches Dekubitusrisiko.

Was jedoch keine Rolle spielt, ist die Art der Erkrankung. Gleichgültig, ob Krebs, Herz-Kreislauf-Erkrankungen oder Skelettprobleme – das Dekubitusrisiko ist für alle Krankheiten gleich.

Richtig lagern

Zu den Vorbeuge- und Therapiemaßnahmen zählt, das Bett möglichst frei von Knitterstellen, Brotkrümeln oder anderen Unebenheiten zu halten. Kissen, Decken und Laken müssen regelmäßig glatt gezogen werden, auch der Pyjama oder das Nachthemd sollten faltenfrei sein.

Darüber hinaus empfiehlt sich, den Patienten so oft wie möglich umzulagern. Spezielle Matratzen, Kissen, Auflagen und Stützen können eine Hilfe sein.
Wichtig ist aber auch, dass die Haut regelmäßig eingecremt wird und der Patient ausgiebig trinkt, damit die Haut nicht spröde wird.

Ringelblumensalbe hilft

Salben aus Ringelblume (Calendula) werden schon sehr lange zur Prophylaxe und Therapie des Wundliegens eingesetzt. Sie fördern die Durchblutung des durch das lange Liegen strapazierten und unterversorgten Gewebes, machen die Haut flexibler, beschleunigen die Wundheilung und wirken entzündungshemmend. Selbst bereits fortgeschrittene Dekubitalgeschwüre bis zum 3. Schweregrad lassen sich noch erfolgreich mit Calendula behandeln.

Auch für das Wundliegen gilt: Der Betroffene muss viel trinken, damit seine Haut nicht spröde wird, was die Beschwerden verschlimmern würde.

Die optimale Zubereitung gegen das Wundliegen ist Calendulasalbe auf Schweinefettbasis. Alles über die Zubereitung finden Sie auf Seite 237. Die Salbe sollte zur Vorbeugung zweimal täglich auf denjenigen Körperteilen verteilt werden, bei denen das Dekubitusrisiko besonders hoch ist (siehe oben!).
Bei bereits bestehender Erkrankung wird die Dosis auf drei- bis viermal täglich erhöht. Achten Sie darauf, dass die Salbe möglichst dünn aufgetragen wird.

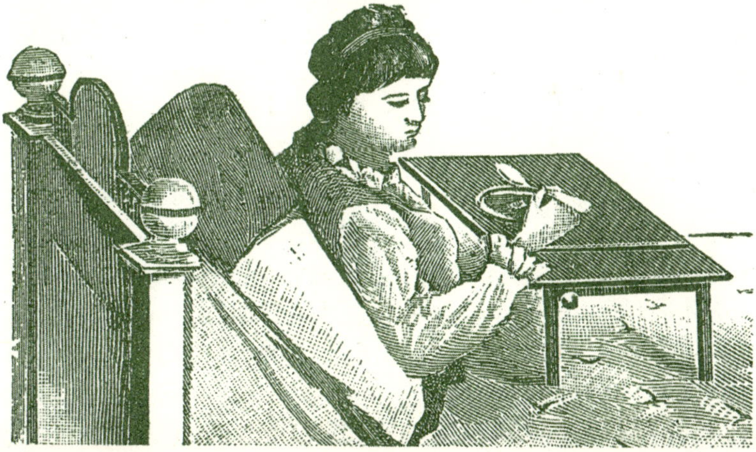

Gerade Patienten, die ans Bett gefesselt sind, laufen Gefahr, sich wund zu liegen.

ZAHNFLEISCHBLUTEN

Wie sich Zahnfleischbluten äußert

- Das Zahnfleisch ist gerötet und schmerzt.
- Beim Biss in eine Möhre oder einen Apfel oder beim Zähneputzen kommt es zu Blutungen.

So entsteht Zahnfleischbluten

Hauptursache für Zahnfleischblutungen sind Entzündungen durch bakterielle Zahnbeläge und Zahnstein. Diese sind wiederum meistens die Folge von ungenügender Zahnpflege. Aber auch falsch sitzende Zahnfüllungen und Zahnersatz können zu Zahnfleischentzündungen führen.

Die Gewürznelke wird von der Pharmaindustrie gerne mit Salbei und Kamille kombiniert, weil gemeinhin vermutet wird, dass diese Heilpflanzen größere entzündungshemmende Eigenschaften besitzen. Ein Fehlurteil, denn hinsichtlich dieser Wirkungen braucht sich die Gewürznelke vor keiner anderen Heilpflanze verstecken, und was ihre antibiotische Kraft gegen Bakterien und Viren betrifft, ist sie vielen anderen Pflanzen sogar überlegen.

Einfache Vorbeugung

Putzen Sie täglich mindestens zweimal die Zähne, am besten nach den Mahlzeiten! Das Putzen sollte mindestens drei, besser fünf Minuten dauern. Die Zahnzwischenräume sollten mindestens einmal pro Woche vor dem Zähneputzen mit Zahnseide gereinigt werden, am besten aber auch täglich.

Rasche Hilfe

Hat sich trotz aller Vorsicht dennoch eine Entzündung eingestellt, gibt es eine ganze Reihe von Mitteln, die rasche Abhilfe schaffen.

Salbei

Salbei ist bei Zahnfleischentzündungen ein Mittel der ersten Wahl, er hat hier eine jahrtausendealte Tradition. Wissenschaftlich erwiesen sind seine entzündungshemmenden, schmerzstillenden und antibiotischen Wirkungen, außerdem beschleunigt er die Wundheilung.

Die Anwendung kann durch Spülen mit verdünnter Salbeitinktur (15 Tropfen auf 100 Milliliter warmem Wasser) und

ätherischem Salbeiöl (vier Tropfen auf 100 Milliliter warmem Wasser) erfolgen.
Noch wirksamer ist aber die Behandlung mit Salbeigels aus der Apotheke, da sie nicht so schnell durch den Speichel fortgespült werden und dadurch länger Kontakt zum Zahnfleisch haben. Sie werden mehrmals täglich direkt mit einem Wattestäbchen auf die schmerzenden Stellen aufgetragen.

Zahnfleischbluten wird durch Zahnbeläge hervorgerufen, in denen sich Bakterien ansiedeln. Diese Beläge verhärten mit der Zeit und werden zu Zahnstein. Lassen Sie diesen regelmäßig zweimal im Jahr vom Zahnarzt entfernen. Und die beste Vorsorge gegen Entzündungen ist die regelmäßige und gründliche Zahnpflege.

Nelkenöl

Das Öl der Gewürznelke ist nicht nur ein wirksamer Schmerzhemmer, sondern wirkt auch entzündungshemmend und antibiotisch.
Die entsprechenden Präparate erhalten Sie in der Apotheke, bevorzugen Sie Produkte, in denen das Nelkenöl als Mono-Substanz enthalten ist und nicht mit anderen Heilpflanzen kombiniert wurde. Verstreichen Sie das Öl mit einem Wattestäbchen auf die schmerzenden Stellen.

Akupressur

Akupressur lindert den Reizzustand im Zahnfleisch.
Stellen Sie sich vor den Badezimmerspiegel, und suchen Sie die Mittellinie des Gaumens zwischen den oberen Zähnen.
Pressen Sie die Stelle mit Ihrem Daumen etwa eine Minute lang.
Anschließend drücken Sie mit dem Zeigefinger eine Minute lang die beiden Mundwinkel, der Mund bleibt dabei entspannt.

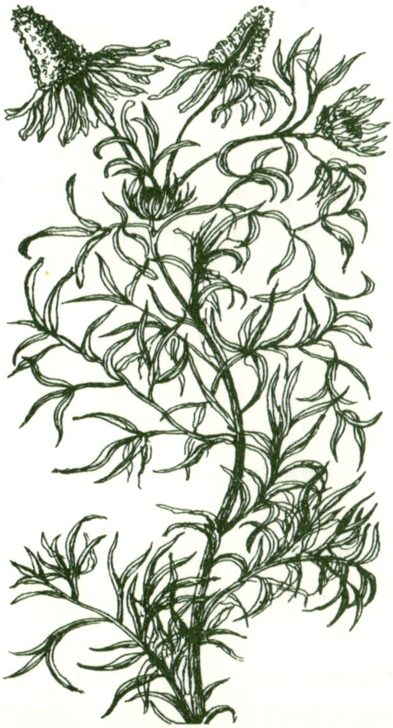

Auch in der Kamille stecken Entzündungshemmer, die gegen gereiztes Zahnfleisch helfen.

ZAHNEN

So erkennen Sie ein zahnendes Baby

- An den Durchbruchstellen der Zähne (vor allem der Eckzähne) kommt es zu Spannungen, Rötungen, Schwellungen und Schmerzen.
- Der Speichelfluss des Säuglings ist erhöht.
- Das Kind ist unruhig, nimmt fortwährend die Finger in den Mund und schreit häufig.

Salbei

Salbei ist schmerzstillend und entzündungshemmend. Er zählt zu den alten Hausmitteln beim kindlichen Zahnen. Die Anwendung erfolgt am besten mit Salbei-Zahnungsgels aus der Apotheke. Sie werden mehrmals täglich auf die betroffenen Stellen mit einem Wattestäbchen aufgetragen.

Manche Kinderärzte empfehlen beim Zahnen auch ein homöopathisches Gemisch aus Chamomilla D20, Aconitum D10 und Magnesium phosphoricum D6. Die Wirkstoffe müssen zu gleichen Teilen gemischt werden, lassen Sie sich das am besten von einem Apotheker zubereiten.

Ein kühles Tuch

Zur Minderung der Entzündung am Zahnfleisch kühlen Sie die Kiefer des Babys mit einem in Leitungswasser gekühlten Leinenlappen. Die Anwendung sollte mehrmals am Tag erfolgen und etwa drei bis fünf Minuten dauern.

Kalte Beißringe

Geben Sie dem zahnenden Baby einen kalten Beißring (am besten aus dem Kühlschrank) zum Kauen. Das Kauen erleichtert durch seine »Beißreize« dem Milchzahn seinen Durchbruch, die Kälte lindert die Entzündung.

Homöopathische Mittel

Chamomilla D6 ist ein altbewährtes Mittel gegen die Beschwerden beim Zahnen. Dosierung: dreimal täglich fünf Tropfen auf die Mundschleimhaut geben, zu Beginn des zweiten Lebensjahres acht Tropfen.

ZAHNSCHMERZEN

So äußern sich Zahnschmerzen

Sie spüren einen pochenden Schmerz am Zahn, der sich beim Kontakt mit heißen oder kalten Speisen verstärkt.

Reiben Sie einen Eiswürfel an der Stelle der Hand, wo sich Daumen- und Zeigefingerknochen treffen. Dauer der Anwendung: fünf Minuten. Eine kanadische Studie fand heraus, dass diese Eisakupressur eine Erfolgsquote von 60 bis 90 Prozent hat, weil sie genau den Nervenweg betäubt, auf dem normalerweise der Zahnschmerz bewegt wird.

Wie es zu Zahnschmerzen kommt

Ursache Nummer eins sind Karieslöcher am Zahnschmelz. Aber auch Zahnfleischschwund mit freigelegten Zahnhälsen, eingeklemmte Essensreste sowie entzündete oder überempfindliche Zahnnerven können heftige Schmerzen verursachen.
Dauern Zahnschmerzen länger als drei Tage an, sind sie ein Fall für den Zahnarzt.

Salzwasserspülungen

Rühren Sie einen Teelöffel Salz in ein Glas Wasser, und spülen Sie damit mehrmals täglich den Mund aus, vor allem nach den Mahlzeiten. Dadurch werden mögliche Essensreste aufgeweicht und fortgespült, das Salz wirkt außerdem keimtötend und mäßig entzündungshemmend.

Nelkenöl

Das Öl der Gewürznelke wirkt antibiotisch sowie schmerz- und entzündungshemmend. Die entsprechenden Präparate erhalten Sie in der Apotheke, bevorzugen Sie Produkte, in denen das Nelkenöl als Mono-Substanz enthalten ist und nicht mit anderen Heilpflanzen kombiniert wurde.
Verstreichen Sie das Öl mit einem Wattestäbchen auf die schmerzenden Stellen. Sie können bei schweren Schmerzen das Öl auch direkt auf den Zahn tropfen.

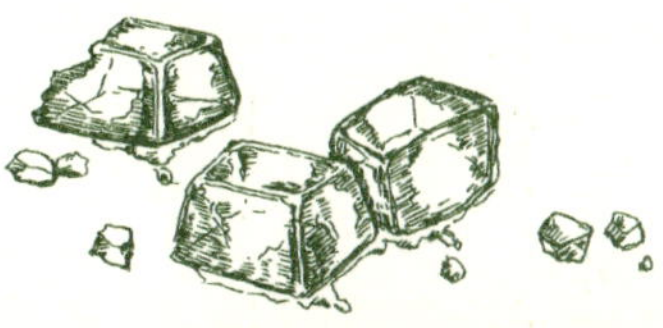

Für eine Eisakupressur brauchen Sie nur einen Eiswürfel und Ihre Hände.

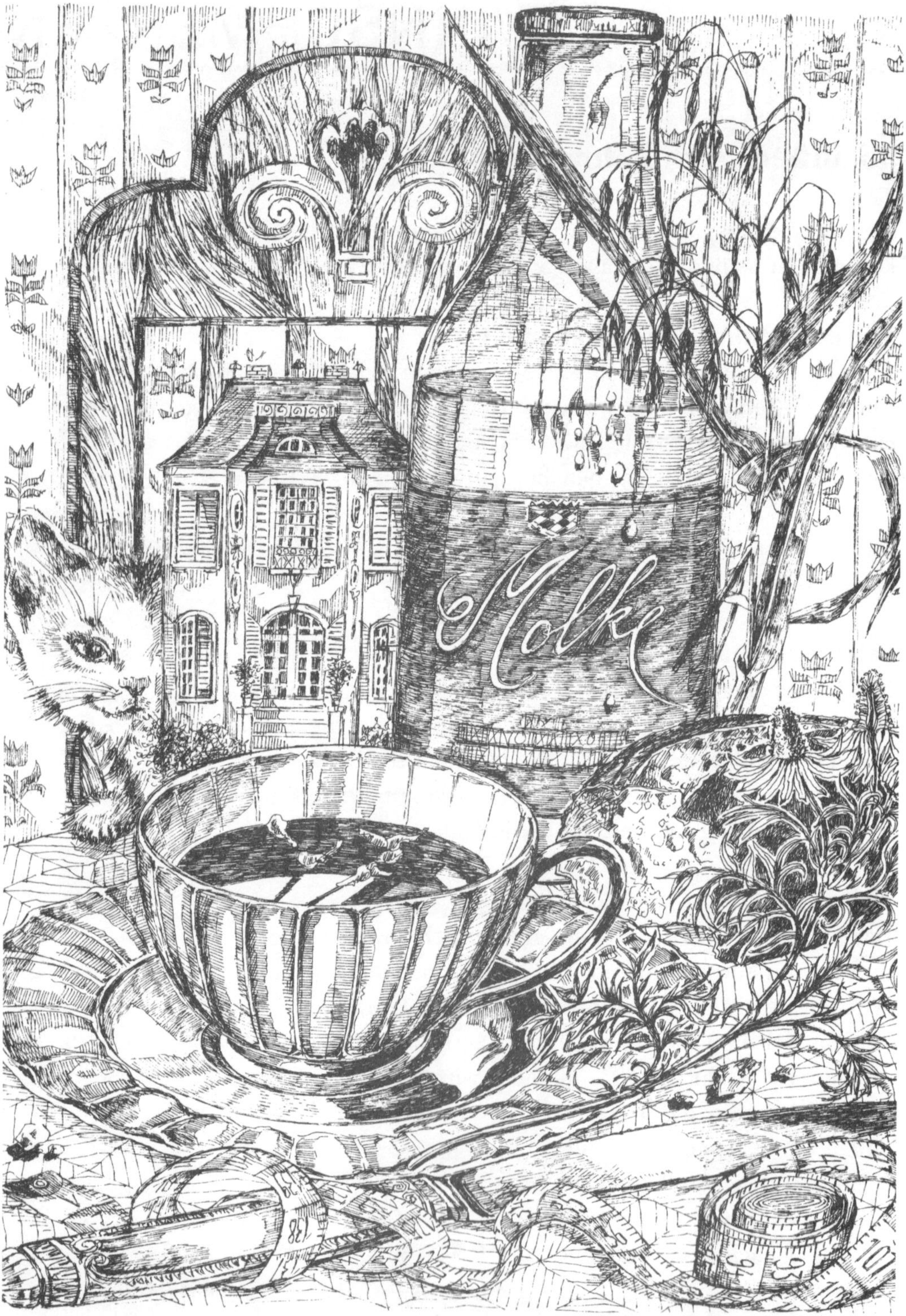
Molke

DIE BESTEN KUREN FÜR ZU HAUSE

Reinigen, entgiften, entschlacken und das Immunsystem stärken – das sind die Hauptziele der in diesem Kapitel vorgestellten Kuren, die Sie einfach zu Hause durchführen können.
Von der Ableitungsdiät über das Heilfasten bis zur Schroth-Kur werden alle Verfahren genau beschrieben.
Sie erfahren außerdem, was die Kuren im Einzelnen bewirken und worauf Sie besonders achten sollten.

ABLEITUNGSDIÄT

Eine sanfte Variante der F.X. Mayr-Kur

Entwickelt wurde die Ableitungsdiät von Dr. Erich Rauch (1922 bis 2003), einem Schüler von F.X. Mayr (siehe Seite 442). Bei dieser Kur steht das richtige Kauen sowie die Einnahme von abführenden Salzen im Vordergrund. Ansonsten aber ist die Ableitungsdiät sehr sanft.

Die milde Ableitungsdiät versorgt uns mit wichtigen Nährstoffen, so dass man sie eigentlich zeitlich nicht begrenzen muss. In jedem Falle sollte man sie zwei bis drei Wochen lang durchführen, damit sich möglicherweise die grundsätzlichen Strategien dieser Diät (viel und lange kauen, abends keine schweren Mahlzeiten mehr) im normalen Ernährungsalltag etablieren.

Die Vorbereitung

Sie müssen einige Tage vor der Diät Semmeln (einfache Frühstücksbrötchen, nicht aus Vollkorn!) einkaufen. Die Menge richtet sich danach, wie lange Sie kuren möchten. Sie benötigen zwei Semmeln pro Kurtag.

Breiten Sie die Semmeln auf einer Holzunterlage in einem ungeheizten Raum aus. Je nach Luftfeuchtigkeit benötigen sie drei bis fünf Tage, bis sie trocken genug und als Kursemmeln zu gebrauchen sind. Sie müssen die Semmeln immer wieder wenden und darauf achten, dass sie nicht zu trocken werden, da sie sonst beim Schneiden aufspringen. Sie sollten noch mit dem Daumen leicht einzudrücken sein.

Dann kommen die Semmeln in einen Tontopf (mit Deckel) zur Aufbewahrung. In der heißen Jahreszeit kann es allerdings sinnvoll sein, einen Teil der Semmeln einzufrieren.

Am Vortag des Kurbeginns kaufen Sie dann die Bio-Milch (mit natürlichem Fettgehalt), die Sie für die nächsten zwei Tage brauchen.

Frühstück und Abendessen

Vor dem Frühstück trinken Sie eine Glauber- oder Bittersalzlösung, um den Darm zu reinigen. Die Zubereitung: Einen gehäuften Teelöffel des Salzes in etwa 250 Milliliter lauwarmes Wasser geben. Trinken Sie das Glas auf einen Zug aus. Kurze Zeit danach wird der Stuhlgang erfolgen. Gleichzeitig reinigt die Salzlösung die Darmwände und löst die Verkrustungen auf, die sich dort über die Jahre hinweg gebildet haben. Essen Sie nun eine Kursemmel mit Beilagen wie Butter oder Quark. Dazu löffeln Sie ein weich gekochtes Ei und ein Glas Bio-Milch. Als Getränk dazu gibt es eine Tasse Cystustee, der die Schwermetalle aus Ihrem Darm ableitet.

Mittagessen

Das Mittagsmahl bildet von der Nahrstoffaufnahme her den Schwerpunkt der Ableitungskur:

- Bereiten Sie sich nur Gerichte, die Sie erfahrungsgemäß gut vertragen und die schonend zubereitet werden.
- Verwenden Sie Gemüse, Getreide sowie – in kleinen Mengen – Fisch und mageres Fleisch.
- Alles wird sehr sorgfältig gekaut.

Glauber- oder Bittersalz: Die abführenden Salze dürfen Sie natürlich nicht zu lange einnehmen. Optimal sind drei bis fünf Tage.

Regeln für das richtige Kauen

- Achten Sie darauf, den Mund zwischen zwei Bissen ein paar Sekunden leer zu lassen.
- Bewegen Sie die Speisen im Mund hin und her.
- Genießen Sie die neuen Geschmacksnuancen, die beim Einspeicheln der Nahrung frei werden.
- Schlucken Sie erst, wenn die Nahrung wirklich restlos zerkleinert und eingespeichelt ist.
- Meiden Sie stark gewürzte Nahrungsmittel!
- Wenn Sie sich satt fühlen (aufgrund des ausgiebigen Einspeichelns der Nahrung): Aufhören mit dem Essen!
- Nach dem Mittagessen ausgiebig trinken!

Den Ernährungsplan umstellen

Ziel der milden Ableitungsdiät ist es, sich längerfristig auf eine vollwertige Ernährung umzustellen. Versuchen Sie also, auch nach der Beendigung der eigentlichen Diät ihre Grundsätze beizubehalten: lange und ausgiebig kauen, abends keine üppigen Mahlzeiten mehr, viel Gemüse. Es kann auch nicht schaden, die eine oder andere Tasse Kaffee am Morgen durch eine Tasse Cystus-Tee zu ersetzen.

ADAM-UND-EVA-DIÄT

Die Rückbesinnung auf das Paradies

In der Adam-und-Eva-Diät geht es nicht ums Kalorienzählen oder den zwanghaften Blick auf die Waage. Die Adam-und-Eva-Diät will Männer und Frauen mit attraktiven Rezepten dazu (ver-)führen, sich wieder mehr nach ihrer eigentlichen Natur zu orientieren – gewissermaßen als Rückbesinnung auf alte, paradiesische Zeiten.

Eine funktionierende Partnerschaft trägt dazu bei, schlank zu bleiben. Dies ist das Ergebnis einer US-Studie, die an 25 000 Frauen durchgeführt wurde. Hier legten die unglücklich Verheirateten in den zehn Jahren nach ihrer Hochzeit durchschnittlich 27 Kilogramm zu, während die glücklich Verheirateten bloß auf 18,5 Kilogramm kamen.

Zeitliche Einschränkungen existieren für die Adam-und-Eva-Diät nicht. Denn es geht ja darum, dass Männer sich männertauglicher und Frauen sich frauentauglicher ernähren. Das Ziel ist also, den Speiseplan längerfristig auf die geschlechterspezifischen Bedürfnisse umzustellen.

Was Frauen essen und trinken sollten

Wissenschaftliche Studien weisen darauf hin, dass Frauen schon in allerfrühsten Kinderjahren ein stärkeres Bedürfnis nach süßen Geschmacksnoten haben als Männer. Frauen werden frühzeitig auf süß geeicht, und diese Geschmacksnote beherrscht häufig ihr kulinarisches Empfinden. Mit der Folge, dass Süßigkeiten für sie eine stete Verlockung darstellen.

Die Lösung dieses Dilemmas besteht darin, den süßen Geschmack in geringer Dosierung in alle Mahlzeiten einzubauen. Denn es spricht nichts dagegen, unterschiedlichste Geschmacksnoten miteinander zu kombinieren. In der asiatischen Küche hat das schon lange Tradition: Dort werden scharfe, süße, deftige und saure Anteile miteinander zu ausgewogenen Geschmackserlebnissen komponiert. Und auch hier zu Lande war es für Oma kein Problem, ein Kompott zum Wildbraten zu reichen.

Sie werden sehen, wenn Sie so kochen, fällt der Heißhunger auf Schokolade und Kuchen zwischen den Mahlzeiten auf einmal sehr viel geringer aus. Daneben sollten Frauen besonders auf zwei Inhaltsstoffe der Nahrung achten.

Phytoöstrogene

Frauen benötigen in ihrem Speiseplan reichlich so genannte Phytoöstrogene, weil diese pflanzlichen Hormone ihre Stimmung stabilisieren und während der Wechseljahre dabei helfen, den körpereigenen Östrogenverlust abzufedern.
Ergiebige Spender von Phytoöstrogenen sind Rotklee, Rhabarberwurzeln und Traubensilberkerze, deren Extrakte in Apotheken erhältlich sind. Die Pflanze Venusurkicher verdankt ihren Namen der römischen Liebesgöttin, und sie ist nicht nur ein Spender von Östrogenen, sondern auch von Folsäure, einem äußerst wichtigen Frauen-Vitamin. Man erhält die Zubereitungen des einheimischen Gewächses ebenfalls in Apotheken. Dosierung: ein gestrichener Teelöffel pro Tag.
Darüber hinaus empfiehlt es sich, den Phytoöstrogenanteil in der Nahrung hochzuschrauben. Hier kommt die breite Palette der Sojaprodukte in Frage, von Sojamilch über Tofu und Miso bis zur Sojasauce. Allerdings sollte man auf Bio-Produkte achten, da gerade Sojawaren aus den USA oft aus genmanipulierter Produktion stammen.
Außerdem gibt es auch in unseren Breiten zahlreiche Phytoöstrogenlieferanten, wie etwa Erbsen, Buchweizen, Leinsamen und Vollkornerzeugnisse.

Auch das Stressniveau unseres Alltags bestimmt, wie dick oder schlank wir sind. Und zwar in dem Sinne, dass Stress die Neigung zum Übergewicht stark erhöht. Der Grund: Unter Stress achten wir weniger auf unsere Ernährung, es werden viele natürliche Kontrollmechanismen unseres Ernährungsverhaltens außer Kraft gesetzt. So hat sicherlich schon jeder die Erfahrung gemacht, wie in der Hektik mal schnell der fette Schokoriegel verputzt wird.

Silizium

Das Mineral spielt eine zentrale Rolle bei der Bildung und Reparatur von Bindegewebe. Es erhöht die Feuchtigkeitsbindung und steigert dadurch die Spannkraft des Gewebes mit der Folge, dass sich weniger der berüchtigten Zellulite-Dellen an Oberschenkeln, Oberarmen und Gesäß ausbilden können. Angeblich soll Silizium sogar bereits bestehende Zellulite ein wenig reduzieren können. Man findet das Mineral in Kieselsäurepräparaten sowie in Vollkornprodukten, Äpfeln, Kartoffeln, Hirse und Wurzelgemüse (z. B. Möhren und Knollensellerie).

Was Männer essen und trinken sollten

Das Ernährungsverhalten der Männer ist insgesamt ungesünder als das der Frauen. Zu viel Fleisch und tierische Fette, dafür zu wenig Gemüse. Zu viel Alkohol, Fastfood, Kantinenkost und minderwertige Backwaren, außerdem essen sie zu selten mit Muße.

Objektiv gesehen müssten sie also viel mehr an ihrer Ernährung ändern als Frauen. Vor allem auch, weil sie weitaus häufiger an Übergewicht und erhöhten Blutfettwerten leiden. Für die richtige Ernährung von Männern sollte auf ein paar entscheidende Dinge geachtet werden.

Ernährungsform Mittelmeerdiät

Von allen Weinen ist wohl Rotwein der gesündeste. In Frankreich werden die Menschen deutlich älter als in Deutschland, obwohl sie mehr Alkohol trinken, mehr rauchen und mehr Fett essen. Der Grund: Sie trinken zu ihren Mahlzeiten Rotwein, der ihre Blutgefäße vor schädlichen Ablagerungen schützt.

Die Mittelmeerdiät hat den Vorteil, dass sie den deftigen Geschmacksvorlieben der Männer entgegen kommt und sie trotzdem mit wichtigen ungesättigten Fettsäuren versorgt. Vor allem in Kreta, aber auch in Südfrankreich, Sardinien und Mallorca versteht man sich auf die Kunst, gesunde und leichte, gleichzeitig aber auch kräftige und würzige Speisen auf den Tisch zu bringen: Fisch anstelle von Rind- und Schweinfleisch, außerdem viel Käse als hochwertigen und sättigenden Eiweißlieferanten. Außerdem gibt es viel kräftig mit frischen Kräutern gewürztes Gemüse, das in gesundem Olivenöl schwimmt.

Und neben dem starken Kaffee steht in vielen Gegenden nicht nur ein Glas Wasser auf dem Tisch, sondern auch eine Schale Nüsse. Den Aminosäuren und ungesättigten Fetten der Nüsse wird heute eine wichtige Rolle in der Vorbeugung gegen Herz-Kreislauf-Erkrankungen bescheinigt.

Die richtigen Getränke: Wein und Tee

Wein ist für Männer besser als Bier. Denn wer glaubt, mit dem alten Hopfensaft das klassische Männergetränk schlechthin vor sich zu haben, ist auf dem Holzweg. Bier macht müde – und es enthält pflanzliche Östrogene, die bei entsprechend reichhaltigem Verzehr zur »Verweiblichung« des Körpers führen.

Mehr Nutzen bringt da dem Mann schon der Wein, vor allem der Rotwein. Denn Rotwein enthält so genannte Polyphenole, die die Blutbahnen vor Arterienverkalkung (Arteriosklerose) schützen. Und weil der männliche Organismus auf Grund von Stress und der speziellen Hormonsituation in besonderem Maße von aggressiven Sauerstoffverbindungen, den freien Radikalen, attackiert wird, sollten Männer regelmäßig einen antioxidativen Tee als Radikalefänger trinken, Schwarz- oder Grüntee beispielsweise, die beide außerdem herb genug für den Männergaumen sind.

Ein äußerst effektiver Fettblocker ist das Guarkernmehl. Man kann es vor allem zum Binden von Saucen benutzen. Sie bekommen es im Reformhaus.

Auf natürliche Fettblocker achten

Wichtig ist es für den Mann auch, weniger Fette über die Nahrung aufzunehmen. Denn Fette machen dick und anfällig für Gicht und Herzinfarkt. Doch weil wir wissen, dass Männer nur ungern ihre Nahrungsgewohnheiten ändern und vom lieb gewonnenen Fleisch lassen, müssen wir ihren Fettkonsum auf andere Weise herunterschrauben. Nämlich durch Substanzen, die verhindern, dass aus der Nahrung Fette in den Körper gelangen.

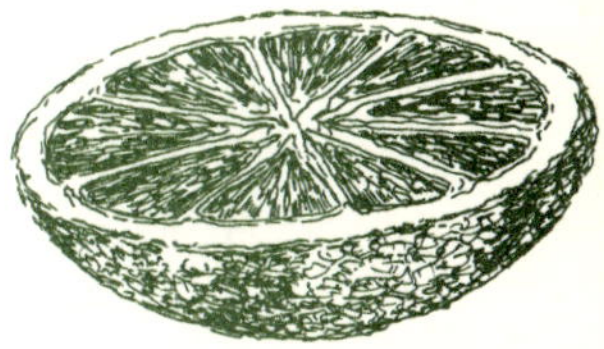

Zu den wichtigsten Fettblockern zählen die wasserlöslichen Ballaststoffe. In zahlreichen Studien ist dokumentiert, dass sie den Fettstoffwechsel günstig beeinflussen und die Blutfettwerte senken. Man findet sie in Äpfeln, Blumenkohl, Heidelbeeren, Leinsamen, Möhren, Reis, Rosenkohl, Weißkohl, Vollkorn und Zitrusfrüchten.

Männer essen häufig zu wenig Vitaminhaltiges. Eine Orange ab und zu hilft.

Weitere wichtige Fettblocker sind die Saponine (Saponine heißt so viel wie Seifenstoffe). Mit Fetten, vor allem mit Cholesterin, gehen Saponine nämlich chemische Verbindungen ein, die vom Körper nicht mehr geknackt werden können. Außerdem wirken sie als so genannte Lipasehemmer. Das Enzym Lipase wird in unserer Bauchspeicheldrüse produziert und normalerweise zur Fettverdauung gebraucht. Kommt es jetzt zu einer Hemmung dieses Enzyms durch Saponine, kann Fett nicht in demselben Umfang verdaut werden wie vorher, ein großer Teil des Fettes wird über den Darm einfach ausgeschieden.

Die wichtigsten Saponinquellen sind Bockshornklee, Erbsen, Linsen, Spargel, Spinat und Tee (vor allem Oolong-Tee).

DARMREINIGUNG NACH F. X. MAYR

Die Kur für den Darm

»Der Darm ist die Wurzel der Pflanze Mensch«, sagte der österreichische Arzt Franz Xaver Mayr (1875 bis 1965). Die konsequente Folgerung daraus lautet: Wenn es im Darm nicht richtig läuft, läuft es im gesamten Organismus nicht richtig. Und deswegen müssen wir in besonderem Maße auf die Gesundheit unseres wichtigsten Verdauungsorgans achten.

Die klassische F.X.Mayr-Kur dauert drei Wochen, in denen die drei Schritte Säuberung, Schonung und Schulung des Darms erfolgen sollen.

Dabei ist der Darm eigentlich ein recht genügsames Organ. Jahrelange Misshandlungen in Form von üppiger, hektisch heruntergeschlungener und falsch zusammengesetzter Nahrung verdaut er schweigend, ohne sich sonderlich bemerkbar zu machen.

Doch irgendwann verliert er seine Leistungsfähigkeit: Schlacken und Giftstoffe werden nur noch schwer oder unvollständig ausgeschieden, so dass sie sich im Organismus ansammeln. In der Folge können die unterschiedlichsten Krankheiten entstehen, von Abgespanntheit und chronischer Müdigkeit über Allergien und Immunschwäche bis zu Blähungen und Magenschleimhautentzündungen.

Auch chronische Erkrankungen wie Gicht, Gelenkentzündungen (Arthritis) und Arterienverkalkung (Arteriosklerose) können, so sah es F. X. Mayr, zu den Folgen der Darmschwäche gehören.

Es macht daher Sinn, dem Darm Regenerationszeiten zu gönnen. Zu diesem Zweck hat F. X. Mayr eine dreigeteilte Kur entwickelt, die den Darm säubern, schonend regenerieren und auf die Erfüllung seiner Verdauungsaufgaben hin trainieren soll.

Die Vorbereitung

Für die Diät nach F. X. Mayr müssen Sie einige Tage vorher Semmeln (einfache Frühstücksbrötchen, nicht aus Vollkorn!) einkaufen. Sie benötigen zwei Stück pro Kurtag. Dann breiten Sie die Semmeln auf einer Holzunterlage in einem ungeheizten Raum aus. Je nach Luftfeuchtigkeit benötigen sie drei bis fünf Tage, bis sie trocken genug und als Kursemmeln zu gebrauchen sind.

Dann kommen die Semmeln in einen Tontopf (mit Deckel) zur Aufbewahrung. In der heißen Jahreszeit kann es sinnvoll sein, einen Teil der Semmeln einzufrieren.

Die erste Kurwoche: Reinigung

Um den Darm von belastenden Rückständen und Schadstoffen zu befreien, muss er gereinigt werden. Dazu wird eine Woche vor Beginn der eigentlichen Diät täglich nach dem Aufstehen eine Bitter- oder Glaubersalzlösung eingenommen. Die Zubereitung: Einen gehäuften Teelöffel des Salzes in etwa 250 Milliliter lauwarmes Wasser geben. Trinken Sie das Glas aus, ohne zusätzliches Frühstück. Kurze Zeit danach wird der Stuhlgang erfolgen. Gleichzeitig reinigt die Salzlösung die Darmwände.

Die Semmeln für die F.-X.-Mayr-Kur können auch, wenn Sie keinen Tontopf zur Hand haben, in einer gut verschließbaren Papiertüte aufbewahrt werden. Absolut ungeeignet für die Lagerung ist hingegen eine Plastiktüte, denn darin werden die Semmeln schon bald schimmeln.

Die zweite Kurwoche: Schonung

In dieser Phase soll der Darm zur Ruhe kommen, um sich von den Anstrengungen der letzten Jahre zu erholen. Diese Phase wird zwei bis vier Tage dauern. Nach dem Aufstehen wird – wie schon in der Säuberungsphase – ein Glas mit Glauber- oder Bittersalzlösung getrunken. Nach dem Stuhlgang gibt es zwei Tassen Kräutertee. F. X. Mayr empfiehlt Fenchel-, Melissen- oder Lindenblütentee. Besonders effektiv ist auch Cystustee, weil er mit seinen Gerbstoffen die Schwermetalle aus dem Darm spült. Mittags gibt es zwei Semmeln. Damit die besser rutschen, trinkt man dazu ein Glas Milch. Abends gibt es noch einmal zwei Semmeln und ein Glas Milch. Die Milch sollte aus biologischer Erzeugung stammen und einen natürlichen Fettgehalt haben.

Die Milch essen

Besonders wichtig ist es, wie F. X. Mayr betont, Semmeln und Milch nicht nur einfach hinunterzuschlingen, sondern sich durch eine ausgefeilte Esstechnik wieder an eine bewusste Nahrungsaufnahme zu gewöhnen. Deshalb wird die Milch nicht nur einfach getrunken, sondern mit einem Teelöffel wie eine Suppe verzehrt.

Der Münchner Schauspieler Jürgen Schilling entwickelte aus der Esstechnik von F. X. Mayr die Technik des »Schmauens« – aus Schmecken und Kauen. Sein Ziel ist, durch bewusstes Kauen die Speisen besser zu zermahlen und »darmfertig« zu machen. Außerdem soll die Rolle des Genusses bei der Nahrungsaufnahme gesteigert werden.

Richtig kauen und schlucken

Das richtige Kauen der Semmeln sieht folgendermaßen aus: Beißen Sie ab, und belassen Sie das abgebissene Stück kauend möglichst lange im Mund. Es ist wichtig, dass der Bissen gut eingespeichelt wird. Konzentrieren Sie sich ganz auf den Geschmack, der dabei entsteht. Dieser wird nämlich immer süßer werden, weil die Kohlenhydrate der Semmel durch den Speichel in einfache Zuckermoleküle umgewandelt werden.
Die längere Verweildauer der Nahrung im Mund verfolgt mehrere Ziele. So kann sich der Darm besser auf seine Verdauungstätigkeit vorbereiten, wenn ihm auf dem Weg des Nervensystems aus dem Kieferraum intensive Speichel- und Kausignale gesendet werden. Außerdem ist eine sorgfältig zerkleinerte und eingespeichelte Nahrung für Magen und Darm leichter zu verarbeiten.
Schmeckt der Semmelbissen richtig süß, führen Sie einen Teelöffel Milch an die gespitzten Lippen und saugen sie vom Löffel in den Mund. Der Saugvorgang bewirkt, dass die Speicheldrüsen im Mund geleert werden und noch zusätzlichen Speichel abgeben. Achten Sie aber beim Saugen darauf, dass der Semmelbrei im vorderen Mundbereich bleibt. Gelangt er nämlich zu weit nach hinten, könnte er einen Schluckreflex auslösen – und der Brei rutscht unwiderruflich in die Tiefe. Kauen Sie also den Semmelbissen weiter mit der Milch gut durch, bis ein überaus weicher Brei entstanden ist. Erst dann schlucken Sie herunter!

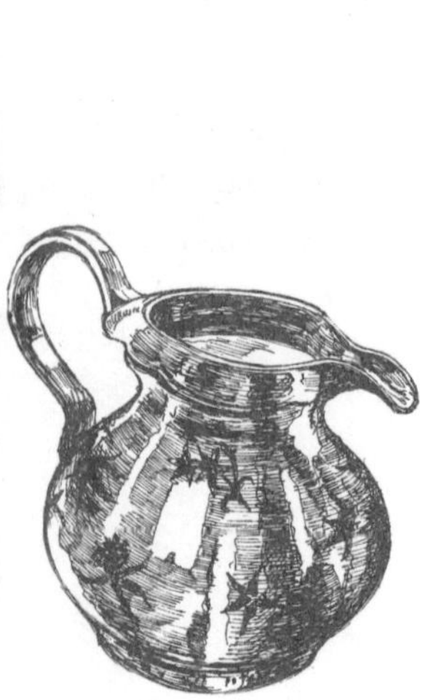

Frische Vollmilch ist ein wesentlicher Bestandteil der F.-X.-Mayr-Kur.

Danach nicht sofort den nächsten Bissen zu sich nehmen, sondern eine bis zwei Minuten warten. Bleiben Sie entspannt sitzen, und atmen Sie entspannt durch. Erst dann kommt der

nächste Happen. Das langsame und bedächtige Essen hat zur Folge, dass sich ein Sättigungsgefühl auch dann einstellt, wenn noch nicht viel gegessen wurde. Verspüren Sie eine Sättigung, sollten Sie die Mahlzeit beenden.
Gegen den Durst darf zwischen den Semmelmahlzeiten ausgiebig stilles Mineralwasser getrunken werden.

Die dritte Kurwoche: Schulung

Die bereits in der zweiten Woche durchgeführte Esstechnik des intensiven Einspeichelns und Kauens wird fortgesetzt. Diese Phase sollte noch etwa sechs bis zehn Tage in Anspruch nehmen. In den letzten Tagen darf die karge Semmel-Milch-Kost mit Gemüsebrühe sowie Pellkartoffeln und Quark ergänzt werden. Die Zufuhr von Glauber- oder Bittersalz ist jetzt nicht mehr notwendig.

Die großen Gewichtsprobleme unserer Zeit haben auch viel damit zu tun, dass wir nicht ausgiebig genug kauen. Denn erst wenn ein Essen ausgiebig zerkaut und eingespeichelt wird, gelangen aus den Kaumuskeln und Speicheldrüsen Signale ans Gehirn, die dort – zusammen mit anderen Signalen aus Magen, Darm und Blut – zu einem Gefühl der Sättigung verknüpft werden.

Die F.-X.-Mayr-Blitzkur

Für den Einsteiger kann es sinnvoll sein, vor der klassischen, drei Wochen währenden Mayr-Kur zum Test eine Blitzkur durchzuführen. Diese dauert nur eine Woche lang:

- Erster Tag: Morgens auf nüchternen Magen ein Glas Glauber- oder Bittersalzlösung trinken. Mittags essen Sie eine Semmel, abends wieder eine. Ganz bewusst, mit langem Kauen und Einspeicheln, wie oben beschrieben. Dazu trinken Sie aber noch keine Milch, sondern eine oder zwei Tassen Cystustee, den Sie mit reichlich Honig und Zitronensaft würzen.
- Zweiter bis fünfter Tag: Morgens auf nüchternen Magen ein Glas Glauber- oder Bittersalzlösung trinken. Nach dem Stuhlgang eine Tasse Cystustee (ohne Zitronensaft und Honig) oder ein Likörglas Cystussud. Mittags und abends jeweils ein bis zwei Semmeln essen, dazu wird ein Glas warme Milch gelöffelt. Vor und nach dem Mittagessen ausgiebig trinken.
- Sechster bis siebter Tag: Kein Bitter- oder Glaubersalz mehr nehmen. Ansonsten die Milch-Semmel-Diät fortführen. Zur Ergänzung kann man mittags und abends ein wenig Quark (zwei bis drei Esslöffel) essen. Zum Frühstück gibt es eine Tasse Cystustee, gewürzt mit Honig und Zitronensaft.

ENTGIFTEN UND ENTSCHLACKEN

Schadstoffe rund um die Uhr

Unser Organismus ist rund um die Uhr Giften und Schadstoffen ausgesetzt, und nur selten merken wir es. Denn die Gifte gelangen auf vielerlei Wegen in unseren Körper, beispielsweise über die Nahrung und die Luft, oft werden sie auch innerhalb unseres Körpers selbst produziert.

Von der Kontaktfläche eines Organs hängt wesentlich ab, in welchem Umfang es unseren Körper mit Schadstoffen in Berührung bringt. Die Haut hat gerade einmal eine Oberfläche von zwei Quadratmetern, die Lungenbläschen kommen auf immerhin 80 bis 120 Quadratmeter, und der Darm bringt es sogar auf etwa 300 Quadratmeter.

So entgiftet sich unser Körper

Um Schadstoffe auszuleiten, verfügt der Körper über zahlreiche Entgiftungsmechanismen:

- Leber

In der Leber werden pro Minute rund 1500 Milliliter Blut gefiltert, um darin enthaltene Giftstoffe zur Ausscheidung über den Darm oder über Nieren und Blase aufzubereiten.

- Nieren

Eine ähnliche Filterfunktion wie die Leber übernehmen die Nieren. Etwa 300-mal täglich wird dort die gesamte Blutmenge filtriert, die dabei gewonnenen Schadstoffe werden über den Harn abgeleitet.

- Darm

Im Darm werden nicht nur zahlreiche Nährstoffe aufgenommen, er ist auch ein wichtiges Entgiftungsorgan. Dazu bedarf es allerdings einer reibungslosen Verdauungsarbeit.

- Lunge

Auch die Lunge trägt zur Entgiftung bei. Mit jedem Ausatmen werden Schadstoffe an die Umwelt abgegeben.

- Haut

Hauptentgifter der Haut ist der Schweiß, aber auch die Talgdrüsen tragen ihren Teil zur Schadstoffentsorgung bei.

Die Entgiftung auf Trab bringen

- Fastentage

Legen Sie regelmäßige Fastentag ein. An diesen Tagen sollten Sie nur trinken und nichts essen. Sonst können die Abfallstoffe nicht ausgeschieden werden. Machen Sie an den Fastentagen aus den gewohnten Mahlzeiten eine Trinkzeit. Geeignet sind mineralstoffarme Quellwässer, Gemüsebrühe, verdünnte Fruchtsäfte sowie dünne Blüten- und Früchtetees.

- Cystussud

Machen Sie öfter mal eine Kur mit Cystussud (gibt es fertig gemischt in der Apotheke). Dieser gerbstoffreiche Tee stabilisiert nicht nur das Darmmilieu, er bindet auch Schwermetalle an sich, um sie danach der Ausleitung zuzuführen.

Wunderbar geeignet für eine Cystuskur ist das Frühjahr. Trinken Sie mindestens zwei Wochen langjeden Morgen ein Likörglas voll Cystussud noch vor dem Frühstück.

- Dreiblattgranulat

Hierbei handelt es sich um eine Zubereitung von Aegopodium podagraria, dem Zipperleinskraut. Diese Pflanze ist extrem reich an pflanzlich gebundenem Kalium (fast fünf Gramm auf 100 Gramm Blattmasse) und unterstützt dadurch die Harnausscheidung über die Nieren. Die Anwendung erfolgt am besten mit Dreiblatt-Kalium-Granulat aus der Apotheke. Täglich einen Teelöffel davon einnehmen, am besten in der Zeit zwischen Frühstück und Mittagessen.

- Weniger Alkohol

Reduzieren Sie Ihren Alkoholkonsum! Denn Alkohol beansprucht die Entgiftungskapazitäten Ihrer Leber. Versuchen Sie, regelmäßig eine alkoholfreie Wochen einzulegen.

- Ansteigende Bäder

Sie bringen die Entgiftung über die Haut auf Trab. Man kann sie als Fuß-, Bein-, Arm-, Sitz- und Vollbäder durchführen. Sie beginnen stets mit körperwarmen Temperaturen, durch Hinzufügen heißen Wassers steigt die Wassertemperatur an, solange sie angenehmen empfunden wird. Wärmer als 40 Grad Celsius sollte das Wasser jedoch nicht werden. Ein ansteigendes Bad dauert etwa 15 Minuten.

Den entgiftenden Effekt eines ansteigenden Bades kann man mit einer anschließenden Schwitzpackung verstärken. Hüllen Sie den Körper dazu in ein großes Badetuch und den Kopf in ein Frotteehandtuch. Achten Sie darauf, dass auch die Füße gut eingepackt sind. Und dann: Ruhe! Sitzend oder liegend, in jedem Fall aber bequem. Mit Dunst und Schweiß scheidet die Haut in der Schwitzpackung viele Gifte aus. Nach etwa 30 Minuten warm abduschen.

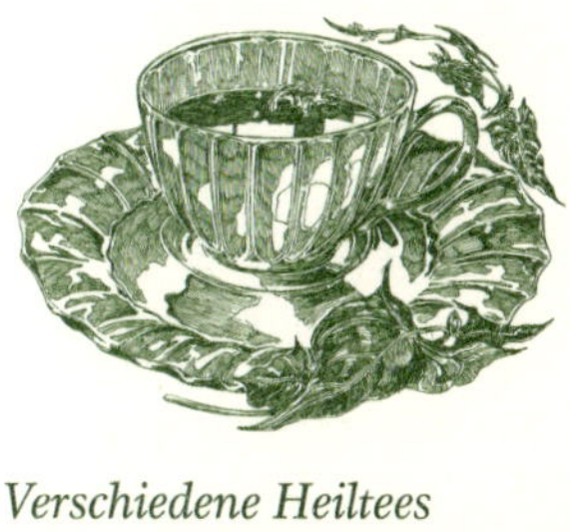

Verschiedene Heiltees helfen beim Entgiften.

ENTSÄUERN

Wichtiger Säure-Basen-Haushalt

Idealerweise liegt im Organismus ein ausgewogenes Verhältnis zwischen Säuren und Basen vor. Verschiebt sich jedoch dieses Gleichgewicht zugunsten des sauren Anteils, kommt es zur Übersäuerung, der so genannten Azidose.
Ein deutliches Anzeichen dafür ist beispielsweise das Sodbrennen. Aber auch zahlreiche andere Krankheiten können in Zusammenhang mit einer Übersäuerung stehen. So ergaben Untersuchungen, dass bei fast allen Patienten mit chronischen Krankheiten ein Säureüberschuss im Organismus besteht.

Der größte Säurespeicher unseres Körpers ist das Bindegewebe. Grundsätzlich gilt: Je straffer das Bindegewebe, umso besser funktioniert es als Säureregulator unseres Körpers.

Wie sauer darf ein Mensch sein?
Abgesehen vom Magen und dem Säureschutzmantel unserer Haut sollte ein Mensch eigentlich gar nicht sauer sein. Der Organismus funktioniert nämlich am besten im neutralen oder basischen Bereich.
Rutscht er ins saure Milieu ab, können chronische Erkrankungen wie Gicht und Magengeschwüre die Folge sein. Außerdem reagiert ein saurer Körper grundsätzlich anders als ein basischer. Er lässt sich nämlich erheblich leichter in Stress versetzen.

Typische Anzeichen für eine Übersäuerung

- Haut

Die Farbe verändert sich, die Oberfläche wirkt spröde und schmutzig. Ihre Spannung lässt nach, vorzeitige Falten entstehen.

- Zunge

Beim übersäuerten Menschen zeigt die Zunge einen weißlichen oder braunen Belag, außerdem bilden sich Furchen und Risse.

- Haare

Das Haar wird spröde und matt, es neigt zu Schuppen.

- Nägel

Finger- und Fußnägel reißen leicht ein. In schlimmen Fällen sind sogar schwielige Verdickungen der Nägel möglich.

- Mundgeruch

Aufgrund der mangelhaften Verdauung kommt es zu Gär- und Fäulnisprozessen im Darm, die abgeatmet werden.

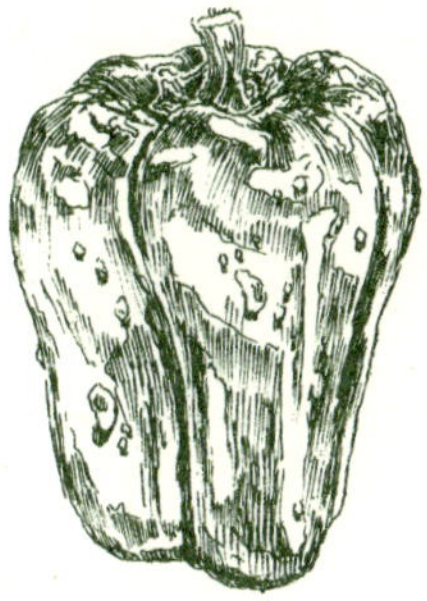

Gemüse wie der Paprika gehören zu den basischen Nahrungsmitteln.

So fördern Sie die Entsäuerung

- Erhöhen Sie den Anteil basischer Nahrungsmittel auf Ihrem Speiseplan. Dazu zählen Kartoffeln, Blatt- und Wurzelgemüse, Kohl, Obst (vor allem Aprikosen, Bananen, Melonen und Pflaumen), Rohmilch, Kefir, stille Mineralwässer sowie Gewürze wie Petersilie, Schnittlauch, Majoran, Oregano, Dill.
- Reduzieren Sie die Zufuhr von Zucker, zuckerhaltigen Getränken, Kuchen, Bonbons, Weißmehlprodukten, allen geschälten und polierten Getreideprodukten, Bohnenkaffee und Alkohol.
- Reduzieren Sie die Zufuhr von Nahrungsmitteln, die einen Überschuss an sauren Mineralverbindungen enthalten: Fleisch, Innereien, Geflügel, Wild, Eier, Käse, Quark.
- Trinken Sie täglich mindestens zwei, besser drei Liter stilles Mineralwasser.
- Bei jedem Atemzug versorgen Sie Ihren Körper mit Sauerstoff und befreien ihn von Kohlendioxid. Gerade das Abatmen von Kohlendioxid spielt in Ihrem Säure-Basen-Haushalt eine zentrale Rolle. Dieses Gas bildet in Ihrem Körper Kohlensäure: Der pH-Wert im Blut sinkt, das Blut wird saurer. Bauen Sie daher Atemübungen in Ihren Alltag ein: Legen Sie sich mit ausgestreckten Beinen auf den Boden. Die Hände legen Sie nebeneinander so auf den Bauch, dass die Fingerspitzen zueinander zeigen. Atmen Sie bewusst und ruhig durch die Nase ein. Die Luft füllt die Lunge bis in die Spitzen, das Zwerchfell drückt Ihren Bauch nach oben, er wölbt sich ein wenig. Dann zwei Sekunden lang den Atem anhalten. Schließlich mit dem Mund ausatmen.

Essen Sie viermal so viel Basenspender wie Säurebildner! Das entspricht ungefähr dem Verhältnis von Säuren und Basen, wie es in Ihrem Körper vorliegt.

HEILFASTEN

Mehr als nur Hungern

Wenn von Fasten die Rede ist, denken die meisten Menschen ans Abspecken, an den entbehrungsreichen Kampf gegen überflüssige Pfunde. Was ja auch nahe liegend klingt – denn wie soll man schon Gewicht reduzieren, wenn nicht durch den Verzicht auf Nahrung?

Ernährungswissenschaftler betonen jedoch, dass diese Strategie meistens erfolglos bleibt. Denn dauerhaft Gewicht verliert nur, wer sich mehr bewegt und seinen Speiseplan längerfristig auf kalorienärmere Mahlzeiten umstellt.

Heilfasten sollte mindestens über fünf Tage gehen. In einer Klinik dauert die Fastenkur in der Regel drei Wochen. Übrigens: Der normalgewichtige Mensch überlebt ohne Nahrung etwa 60 Tage.

Der Sinn des Fastens scheint vielmehr darin zu bestehen, unseren Körper nach den bewegungsarmen und nährstoffreichen Wintermonaten zu entschlacken. So sieht es jedenfalls die Volksmedizin. Doch auch Wissenschaftler können dem Fasten einiges abgewinnen.

Hilfreich bei Rheumatismus und Hauterkrankungen

So kann Fasten bei entzündlichen Erkrankungen wie Neurodermitis und Rheuma sinnvoll sein.

So bewirkt beispielsweise der Fleischverzicht beim Fasten, dass im Körper weniger Arachidonsäure kursiert – und dieser Stoff gilt als chemische Basis für den Ablauf schmerzhafter Entzündungsreaktionen.

In einer Studie, durchgeführt von der Klinik Blankenstein und dem Wittener Universitätslehrstuhl für Medizintheorie, zeigte sich außerdem, dass ein dreiwöchiges Fasten zu einem Anstieg von Immunbausteinen im Darm führt, der zum Teil auch noch drei Monate nach Beendigung der Kur anhielt. Diese Immunbausteine gehören zu den Speerspitzen im Kampf gegen Viren und andere ungebetene Eindringlinge. Heilfasten führt also zu einer verbesserten Immunleistung des Darms.

Heilfasten stabilisiert außerdem das Darmmilieu. Es sorgt also dafür, dass sich in den Verdauungswegen mehr Nutz- als Schadbakterien ausbreiten. Ein Effekt, der zu einer besseren Verdauung führt. Außerdem weiß man mittlerweile, dass die Nutzbakterien des Darms Histamine puffern, deren Überproduktion zu allergischen Reaktionen wie Augentränen, Heuschnupfen, Nesselfieber und Asthma führen kann. Heilfasten kann also auch im Rahmen einer Allergiebehandlung sinnvoll sein.

Für die »Ärztegesellschaft Heilfasten und Ernährung« ist das Heilfasten nicht nur etwas für kranke, sondern auch für gesunde Menschen. Demnach bietet der systematische Nahrungsverzicht dem Menschen »neue Erfahrungen der körperlichen und seelisch-geistigen Wahrnehmung«. Nicht zu vergessen, dass Heilfasten pädagogische Effekte hat. Man lernt nämlich, dass man durchaus aus eigenem Antrieb imstande ist, seinen Speiseplan zu ändern, und das gibt Impulse für eine längerfristige Veränderung des Ernährungsverhaltens. Außerdem lehrt uns das Fasten die hohe Kunst des Verzichts – dass wir überleben können, ohne zu essen.

Der große Freiheitskämpfer Mahatma Gandhi fastete insgesamt siebzehnmal, um seinen politischen Forderungen Nachdruck zu verschaffen. Und er entdeckte dabei die psychischen Veränderungen durch den Nahrungsentzug: »Denke beim Fasten an deinen Schöpfer und an dein Verhältnis zu dessen anderen Kreaturen, und du wirst Entdeckungen machen, von denen du vorher nicht geträumt hast.«

Wirkungen nicht überschätzen

Allen positiven Berichten zum Trotz dürfen die Wirkungen des Heilfastens nicht überschätzt werden. Wenn von »durchschlagenden Heilerfolgen« bei Schuppenflechte und Zuckerkrankheit die Rede ist, bleibt Skepsis angebracht. Und wenn gar behauptet wird, dass »Krebsgeschwülste absterben«, wenn man 42 Tage lang nur Gemüsesaft und Tee trinkt, wird es gefährlich. »Denn diese Behauptung ist durch nichts bewiesen«, warnt die deutsche Krebsgesellschaft. Wer solche Ratschläge befolgt, muss vielmehr mit einer Mangelernährung und damit mit einer zusätzlichen Schwächung des Immunsystems rechnen.

Zudem geben seriöse Befürworter des Fastens zu, dass es Krankheiten gibt, in denen der Nahrungsverzicht absolut nicht angezeigt ist. Dazu gehören die Magersucht und andere Suchterkrankungen sowie fortgeschrittene Herz-, Leber- und

Nierenerkrankungen. Schwangere und Stillende sollten ebenfalls von einer Fastenkur absehen, um nicht die Nährstoffversorgung des Nachwuchses zu gefährden. Problematisch ist auch, wenn gleichzeitig zum Fasten die Anti-Baby-Pille genommen wird – denn die wirkt unter Nahrungsentzug nur noch relativ unzuverlässig.

Heilfasten: So geht's

Zwingen Sie sich nicht! Problemlos fastet nur, wer freiwillig fastet.

Für den Einsteiger empfiehlt sich eine Kur von fünf Tagen:

- 1. Tag: Man bezeichnet ihn auch als Entlastungstag, was bedeutet: Er soll Anspannungen beseitigen, den Körper aufs Fasten vorbereiten, auf das Abgewöhnen schlechter Gewohnheiten einstimmen. Außerdem sollte der Darm entleert werden.

Meistens genügt ein Glas Sauerkrautsaft, Molke oder Kefir auf nüchternen Magen getrunken. Wer an Verstopfung leidet, sollte einen Teelöffel Glaubersalz in 250 Milliliter Wasser auflösen und trinken.

Achtung: Diese Mischung wirkt abführend! Sie sollten also möglichst keinen Auswärtstermin haben und in Ihrer Wohnung bleiben können.

Ansonsten gilt: Nichts mehr essen, dafür aber viel trinken. Das wird Ihr »Speiseplan« für die nächsten Tage sein!

- 2. Tag: Ihr Körper befindet sich noch in der Umstimmungsphase. Jetzt werden Sie ein ziemlich starkes Hungergefühl verspüren. Trinken Sie ein paar Schlucke Buttermilch oder Kefir. Ein Absinken des Blutdrucks ist jetzt übrigens normal. Man kann die daraus resultierenden Schwindelgefühle mit Spaziergängen oder ansteigenden Fußbädern abmildern. Und natürlich wieder viel, viel trinken!

- 3. bis 5. Tag: Spätestens am dritten Tag sollten Sie sich an den Nahrungsentzug gewöhnt haben. Die Hungergefühle lassen deutlich nach. Sie werden spüren, wie Ihre Lebensenergien erwachen. Falls Sie jetzt Lust auf Sport haben: kein Problem! In Ihrem Körper befinden sich genug Energiereserven, die Sie auch ohne Nahrungszufuhr durchs Training bringen werden.

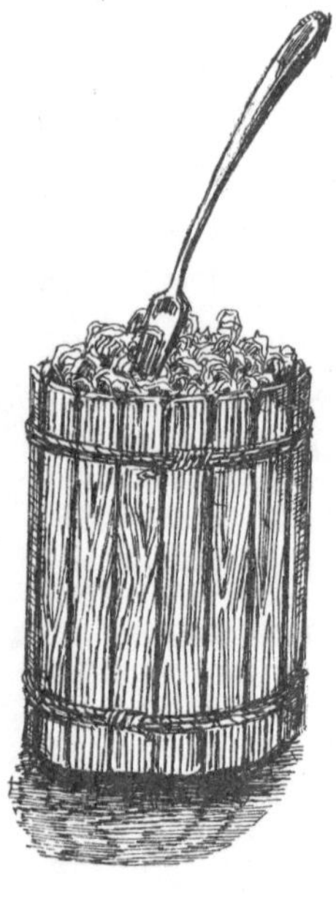

Sauerkrautsaft unterstützt die zum Fasten notwendige Darmentleerung.

- Die Aufbauzeit danach: Nach dem Fasten müssen Sie den Körper erst wieder ans »normale« Leben gewöhnen. Also: Nicht direkt die Schweinshaxe oder das deftige Leberwurstbrot nach der Fastenkur, das würde auch ganz und gar nicht im Sinne einer Entschlackungskur sein.
Die erste Mahlzeit nach den Fastentagen sollte möglichst reich an Kohlenhydraten sein und möglichst arm an tierischen Fetten. Beispielsweise eine Suppe oder ein leichtes Pasta-Gericht.
Nikotin, Kaffee und Alkohol sind an den ersten beiden Tagen nach der Fastenzeit tabu, denn sie können zu Kreislaufproblemen führen.

Worauf Sie achten sollten

Fasten Sie nie bei Erschöpfungszuständen, Überfunktionen der Schilddrüse, Schwangerschaft und Stillzeit, schweren Leber- und Nierenkrankheiten, Krebserkrankungen und bei Essstörungen

- Am Morgen nicht zu abrupt aufstehen, sonst wird Ihnen schwarz vor Augen, denn Ihr Kreislauf könnte vor allem an den ersten beiden Tagen labil sein!
- Während der gesamten Fastenzeit gilt: kein Alkohol, kein Kaffee und keine Zigaretten!
- Es kann sein, dass Ihre Haut während des Fastens schneller austrocknet. Also: Viel trinken und die Haut mit Jojobaöl pflegen.
- Lassen Sie sich nicht von den gelegentlichen »Fastenkrisen« unterkriegen! Wenn Sie sich lustlos und träge fühlen, hilft in der Regel Bewegung. Gehen Sie an die frische Luft, machen Sie einen Spaziergang.
- Typisch für die Fastenerlebnisse ist ein fader Geschmack im Mund. Er zeigt an, dass Ihr Körper mit dem Entgiften begonnen hat. Dagegen hilft ein morgendliches Abrubbeln der Zunge mit der Zahnbürste oder einem speziellen Zahnschaber sowie das Kauen einer Kalmuswurzel (gibt es in der Apotheke).
- Nie vergessen, reichlich zu trinken. Am besten ein Gemisch von Fruchtsaft und stillem Mineralwasser (im Verhältnis von 1:1 oder 1:2). Wenn Ihnen die Säfte zu sauer sind, können Sie etwas Leinsamen darunter mischen, der bindet die Fruchtsäuren.

MOLKEKUR

Giftstoffe ausschwemmen

Molke ist ein Naturprodukt, das bei der Milchherstellung anfällt. Schon in der Antike wurde die aus geronnener Milch ablaufende grünliche Flüssigkeit eingesetzt, um den Körper zu entgiften. Wer ein- bis zweimal pro Jahr eine Molkekur durchführt, unterstützt den Stoffwechsel und hält sich gesund.

Sollten sich während der Molkekur Stuhlgangprobleme einstellen, so ist das normal und kein Grund zur Beunruhigung. Auf keinen Fall dürfen Sie Abführmittel einnehmen. Die Probleme verschwinden von selbst wieder.

Molke enthält bioaktive Substanzen, die im Körper die Leistungsfähigkeit der Entgiftungsorgane Nieren und Leber stärken. Zudem enthält sie zahlreiche Vitamine und Mineralien.

Da eine Molkekur gleichzeitig eine Fastenkur ist, kommt den Inhaltsstoffen der Molke eine zentrale Rolle zu. Die Gefahr einer Mangelernährung, wie sie oft bei anderen Diäten zu befürchten ist, gibt es bei einer Molkekur praktisch nicht. Sie können sie deshalb so häufig durchführen, wie Sie möchten. Auch Molketage »zwischendurch« helfen beim Entschlacken.

Die Vorbereitung

Bereiten Sie Ihren Körper auf die Molkekur vor, indem Sie bereits drei Tage vorher Ihre Nahrungszufuhr etwas drosseln. Ansonsten gilt während der Kur:

- Kein Kaffee
- Keine Zigaretten
- Möglichst keine Medikamente
- Neben der Molke sind lediglich stilles Mineralwasser oder Kräutertee als Getränk erlaubt.

Sie benötigen reichlich (Diätkur-)Molke (aus dem Reformhaus), Brennnesselfrischsaft, Bärlauch-Frischblatt-Granulat (aus der Apotheke, wirkt darmreinigend), Artischockenfrischsaft, Möhren, Gurken, Sellerie (oder Kohlrabi) und einige trockene Semmeln.

Die Sieben-Tage-Kur

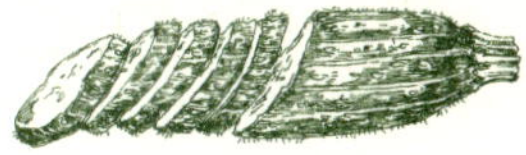

Gurkenscheiben gehören zum Ernährungsplan während einer Molkekur.

- Erster Tag

Zum Frühstück erst einen Teelöffel Bärlauch-Frischblatt-Granulat einnehmen, dann einen halben Liter Molke und eine trockene Semmel möglichst langsam zerkauen. Zum Mittagessen gibt es wieder einen halben Liter Molke, zum Abendessen einige Gurkenscheiben und nochmals einen halben Liter Molke.

- Zweiter Tag

Das Frühstück fällt aus wie am ersten Tag: ein Teelöffel Bärlauch-Granulat, ein halber Liter Molke und eine trockene Semmel. Mittags gibt es einen halben Liter Molke und 100 Milliliter Brennnesselfrischsaft. Zum Abendbrot essen Sie eine rohe Möhre und einen halben Liter Molke.

- Dritter Tag

Das Frühstück bleibt wie am ersten Tag. Mittags 100 Milliliter Brennnesselfrischsaft und ein halber Liter Molke. Abends einige Gurkenscheiben und ein halber Liter Molke.

Anstatt einer Molkekur können Sie auch eine Kefirkur durchführen. Vorteil von Kefir: Er enthält mehr Nährstoffe als Molke. Wichtig ist aber, dass Sie dazu Kefir aus eigener Herstellung verwenden. Das Rezept dazu finden Sie auf Seite 121.

- Vierter Tag

Das Frühstück bleibt wie am ersten Tag. Mittags bekommen Sie 100 Milliliter Artischockenfrischsaft und einen halben Liter Molke. Abends gibt es wieder eine rohe Möhre und einen halben Liter Molke.

- Fünfter Tag

Das Frühstück bleibt wie am ersten Tag. Mittags essen Sie 100 Milliliter Artischockenfrischsaft und einen halben Liter Molke. Abends gibt es Gurkenscheiben und Molke.

- Sechster Tag

Das Frühstück bleibt wie am ersten Tag. Mittags gibt es einen halben Liter Molke und 100 Milliliter Brennnesselfrischsaft. Zum Abendbrot bekommen Sie eine rohe Möhre und einen halben Liter Molke.

- Siebter Tag

Das Frühstück bleibt wie am ersten Tag. Mittags essen Sie eine Semmel und einen halben Liter Molke. Am Abend gibt es zum letzten Mal ein paar Gurkenscheiben und etwas Kohlrabi oder Sellerie sowie einen halben Liter Molke.

SCHROTH-KUR

Wechsel zwischen Trink- und Trockentagen

Die Schroth-Kur ist nichts für schwache Menschen. Und natürlich auch nichts für Alkoholiker und Menschen, die an Nieren- und Lebererkrankungen leiden. Einige Ärzte raten auch bei Zuckerkrankheit von der Kur ab, während Schroth selbst seine Kur ausdrücklich bei Stoffwechselleiden empfohlen hat. In jedem Falle sollten Diabetiker sich unbedingt vorher mit ihrem Arzt besprechen und die Kur ohne Wein durchführen und stattdessen Tee oder Gemüsesaft trinken.

Johannes Schroth (1800 bis 1856) war kein Arzt, sondern Landwirt und Fuhrmann. Während eines anstrengenden Arbeitstages stellte er fest, dass die Leistungsfähigkeit eines Menschen mitunter abnimmt, wenn er zu viel getrunken hat. Also entwickelte er eine Kur, die auf dem Wechsel von Trocken- und Trinktagen basiert, wobei als Getränk lediglich Wein zugelassen wurde. Die Schroth-Kur entgiftet und entschlackt, mit ihr wurden schon beachtliche Erfolge bei Immunschwäche sowie chronischen Darm-, Magen-, Herz- und Gelenkerkrankungen erzielt. Auch Menstruationsbeschwerden, Akne und Ekzeme können sich durch die Kur bessern.

Zur Einstimmung

Die klassische Schroth-Kur sollte am besten unter ärztlicher Aufsicht durchgeführt werden, da sie zu erheblichen körperlichen Belastungen führen kann. In einer etwas abgeschwächten Form eignet sie sich jedoch auch für zu Hause, wie etwa in der im Folgenden geschilderten Sieben-Tage-Schroth-Kur. Dabei wird die Woche eingeteilt in:

- Drei Trockentage
- Zwei kleine Trinktage, an denen ein Liter Flüssigkeit getrunken wird.
- Zwei große Trinktage, an denen eineinhalb Liter getrunken werden.

Als Getränke sind neben leichtem Wein auch Kräutertee und Gemüsesaft erlaubt. Andere Getränke wie Kaffee oder Mineralwasser sind tabu. Wein hat den Vorteil, dass er den Körper während der Kur mit reichlich Energie versorgt. An Nahrungsmitteln sind Dörrobst, trockene, ein bis zwei Tage alte Semmeln sowie Hafer- und Gerstenschleim erlaubt.

Außerdem werden während der Kur so genannte Dunstwickel angelegt, die das Ausscheiden von Schlacken durch die Haut anregen sollen. Dazu wird abends ein großes, in kaltem Wasser getränktes Leinentuch um die Lenden- und Bauchregion gewickelt. Am besten legt man sich dazu in ein Bett, das mit dicken Handtüchern ausgelegt ist. Um das Leinentuch herum wird noch einmal ein großes Badetuch gewickelt.
Der Dunstwickel bleibt ein bis zwei Stunden lang am Körper. Schon nach zehn bis 15 Minuten kommt es durch die Körperwärme zu einem feuchtwarmem Klima, bei dem sich die Poren öffnen und verstärkt Giftstoffe ausgeleitet werden.

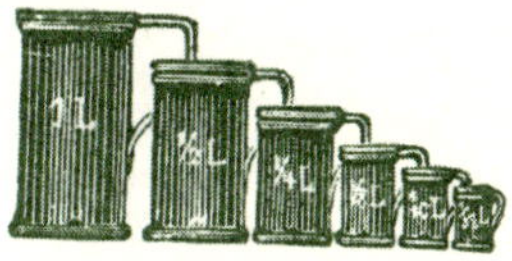

An den Trinktagen wird - wie der Name schon sagt - sehr viel Flüssigkeit aufgenommen.

Die Sieben-Tage-Schroth-Kur

- Erster Tag: Morgens, mittags und abends gibt es jeweils eine Schale Hafer- oder Gerstenschleim, sonst nichts. Abends wird der Dunstwickel angelegt.
- Zweiter Tag: Zum Frühstück darf eine trockene Semmel gegessen werden. Sehr gut kauen! Nichts trinken! Mittags gibt es wieder Hafer- oder Gerstenschleim sowie einen halben Liter Kamillentee. Abends gibt es eine alte Semmel sowie einen halben Liter Wein. Danach wird der Dunstwickel angelegt.
- Dritter Tag: Essen Sie wie am zweiten Tag. Zum Frühstück darf aber ein halber Liter Kamillentee, mittags ein halber Liter Gemüsesaft und abends ein halber Liter Wein getrunken werden. Danach einen Dunstwickel anlegen.
- Vierter Tag: Wie am ersten Tag zu allen drei Mahlzeiten Hafer- oder Gerstenschleim essen. Nichts trinken, abends den Wickel anlegen.
- Fünfter Tag: Ernährung wie am zweiten Tag. Mittags einen halben Liter Kamillentee, abends einen halben Liter Wein trinken. Danach wieder den Dunstwickel anlegen.
- Sechster Tag: Essen und trinken wie am dritten Tag. Morgens Kamillentee, mittags Gemüsesaft, abends einen halben Liter Wein. Den anschließenden Wickel nicht vergessen!
- 7. Tag: Essen Sie wie am ersten Tag. Nichts trinken, abends den Wickel anlegen.

Zur besseren Verträglichkeit empfiehlt es sich, den Wein nicht kalt, sondern leicht warm zu trinken. Außerdem sollte es kein lieblicher Wein sein, sondern eine trockene oder halbtrockene Sorte. Ob rot oder weiß, das ist für die Schroth-Kur ohne Bedeutung.

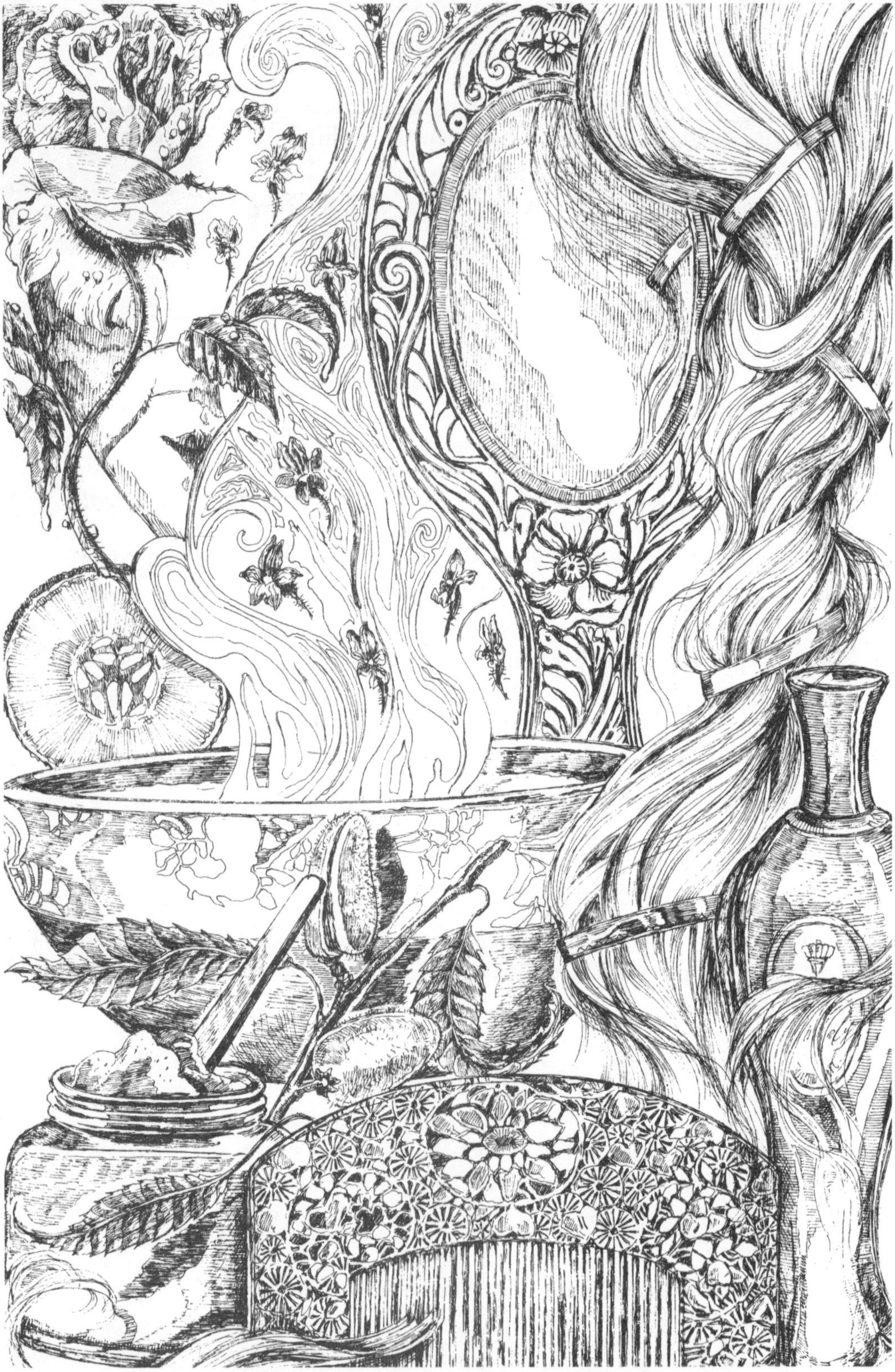

TIPPS ZUR SCHÖNHEITSPFLEGE

Gesundheit und Schönheit gehen Hand in Hand. In Großmutters Schatzkästlein gibt es viele gute Tipps und Pflegehinweise für Haut, Haare, Augen, Zähne und Nägel.
Auch für den richtigen Weg zum Wunschgewicht finden sich hilfreiche Ratschläge.
Entspannen Sie in den eigenen vier Wänden mit Großmutters wunderbaren Gesichtsmasken, und pflegen Sie sich mit der Heilkraft von Wasser und Dampf.

IHRE HAUT – SCHÖN UND GESUND

Das nimmt Ihre Haut übel

- Rauchen

Das Nikotin und die anderen Schadstoffe des Zigarettenqualms sorgen für eine schlechten Stoffwechsel und eine schlechte Durchblutung der Haut. Außerdem fördert das ständige Ziehen an der Zigarette die Bildung von Falten am Mund.

Die Haut ist zwar nur einen halben bis zwei Millimeter dick, doch dafür ist ihre Gesamtoberfläche umso größer, nämlich zwei bis zweieinhalb Quadratmeter. Dementsprechend wird sie sehr stark mit den Reizen aus der Umwelt konfrontiert – und muss entsprechend gut geschützt werden.

- Alkohol

Exzessiver Alkoholgenuss treibt zuerst Wasser in Ihre Gesichtshaut und lässt sie aufquellen. Danach wird das Wasser wieder abgezogen, und die Haut fällt regelrecht in sich zusammen.

- Zu viel Seife

Größere Mengen Seife zerstören die Schutzschicht der Haut. Sie lässt sich auch problemlos mit purem Wasser reinigen.

- Zu viel UV-Licht

Meiden Sie in den warmen Monaten Sonnenstrahlen in der Zeit von 11 bis 15 Uhr. Schützen Sie zudem Ihre Haut mit Sonnenmilch (mindestens Faktor 10) und Kleidungsstücken. Die UV-Strahlen der Sonne lassen aggressive Moleküle, so genannte freie Radikale, in der Haut entstehen, die zu vorzeitiger Hautalterung führen.

Zudem wird der Haut Feuchtigkeit entzogen, was sie ebenfalls altern lässt.

- Junkfood

Ausgelaugtes Dosengemüse, Schnellgerichte vom Imbissstand, Cola- und Limonadengetränke sowie zu viel schädigen den Darm, so dass kaum Biostoffe zur Haut vordringen können.

▶ Zu viel Fleisch
Opulente Fleischgerichte mit deftiger Sauce überfordern Ihren Verdauungsapparat, so dass viel ungelöstes Kalzium über die Blutbahnen in die Haut gelangt. Dort bilden sich dann Verklumpungen, die zur Faltenbildung führen.

Wichtige Biostoffe für Ihre Haut

▶ Betakarotin
Dieser Biostoff ist das Hautvitamin für den Sommer. Denn zusammen mit Vitamin C und Selen sorgt es für einen natürlichen Sonnenschutz.

▶ B-Vitamine
Sie sind an zahlreichen Stoffwechselvorgängen in der Haut beteiligt. Gezielte Gaben von B-Vitaminen werden mittlerweile dazu genutzt, bestimmte Hauterkrankungen zu behandeln.

▶ Vitamine C und E
Sie schützen die Haut vor dem Angriff aggressiver Sauerstoffverbindungen, den freien Radikalen. Vitamin C erhöht außerdem die Produktion von wichtigem Kollagen. Bei diesem Stoff handelt es sich um einen stark quellenden Eiweißkörper im Bindegewebe, der unsere Haut fest macht.

Möhren enthalten Vorstufen zum Vitamin A, das ein wichtiger Radikalfänger und Hautschutz ist.

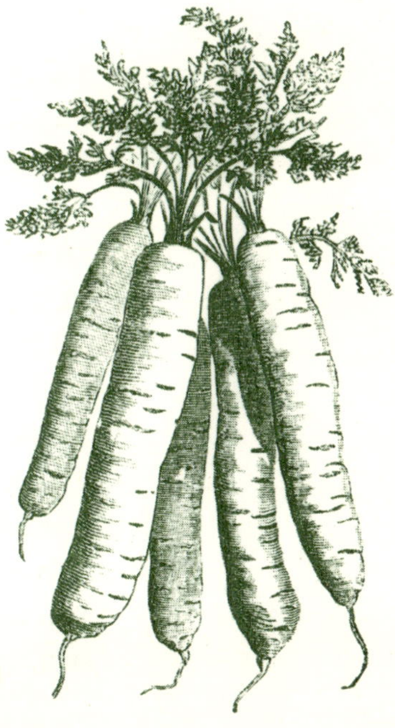

▶ Bromelain
Das Enzym löst Eiweißverkrustungen im Hautgewebe. Dadurch wird Ihre Haut glatt und straff. Bromelain findet sich in Ananas.

▶ Zink
Dieses Mineral gehört zu den klassischen Hautmineralien, es wird auch in der Therapie von Hauterkrankungen wie etwa Lippenherpes eingesetzt.

Der Speiseplan für eine gesunde Haut

▶ Essen Sie zweimal pro Woche ein paar Scheiben frische Ananas, denn die Südseefrucht enthält viel Bromelain. Dieser Wirkstoff ist auch Ananassaft aus dem Reformhaus enthalten.

- Finger weg von lange gegartem Fleisch wie Schweine- und Rinderbraten! Integrieren Sie lieber hochwertige Eiweißquellen wie Jogurt und Kefir in Ihren Speiseplan.
- Keine Alkoholexzesse, allenfalls gelegentlich ein Glas Bier oder ein Glas Wein trinken.
- Essen Sie täglich mindestens ein Stück frisches Gemüse und Obst; mehr wäre natürlich noch besser.
- Essen Sie mehr Brot und Brötchen aus Vollkorn. Auch bei Teigwaren sollten Sie Vollkornprodukten den Vorzug geben.

Cremes, Lotionen und Reinigungsmittel aus eigener Herstellung

Stellen Sie die Heizung niedriger, dann bleibt Ihre Haut auch im Winter vor Trockenschäden verschont! Die richtige Raumtemperatur liegt bei 18 bis 20 Grad Celsius. Die ideale Luftfeuchtigkeit liegt bei 40 bis 50 Prozent.

Verwöhnen Sie Ihre Haut mit hochwertigen Produkten, von denen Sie genau wissen, welche Inhaltsstoffe sie enthalten. Gekaufte Produkte enthalten meistens Erdölbestandteile und/oder Konservierungsmittel, die Ihrer Haut im schlimmsten Fall sogar schaden. Die Zutaten bekommen Sie in jeder gut sortierten Apotheke.

Für die normale Haut

Die folgenden Produkte kommten für jeden in Frage, dessen Haut keine besonderen Probleme macht.

Feuchtigkeitscreme

- Zutaten:

50 ml Wasser
1 TL grüner Tee
40 ml Jojobaöl
15 g Lanolin
6 g Bienenwachs
5 ml Kamillenextrakt
1 g Borax

- Das Wasser kurz aufkochen und den grünen Tee damit aufgießen. Fünf Minuten lang ziehen lassen, anschließend abseihen.

Jojobaöl, Lanolin und Bienenwachs im Wasserbad bei etwa 60 Grad Celsius schmelzen.

Den noch heißen Tee hinzugießen und die ganze Mischung mit dem Küchenmixer kurz aufschlagen. Dann die Creme unter Zufügung des Kamillenextrakts bis zum Erkalten gut durchrühren, schließlich Borax zum Konservieren hinzugeben, noch einmal durchrühren.

Salbeireinigungsmilch für normale Haut

- Zutaten:

10 g Lanolin
3 ml Wollwachsalkohol
30 ml Vaselineöl
1 TL Tween 80
60 ml Wasser
20 ml Salbeiöl

- Lanolin, Wollwachsalkohol, Vaselineöl und Tween 80 im Wasserbad schmelzen und auf 70 Grad Celsius erhitzen. Überprüfen Sie die Temperatur mit einem Thermometer! Gleichzeitig erhitzen Sie in einem anderen Topf das Wasser auf 70 Grad Celsius. Anschließend geben Sie das Wasser in das geschmolzene Fett, gut umrühren.

Jetzt erst wird das Salbeiöl hinzugefügt. Geduldig weiterrühren, bis die Milch eine schöne sahnige Konsistenz erhält. Zum Schluss in eine dunkle Flasche abfüllen.

Die Salbeimilch wird mit den bloßen Händen über dem Gesicht verteilt und nach der Anwendung gründlich mit warmem Wasser abgewaschen.

Die Herstellung von eigenen Hautpflegemitteln ist nicht schwer. Sie sind allerdings in der Regel nicht so lange haltbar wie die industriegefertigten Produkte. Dafür enthalten sie jedoch auch keine problematischen Duft- und Konservierungsstoffe.

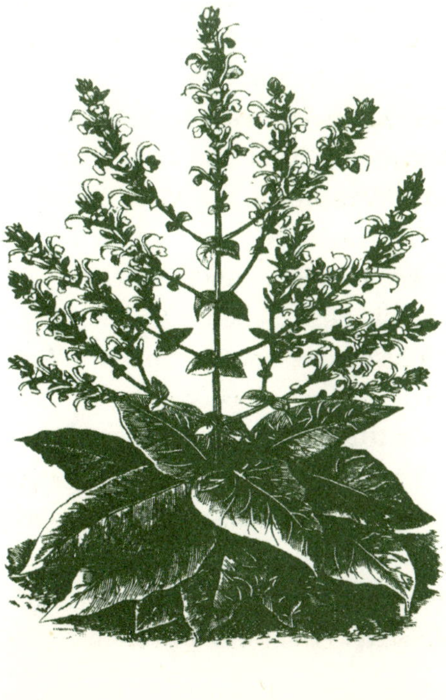

Salbeimilch reinigt und pflegt.

Kräuterreinigungsöl für normale Haut

- Zutaten:

90 ml Avocadoöl
10 ml Tween 80
15 ml Ringelblumenöl

- Avocadoöl und Tween 80 in eine Flasche füllen und gut durchschütteln. Dann das Ringelblumenöl hinzugeben, noch einmal schütteln. Schon ist das Reinigungsöl fertig.

Das Reinigungsöl mit der hohlen Hand auf dem Gesicht verteilen, es eignet sich aber auch zur pflegenden Reinigung anderer Hautpartien. Nach der Anwendung mit warmem Wasser abwaschen.

Aloe-Grüntee-Gesichtswasser

Manchmal fühlen wir uns schon morgens abgespannt oder angeschlagen. Aloe-Grüntee-Gesichtswasser klärt nicht nur die Haut, es erfrischt zudem und macht munter.

- Zutaten:

100 ml Wasser
1 TL grüner Tee
1 Msp. Allantoin
50 Tropfen Aloe-vera-Konzentrat
1 EL D-Panthenol

- Das Wasser kurz aufkochen, danach fünf Minuten lang abkühlen lassen. Dann den grünen Tee damit übergießen. Fünf Minuten lang ziehen lassen, anschließend abseihen. Das Allantoin in den noch heißen Tee einrühren. Danach das Aloevera-Konzentrat und das D-Panthenol hinzugeben und alles gut verrühren.

Dieses erfrischende Gesichtswasser bereitet Ihre Gesichtshaut nach der morgendlichen und abendlichen Reinigung auf die anschließende Cremebehandlung vor. Es hält sich im Kühlschrank etwa drei bis vier Wochen lang.

Für die trockene und sensible Haut

Menschen mit trockener und sensibler Haut brauchen Produkte, die sowohl Feuchtigkeit spenden als auch beruhigen. Ringelblumen, Kamillenblüten und grüner Tee sowie Rosenwasser gehören zu den gebräuchlichsten Zutaten für pflegenden Wässer und Lotionen.

Reinigungsmilch für trockene Haut

▸ Zutaten:
10 g Lanolin
3 ml Wollwachsalkohol
30 ml Vaselineöl
1 TL Tween 80
60 ml Wasser
20 ml Ringelblumenöl

▸ Lanolin, Wollwachsalkohol, Vaselineöl und Tween 80 im Wasserbad schmelzen und auf 70 Grad Celsius erhitzen. Überprüfen Sie die Temperatur mit einem Thermometer! Gleichzeitig erhitzen Sie in einem anderen Topf das Wasser auf 70 Grad Celsius. Geben Sie das Wasser in das geschmolzene Fett, und rühren Sie gut um. Jetzt erst wird das Ringelblumenöl hinzugefügt. Geduldig weiterrühren, bis die Milch eine schöne sahnige Konsistenz erhält. Füllen Sie die Reinigungsmilch in eine dunkle Flasche.
Die Ringelblumenmilch wird mit den Händen über dem Gesicht verteilt und nach der Anwendung mit warmem Wasser abgewaschen.

Trockene Gesichtshaut spannt häufig. Ein unangenehmes Gefühl! Begehen Sie aber nicht den Fehler, dagegen mit fetthaltigen Cremes anzugehen. Das kann zu Hautirritationen führen. Ihrer Haut fehlt Feuchtigkeit – kein Fett. Stimmen Sie Ihre Hautpflege darauf ab.

Grünteelotion für empfindliche Haut

▸ Zutaten:
1 TL Kamillenblüten
30 ml 70-prozentiger Alkohol
1 TL grüner Tee
200 ml Wasser
30 ml Rosenwasser

▸ Die Kamillenblüten für eine Stunde im Alkohol einweichen, dann zusammen mit dem grünen Tee mit heißem Wasser überbrühen. Fünf Minuten lang zugedeckt ziehen lassen, danach abseihen. Dem Tee-Kamillenauszug das Rosenwasser zugeben, das Ganze in eine dunkle Flasche geben und noch einmal kräftig durchschütteln.

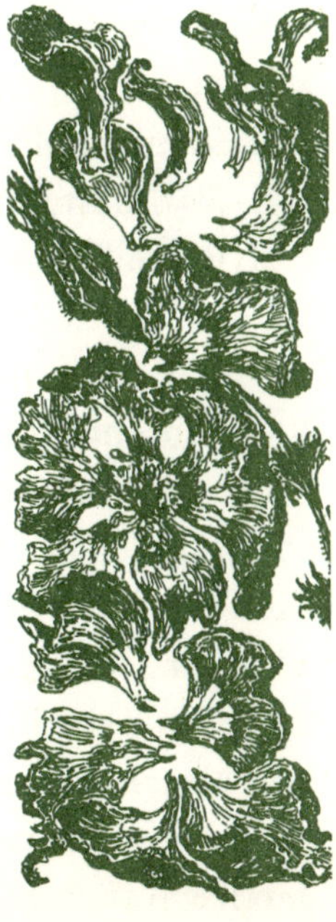

Rosenwasser ist Bestandteil vieler Kosmetika.

Die Kräuterlotion riecht angenehm und wirkt beruhigend und erfrischend. Sie wird am besten zur Nachreinigung im Anschluss an eine Creme-, Öl- oder Milchreinigung eingesetzt. Tauchen Sie einen Wattebausch in die Lotion, und reiben Sie das Gesicht damit ab.

Heilende Gesichtswässer mit beruhigenden Inhaltsstoffen sind genau richtig für die empfindliche und gestresste Haut.

Kräutergesichtswasser

- Zutaten:

1 EL Ringelblumenblüten
200 ml Wasser
50 ml Rosenwasser
50 ml Orangenblütenwasser

- Zuerst die Ringelblumenblüten mit kochendem Wasser überbrühen, zehn Minuten lang zugedeckt ziehen lassen, danach abseihen. Anschließend 30 Milliliter des Tees mit den anderen Zutaten vermischen und in eine Flasche füllen. Den Rest des Tees trinken. Dieses Gesichtswasser ist mild und besonders geeignet für empfindliche und trockene Haut. Es erfrischt und eignet sich nach einer Grundreinigung mit Öl, Creme oder Milch zur Nachreinigung.

Kräuterlotion für empfindliche Haut

- Zutaten:

2 EL Kamillenblüten
1 EL Stiefmütterchenkraut
1 EL Ringelblumenblüten
30 ml 70-prozentiger Alkohol
100 ml destilliertes Wasser
30 ml Rosenwasser

- Die getrockneten Kräuter werden gemischt und mit Alkohol und Wasser übergossen, 48 Stunden lang stehen lassen, dann abseihen. Geben Sie dazu die Mischung zuerst in ein feines Haarsieb, drücken Sie anschließend den Kräuterrest sorgfältig aus. Dann den Auszug noch einmal durch ein Leinentuch abseihen. Dem klar gefilterten Auszug das Rosenwasser zugeben, das Ganze in eine dunkle Flasche geben und kräftig durchschütteln.

Selbst hergestellte Kosmetika haben den Vorteil, dass sie keine chemischen Zusatzstoffe enthalten, die die Haut reizen könnten.

Die Kräuterlotion riecht überaus angenehm und wirkt beruhigend und erfrischend. Sie wird am besten zur Nachreinigung im Anschluss an eine Creme-, Öl- oder Milchreinigung eingesetzt. Tauchen Sie einen Wattebausch in die Lotion, und reiben Sie das Gesicht damit ab.

Für fette Haut und Mischhaut

Pflegemittel für fette Haut sollen Feuchtigkeit spenden und pflegen, aber selbst kein Fett mehr zuführen.

Reinigungscreme für fettige Haut

- Zutaten:

5 g weißes Wachs
3 g Wollwachsalkohol
30 ml Vaselineöl
30 ml Ringelblumenöl

- Wachs, Wollwachsalkohol und Vaselineöl im Wasserbad schmelzen und auf 60 Grad Celsius erhitzen. Überprüfen Sie die Temperatur mit einem Thermometer. Dann rühren Sie das Ringelblumenöl unter die geschmolzenen Fette. Geduldig weiterrühren, bis die Creme kalt und fest ist. Schließlich in Töpfchen abfüllen.

Die Ringelblumencreme wird mit den Fingerspitzen auf dem Gesicht verteilt und nach der Anwendung einfach mit warmem Wasser abgewaschen.

Salbeigesichtswasser für Mischhaut

- Zutaten:

2 EL getrocknete Salbeiblätter
100 ml destilliertes Wasser
20 ml 70-prozentiger Alkohol
2 Tropfen Salbeiöl

- Die Salbeiblätter mit kochendem Wasser übergießen, zehn Minuten lang zugedeckt ziehen lassen, abseihen und abkühlen.

Dann den Aufguss mit Alkohol und Salbeiöl in einer Flasche vermischen und gut durchschütteln.

Die Ringelblume wird schon sehr lange zur Schönheitspflege der Haut eingesetzt. Ihre Vorteile:

- *Sie fördert die Wundheilung und wirkt daher der Ausbildung von hässlichen Narben entgegen.*
- *Sie stimuliert die Neubildung von Hautzellen. Die Haut bleibt dadurch länger jung.*
- *Sie wirkt entzündungshemmend und hautberuhigend und eignet sich daher vor allem für empfindliche und leicht reizbare Haut.*
- *Als so genannter Emolliens verhindert sie Hautverhärtungen, die Haut wird weich und geschmeidig.*
- *Sie verbessert die Durchblutung und die Spannung der Haut.*

Essiggesichtswasser für fettige und unreine Haut

- Zutaten:

1 Teil Wasser
1 Teil Apfelessig

Mischen Sie Wasser und Apfelessig. Reinigen Sie damit morgens und abends das Gesicht.

Salbei ist nicht nur ähnlich entzündungshemmend wie Hamamelis und Aloe vera, sondern wirkt auch ausgleichend auf überaktive Talg- und Schweißdrüsen. Er ist daher wunderbar geeignet für die Pflege von fettiger und schnell schwitzender Haut.

- Eine erfrischende Geruchskomponente bekommt man in dieses Essigwasser, wenn man es mit Rosen zubereitet. Dazu brauchen Sie pro 100 ml der obigen Essigwassers zwei Esslöffel getrocknete Rosenblätter.

Gießen Sie das Essig-Wasser-Gemisch über die Rosenblätter. Lassen Sie die Mischung gut verschlossen bei Zimmertemperatur zwei Wochen lang ziehen, danach abseihen.

- Die Entzündungshemmung wird betont, wenn Sie das Essigwasser mit Kamille und Ringelblume zubereiten. Dazu brauchen Sie pro 100 ml Essigwasser je einen Esslöffel getrocknete Kamillen- und Ringelblumenblüten.

Gießen Sie das Essig-Wasser-Gemisch über die Kamillen- und Ringelblumenblüten. Die Mischung zwei Wochen lang gut verschlossen ziehen lassen, danach abseihen. Die Anwendung als Reinigungsmittel erfolgt morgens und abends.

Bei Hautproblemen

Zu den häufigsten Hautproblemen gehört der Sonnenbrand, unreine Haut sowie eine gerötete und gereizte Haut.

Rotbuschlotion bei Sonnenbrand

- Zutaten:

250 ml Wasser
4 EL Rotbuschkraut
250 ml Buttermilch

- Das Wasser aufkochen und das Rotbuschkraut damit übergießen. Fünf Minuten lang ziehen lassen, anschließend abseihen. Vermischen Sie den Tee mit der Buttermilch.

Lotionen aus Rotbuschtee empfehlen sich besonders zur Hautpflege nach Sonnenbädern. Ihr Effekt: Sie kühlen, außerdem spenden sie der Haut Feuchtigkeit. Bei drohendem

Sonnenbrand wirken sie entzündungshemmend. Lotionen sind allerdings nicht lange haltbar, im Kühlschrank bewahren sie ihre Wirkung etwa 48 Stunden lang.

Rotbuschcreme für entzündliche Haut

- Zutaten:

100 ml Wasser
2 TL Rotbuschkraut
20 g Jojoba- oder Mandelöl
20 g Kakaobutter
10 g Bienenwachs
6 ml 70-prozentiger Alkohol

- Das Wasser kurz aufkochen, danach fünf Minuten lang abkühlen lassen. Gießen Sie es auf das Rotbuschkraut. Fünf Minuten lang ziehen lassen, anschließend abseihen.

Jojoba- oder Mandelöl zusammen mit der Kakaobutter im Topf erhitzen, den Tee hinzugießen und unterrühren. Lassen Sie das Ganze köcheln, bis das Wasser verdunstet ist und sich der Tee mit dem Öl verbunden hat. Um ein Anbrennen zu verhindern, kann man den Topf ins Wasserbad stellen.

Jetzt kommt das Bienenwachs dazu. Die Mischung gut durchrühren. Zur Verbesserung der Haltbarkeit wird am Ende der Alkohol hinzugefügt. Die Mischung wird in ein kleines Salbengefäß umgefüllt, hier kann sie dann abkühlen – dabei nimmt sie die typische Salbenkonsistenz an.

Rotbuschcreme eignet sich zur täglichen Pflege der strapazierten Haut. Sie hält Ihre Haut elastisch und gibt Ihnen einen weichen Teint.

Hautkosmetik mit Rotbusch verfolgt vor allem zwei Ziele:

- *Sie versorgt die obersten Hautschichten mit Wasser und verhindert dadurch, dass die Haut bei starken mechanischen Belastungen wie Küchenarbeit oder Waschen austrocknet.*
- *Sie bildet einen natürlichen Strahlenschutz. Hautpflegemittel mit Rotbuschtee filtern zwar keine UV-Strahlen aus dem Sonnenlicht, doch dafür fangen sie deren schädliche Folgeprodukte – die freien Radikale – ab.*

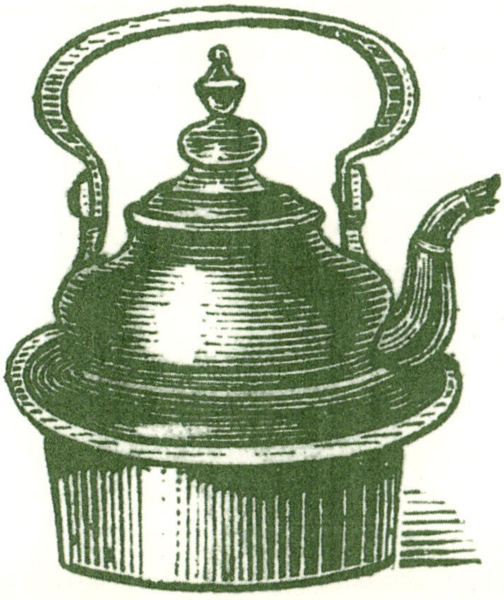

Rotbuschtee wirkt in Salben gegen Entzündungen.

Grünteecreme

- Zutaten:

80 bis 100 ml Wasser
2 TL grüner Tee
4 g Jojobaöl
10 g Bienenwachs
20 g Lanolin
6 ml 70-prozentiger Alkohol
70 ml Olivenöl
1 g Borax

- Das Wasser kurz aufkochen, danach fünf Minuten lang abkühlen lassen. Übergießen Sie damit den grünen Tee. Fünf Minuten lang ziehen lassen, anschließend abseihen. Der Teeaufguss muss nun abkühlen.

In der Zwischenzeit Jojobaöl, Bienenwachs und Lanolin im Wasserbad schmelzen, dann den Alkohol und das Olivenöl hinzugeben und weiter erwärmen, bis eine klare Schmelze entsteht.

Den Borax im Teeaufguss auflösen, die dabei entstehende Flüssigkeit geben Sie unter ständigem Rühren in die Fettschmelze. So lange rühren, bis die Creme erkaltet ist und in ein Kosmetiktöpfchen gefüllt werden kann.

Grünteecreme eignet sich zur täglichen Pflege der strapazierten Haut. Sie hält Ihre Haut straff.

Immer mehr Kosmetikfirmen verarbeiten grünen Tee in ihren Hautpflegeprodukten. Sie schätzen an den teehaltigen Cremes und Lotionen vor allem zwei Fähigkeiten:

- *Er wirkt gegen freie Radikale.*
- *Er ist wasserlöslich und kann dadurch ohne große Fettzusätze verarbeitet werden. Grünteecremes sind daher fettarm.*

Apfelessigmaske für unreine Haut

- Zutaten:

1 Eigelb
1 TL Apfelessig
4 EL Distelöl
1 Stück (5 cm) Salatgurke

- Das Eigelb mit dem Apfelessig schaumig rühren und nach und nach das Öl unterschlagen. Das Gurkenstück schälen, entkernen, pürieren und untermischen. Die Creme mit einem Pinsel auf dem gereinigten Gesicht verteilen, die Augenpartie dabei großzügig aussparen. Eine Stunde lang einwirken lassen, anschließend mit lauwarmem Wasser abspülen.

Gesichtswasser für glänzende und schwitzende Haut

Bei glänzender und schwitzender Haut hilft am besten eine Mischung aus dunklem Essig und Salbei.

▸ Zutaten:
2 EL Salbeiblätter
100 ml dunkler Essig

▸ Die Salbeiblätter mit dem Essig übergießen. Zwei Wochen lang gut verschlossen bei Zimmertemperatur ziehen lassen, danach abseihen.

Legen Sie mehrmals täglich ein mit der Salbei-Essig-Lotion befeuchtetes Tuch auf die stark schwitzenden Hautstellen.

Gegenüber hellen Sorten besitzt der dunkle Essig den Vorteil, reich an Gerbstoffen zu sein. Und gerade diese Substanzen bauen einen wirkungsvollen Hautschutz auf.

Gesichtswasser für heiße und schwüle Tage

▸ Zutaten:
100 ml Apfelessig
2 EL getrocknete Pfefferminzblätter

▸ Gießen Sie den Essig auf die Pfefferminzblätter. Zwei Wochen lang gut verschlossen bei Raumtemperatur ziehen lassen, danach abseihen. Bei Bedarf mit einem Wattebausch auf die Haut tupfen. Eine erfrischende Lotion für drückende Sommertage. Und wenn es besonders heiß ist, hilft eine Gesichtsauflage. Einfach ein Leinentuch mit der Essig-Pfefferminze-Lotion befeuchten und für zehn Minuten auf das Gesicht legen. Diese Auflage hilft übrigens auch bei Spannungskopfschmerzen.

Kräuterlotion für gerötete Haut

▸ Zutaten:
1 EL Kamillenblüten
1 TL Queckenwurzeln
1 EL Huflattichblätter
1 EL Ringelblumenblüten
30 ml 70-prozentiger Alkohol
100 ml destilliertes Wasser
30 ml Hamameliswasser

▸ Die getrockneten Kräuter werden gemischt und mit Alkohol und Wasser übergossen. 48 Stunden lang stehen lassen,

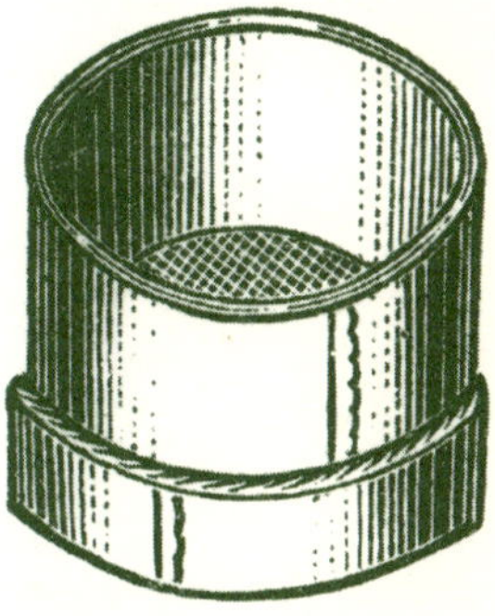

Zum Filtern der Kräuterlotion brauchen Sie ein feines Haarsieb.

Reife Haut hat die Fähigkeit zur Speicherung von Feuchtigkeit und Nährstoffen schon weitgehend verloren. Deshalb müssen Sie ab dem mittleren Lebensalter besonders auf eine Pflege achten, die den Bedürfnissen Ihrer Haut entspricht.

dann abseihen. Geben Sie dazu die Mischung zuerst in ein feines Haarsieb, drücken Sie anschließend den Kräuterrest sorgfältig aus. Dann den Auszug noch einmal durch ein Haarsieb gießen. Dem klar gefilterten Auszug das Hamameliswasser zugeben, das Ganze in eine dunkle Flasche geben und kräftig durchschütteln.

Diese Kräuterlotion eignet sich zur Nachreinigung im Anschluss an eine Grundreinigung mit Creme, Milch oder Öl. Tauchen Sie einen Wattebausch in die Lotion, um damit Gesicht, Hals und Dekolletee abzutupfen. Die Lotion eignet sich aber auch zur Behandlung von Verunreinigungen und Pusteln an anderen Hautstellen.

Gegen Falten

Die Zeit hinterlässt Spuren in jedem Gesicht. Je älter wir werden, desto mehr müssen wir unseren Schutzmantel pflegen. Und die unwillkommenen Fältchen lassen sich auch ein wenig abmildern.

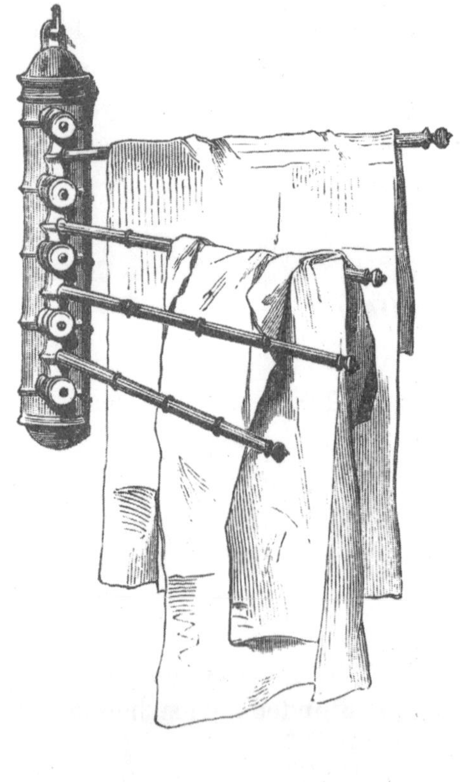

Gehen Sie immer nur mit sauberen Tüchern an ihr Gesicht. So vermeiden Sie Infektionen.

Ringelblumen-Bienen-Creme für die reife Haut

- Zutaten:

20 g Bienenwachs
20 g Bienenhonig
10 ml Ringelblumenöl

- Das Wachs im Wasserbad schmelzen und den Honig und das Öl unterrühren. Abkühlen lassen und auf kleine Döschen verteilen. Verteilen Sie die Creme in dünner Schicht auf der Haut.

Ringelblumenöl gegen Augenfältchen

Mit Heilkräuteranwendungen zur Verbesserung der Hautelastizität lässt sich die Faltenbildung an den Augen etwas verzögern.

▸ Zutaten:
1 TL Kakaobutter
1 TL Lanolin anhydrid
50 ml Mandelöl
10 ml Ringelblumenöl

▸ Kakaobutter und Lanolin im Wasserbad schmelzen, das Mandelöl hinzugeben und alles auf 60 Grad Celsius erwärmen. Überprüfen Sie die Temperatur mit einem Thermometer. Dann den Topf vom Herd nehmen und die Masse mit einem Handmixer so lange rühren, bis sie auf Handwärme abgekühlt ist. Dann erst kommt das Ringelblumenöl hinzu. Verteilen Sie das Öl morgens und abends mit den Fingerspitzen hauchdünn auf die Hautzonen um die Augen.

Die Sonnenbrille schützt vor Krähenfüßen: Hauptursache für Krähenfüße um die Augen ist neben der erblichen Veranlagung eine Überdosis an Sonnenlicht. Wer also junge Augen behalten will, sollte sie nicht ungeschützt dem grellen Licht aussetzen. Ebenfalls tabu sind Aufenthalte im Solarium.

Kräuterauflage gegen Krähenfüße

▸ Zutaten:
1 TL Efeublätter
1 TL Kornblumen
1 TL Hagebutten
200 ml Wasser

▸ Alle Zutaten miteinander vermischen. Mit kochendem Wasser übergießen, zehn Minuten lang ziehen lassen, anschließend abseihen.

Tränken Sie ein Leinentuch mit dem Tee, und legen Sie das Ganze mehrmals täglich auf Ihre geschlossenen Augen. Besonders wichtig sind die Anwendungen am frühen Morgen und am Abend kurz vor dem Schlafengehen. Die einzelnen Anwendungen sollten zehn Minuten dauern.

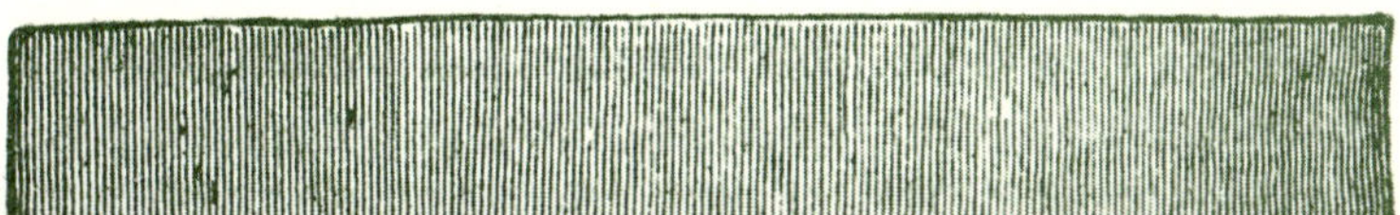

Kompressen und Auflagen sind gut gegen Augenfalten.

GROSSMUTTERS GESICHTSMASKEN

Hautpflege und Entspannung

Eine Gesichtsmaske aufzulegen, bietet uns eine Möglichkeit zur Entspannung. Die verschiedenen Wirkungen der Inhaltsstoffe helfen zudem gegen manches Hautproblem. Probieren Sie einfach aus, was Ihnen gefällt und gut tut.

Sind Sie nach der Arbeit erschöpft und wollen ganz schnell ein bisschen auftanken? Eine Gesichtsmaske bietet Ihnen Gelegenheit, sich ein halbes Stündchen zu entspannen und etwas für sich zu tun.

Kräuterkompresse gegen Falten

- Zutaten:

1 Teil Kornblumenblüten
1 Teil Hagebuttenschalen
1 Teil Ringelblumenblüten
1 Tasse (200 ml) Wasser

- Mischen Sie die Kräuter. Übergießen Sie drei Teelöffel der Mischung mit dem kochenden Wasser. Zehn Minuten lang ziehen lassen, danach abseihen.

Legen Sie mehrmals täglich Kompressen, die Sie in dem Tee getränkt haben, auf Ihr Gesicht. Bei faltigen Händen nehmen Sie in dem Tee ein Handbad.

Ananasmaske gegen Falten

- Zutaten:

30 g frische Ananas
1 TL Weizenmehl

- Die Ananas mit einer Gabel fein zerdrücken oder pürieren. Mit dem Mehl verrühren und auf das gereinigte Gesicht geben und gleichmäßig verteilen.

Etwa 30 Minuten lang einwirken lassen, anschließend mit lauwarmem Wasser abspülen. Das Gesicht mit einem weichen Tuch trockentupfen.

Ringelblumenmaske gegen ein blasses Gesicht

Zutaten:
1 Papaya
3 EL Sahne
20 ml Ringelblumenöl

Mischen Sie das entkernte und pürierte Fruchtfleisch der Papaya mit der Sahne und dem Öl, gut durchrühren und dann auf dem Gesicht verteilen. Lassen Sie die Maske etwa 30 Minuten lang einwirken, danach mit lauwarmem Wasser abspülen. Wiederholen Sie die Anwendung dreimal pro Woche! Diese Maske fördert die Durchblutung und lässt Ihre Blässe schnell verschwinden.

Die regelmäßige Anwendung von Gesichtsmasken pflegt nicht nur, sie kann Ihre Haut auch widerstandsfähiger gegen Umwelteinflüsse machen.

Gesichtsmaske mit Rotbusch und Honig

Zutaten:
120 bis 150 ml Wasser
1 EL Rotbuschtee
3 EL Weizenkeime
1 EL Honig

Das Wasser kurz aufkochen, fünf Minuten lang abkühlen lassen und auf das Rotbuschkraut gießen. Fünf Minuten lang ziehen lassen, abseihen und zum Abkühlen auf die Seite stellen.

In der Zwischenzeit die Weizenkeime mit dem Honig vermengen. Anschließend den Teeaufguss unter den Brei mischen. Der Brei wird als Packung auf dem Gesicht verstrichen, die Haut sollte zuvor gründlich gereinigt worden sein. Augen und Augenbrauen bleiben frei.

Wahre Wunder kann eine beruhigende Gesichtmaske auch nach einem Sonnenbad wirken, denn sie beruhigt schnell die gereizte Haut.

Dauer der Anwendung: 20 Minuten. Danach den Brei mit lauwarmem Wasser abwaschen, das Gesicht mit kaltem Wasser nachspülen.

Die Rotbusch-Honig-Maske sollte am besten abends zum Einsatz kommen, etwa eine Stunde vor dem Schlafengehen. Gesichtspackungen mit Rotbuschtee machen die Haut elastisch und widerstandsfähiger gegenüber schädlichen Umweltreizen, sie eignen sich zur Pflege von trockener und normaler Haut.

Eventuell kann es bei der Aprikosenmaske nötig sein, etwas mehr oder weniger Heilerde zu nehmen. Denn wann Sie einen maskentauglichen Brei vor sich haben, hängt natürlich entscheidend vom Wassergehalt der Früchte ab.

Möhrenmaske gegen rissige Haut

◗ Zutaten:
1 Eiweiß
3 EL Möhrensaft

◗ Das Eiweiß kräftig schlagen und nach und nach den Möhrensaft einrühren. Mit einem Pinsel auf dem gereinigten Gesicht verteilen und eine halbe Stunde einwirken lassen.

Avocado-Essig-Maske gegen rissige Haut

◗ Zutaten:
2 Eigelbe
1 EL Apfelessig
2 EL Olivenöl
2 EL frisches Avocadofruchtfleisch

◗ Die Eigelbe mit einem Mixer schaumig schlagen und währenddessen den Apfelessig und das Olivenöl zugeben. Anschließend das Avocadofleisch mit einer Gabel zerdrücken und untermischen. Abschließend noch einmal alles zusammen mit dem Mixer aufschäumen.
Tragen Sie die Avocado-Essig-Maske abends nach der Reinigung auf das Gesicht auf. Mindestens eine Stunde lang einwirken lassen, danach mit warmem Wasser abspülen.

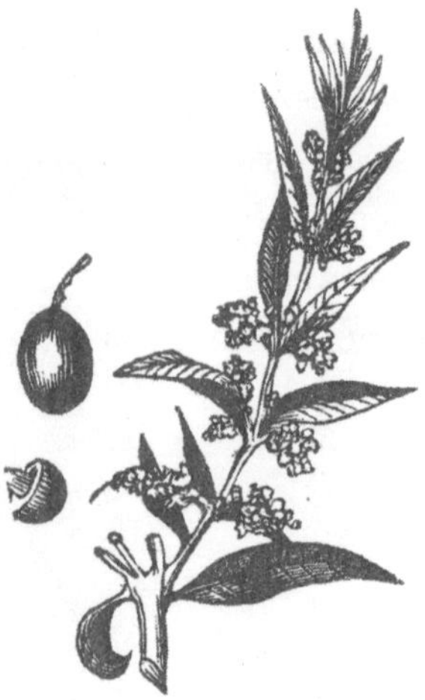

Nährende Masken mit Olivenöl helfen gegen rissige Haut.

Hefemaske für zarte und trockene Haut

◗ Zutaten:
3 EL Bierhefeflocken
1 EL Honig
1 EL Milch

◗ Alle Zutaten zu einem dickflüssigen Brei verrühren. Mit einem Gesichtspinsel auf das gereinigte Gesicht und den Hals auftragen. Etwa 15 Minuten lang einwirken lassen, danach mit lauwarmem Wasser abspülen.

Aprikosenmaske für zarte Haut

◗ Zutaten:
5 reife Aprikosen
50 g Heilerde

◗ Die Aprikosen waschen, entsteinen und fein pürieren. Nach und nach die Heilerde zufügen, bis ein cremiger Brei entstanden ist. Die Masse mit einem Pinsel auf das gereinigte Gesicht auftragen, 20 Minuten lang einwirken lassen.

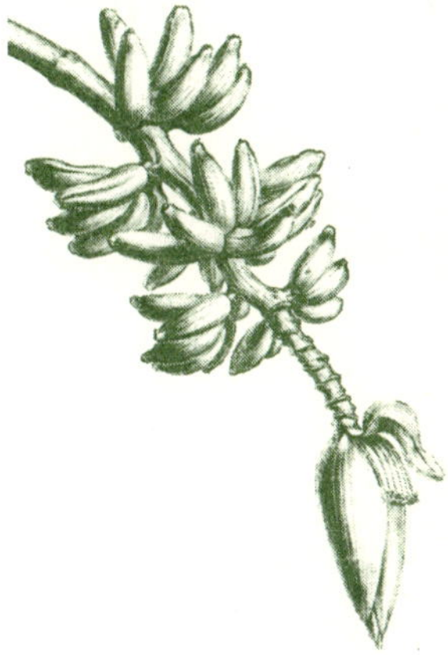

Bananen sind äußerst wirksame Feuchtigkeitsspender.

Banane-Quark-Maske für trockene Haut

◗ Zutaten:

1 Stück (etwa 2 cm) reife Banane
1 EL Quark
1 TL Speiseöl

◗ Das Bananenstück zerdrücken und mit Quark und Speiseöl zu einem Brei verrühren. Mit einem Pinsel auf das gereinigte Gesicht und das Dekolletee auftragen, 30 Minuten lang einwirken lassen. Mit lauwarmem Wasser abspülen.

Heilerdemaske für unreine und fettige Haut

◗ Zutaten:

3 EL Heilerde
1 EL Weinessig
3 EL Bierhefepulver

◗ Zunächst verrühren Sie die Heilerde mit dem Essig und der Bierhefe, dann geben Sie Wasser hinzu, bis eine streichfähige Masse entsteht. Tragen Sie die Masse abends auf das Gesicht auf. Mindestens eine Stunde einwirken lassen.

Die Grünteemaske sollte am besten abends zum Einsatz kommen, etwa eine Stunde vor dem Schlafengehen. Gesichtspackungen mit grünem Tee straffen die Haut und machen sie widerstandsfähiger gegenüber schädlichen Umweltreizen, sie eignen sich zur Pflege von trockener und normaler Haut.

Gesichtsmaske mit Grüntee und Weizenkeimen

Zutaten

120 bis 150 ml Wasser
1 EL grüner Tee
3 EL Weizenkeime
1 EL Honig

◗ Das Wasser kurz aufkochen, fünf Minuten lang abkühlen lassen und über den grünen Tee gießen. Fünf Minuten lang ziehen lassen, abseihen und abkühlen lassen.

In der Zwischenzeit die Weizenkeime mit dem Honig vermischen. Schließlich den Teeaufguss unter den Brei mischen. Dauer der Anwendung: 20 Minuten.

HEILEN UND PFLEGEN MIT WASSER UND DAMPF

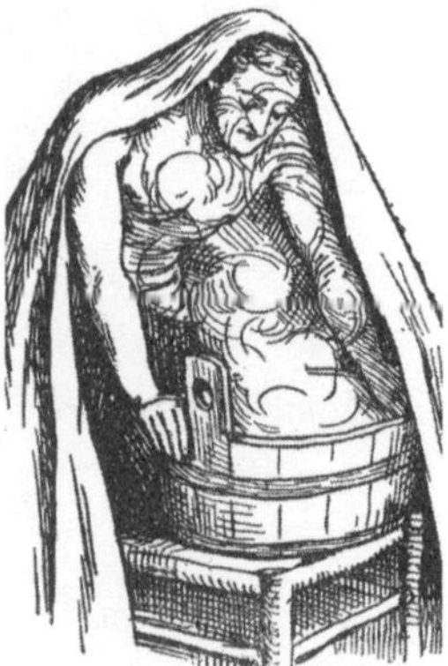

Dampfbäder sind nicht nur heilsam für die Bronchien, sondern auch Pflege für die Haut.

Die wirksame Reinigungshilfe

Trotz der täglichen Reinigung braucht die Haut hin und wieder eine Generalreinigung, vor allem dann, wenn Sie sich in schmutziger Umgebung aufhalten und die Haut Ruß, Staub und Abgasen ausgesetzt ist. Hier wirkt ein Gesichtsdampfbad mitunter regelrechte Wunder.

Gesichtsdampfbad mit Ringelblumen

Überbrühen Sie eine Hand voll Ringelblumenblüten in einer flachen Schüssel mit einem Liter kochendem Wasser. Dann beugen Sie das Gesicht über die Schüssel, legen Sie ein Handtuch über Hinterkopf, Nacken und Schultern. Eingeatmet wird mit der Nase, ausgeatmet mit dem Mund.
Dosierung der Anwendung: zehn Minuten zwei- bis dreimal wöchentlich. Das Ringelblumendampfbad hilft gegen Mitesser.

Dampfbäder kennen Sie sicher als Mittel gegen Bronichialerkrankungen und Erkältungen. Sie sind aber auch ein wunderbares Pflegemittel, das die Fähigkeit besitzt, die Haut bis in die Poren zu reinigen.

Gesichtsdampfbad mit Salbei

Überbrühen Sie eine Hand voll Salbeiblätter in einer flachen Wanne mit einem Liter kochendem Wasser. Dann beugen Sie das Gesicht über die Wanne, legen Sie ein Handtuch wie ein Zelt über Hinterkopf, Nacken und Schultern. Eingeatmet wird mit der Nase, ausgeatmet mit dem Mund.
Dosierung der Anwendung: zehn Minuten zwei- bis dreimal wöchentlich. Ein Salbeidampfbad ist gut gegen fettende Haut.

Ganzkörperbäder

Das Ganzkörperbad ist eigentlich dem Duschen im Hinblick auf seine Reinigungskraft unterlegen. Wenn man das Badewasser jedoch mit bestimmten Heilkräutern anreichert, können dadurch medizinische Effekte auf die Haut erzielt werden.

Ganzkörperbad mit Ringelblumen und Melisse

▸ Zutaten:
1 Hand voll Melissenblätter
1 Hand voll Ringelblumenblüten

▸ Füllen Sie die beiden Kräuter jeweils in ein Leinensäckchen. Die Säckchen gut zubinden und in die trockene Badewanne legen. Dann die Wanne voll laufen lassen. Sobald Sie ins Wasser steigen, die Säckchen herausnehmen und kräftig ausdrücken.
Das Melisse-Ringelblumen-Bad beruhigt und lindert Entzündungen und Reizungen der Haut.

Kräuter-Essig-Bad gegen schlaffe Haut

▸ Zutaten:
250 ml Weinessig
1 EL Rosmarin
3 EL Melisse
1 TL Olivenöl

▸ Den Essig über die Kräuter gießen, im gut verschlossenen Glas zwei Wochen lang ziehen lassen, danach abseihen. Dann den Kräuteressig mit dem Öl vermischen. Als Badezusatz reichen zwei Likörgläser pro Bad. Melisse beruhigt! Das Bad sollte daher am besten eine Stunde vor dem Zubettgehen gemacht werden.

Die Cystus-Pflanze stammt von der nordgriechischen Halbinsel Chalkidike. Sie enthält mehr antioxidative und entzündungshemmende Gerbstoffe (Polyphenole) als der grüne Tee, ihre äußerliche Anwendung hilft sogar bei Hautentzündung (Dermatitis).

Cystus-Essig-Bad für unreine und gereizte Haut

▸ Zutaten:
2 Likörgläser Essig
2 Likörgläser Cystussud (aus der Apotheke)

▸ Die Zutaten vermischen und dann in die mit mäßig heißem Wasser gefüllte Wanne geben. Der Sud der griechischen Cystusrose enthält entzündungshemmende Gerbstoffe, die der Haut helfen.

DIE BESTE PFLEGE FÜR IHR HAAR

Das nimmt Ihr Haar übel

Haarausfall kann mit Belastungssituationen zusammenhängen, durch die bestimmte Mineralien aufgebraucht werden. Besonders häufige Auslöser des Haarausfalls: Blutarmut (Auslöser: Eisenmangel), Schwangerschaft (Auslöser: Jodmangel) und psychische Belastungen (Auslöser: Siliziummangel).

- Physikalische Belastungen

Das Haar reagiert auf mechanische Belastungen wie das lange Tragen von Helmen, Mützen oder Hüten oder übermäßiges Trockenrubbeln mit Handtüchern, aber auch auf Temperaturbelastungen durch langes Föhnen sehr empfindlich. Ebenfalls schädlich sind starke Sonneneinstrahlung und kalter Wind.

- Falsche Haarpflege

Wer verfilztes Haar mit einer Drahtbürste bearbeitet, darf sich nicht wundern, wenn die Haarwurzeln ausgedünnt und die Talgdrüsen zu verstärkter Fettproduktion angeregt werden. Durch tägliches Haarewaschen können Haare hingegen kaum noch geschädigt werden, denn die modernen Shampoos sind milder als Shampoos der früheren Generation.

- Einseitige Ernährung

Zu wenig hochwertige Proteine, zu wenig Mineralien und Vitamine schaden der Haargesundheit; außerdem zu viel Cholesterin, das für eine schlechtere Durchblutung des Haarbodens sorgt. Alkoholexzesse nehmen den Haaren ihren Glanz.

Wichtige Biostoffe für gesunden Haarwuchs

- Eiweiße (Proteine) und B-Vitamine

Jedes Haar besteht zu 97 Prozent aus Keratin, einem Eiweißstoff, der in der Haarwurzel aus zugeführtem Nahrungseiweiß gebildet wird. Klar, dass dieser Vorgang umso reibungsloser funktioniert, je besser der Körper mit Eiweiß versorgt wird. Allerdings: Nicht nur der Proteingehalt unserer Nahrung bestimmt, ob unser Organismus ausreichend mit Eiweiß versorgt wird, sondern auch unsere Fähigkeit, die Nahrungsproteine zu verwerten. Und da spielen vor allem die B-Vitamine eine zentrale Rolle.

Bei der Produktion unserer Haare wird viel mehr Substanz verbraucht, als viele glauben. Das einzelne Haar wird zwar jeden Tag nur um 0,35 Millimeter länger, doch bei 100 000 Haaren macht das sage und schreibe 35 Meter pro Tag. Bei solchen Mengen muss zwangsläufig die Ernährung eine Rolle spielen.

- Eisen

Eisenmangel gehört zu den häufigsten Auslösern von Haarausfall, vor allem bei Frauen. Eisenpräparate sind jedoch nur bedingt hilfreich, oft werden sie schlecht verwertet. Besser sind natürliche Eisenquellen wie Kefir und Jogurt. Außerdem gilt es, zu beachten, dass Eisenmangel oft durch versteckte Infekte und Entzündungen ausgelöst wird. In diesen Fällen wird er natürlich erst dann verschwinden, wenn die betreffende Entzündung oder Infektion ausgeheilt ist.

- Jod

Jodmangel kann vor allem während der Schwangerschaft zu Haarausfall führen. Daher sollte gerade in dieser Phase regelmäßig Seefisch auf den Teller kommen.

- Vitamin A

Schuppigem und leicht fettendem Haar kann durch ausreichend Vitamin A vorgebeugt werden, denn dieser Stoff verhindert Gewebeuntergänge an den Haarwurzeln und blockiert die Bildung von überflüssigen Talgdrüsen.

Der richtige Speiseplan für gesundes Haar

Essen Sie mehr Gemüse. Ein optimales Wirkstoffprofil für die Haare besitzen Erbsen. 100 Gramm getrocknete Erbsen enthalten bereits ein Drittel der notwendigen Tagesration an Zink und die Hälfte des täglichen Eisen- und Kupferbedarfs. Außerdem bestehen sie fast zu einem Viertel aus hochwertigen Proteinen, die unser Körper zur Bildung von Haarsubstanz verwenden kann. Ebenfalls sehr hilfreich ist Sauerkraut. Es enthält viel Vitamin C für die Blutgefäße am Haarbalg, außerdem zahlreiche Vitamine aus dem B-Komplex für den Erhalt der Haarfarbe. Besonders wichtig ist jedoch sein hoher Gehalt an Pepsinen, durch die die Eiweißverwertung optimiert wird. Feldsalat wiederum enthält sehr viel Betakarotin, das unser Körper zu Vitamin A umwandeln kann.

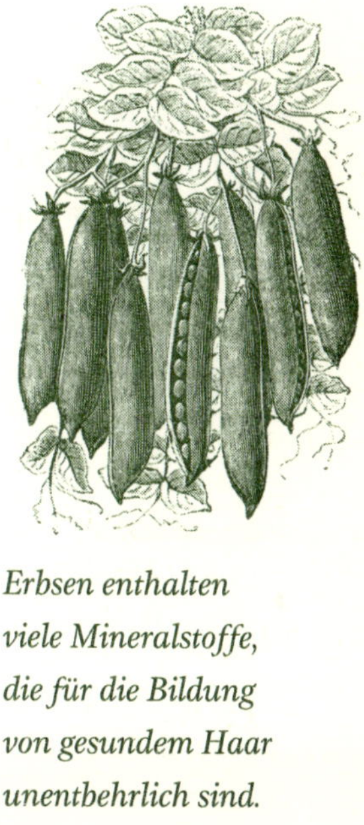

Erbsen enthalten viele Mineralstoffe, die für die Bildung von gesundem Haar unentbehrlich sind.

Meiden Sie Mineralräuber wie Cola- und Limonadengetränke. Bringen Sie für Ihre Jodversorgung außerdem reichlich Fisch auf den Tisch. Würzen Sie Ihre Speisen mit jodreichem Seespargel. (Seespargel gibt es unter seinem lateinischen Namen Salicornia in den Apotheken.)

Kuren und Pflegemittel für schönes Haar

Viele gute Haarpflegeprodukte aus Großmutters Hausmittelschatz können Sie ganz einfach und mit wenig Aufwand selbst herstellen.

Kornblumenspülung für schuppiges Haar

- Zutaten:

500 ml Wasser
25 g Kornblumen

- Das kochende Wasser über die Kornblumen gießen, zehn Minuten lang ziehen lassen, anschließend abseihen. Massieren Sie diesen Sud nach dem Haarewaschen auf der Kopfhaut ein. Danach nicht mehr ausspülen!

Sie pflegen Ihr Haar mit herkömmlichen Spülungen und Kurpackungen aus Supermarkt und Drogerie? Probieren Sie doch einmal Großmutters Pflegemittel aus, die keine chemischen Inhaltsstoffe enthalten. Sie werden sehen, wie gut sie Ihrem Haar tun.

Honigpackung für sprödes Haar

- Zutaten:

2 EL Weizenkeimöl
1 EL Honig
1 EL Weinessig

- Alle Zutaten miteinander vermischen und in das vorher angefeuchtete Haar einmassieren. Mit einer Alu- oder Plastikfolie abdecken, etwa 30 Minuten lang einwirken lassen. Danach mit lauwarmem Wasser ausspülen. Die raue Haaroberfläche wird geglättet, das Haar bekommt einen schönen Glanz.

Sahnekur für strapaziertes Haar

- Zutaten:

2 EL süße Sahne
1 TL Speiseöl
1 TL Zitronensaft

▶ Alle Zutaten vermischen und in das vorher angefeuchtete Haar einmassieren. Mit einer Alu- oder Plastikfolie abdecken, 15 Minuten lang einwirken lassen. Anschließend mit lauwarmem Wasser ausspülen.

Kräuteröl für trockenes und dünnes Haar

▶ Zutaten:
1 EL Arnikablüten
1 EL Brennnesselblätter
1 EL Klettenwurzeln
250 ml Olivenöl

▶ Die Kräuter mischen und mit dem heißem (im Wasserbad erwärmten) Olivenöl übergießen. In einer Karaffe verschließen und eine Woche lang ziehen lassen, dann abfiltern. Vor der Haarwäsche einen Esslöffel des Öls auf der Kopfhaut verteilen, ein Mull- oder Leinentuch darüber legen. Nach 20 Minuten Einwirkungszeit die Haare wie gewohnt waschen.

Finger weg von fettenden Haarprodukten! Cremes oder Lotionen sind für fettiges Haar genau das Falsche. Geben Sie klaren Shampoos gegenüber cremigen den Vorzug.

Meerrettichwasser gegen Schuppen

▶ Zutaten:
1 Stange Meerrettich
500 ml Wasser

▶ Den ganzen Meerrettich grob zerteilen, mit dem Wasser aufkochen und eine halbe Stunde lang bei mäßiger Hitze köcheln lassen. Durch ein Sieb abschütten und den Sud in eine saubere Flasche füllen. Alle zwei Tage diesen Sud in die Kopfhaut einmassieren. Ein uraltes Mittel aus Großmutters Kosmetikschatz. Meerrettich enthält Schwefelverbindungen, die das Zellwachstum anregen und schädliche Keime abtöten.

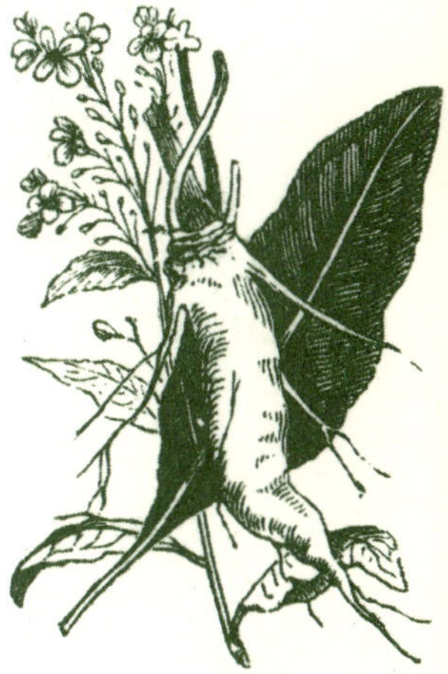

Sie haben Schuppen? Probieren Sie Meerrettichwasser dagegen aus.

Kräuterspülung gegen fettendes Haar

▶ Zutaten:
1 TL Thymian
1 TL Rosmarin
2 TL Salbei
100 ml Wasser
60 ml Zitronensaft

◗ Die Kräuter mit dem kochenden Wasser übergießen, zehn Minuten lang zugedeckt ziehen lassen, dann abseihen. Anschließend mit dem Zitronensaft vermischen. Geben Sie diese Spülung nach der Haarwäsche ins Haar – nicht mehr auswaschen.

Kräuterspülung gegen fettiges Haar und Haarausfall

◗ Zutaten:
1 EL Huflattichblüten
200 ml Wasser

◗ Die Blüten mit dem kochenden Wasser überbrühen, zehn Minuten lang ziehen lassen, anschließend abseihen. Spülen Sie damit Ihr Haar nach dem eigentlichen Haarewaschen. Die Spülung wird nicht mehr ausgewaschen.

Ei-Bier-Packung für Glanz und Geschmeidigkeit

Glanz und Geschmeidigkeit bekommen Sie mit Großmutters Spülungen leicht in jedes Haar. Sie wirken umso besser, je häufiger sie zur Anwendung kommen.

◗ Zutaten:
50 ml Bier
1 Ei

◗ Bier und Ei kräftig miteinander verquirlen. Das Haar mit Wasser anfeuchten, dann die Ei-Bier-Packung darauf verteilen.
Mit einer Plastik- oder Alufolie umwickeln. Den Kopf mit einem Handtuch bedecken, und die Packung etwa 30 Minuten lang einwirken lassen.
Danach mit lauwarmem Wasser gründlich ausspülen.

Essigspülung für Glanz und Geschmeidigkeit

◗ Zutaten:
2 EL getrocknete und zerkleinerte Klettenwurzeln
250 ml Wasser
1 l Apfelessig

◗ Die Klettenwurzeln 30 Minuten lang im Wasser kochen, danach abseihen. Den verbleibenden Sud mit dem Essig mischen.
Diese Spülung sollte nach jeder Haarwäsche (fünf Minuten lang einwirken lassen!) zum Einsatz kommen.

Essigspülung gegen Haarausfall

◗ Zutaten:
100 ml Weinessig
1 EL Brennnesselblätter
1 EL Birkenblätter

◗ Die Zutaten miteinander vermischen und zwei Wochen lang gut verschlossen bei Raumtemperatur ziehen lassen, danach abseihen. Spülen Sie damit nach jeder Haarwäsche.

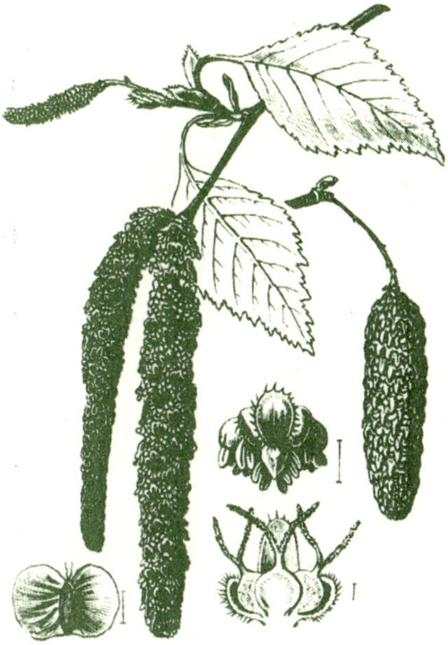

Die Wirkstoffe aus Birkenblättern sind in vielen Haarwässern gegen Haarausfall enthalten.

Kräuteröl gegen beginnenden Haarausfall

◗ Zutaten:
40 g Arnikablüten
40 g Birkenblätter
40 g Brennnesselblätter
500 ml Olivenöl

◗ Die Kräuter miteinander vermischen, dann mit dem Olivenöl übergießen und in eine abgedunkelte Flasche geben. Das Ganze sechs Wochen lang gut verschlossen stehen lassen, möglichst täglich schütteln. Dann die Flüssigkeit durch ein Leinentuch abgießen, wobei der Satz gut ausgepresst werden muss. Verteilen Sie das Öl auf kleine Fläschchen. Massieren Sie es täglich mehrmals auf den Haaransätzen und lichter werdenden Stellen ein.

Die Neigung zu Haarausfall ist erblich. Er kann nicht verhindert werden. Wenn Sie aber etwas für die Gesunderhaltung Ihres Haarwuchses tun – von innen durch gesunde Ernährung, von außen mit Mitteln für die Kopfhaut –, wird der Prozess verlangsamt.

Essig-Honig-Festiger

◗ Zutaten:
1 EL Honig
250 ml Wasser
1 EL Obstessig

◗ Den Honig im Wasser erwärmen, dann den Essig unter Rühren hinzufügen. Diese Mischung geben Sie vor dem Frisieren in das handtuchtrockene Haar, dann werden die Haare in geplanter Weise gelegt.

GESUNDE FINGER- UND FUSSNÄGEL

Das nehmen Ihre Nägel übel

- Übertriebene Nagelpflege

Normalerweise ist das Nagelbett gut versiegelt und vor Bakterien geschützt. Pilzbefall, starke Beanspruchung (z. B. durch Geschirrspülen) oder falsche Nagelpflege sorgen jedoch für Verletzungen, die den Parasiten den Zugang erleichtern.

- Nägelkauen

Schieben Sie Ihre Nagelhaut nach dem Duschen oder Baden behutsam mit einem Holzstäbchen oder einem Taschentuch zurück.

Nervöse Nägelkauer und Nägelknibbler schädigen leicht Nagelsubstanz und Nagelbett, sie sind überdurchschnittlich häufig von Nagelbettentzündungen betroffen.

- Manipulationen an der Nagelhaut

Nicht wenige Frauen schieben das Nagelhäutchen aus Gewohnheit oder Nervosität ständig nach hinten oder schneiden es sogar einfach ab. In der Folge kommt es zu einem krankhaften Dickenwachstum der Nagelhaut und zu Entzündungen am Nagelbett.

- Falsche Ernährung

Zu wenig Kalzium, dafür zu viel Alkohol, Koffein, Nikotin, gesättigte Fettsäuren (Fleisch, Wurstwaren, Süßigkeiten) und Phosphat (Schweine- und Rindfleisch, Wurstwaren, Schmelzkäse sowie Cola- und Limonadengetränke) sind oftmals der Grund für brüchige und spröde Nägel.

Wichtige Biostoffe für gesunden Nagelwuchs

- Kalzium und Silizium

Trocknen Sie die Hände nach dem Spülen, Duschen oder Baden immer gut ab.

Diese beiden Mineralien sind die zentralen Biostoffe für unsere Nägel, sie sind entscheidend am Stoffwechsel beteiligt, der für gesunde Nägel sorgt. Kalzium- und Siliziummangel zeigen sich durch leicht brechende Fingernägel.

- Eisen

Eisenmangel sorgt für typische Wachstumsstörungen wie extreme Abflachungen oder Wölbungen an den Nägeln.

- Zink

Bei Zinkmangel zeigen die Nägel weiße Pünktchen und Ränderungen.

- Vitamin D

Das Vitamin verbessert die Aufnahme von Kalzium.

- Hochwertige Eiweiße (Proteine)

Die Nägel bestehen zu einem Großteil aus dem Eiweißstoff Keratin, dementsprechend muss die Nahrung zu einem kräftigen Nagelwachstum ausreichend Proteine enthalten.

- B-Vitamine

Diese Vitamingruppe verbessert die Eiweißverdauung, sie sorgt dafür, dass die Proteine zu den Nägeln kommen.

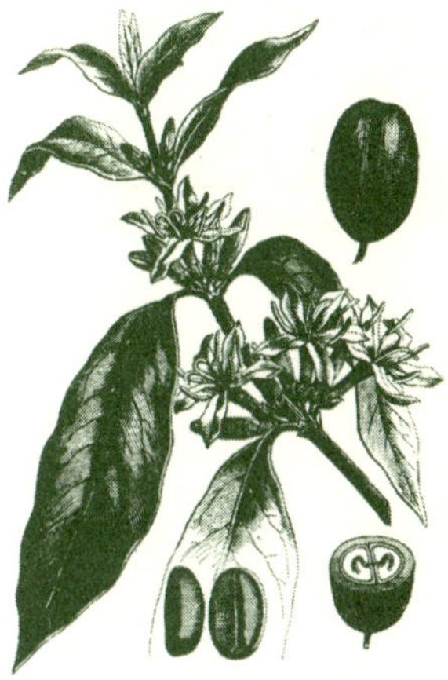

Trinken Sie nicht zu viel Kaffee. Koffein ist ein Kalziumräuber.

Der richtige Speiseplan für gesunde und feste Nägel

- Essen Sie wöchentlich zweimal Hülsenfrüchte.
- Ebenfalls günstig sind Nüsse wie Cashewkerne und Erdnüsse sowie Mandeln und Sesamsamen.
- Trinken Sie täglich zwei, besser noch drei Gläser Jogurt oder Kefir! Der Kefir sollte aus eigener Herstellung stammen (siehe Seite 121).

Die ergiebigste Quelle von Silizium ist Kieselerde. Allerdings versorgen nicht alle im Handel erhältlichen Kieselerdeprodukte den Körper in gleichem Maße mit Silizium.

Ringelblumencreme

- Zutaten:

1 Hand voll getrocknete Ringelblumenblüten
100 ml Olivenöl
20 g Bienenwachs
3 Tropfen Melissenöl

- Die Ringelblumen mit dem Olivenöl vermischen. Das Ganze 20 Minuten lang im Wasserbad köcheln lassen und dann die Blüten herausfiltern. Danach geben Sie Bienenwachs und Melissenöl hinzu und rühren alles gut durch. Anschließend die Creme in ein Marmeladenglas geben, abkühlen und erstarren lassen. Ringelblumencreme ist die ideale Pflege für strapazierte Hände und Fingernägel.

SCHÖNE UND STRAHLENDE AUGEN

Was Ihre Augen glänzen lässt

Karotten sind gut für die Augen, weil sie viel Betakarotin, eine Vorstufe von Vitamin A, enthalten. Sie sollten jedoch immer mit etwas Fett und gekocht gegessen werden, weil der Körper so das Betakarotin am besten verwerten kann.

- Ein hoher Anteil von zinkhaltigen, lichtreflektierenden Substanzen im Augenhintergrund.
- Ein funktionierender Farbstoffwechsel, der den Augen einen kräftigen Farbton verleiht.
- Eine ausreichende Ausschüttung von Tränenflüssigkeit sorgt nicht nur für den Glanz der gesamten Augenoberfläche, sondern auch für einen wirksamen Schutz vor Bindehautentzündungen und Augenmüdigkeit.
- Ein ausreichender Immunschutz ist ebenfalls wichtig. Denn die Augen haben einen intensiven Kontakt zur Umwelt, durch den sie fortwährend mit schädlichen Erregern in Berührung kommen.
- Nichts bringt die Augen mehr zum Strahlen als Glück und Zufriedenheit. Dieser Zusammenhang ist mittlerweile auch wissenschaftlich bewiesen.

Der richtige Speiseplan für gesunde Augen

- Essen Sie mehr frisches Gemüse, vor allem Chicorée, Möhren, Salat, rote Paprikaschoten und Melonen. Sie alle enthalten wichtige Vorstufen zum Vitamin A.
- Essen Sie einmal pro Woche ein Gericht mit Grünkohl, Suppengrün, Spinat oder Brokkoli. Diese Gemüsesorten enthalten so viele Vorstufen zum Vitamin A, dass man die Verluste beim Kochen getrost hinnehmen kann.
- Einmal pro Woche sollte ein Fischgericht auf den Tisch. Gut geeignet sind Makrele und Lachs, sie besitzen ein breites Mineralienprofil und relativ viel Vitamin A.
- Trinken Sie täglich mindestens zwei, besser drei Gläser Ke-

fir oder Jogurt. Denn die versorgen Sie nicht nur mit wichtigen Biostoffen für die Augengesundheit, sondern bringen auch Ihr Darmmilieu in Ordnung, so dass Ihr Körper besser entschlacken kann.

SPINATSUPPE MIT KEFIR

■ Zutaten (für 2 Personen):

1 Zwiebel
50 g Butter
2 EL Mehl
1 l Wasser
2 Knoblauchzehen
Salz
Pfeffer
1 Pck. (400 Gramm) Tiefkühlspinat mit Sahne
1 TL Currypulver
200 g Kefir, Vollfettstufe

■ Die Zwiebel abziehen und in kleine Stücke zerhacken. Dann die Butter in einer Pfanne zerlaufen lassen, die Zwiebelstücke hinzufügen und das Mehl einrühren und kurz mitdämpfen. Mit dem Wasser ablöschen und alles gut verrühren.

Den Knoblauch abziehen und hineinpressen, mit Pfeffer und Salz würzen, acht Minuten lang köcheln lassen.

Den aufgetauten Spinat zugeben, kurz aufkochen, drei Minuten lang köcheln lassen. Curry in den Kefir streuen und die Mischung der Spinatsuppe beimischen.

Dazu schmecken Kartoffeln oder Vollkornbrot.

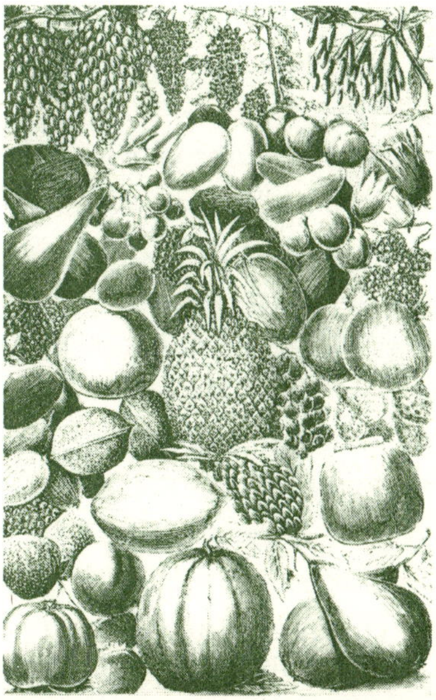

Sie möchten etwas für Ihre Augen tun? Essen Sie mehr Obst und Gemüse.

Die körpereigene Verwertung von Mineralien hängt von zahlreichen Faktoren ab. In wissenschaftlichen Studien konnte gezeigt werden, dass Kefir die Verwertung wichtiger Mineralien wie Zink, Kalzium und Eisen deutlich verbessert

SCHÖNE UND KRÄFTIGE ZÄHNE

Die Voraussetzungen für ein makelloses Gebiss

Die Veranlagung für widerstandsfähige Zähne und ein makelloses Lächeln wird uns in die Wiege gelegt. Trotzdem nützt die beste Erbmasse nichts, wenn die Zähne nicht richtig gepflegt werden.

Richtiges und gründliches Zähneputzen ist die wichtigste Voraussetzung für den Erhalt der Zahngesundheit. Wenn Sie sich unsicher sind, ob Ihre Bürste richtig für Sie ist und ob Sie sinnvoll putzen, können Sie sich von einer Fachfrau oder einem Fachmann für Zahnreinigung (Dentalhygieniker/-in) in die richtige Pflege einweisen lassen. Fragen Sie Ihren Zahnarzt danach.

Günstiges Erbgut

Die Neigung zu Kariesbefall und anderen Zahnerkrankungen ist zum Teil angeboren. Wer von Natur aus schief stehende Zähne oder Zahnleisten mit zahlreichen Winkeln und Kanten hat, in denen sich Essensreste festsetzen können, hat beispielsweise schlechte Karten für ein makelloses Gebiss. Auch die Härte des Zahnschmelzes sowie die Widerstandsfähigkeit des Zahnfleisches sind teilweise genetisch festgelegt.

Die richtige Zahnpflege

Wenn man den Sprüchen der Zahncremehersteller glaubt, müsste das Karies- und Parodontoseproblem eigentlich gelöst sein. Doch was da aus all den Tuben in bunten und grellen Farben auf unsere Bürsten quillt, vermag die in der Werbung erzeugten Hoffnungen nur bedingt erfüllen.
So glauben viele Konsumenten, dass die richtige Zahnpasta entscheidend zur Reinigung ihres Gebisses beitragen könne. Das ist aber gerade nicht der Fall, denn die Reinigung des Mundraums geht hauptsächlich von mechanischen Kräften aus, chemische spielen lediglich eine sekundäre Rolle. Mit anderen Worten: Wer seinen Zähne wirklich reinigen will, muss selbst dafür arbeiten. Er muss gewissenhaft und ausgie-

big (zweimal mindestens drei Minuten am Tag) putzen und am besten noch die Zahnzwischenräume mit Seide reinigen. Die in der Zahncreme enthaltenen Putzkörper können die mechanische Reinigungsprozedur leider lediglich unterstützen.

Zahnbürste und ungewachste Zahnseide genügen in der Regel zur täglichen Zahnpflege. Alle anderen Maßnahmen, wie zum Beispiel die Benutzung von Interdentalbürstchen, sollten Sie mit Ihrem Zahnarzt besprechen.

Die richtige Zahnbürste

Gute Zahnbürsten müssen nicht teuer sein, doch sie sollten die folgenden Kriterien erfüllen:

- Kleiner Bürstenkopf
- Zahnbogengerechter Griff
- Ein Borstenfeld mit geraden, eng stehenden und endgerundeten Borsten. Geben Sie mittelharten Borsten den Vorzug, denn weiche Borsten nutzen sich zu schnell ab, harte Borsten schädigen das Zahnfleisch.
- Die Zahnbürste muss bei regelmäßigem Gebrauch spätestens alle acht Wochen gewechselt werden. Einen zuverlässigen Anhalt geben so genannte Indikatorzahnbürsten, die den notwendigen Wechsel der Bürste durch einen Farbwechsel der Borsten anzeigen.
- Bewahren Sie Ihre Zahnbürste mit dem Bürstkopf nach oben an einem trockenen Ort auf. Feuchte Aufbewahrungsorte erhöhen die Überlebensdauer von schädlichen Mikroorganismen.

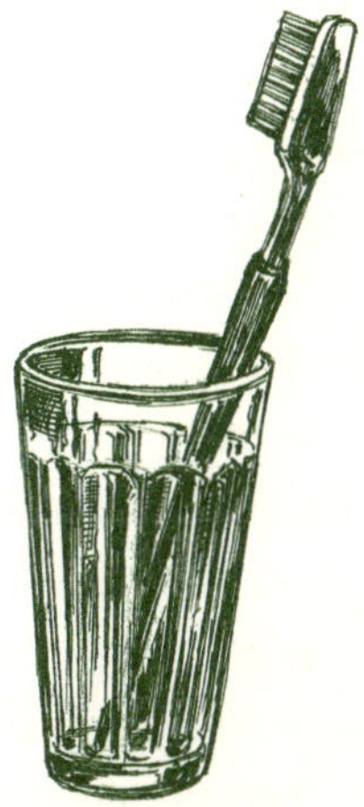

Achten Sie sorgfältig auf die Auswahl der richtigen Zahnbürste, und wechseln Sie sie vor allem regelmäßig.

Zahnseide

Zahnseide ist ein sehr wichtiges Mittel zur Unterstützung der Zahnpflege. Wer keine Zahnseide benutzt, lässt 40 Prozent der Gesamtzahnfläche ungeputzt.

Wählen Sie jedoch nur Produkte aus Polytetrafluorethylen (PTFE), denn sie hinterlassen bei der Zahnzwischenraumreinigung keine Wachsrückstände, außerdem fasern sie nicht und kommen problemlos auch in engere Zahnlücken hinein. Zahnseide sollte nicht häufiger als dreimal pro Woche zum Einsatz kommen, da es sonst zu Schäden am Zahnsaum kommen kann. Der beste Zeitpunkt für ihre Anwendung ist vor dem abendlichen Zähneputzen.

Das nehmen Ihre Zähne übel

- Fabrikzucker

Fabrikgefertigter Einfachzucker in Schokolade, Limonaden, Kuchen und anderen Süßspeisen ist für die Bakterien im Zahnbelag das ideale Nahrungsmittel. Die Mikroorganismen setzen bei der Zuckerverdauung ätzende Säuren frei, die den Zahnschmelz attackieren und für die typischen Kazieslöcher sorgen. Ferner beeinträchtigt der Fabrikzucker unseren Stoffwechsel; dadurch kommt es vor allem beim Wachstum der Zähne zu schweren und irreparablen Schädigungen.

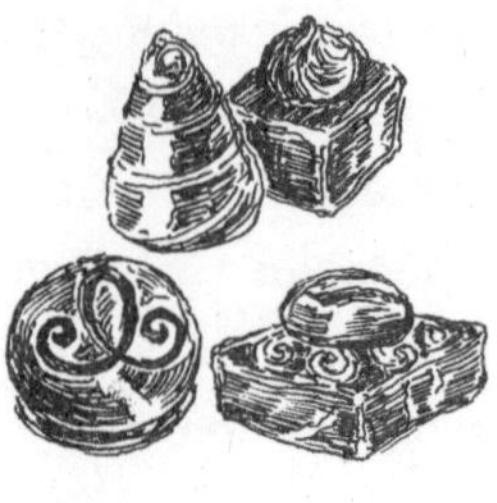

Leckere Pralinen sind leider Gift für unsere Zähne.

- Stress

Stress verringert in unserem Mund- und Rachenraum die Produktion von Speichel und anderen Substanzen, die unsere Zähne vor dem Angriff der Bakterien und ihrer Säuren schützen. So werden Sie bestimmt auch schon einmal gemerkt haben, wie trocken Ihr Mund werden kann, wenn Sie nervös und angespannt sind. Für die Kariesbakterien ist das genau das richtige Überlebensmilieu.

- Rauchen

Die Herstellung einer eigenen Zahnpasta ist nicht jedermanns Sache. Sie können aber auch einfach irgendeine handelsübliche Zahnpasta kurz vor dem Zähneputzen mit einem Tropfen Salbeiöl vermischen.

Das Rauchen von Zigaretten, Pfeifen oder Zigarren verstärkt die Bildung von Zahnstein und verschlechtert die Durchblutung des Zahnfleischs. Außerdem werden durch Nikotineinfluss weniger Speichel und andere zahnschützende Substanzen ausgeschüttet.

Der richtige Speiseplan für gesunde Zähne

- Essen Sie weniger zuckerreiche Speisen. Keine Lutscher, keine Bonbons, denn sie kleben viel zu lange an den Zähnen. Und wenn Sie doch einmal das Verlangen nach Süßem überkommt: Eine Tafel Schokolade auf einmal setzt Ihre Zähne weniger unter Zuckerbeschuss, als wenn Sie viele kleine Schoko-Snacks über den ganzen Tag verteilen. Und wenn es Schokolade sein muss, dann wählen Sie die dunkle Bitterschokolade – sie enthält deutlich weniger Zucker!
- Hände weg von zuckerhaltigen Getränken.
- Essen Sie mehr Käse! Eine Studie des Forsyth Instituts im amerikanischen Boston bestätigt nämlich, dass regelmäßiger

Käseverzehr vor Karies schützt. Demzufolge stimuliert das Milchprodukt den Speichelfluss, so dass der Zucker aus der Nahrung schneller vom Gebiss fortgespült wird. Außerdem hemmt er die Arbeit der kariesauslösenden Bakterien und versorgt den Menschen mit Mineralien zur Stabilisierung des Zahnschmelzes.

- Der Shittake-Pilz aus Japan erfreut sich einer wachsenden Fangemeinde. In zahnärztlichen Studien konnte seine karieshemmende Wirkung untermauert werden. Demzufolge liefert ein getrockneter Shiitake-Pilz (etwa fünf Gramm) eine ausreichende Dosis, um die Bildung von Zahnbelägen durch Bakterien zu hemmen. Seine Wirkung besteht darin, dass er die Bakterien hindert, sich am Zahnschmelz festzusetzen.
- Oolong enthält große Mengen des »Zahnschmelzminerals« Fluor. Außerdem konnten Wissenschaftler der Universität Osaka (Japan) zeigen, dass er die Entstehung von Zahnbelägen unterdrückt. Die Inhaltsstoffe des Tees blockieren die bakterielle Umwandlung von Nahrungszucker in Bestandteile des Zahnbelags.

Die Zubereitung: Einen Teelöffel Oolong mit einer Tasse (200 Milliliter) kochendem Wasser übergießen, fünf Minuten lang ziehen lassen, danach abseihen. Während des Trinkens sollte der Tee für eine Weile im Mund hin und her gepresst werden.

- Äpfel wirken ähnlich wie der Shiitake-Pilz. Essen Sie täglich mindestens einen Apfel mitsamt Schale! Am besten nach dem Mittagessen. Außerdem können Sie Äpfelscheiben in Ihr morgendliches Müsli hineinschneiden.

Amerikanische Wissenschaftler stellten fest, dass Zähneputzen mit trockener Bürste Zahnbeläge effektiver abrubbelt als die vertraute Nassreinigung mit Zahnpasta. Im Rahmen einer Studie hatten 126 Versuchspersonen sechs Monate lang ihre Zähne trocken gebürstet. Ergebnis: Ihr Gebiss wies um 67 Prozent weniger Zahnbeläge auf als das von Nassputzern, Zahnfleischbluten war um 50 Prozent zurückgegangen. Daher die Empfehlung: Erst eine Runde trocken bürsten, dann die gewohnte Reinigungstour mit Zahnpasta.

SALBEIZAHNPASTA FÜR GESUNDES ZAHNFLEISCH

■ Zutaten:

8 g Kieselsäure

5 g Veilchenpulver

5 ml Salbeiöl

■ Die Zutaten aus der Apotheke gut verrühren und in ein Marmeladenglas geben, verschließen und durchschütteln, und schon hat man genug Paste, um sich fünfzigmal guten Gewissens die Zähne putzen zu können.

EXTRA: BITTER MACHT SCHLANK

Mit Bitterstoffen gegen Übergewicht

»Was bitter dem Mund, ist dem Herzen gesund!« Das sagte schon unsere Großmutter. Eine alte Volksweisheit, die auch wissenschaftlich belegt ist, denn Bitterstoffe besitzen eine ganze Reihe von positiven Effekten auf den Organismus. Wissenschaftliche Studien bestätigen: Bitterstoffe steigern die Speichel- und Magensaftproduktion, was die Verdauung erleichtert, und sie aktivieren die Darmbewegungen, was zu mehr Stuhlgang führt. Außerdem regen sie Bauchspeicheldrüse und Leber an, nahrungsspaltende Enzyme und fettauflösende Gallensäure auszuschütten. Schließlich fördern sie den Appetit, erzeugen aber auch während des Essens ein Gefühl der Sättigung. Sie spielen also eine wichtige Rolle in der Kontrolle unseres Hungers – und damit auch in der Kontrolle unseres Körpergewichts sowie unserer Blutfett- und Blutzuckerwerte.
Prof. Karl Herrmann vom Institut für Lebensmittelchemie in Hannover betont die Wichtigkeit der Bitterstoffe für die menschliche Gesundheit gerade beim älteren Menschen: »Denn bei ihnen sind oft die Produktion von Speichel und Enzymen verringert und die Azidität (der Säuregehalt) des Magensafts vermindert, auch die Sekretionen von Bauchspeicheldrüse und Leber sind für eine normale Verdauung nicht optimal.« Bitterstoffe könnten diesen Entwicklungen wirkungsvoll entgegensteuern.

Süß ist in, bitter ist out

Gründe genug also, den Bitterstoffanteil im Speiseplan möglichst hoch zu halten. Doch die Realität sieht anders aus. Bittere Möhren und Erbsen schmecken dem auf Süß getrimmten Gaumen nicht mehr, und deswegen wurden neue Sorten mit reduziertem Bitterstoffgehalt gezüchtet: Der heute von vielen als bitter empfundene Chicorée ist nur noch ein milder Abklatsch im Vergleich zu den Bitternoten, die früher in ihm zu finden waren. Und die Tomate von heute schmeckt nicht viel bitterer als die Erdbeeren, die man zu Großmutters Zeiten aus dem Garten holte. Dieser Trend hat Folgen. Denn Zivilisationskrankheiten wie Übergewicht, Bluthochdruck, Arterienverkalkung und Zuckerkrankheit haben ihre Ursache auch darin, dass die Menschen mit ihrer Nahrung zu wenig Bitterstoffe aufnehmen. Damit haben sie einen der wichtigsten natürlichen Kontrolleure ihres Essverhaltens verloren.

Wieder Bitteres in den Alltag bringen

Es bleibt die Frage, wie man dem modernen Entbitterungsdrang in der eigenen Ernährung begegnen kann. Zunächst einmal sollte man sich von allem extrem Süßen und zu Salzigen verabschieden. Denn wer seinen Gaumen auf Nahrungsmittel wie Cola- und Limonadengetränke, bunte Jogurts und Gummibärchen sowie Salzstangen, Kartoffelchips, Fertiggerichte und Tütensuppen geeicht hat, kann einen bitteren Geschmack kaum noch ertragen.

Der Anfang der Umstellung ist gar nicht so schwer: Apfelschorle statt Limo, Jogurt mit frischen Früchten anstatt bunter Fertigjogurts, und zum Fernsehabend schmecken auch ungesalzene, frische Erdnüsse statt der üblichen Kartoffelchips und Salzstangen. Ist dieser Schritt geschafft, kann man dazu übergehen, langsam den Bitterstoffanteil auf dem Speisezettel zu erhöhen.

Mehr Bitteres in den normalen Essalltag einzubauen bedarf einiger Überlegungen.

Setzen Sie zum Beispiel auf die herben Nuancen des grünen Tees, der noch zahlreiche andere positive Effekte für die Gesundheit hat. Suchen Sie nach einer Sorte, die Ihnen wirklich schmeckt und die Sie täglich trinken möchten.

Unproblematisch ist auch der Einsatz bitterer Gewürze wie Beifuß, Kerbel, Majoran, Oregano, Salbei und Pomeranze beim Kochen – viele Rezepte lassen sich damit variieren.

Ab und zu ein kleines Gläschen Alkohol darf für die meisten von uns auch sein: Greifen Sie zu einem der bitteren roten Aperitifs aus Italien, die zudem wenig oder gar keinen Alkohol enthalten, oder zu einem bitteren Verdauungsschnaps mit vielen Kräutern.

Eine weitere Alternative besteht schließlich im Einsatz von Urbitter-Granulaten aus der Apotheke; sie eignen sich wunderbar dazu, uns wieder an diese fast vergessene Geschmacksnote zu gewöhnen.

In den Granulaten wurden einheimische und wild wachsende Heil- und Gemüsepflanzen wie Brennnessel, Löwenzahn und Wegwarte miteinander zu einem »Bitterstoff-Cocktail« kombiniert. Die Einnahme erfolgt teelöffelweise vor den Mahlzeiten.

Wichtig ist allerdings, dass der bittere Geschmack auch zur Geltung kommt. Also: Das Granulat richtig zerkauen und auf der Zunge zergehen lassen. Denn nur, wenn sie bitter schmecken, können Bitterstoffe auch ihre gesundheitlichen Vorzüge entfalten.

DER WEG ZUM WUNSCHGEWICHT

Abschied von den Diäten

Viele Diäten erküren bestimmte Nahrungsbestandteile und/oder Nahrungsmittel zu den Hauptfeinden des Idealgewichts. Bei den einen sind es Fette, bei anderen Kohlenhydrate, und radikale Vegetarier halten das Fleisch für den Grund aller Gewichtsprobleme.

Sport hemmt nicht nur den Appetit, sondern sorgt auch für den Aufbau von Muskulatur, die einen wesentlich höheren Kalorienbedarf besitzt als Fettmasse – auch wenn Sie schlafen. Wer also seine Muskeln trainiert, trainiert damit ein Gewebe, das allein für seinen Selbsterhalt schon viele Kalorien aus der Nahrung zieht. Ein ganz wichtiges, häufig aber vernachlässigtes Argument für den Sport im Rahmen einer Abmagerungskur.

Tatsache ist, dass alles dick machen kann, was Energie enthält. Freilich ist Fett am energiereichsten von allen Grundbestandteilen der Nahrung, doch prinzipiell können auch Kohlenhydrate und Eiweiße dick machen, wenn sie in ausreichend großen Mengen verzehrt werden.

Der größte Haken aller Diäten liegt jedoch darin, dass ihr Erfolg meist nicht von Dauer ist. Der Grund: Viele Abmagerungswillige kehren im Anschluss an eine erfolgreiche Diät wieder zu ihren alten Essgewohnheiten zurück.

Trainieren Sie Ihren Stoffwechsel!

Unser Körper hat sich im Laufe der Jahre auf ein bestimmtes Gewicht eingependelt. Unser ganzer Stoffwechsel ist auf dieses Stammgewicht X ausgerichtet. Wer einmal 100 Kilogramm wiegt, besitzt auch einen Stoffwechsel, der sich an die 100 Kilogramm als seine Richtgröße gewöhnt hat und der sich auch während und nach einer Diät dieser Richtgröße verpflichtet fühlt. Dies bedeutet konkret: Selbst wenn es uns gelänge, die Nahrungszufuhr von 3000 Kilokalorien auf 2200 Kilokalorien pro Tag zu senken, würde unser Stoffwechsel versuchen, auch aus dem geringeren Kalorienangebot noch genügend Material zum Beibehalten der 100 Kilogramm Körpergewicht herauszuziehen.

Die alleinige Reduktion der Kalorienzufuhr hat also keinen Sinn, wir müssen vielmehr unseren Stoffwechsel umprogrammieren. Und das gelingt letzten Endes nur über eine Veränderung der Nahrungsqualität, die Menge der Kalorien spielt dabei eine sekundäre Rolle.

Ziel des Stoffwechseltrainings ist es, von der zugeführten Nahrung so wenig wie möglich in Depotfett abzuspeichern. Eine dominierende Rolle bei diesem Training spielen die Vitamine der B-Gruppe, die Aminosäure Carnitin sowie die Mineralien Chrom, Jod, Magnesium, Kupfer, Mangan und Selen.

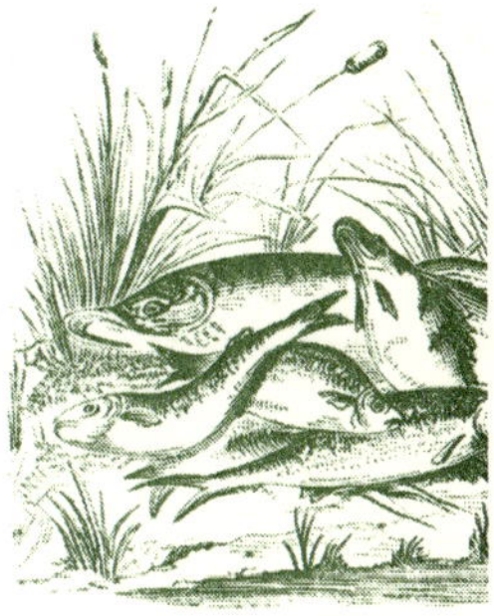

Wenn Sie es noch nicht wussten: Fisch macht schlank!

Der richtige Speiseplan für das Stoffwechseltraining

- Essen Sie zum Frühstück regelmäßig Vollkornbackwaren, denn die enthalten viele B-Vitamine, Chrom, Magnesium, Mangan und Selen.
- In den Mittelmeerländern weiß man es schon längst: Lamm- und Hammelfleisch machen weniger dick als andere Fleischsorten. Sie enthalten viel Carnitin. Diese Aminosäure fördert den Fettstoffwechsel. Versuchen Sie daher, einen Teil Ihres Schweine- und Rindfleischkonsums durch Hammel- und Lammprodukte zu ersetzen.
- Ebenfalls aus dem Mittelmeerraum stammt die Erkenntnis: Fisch macht schlank. Denn er enthält neben dem Stoffwechselantreiber Jod hochwertige Proteine, die das Hungergefühl bremsen. Also: Mindestens einmal pro Woche sollte Fisch auf den Tisch kommen.
- Essen Sie mehrmals pro Woche ein paar Sonnenblumenkerne, Sesamsamen oder Nüsse. Nüsse und Samen enthalten ungesättigte Fettsäuren, die zahlreiche Funktionen unseres Körpers aktiv unterstützen.

Sicherlich ist dieser Spruch aus dem Munde von übergewichtigen Freunden oder Bekannten nichts Neues für Sie: »Ich esse nur wie ein Spatz, trotzdem nehme ich zu!« Aber wussten Sie eigentlich schon, dass ein Spatz täglich das Mehrfache seines Körpergewichts zu sich nimmt?

Die Feinde eines schnellen Stoffwechsels

Folgende Nahrungsmittel machen Ihren Stoffwechsel träge:

- Fleisch- und Wurstwaren
- Konservengemüse wegen seines niedrigen Vitamingehalts
- Abführmittel
- Östrogenbetonte Anti-Baby-Pillen

Kampf dem Appetit

Ein weiterer Hauptfeind aller Abnahmebemühungen ist unser Hunger beziehungsweise unser Appetit. Denn er bleibt häufig auch dann noch bestehen, wenn biologisch gar keine Notwendigkeit zur Nahrungsaufnahme mehr besteht. Man denke nur an den berüchtigten Nachtisch, der »irgendwie immer noch reingeht«. Appetit ist ein sehr komplexes Phänomen, und als solches ist er außerordentlich heimtückisch. Doch man kann ihn überlisten.

Appetitzügler 1: Ein mäßig gefüllter Magen

Besonders zu den Mittagszeiten wird häufig viel zu umfangreich und zu schwer gegessen, so dass die Magenwände gedehnt werden. Dadurch wird das Magenvolumen erweitert, und es wird immer schwieriger, den Magen zu füllen. Die Folge: Der Betroffene muss noch mehr essen, um sich satt zu fühlen. Ein Teufelskreis, den man jedoch durchbrechen kann, indem man anstelle der üblichen zwei bis drei größeren Mahlzeiten fünf kleinere über den Tag verteilt zu sich nimmt.

Appetitzügler 2: Ein stabiler Blutzuckerspiegel

Noch wichtiger als die Signale aus den Magenwänden sind für unser Hungerzentrum im Gehirn jene Informationen, die direkt aus dem Blut zu ihm kommen. Besonders sensibel werden Veränderungen im Blutzuckerspiegel registriert, denn Blutzucker ist unser wichtigster Energielieferant; er ist für unser aktuelles Leistungsvermögen von zentraler Bedeutung. Zuckerbomben wie Schokolade und Kuchen eignen sich denkbar schlecht dazu, den Blutzuckerspiegel stabil zu halten, denn sie enthalten im Wesentlichen Einfachzucker, die nur kurzfristig zur Anhebung des Blutzuckerspiegels beitragen. Eine längerfristig konstante Höhe des Blutzuckerspiegels erzielt hingegen Mehrfachzucker, wie er etwa in Kartoffeln, Vollkornbrot, Müsli und Vollkornnudeln in großen Mengen enthalten ist. Er kann vom Körper nur langsam aufgenommen werden und gelangt dementsprechend in gemäßigter Dosierung ins Blut.

Der Blutzuckerspiegel steigt allmählich auf ein hohes, relativ stabiles Niveau – und das ist genau das, was unser Appetitzentrum im Gehirn zufrieden stellt und uns ein wohltuendes Gefühl von Sattheit erleben lässt.

Appetitzügler 3: Regelmäßige Bewegung

Regelmäßige Bewegung reduziert den Appetit schon allein dadurch, dass sich die Körpertemperatur erhöht und höhere Temperaturen auf unser Appetitzentrum im Gehirn ein hemmendes Signal aussenden. Wobei schon unsere Großmutter wusste, dass man dazu nicht unbedingt einen Marathonlauf benötigt. Schon ein flotter Spaziergang von einer halben Stunde täglich reicht vollkommen aus, um unseren Appetit zu bändigen.

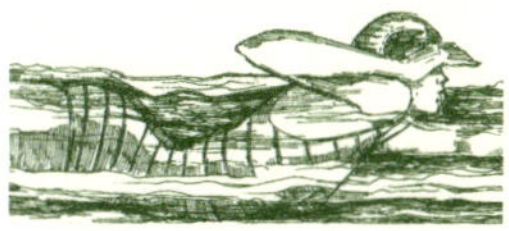

Regelmäßig ein bisschen Sport zügelt unseren Appetit.

Appetitzügler 4: Hochwertige Eiweiße

Immer wieder hört man, dass wir ohne Schweine- und Rindfleisch unmöglich satt werden könnten. Das ist ein Irrtum! Denn gerade die Fettsäuren aus Fleisch und Wurst tragen viel weniger zur Sättigung bei als etwa hochwertige Proteine. Ideale Sattmacher sind daher Käse, Eier, Fisch und eiweißhaltige Gemüseprodukte wie Erbsen, Bohnen und Soja.
Ein Stückchen Käse eignet sich zum Abschluss einer opulenten Mahlzeit besser als ein süßer Nachtisch aus Pudding. Denn Käse bietet wirklich einen rundum gelungenen Abschluss, während die Einfachzucker und versteckten Fette des süßen Nachtischs schon wenige Minuten später wieder neuen Appetit entstehen lassen.

Wie viele Abmagerungswillige kochen und essen nur noch nach einer Kalorientabelle? Das ist sinnlos, denn die Tabellen erfassen erstens nur einen Teil der gesamten Energiezufuhr – die vielen Kleinigkeiten zwischendurch wie Bonbons, Limonaden und dergleichen werden meistens nicht berücksichtigt – und zweitens gibt es keine Angaben über die Qualität der Nahrung.

Appetitzügler 5: Gründliches Kauen

Das Hungergefühl wird auch durch den Akt des Essens selbst beeinflusst. Schlucken, Einspeicheln und Kauen senden hemmende Signale an unser Hungerzentrum im Gehirn und tragen dadurch viel zur Sättigung bei. Für die tägliche Praxis heißt das: Bei den Mahlzeiten nicht schlingen, sondern gewissenhaft kauen und schlucken!
Zum gründlichen Kauen kann man sich durch die Auswahl der Nahrung zwingen. So müssen beispielsweise Nahrungsmittel, die einen hohen Anteil an Zellulosefasern (Ballaststoffen) haben, recht lange zerkaut werden. Hülsenfrüchte gehören dazu, aber auch Vollkornprodukte sowie Nüsse und Samen.

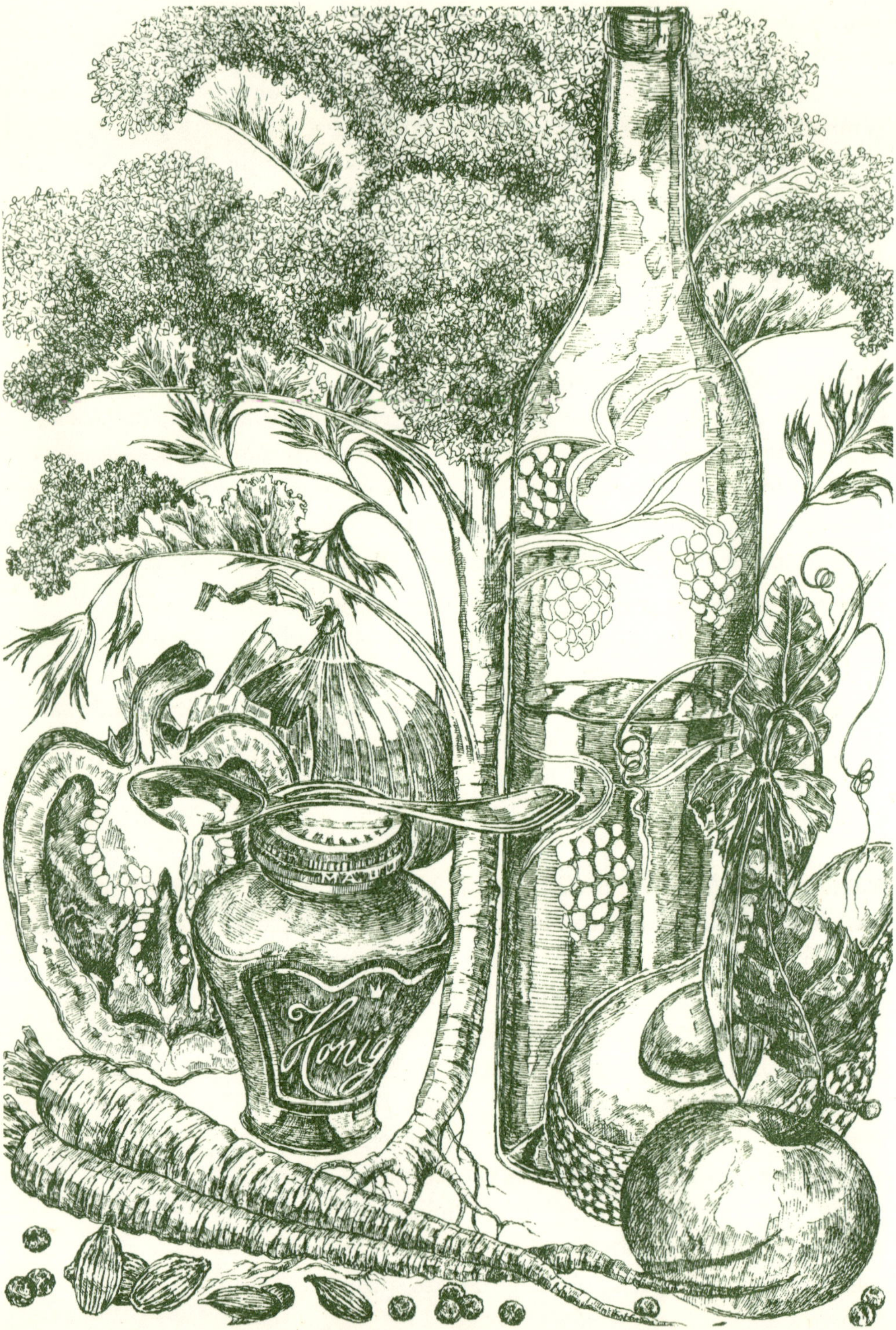
Honig

DIE 20 GESÜNDESTEN NAHRUNGSMITTEL

Dass Obst und Gemüse gesund sind und einen Großteil unserer Nahrung ausmachen sollten, ist natürlich nichts wirklich Neues.
Es gibt aber eine ganze Reihe von ganz gewöhnlichen Lebensmitteln, die auf Grund ihrer besonderen Zusammensetzung viele positive Auswirkungen auf unsere Widerstandsfähigkeit gegen bestimmte Krankheiten und auf unsere Abwehrkräfte haben.
Die 20 wichtigsten dieser Nahrungsmittel – von A wie Apfel bis Z wie Zwiebel – finden Sie in diesem Kapitel.

APFEL

Aus den Nilgärten Ramses II.

Äpfel werden seit über 4000 Jahren geerntet. Sie kamen aus Kleinasien und Ägypten – den Nilgärten Ramses II. – nach Europa.

Heute existieren in Deutschland schätzungsweise 16 Millionen Apfelbäume, rund 35 Kilogramm Äpfel verzehrt jeder Bundesbürger pro Jahr. Damit nimmt der Apfel eine absolute Spitzenstellung unter den Obstsorten ein.

Etwa 60 Prozent des in Deutschland verzehrten Kernobstes stammen aus einheimischem Anbau.

Der hohe Pektingehalt des Apfels macht ihn zu einem idealen Heilmittel bei Durchfallerkrankungen. In früheren Jahren setzten ihn Ärzte noch erfolgreich zur Behandlung der gefährlichen Amöbenruhr ein.

Wichtige Wirkstoffe

Hauptwirkstoffe des Apfels sind die Pektine. Sie sorgen für eine Verdickung des Darminhalts, der dadurch den Darm allerdings nicht langsamer, sondern sogar schneller passiert. Dadurch gelangen weniger Fette aus dem Darm in den Körper – Äpfel gelten als wirkungsvolle Cholesterinsenker. Außerdem hemmen die Apfelpektine das Wachstum von Kariesbakterien.

Die richtige Zubereitung

Äpfel besitzen die meisten Biostoffe, wenn man sie roh und mitsamt der Schale isst. Allerdings sitzen genau dort auch die meisten Schadstoffe und Allergene.

Großmutters Tipp: Äpfel aus biologischem Anbau schützen vor vielen Schadstoffen, jedoch nicht vor allen Allergenen. Allergiker sollten also grundsätzlich jeden Apfel schälen.

Die wichtigsten einheimischen Apfelsorten

Am allergesündesten ist es natürlich, wenn Sie Äpfel aus einheimischem Anbau bevorzugen, möglichst sogar aus Ihrer Region. Diese haben keine langen Transportwege oder Lagerzeiten hinter sich und sind in der Regel weniger belastet als Ware, die eine lange Reise hinter sich hat.

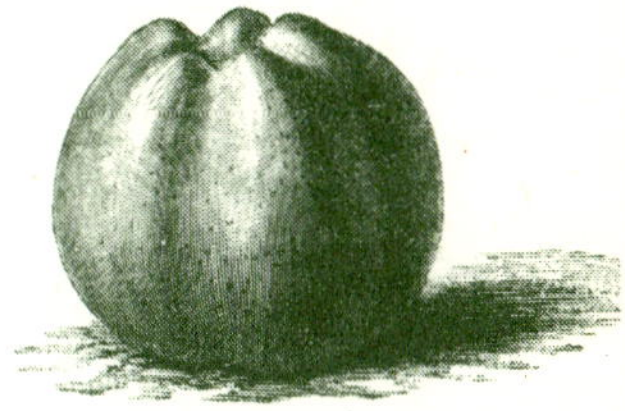

Äpfel direkt vom Erzeuger sind in der Regel frischer und weniger mit Schutzmitteln behandelt.

- Cox Orange

Seine Früchte besitzen ein saftiges Fleisch mit feinwürzigem, süßsäuerlichem Geschmack. Erntemonat ist der Oktober, die Früchte halten sich bis zum Februar.

- Discovery

Die Früchte haben eine rötliche Farbe auf grünem Untergrund. Das Fruchtfleisch schmeckt feinsäuerlich, die Genussreife beginnt schon im August.

- Geheimrat Oldenburg

Dieses Tafelobst reift ab Ende September. Es schmeckt recht würzig.

- Golden Delicious

Der Apfel beeindruckt durch sein Weinaroma, sein Fleisch ist jedoch eher mürbe. Die Erntezeit fällt auf den Spätherbst, gegessen werden kann er frühestens im Januar. Golden Delicious sind ein gutes Lagerobst, sie halten sich bis in den April.

- Goldparmäne

Goldparmänen sind sehr schmackhaft und knackig, sie können bis Februar gelagert werden. Die Erntezeit liegt zwischen September und Mitte Oktober, die Früchte sind allerdings erst im November genussreif.

Wenn Sie ein wenig Platz im Garten oder auf der Terrasse haben, können Sie einen kleinen Apfelbaum pflanzen. Es gibt inzwischen Sorten, die auf kleinen Stämmen veredelt sind und überall hinpassen – auch in einen Topf. So können Sie jeden Herbst Ihre Lieblingssorte ernten.

- Gravensteiner

Seine Früchte schmecken würzig und süßsauer. Die Ernte beginnt Mitte August und endet im Oktober.

- James Grieve

Seine Reifezeit liegt zwischen September und Anfang November. Die Früchte sind schön gezeichnet, ihr Fleisch ist saftig und schmeckt würzig und ein wenig sauer.

- Jonagold

Sein Geschmack ist feinsäuerlich süß. Jonagold ist ein gutes Lagerobst, die Äpfel sind bis in den März hinein haltbar.

- Kaiser Wilhelm

Kaiser Wilhelm gehört zu den alten Apfelsorten. Sein Fleisch ist fest und von würzigem Geschmack. Erntemonat ist Oktober, haltbar ist er bis zum März.

Kaufen Sie Ihre Äpfel nicht nur nach dem Aussehen! Gerade knackig-farbige Äpfel, die sehr groß sind, sollten Sie skeptisch machen. Am besten, Sie kaufen direkt beim kontrolliert-ökologischen Anbaubetrieb.

- Ontario

Dieser Apfel hat einen mild-aromatischen Geschmack und einen überdurchschnittlich hohen Gehalt an Vitamin C. Er wird erst spät geerntet, ab Ende Oktober. Ontario hält sich bis in den April, kann aber erst zum Januar verzehrt werden.

- Roter Boskop

Boskop wird im Oktober geerntet und ab Dezember gegessen. Das gute Lagerobst hält sich bis in den April.

- Weißer Klarapfel

Die Frucht schmeckt säuerlich und wird schnell mehlig, eignet sich aber vortrefflich zur Zubereitung von Apfelmus. Die Ernte beginnt im Juli, die geernteten Früchte sind leider überhaupt nicht lagerfähig.

Ökologisch einkaufen

Kaufen Sie Ihre Äpfel im konventionellen Handel? Das sollten Sie sich vielleicht noch einmal überlegen. Der Grund: Diese Äpfel haben in der Regel eine ausgiebige chemische Behandlung hinter sich, wenn sie auf unseren Tisch kommen. Besser also, Sie kaufen Ihre Äpfel gleich aus kontrolliert-ökologischem Anbau. Die sind dann vielleicht etwas kleiner als die üblichen Äpfel, dafür aber gesünder.

Viele alte Apfelsorten sind vom Aussterben bedroht. Wenn Sie Platz in Ihrem Garten haben, können Sie einen Beitrag zur Artenvielfalt leisten, wenn Sie eine solche Sorte anpflanzen.

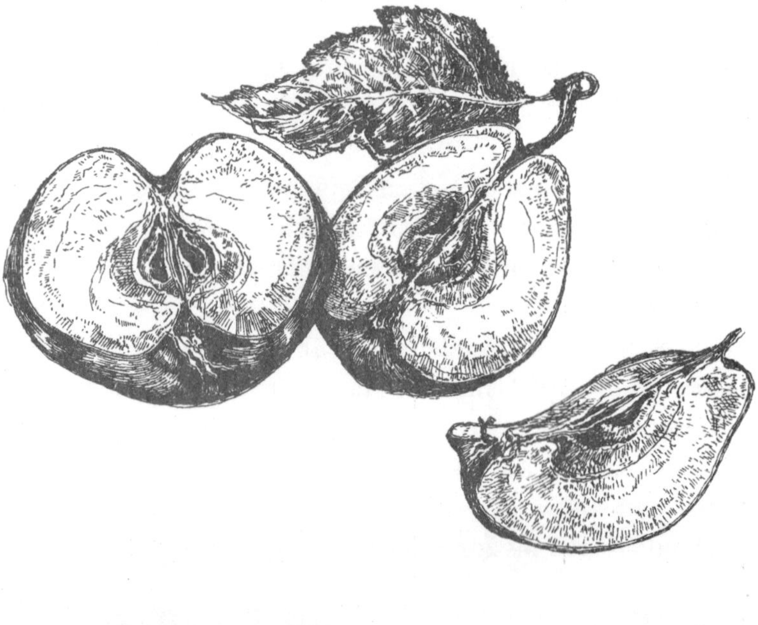

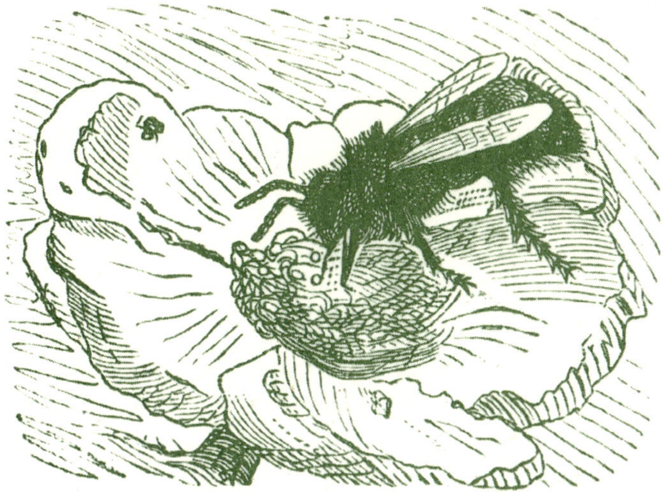

Gesunder Honig und leckere Äpfel passen gut zusammen.

HILDEGARDS HABERMUS

■ Zutaten (für 2 Personen):

200 g Dinkelschrot

500 ml Wasser

1 TL Honig

Je 1 Msp. Galgant und Zimt

1 Apfel

1 TL gehackte süße Mandeln

Saft von $^1/_2$ Zitrone

■ Dinkelschrot in das Wasser einrühren und unter ständigem Rühren zum Kochen bringen. Den Honig und die Gewürze zugeben und weiter köcheln lassen. Währenddessen den Apfel entkernen und in kleine Stücke schneiden.

Nachdem die Dinkelmasse fünf Minuten geköchelt hat, die Apfelstücke hinzugeben und noch einmal fünf Minuten weiterkochen. Schließlich die Mandeln über das Mus streuen und den Zitronensaft darüber gießen.

Dieses Rezept aus der Küche der heiligen Hildegard ist besonders reich an Ballaststoffen, die den Cholesterinwert senken und die Darmfunktion mobilisieren.

Achtung: Dieses Gericht entwässert. Sie sollten also dazu möglichst viel trinken, am besten eine Mischung aus drei Teilen Mineralwasser und einem Teil Fruchtsaft.

Immer wieder kommen Schlankheitsmittel mit Apfelpektinen auf den Markt. Sie sind meistens stark überteuert, haben allerdings den Vorteil, dass man weniger Zeit braucht, um durch ihren Verzehr auf eine ordentliche Portion Pektine zu kommen. An biologisch aktiven Inhaltsstoffen haben sie allerdings gegenüber dem Original nichts zu bieten.

AVOCADO

Geschenk der Azteken

Der spanische Eroberer Hernan Cortes (1485 bis 1547) bekam die Avocadobirne von den Azteken geschenkt und brachte sie nach Europa. Im Unterschied zu manch anderen amerikanischen Früchten vermochte sie jedoch in Europa erst spät Fuß zu fassen.
Die Hauptanbaugebiete liegen heute in den USA, Indien, Ozeanien und Israel.

Wichtige Wirkstoffe

Reife Avocadofrüchte lassen sich im Gemüsefach des Kühlschranks etwa drei bis vier Tage aufbewahren. Zum Einfrieren eignen sich Avocados nicht.

- Lebenswichtige Fettsäuren

Die Avocado enthält essenzielle (lebenswichtige) Fettsäuren, auf deren Zufuhr durch die Nahrung unser Körper unbedingt angewiesen ist. Sie spielen eine wichtige Rolle bei der Prävention von Herz-Kreislauf-Erkrankungen und prämenstruellen Beschwerden.
Eine Portion Avocado (200 Gramm) deckt bereits den gesamten Tagesbedarf an Linolsäure, einem der zentralen Bestandteile des Fettsäureprofils.

- Kalium

100 Gramm Avocadofleisch enthalten 500 Milligramm Kalium, die Frucht gehört damit zu den Spitzenreitern hinsichtlich des Kaliumgehalts. Das Mineral ist entscheidend für unseren Wasserhaushalt, als Bestandteil der »Natrium-Kalium-Pumpe« ist es unentbehrlich für die Arbeit unserer Muskeln.

- Für die Schönheit

Von großer Bedeutung ist die Wirkung der Avocado auf den Teint und die Gesundheit der Haut. Ihr hoher Biotingehalt verbessert die Hautstruktur und sorgt für einen rosig-gesunden Teint. Auch Fingernägel und Haare gewinnen durch die Inhaltsstoffe der Avocado an Stabilität.

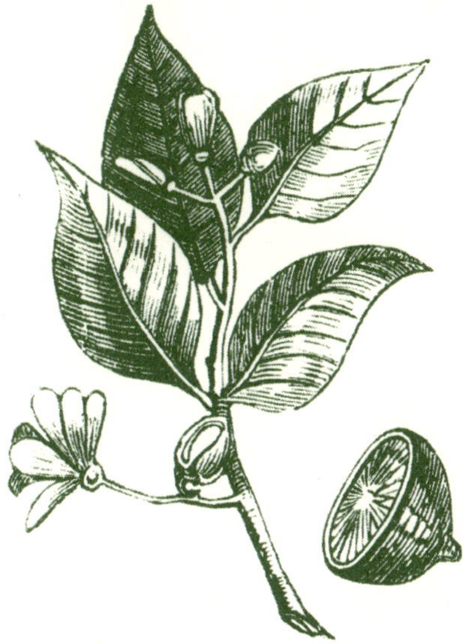

Avocados einkaufen

Die Früchte sollten keine Flecken haben und nicht beschädigt sein. Eine gerunzelte Oberfläche kann allerdings bei bestimmten Sorten durchaus üblich sein. Am besten nehmen Sie Früchte, deren Fleisch bereits weich ist, sich aber noch nicht allzu sehr eindrücken lässt.

Richtig zubereiten

Die Avocado kann ähnlich ausgelöffelt werden wie eine Kiwi. Sie sollte allerdings der Länge nach aufgeschnitten werden, um vorher den Kern entfernen zu können. Als besondere Note träufeln Sie etwas Zitronensaft darüber, und streuen Sie ein paar Salatkräuter auf das Fruchtfleisch.

Zitronensaft verhindert, dass sich geöffnete oder geschälte Avocados hässlich verfärben.

Wenn die Avocado noch nicht zu weich ist, können Sie die Frucht auch vierteln und den Kern entfernen; die Schale lässt sich ganz leicht von den Spalten abziehen.

AVOCADOSALAT

■ Zutaten (für 4 Personen):

2 weiche Avocados
1 große rote Paprika
1 Zwiebel
2 Knoblauchzehen
1 EL Zitronensaft
3 EL Olivenöl
Salz
Pfeffer

■ Die Avocados vierteln, die Kerne herauslösen und schälen, das Fruchtfleisch zu Würfeln schneiden. Die Paprika waschen, putzen und in dünne Streifen schneiden. Zwiebel abziehen und fein hacken. Avocados, Paprika und Zwiebeln miteinander vermischen.

Für das Salatdressing die Knoblauchzehen abziehen. Den Zitronensaft mit dem Öl verrühren, den Knoblauch dazupressen. Schließlich das Dressing über den Salat gießen.

Pürieren Sie zuerst das Fruchtfleisch einer geschälten Avocado. Mischen Sie frischen Zitronensaft, Salatkräuter, ein paar Zwiebelstückchen und eine gepresste Knoblauchzehe darunter. Der Brotaufstrich hält sich im Kühlschrank drei bis vier Tage lang.

BASILIKUM

Kraut der Könige

Basilikum verdankt seinen Namen dem griechischen Wort »basileus« = »König«. Er ist also das »Kraut der Könige«. Nichtsdestotrotz ist seine ursprüngliche Heimat wahrscheinlich Indien, es spielt daher in der Ayurveda-Lehre eine nicht unerhebliche Rolle.

Kaum ein Gericht, für das Basilikum nicht geeignet wäre: Fisch, Geflügel, Fleisch, Kräuterbutter, Jogurt, Quark, Rohkost, Gemüse und Sauerkonserven. Es wird gerne mit anderen Gewürzen kombiniert, wobei es durchaus die Rolle eines »Scharfmachers« übernehmen und dadurch so manches Pfefferkorn überflüssig machen kann.

In Deutschland werden mittlerweile vier Sorten Basilikum gezüchtet, die sich wohl in ihrer Blattgröße, weniger aber in ihrem Wirkstoffprofil und Geschmack unterscheiden. Es kann auf der Terrasse oder dem Balkon problemlos selbst angebaut werden.

Wichtige Wirkstoffe

- Ätherische Öle

Basilikum enthält ätherisches Öl mit Estragol und Linalool als Hautwirkstoffe. Sie wirken in hohem Maße antibiotisch. Darüber hinaus helfen sie bei Verkrampfungen im Unterleib infolge von Menstruationsbeschwerden oder Verdauungsproblemen. Die positiven Wirkungen auf den Darmtrakt werden durch die Gerbstoffe von Basilikum noch weiter verstärkt.

- Eisen und Kalzium

Mit 7,3 Milligramm auf 100 Gramm gehört Basilikum zu den Eisenlieferanten der ersten Qualität. Mit seinem hohen Kalziumanteil spielt er eine wichtige Rolle in der Diät von Osteoporosekranken. Kinder mit starken Schüben im Knochenwachstum sollten das gesunde und schmackhafte Kraut am besten täglich auf ihrem Speiseplan haben.

Richtig einkaufen und lagern

Basilikum schmeckt am besten frisch, die getrocknete Ware besitzt in der Regel nur noch wenig Würzkraft. Kaufen Sie das

Kraut erst am Tag der Verwendung, denn es verliert beim Lagern rasch an Aroma.
Noch besser ist ein kleines Basilikumtöpfchen auf der Fensterbank, von dem die frischen Blätter nach Bedarf abgezupft werden können.

Dazu passt Basilikum

Wenn man Basilikum zwischen den Fingern zerreibt, entfaltet es zunächst ein Melissenaroma, später riecht es eher nach Gewürznelken.
Sein ausgeprägter Geschmack ist pfeffrig-kühl, leicht scharf und säuerlich. Verantwortlich für diese breite Aroma- und Geschmackspalette sind die ätherischen Öle der Pflanze, die das Basilikum beinahe zu einem Allzweckgewürz in der Küche machen.
Zerzupfen Sie die frischen Blättchen kurz vor dem Servieren des Gerichts, und streuen Sie sie einfach die Speisen.

Basilikum ist ein Universalgewürz, es kann für fast jedes Gericht verwendet werden. Dennoch wird es viel zu wenig eingesetzt. Die fleißigsten Basilikumköche findet man in Italien und Griechenland.

SOMMERNACHTSSUPPE

■ Zutaten (für 4 Personen):

1 l Fleischbrühe
3 Karotten
2 Lauchstangen
3 Kartoffeln
400 g Bohnen (TK)
1 EL gehackter Dill
2 EL gehackte Basilikumblätter
Salz
Pfeffer

■ Die Fleischbrühe in einem großen Topf zum Kochen bringen.
Die Karotten schaben und in Streifen schneiden, das Grüne von den Lauchstangen entfernen, die weißen Teile sorgfältig waschen und in Ringe schneiden, Kartoffeln schälen und in Scheiben schneiden. Alle Zutaten mit den Tiefkühlbohnen in die Suppe geben und auf schwacher Flamme etwa 15 Minuten lang garen. Anschließend mit den Kräutern und den Gewürzen kräftig abschmecken.

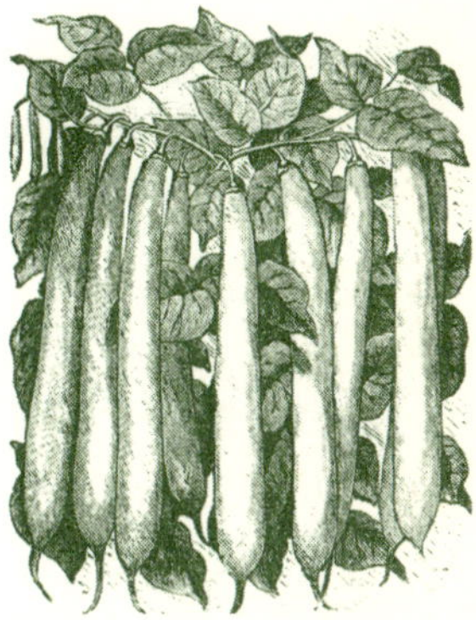

Bohnen und Basilikum passen gut zusammen.

ERBSEN

Ungeklärte Herkunft

Die Herkunft der Erbse ist bis heute nicht geklärt. Möglich, dass sie aus dem Mittelmeerraum stammt, möglich aber auch, dass sie von China über Indien zu uns nach Europa gekommen ist. Die ersten Aufzeichnungen zu Erbsengerichten finden sich in Europa seit dem 12. Jahrhundert.

Die kugelrunde Erbse – Inbegriff für vollendete Form und Kraft – galt lange Zeit als Fruchtbarkeitssymbol. Heute zählt sie zum Standardgemüse, sie wird praktisch das ganze Jahr über tiefgekühlt angeboten. Frische Erbsen zählen zum ersten Frischgemüse des Frühjahrs.

Tiefkühlerbsen eignen sich hervorragend als Kältepackung. Schütten Sie sie in einen Beutel von passender Größe, umwickeln Sie sie mit einem Tuch, und legen Sie sie auf die schmerzende Körperstelle. Durch die kleinen Erbsen passt sich die Packung gut an die Form des betreffenden Körperteils an.

Wichtige Inhaltsstoffe

- Eiweiß

Erbsen brillieren mit einem Eiweißprofil, das dem Bedarf des Menschen sehr entgegenkommt. Sie eignen sich also gut als Fleischersatz.

- Eisen und Kupfer

Die Erbse gehört mit 1,8 Milligramm Eisen auf 100 Gramm zu den wichtigen Lieferanten des blutbildenden Metalls.

Wichtig ist auch, dass die Erbse über viel Kupfer verfügt, das im Organismus für die Mobilisierung des Eisens sorgt.

- Saponine

Wie alle Hülsenfrüchte enthalten auch Erbsen große Mengen an Saponinen. Diese Stoffgruppe wird von uns nur in geringem Maße aufgenommen, somit beschränken sich ihre Wirkungen vornehmlich auf den Magen-Darm-Trakt.

Dort wirken sie in geringer Intensität immunstärkend, antibiotisch (vor allem auf Pilze) und entzündungshemmend, darüber hinaus senken Saponine den Cholesterinspiegel und verringern damit das Risiko, an Arterienverkalkung (Arteriosklerose) zu erkranken.

Viele Purine

100 Gramm grüne Erbsen enthalten 28 Milligramm Purine, die ein wichtiger Faktor im Harnsäurestoffwechsel sind. Der tatsächliche Einfluss von Erbsen auf den Harnsäurespiegel des Menschen ist jedoch erheblich geringer als der von Fleisch, in dem sich neben Purinen auch noch Substanzen befinden, die das Ausscheiden der Harnsäure aus dem Körper blockieren.

Außerdem enthalten Erbsen große Mengen an Molybdän, das als Bestandteil des Enzyms Xanthinoxidase höhere Harnsäurewerte im Blut verhindert. Für gesunde Menschen sind Erbsen daher kein Problem.

Gichtkranke oder Gichtgefährdete, in deren Familien gehäuft Gichtfälle aufgetreten sind, sollten Erbsen jedoch nur gelegentlich auf den Speiseplan setzen.

Erbsen enthalten wie alle Hülsenfrüchte reichlich Purine. Bei Gichtkranken oder -anfälligen dürfen sie also leider nur selten auf dem Speisezettel stehen.

Einkauf und Lagerung

- Frische Erbsen

Die besten frischen Erbsen gibt es im Frühsommer direkt beim Erzeuger, sie sind nur kurz – etwa zwei Tage lang – im Kühlschrank haltbar. Wenn Sie gern Erbsen essen und einen Garten Ihr eigen nennen, sollten Sie selbst welche anbauen. Das geht ganz problemlos. Das früh freiwerdende Beet kann danach zum Beispiel mit Salat bepflanzt werden.

- Tiefkühlerbsen

Die kugelrunden Gesellen aus der Tiefkühltruhe enthalten fast so viele Biostoffe wie die Frischware. Sie sollten nur kurz auf kleiner Flamme gedünstet, keinesfalls über längere Zeit gekocht werden.

- Konservenerbsen

Erbsen aus der Konserve enthalten weniger Biostoffe als getrocknete oder tiefgefrorene Früchte, vor allem ihre Anteile an Kalium, Zink, Kupfer und B-Vitaminen sind stark reduziert, dafür ist ihr Gehalt an Kochsalz stark erhöht. Dennoch können sie eine ebenso schmackhafte wie gesunde Beimischung zu Salaten sein, vor allem in Kombination mit Linsen, Mais und eingemachtem Sellerie.

Im frühen Frühjahr sind Erbsen mit das erste Frischgemüse, das auf den Markt kommt. Auch wenn das Pulen ein bisschen Arbeit macht – geschmacklich sind frische Erbsen unübertroffen. Sie schmecken sogar roh.

Trockenerbsen

Der Wassergehalt der Trockenerbsen ist von ursprünglichen 75 Prozent auf durchschnittlich 12 Prozent reduziert. Sie sind dadurch relativ lange – bis zu einem Jahr – haltbar, doch ist auch ihr Gehalt an B-Vitaminen deutlich verringert, weil sie im Handel meistens viel Licht abbekommen haben. Getrocknete Erbsen werden vor dem Kochen zehn bis zwölf Stunden lang eingeweicht. Nehmen Sie das Einweichwasser auch gleich zum Kochen, weil darin zahlreiche Biostoffe gelöst sind.

Die richtige Zubereitung

Erbsen sind in der Küche vielfältig einsetzbar. Als alt bewährtes Nahrungsmittel existieren für sie keine exakten Dosierungsvorschriften. Sie müssen jedoch in jedem Fall gekocht werden.

Junge Erbsen frisch aus der Schote können Sie auch roh essen. Aber bitte nicht zu viele, sonst schlägt Ihnen das süße Gemüse auf den Magen.

Es sollte Sie nicht wundern, dass die 20 gesündesten Nahrungsmittel alle aus dem pflanzlichen Bereich kommen: Pflanzliche Nahrung ist für den Menschen sehr wichtig. Trotzdem essen die meisten viel zu wenig davon.

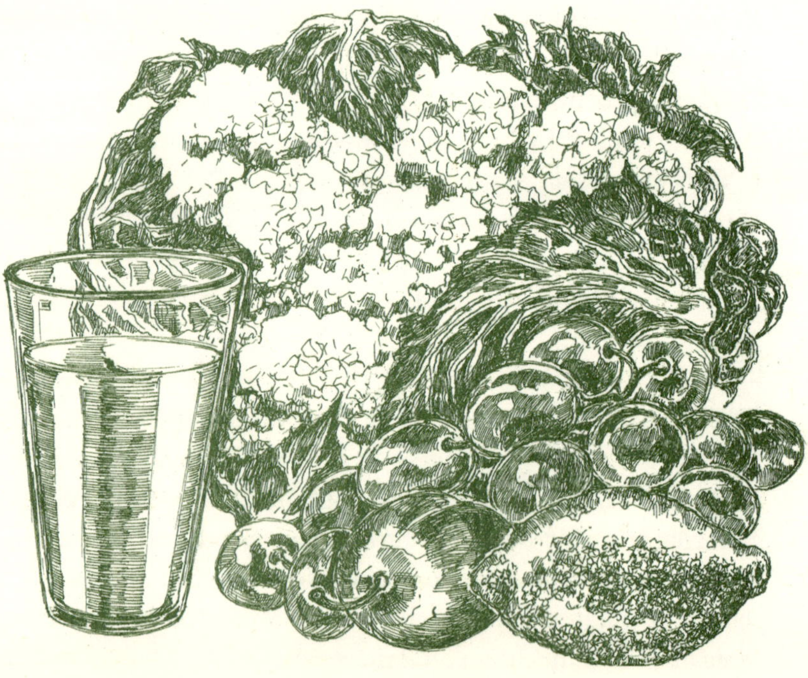

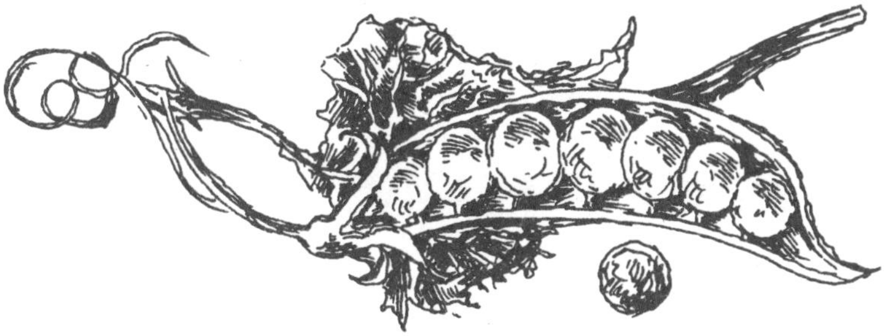

Haben Sie schon einmal Zuckerschoten probiert? Bei dieser Erbsensorte sind die Schoten so zart und die Erbsen so fein, dass sie im Ganzen gegart werden. Eine wundervolle und gesunde Beigabe für fast jedes Gemüsegericht.

REIS MIT ERBSENSAUCE

■ Zutaten (für 4 Personen):
500 g Reis
1 TL Öl
1 kleine Zwiebel
1 EL Butter
300 g Tiefkühlerbsen
100 ml Weißwein
125 g Sahne
1 TL gehacktes Basilikum
Salz
Pfeffer
Zitronensaft

■ Den Reis kochen: Den Reis zusammen mit der doppelten Menge Wasser und dem Öl aufkochen und so lange köcheln lassen, bis das Wasser verschwunden ist.
Die Erbsensauce: Die Zwiebel abziehen, halbieren und sehr fein hacken. In einem hohen Topf die Butter bei mittlerer Hitze schmelzen lassen, die Zwiebeln hineingeben und glasig dünsten. Die Erbsen in den Topf schütten und untermischen. Den Wein und die Sahne angießen, mit Basilikum, Salz und Pfeffer würzen. Topfdeckel schließen, fünf Minuten garen lassen.
Den Topf vom Herd nehmen, alles mit dem Pürierstab pürieren. Die Sauce noch einmal mit Salz, Pfeffer und Zitronensaft abschmecken.
Schließlich den Reis auf vier Teller verteilen und die Erbsensauce darüber gießen.

Aufgrund ihrer stark cholesterinsenkenden Eigenschaften gehören Erbsen zu den wichtigsten Nahrungsmitteln für die Vorbeugung und Therapieunterstützung von Arterienverkalkung (Arteriosklerose) und deren Folgeerkrankungen.

GALGANT

Von China nach Europa

Ursprüngliche Heimat des Galgants ist Südchina, wo er auch heute noch in großem Stil angebaut und verwendet wird. Arabische Ärzte machten ihn im frühen Mittelalter in Europa bekannt, die heilige Hildegard von Bingen nahm ihn in ihr Heilpflanzensortiment auf.
Auch heute wird der Galgant noch zu therapeutischen Zwecken genutzt, als Gewürz spielt er jedoch in Deutschland kaum eine Rolle. Dabei vermag er, einer ganzen Reihe von Gerichten eine spezifische und exotische Geschmacksnote zu geben.

Medizinisch wertvoll

Galgantwurzeln werden gerne mit den Galanawurzeln verwechselt. Es handelt sich dabei jedoch um zwei unterschiedliche Pflanzen, die sich allerdings hinsichtlich ihrer Würzeigenschaften in der Tat ähnlich sind.

Die ätherischen Öle von Galgant wirken im Bauchbereich krampflösend, verdauungsfördernd und zusammen mit seinen scharfen Harzen appetitanregend. Galgant wird deshalb in China gerne als Kräftigungsmittel bei Schwächezuständen verschrieben.
Außerdem wirken die ätherischen Öle und die Harze als Wachmacher, sie eignen sich also für die Anwendung bei körperlicher und geistiger Erschöpfung.
Einige Pharmahersteller haben mittlerweile Präparate mit Galgant oder seinen ätherischen Ölen auf den Markt gebracht.
Wenn jedoch das Galgantwurzelpulver »im Sinne der Hildegardmedizin als ein rasch wirkendes Herzmittel bei einsetzendem Schwindel, Schwäche oder Schmerzen des Herzens, Angina pectoris oder Herzanfall« empfohlen wird, ist größte Skepsis angebracht. Für diese Wirkungen gibt es keinerlei Beweise.
Derartig akute Krankheiten wie ein Herzanfall müssen in jedem Fall ärztlich behandelt werden!

Galgant einkaufen

In Deutschland wird Galgant in drei Sorten angeboten, am bekanntesten ist der kleine Galgant aus China, Apinia officinarum. Er besitzt auch die größten therapeutischen Einsatzmöglichkeiten, die Pharmaindustrie verarbeitet ihn zu allerlei Mono- und Kombinationspräparaten. Einige Getränkehersteller setzen die scharfe und verdauungsfördernde Wurzel ihren Magenbittern zu.

Sie erhalten Galgant im asiatischen Lebensmittelgeschäft. Kaufen Sie am besten ganze Wurzelstücke, um dann kurz vor Gebrauch kleine Scheiben davon abzuschneiden und sie im Mörser zu pulverisieren.

Die konzentrationsfördernde Eigenschaft des Galgants kann wohl auch aus seiner Geschmacksphysiologie abgeleitet werden. Denn er schmeckt sehr eindeutig und macht dadurch unser Geschmackszentrum im Gehirn in gewisser Weise neugierig, so dass die Aufmerksamkeit des Essenden ganz auf die Speisen gelenkt wird.

Mit Galgant würzen

Geschmacklich erinnert Galgant an Ingwer, er ist allerdings etwas schärfer. Er eignet sich zu Geflügel, vor allem in Kombination mit Ingwer, Koriander oder Kurkuma (Gelbwurz). Darüber hinaus kann man ihn auch als dominantes Gewürz in cremigen Suppen einsetzen und zur Würze von Fisch, vor allem zu Hering.

GEWÜRZTER EISTEE

■ Zutaten (für 4 Gläser):

6 TL schwarzer Ceylon-Tee
1 TL Ingwerpulver
1 TL Galgantpulver
2 Gewürznelken
$1/2$ Zimtstange
1 l Wasser
3 EL Zitronensaft
Eiswürfel
Kandiszucker

■ Den Tee und die Gewürze mit kochendem Wasser übergießen, fünf Minuten lang ziehen lassen, abseihen und abkühlen. Den Zitronensaft hinzugeben, Eiswürfel in vier Gläser verteilen und den Tee darüber gießen. Gesüßt wird mit Kandiszucker nach eigenem Geschmack.

GRÜNKOHL

In Norddeutschland beheimatet

Es ist nicht genau bekannt, wo der Grünkohl eigentlich herkommt. Wahrscheinlich stammt er ursprünglich aus dem Mittelmeerraum.

Vielfältige Inhaltsstoffe

Hinsichtlich seines Vitamingehalts ist der Grünkohl nicht von überragender Bedeutung, da er zum Verzehr gekocht werden muss, wobei zwangsläufig viele Vitamine verloren gehen. In der alltäglichen Küche wird er leider viel zu selten eingesetzt, im süddeutschen Raum ist er eine Rarität. Nichtsdestoweniger besitzt er ein außergewöhnliches Biostoffprofil, vor allem was seinen Gehalt an Mineralien, Karotinoiden und Phenolsäuren angeht.

Grünkohl aus dem eigenen Garten schmeckt nach dem ersten Frost so richtig gut. Die Kälte hat dann nämlich die Bitterstoffe in den Blätter geknackt.

- Kalium

Dabei gehört Grünkohl mit 490 Milligramm auf 100 Gramm zu den Kaliumbomben der Natur. Das Mineral wird für unseren Wasserhaushalt benötigt und für unsere Muskeln.

- Kalzium

Außerdem deckt bereits eine Portion (200 Gramm) Grünkohl die Hälfte des gesamten Tagesbedarfs an Kalzium, dem bekannten Knochen- und Zahnmineral.

- Betakarotin

Weiterhin gehört Grünkohl zu den ergiebigsten Karotinlieferanten überhaupt. Mit einem Gehalt von 4700 Mikrogramm Betakarotin pro 100 Gramm steht er beim deutschen Gemüse an zweiter Stelle, lediglich die Möhre enthält noch etwas mehr.

- Phenolsäuren

Einsamer Spitzenreiter ist Grünkohl, was den Gehalt an Phenolsäuren angeht. Und diese Stoffe wirken vorbeugend gegen Krebs und Arteriosklerose.

Wintergemüse

Den besten frischen Grünkohl erhält man in den Monaten Dezember, Januar und Februar, als Tiefkühlware ist er das ganze Jahr über erhältlich.
Grünkohl aus der Tiefkühltruhe schmeckt häufig sogar etwas besser als Frischware, weil bei ihm seine Blattstärke durch den Gefriervorgang bereits in Zucker umgewandelt wurde.

Achten Sie beim Einkauf von frischem Grünkohl darauf, dass er keine gelben Blätter hat, denn dann ist er alt und schmeckt bitter. Die Blätter müssen frisch, dunkelgrün und knackig sein.

Die richtige Zubereitung

Die Blätter des Grünkohls sind zu hart, als dass man sie roh verzehren könnte. Sie müssen bis zu 40 Minuten lang gekocht werden. Dies ist der Grund dafür, dass der Grünkohl letzten Endes als Vitamin-C- und Folsäurelieferant nicht die überragende Rolle spielt, die ihm aufgrund seines eigentlichen Gehalts an diesen Vitaminen zukommen könnte. Bereiten Sie den Kohl mit reichlich Fett zu, um die Aufnahme der Karotinoide zu verbessern! Außerdem schmeckt er dann besser.

GRÜNKOHL MIT METTWURST

■ Zutaten (für 4 Personen):
3 mittelgroße Zwiebeln
2 EL Butterschmalz
300 g Mettwurst
1,2 bis 1,5 kg TK-Grünkohl
500 ml Fleischbrühe
2 EL feine Haferflocken
Salz, Pfeffer

■ Die Zwiebeln abziehen und grob würfeln. Bei schwacher Hitze im Butterschmalz goldgelb andünsten. Die Wurst mit dem Zahnstocher mehrmals anstechen und mit dem Kohl zu den Zwiebeln geben. Die heiße Fleischbrühe angießen, alles zugedeckt bei schwacher Hitze 30 Minuten lang köcheln lassen.
Die Wurst herausnehmen und in kleine Stücke schneiden, wieder zum Kohl hinzugeben. Die Haferflocken zum Binden unterrühren. Alles zusammen weiter garen, bis der Kohl gut durchgekocht ist. Mit Salz, Pfeffer und Piment abschmecken.

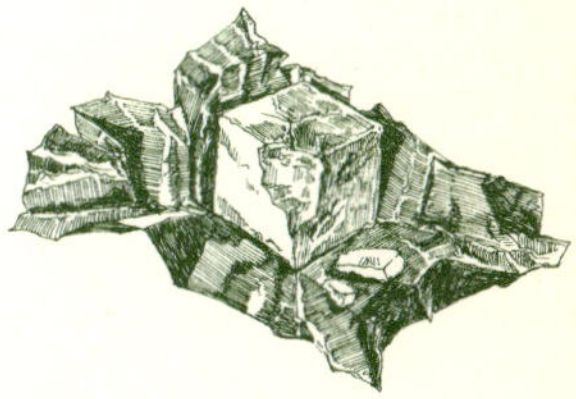

Grünkohl ist ein deftiges Essen. Butterschmalz gehört dazu.

HONIG

Das Gold der Bienen

Der Honig hatte in der menschlichen Kultur schon immer eine große Bedeutung. Bereits in der Bibel ist vom berühmten »Land, darin Milch und Honig fließt« die Rede.

Der Prophet Mohammed drohte bei Missachtung der göttlichen Gesetze den betreffenden Sündern: »Die erste Wohltat, die Gott dem Menschen entzieht, ist der Honig.«

Goatama Buddha schließlich sprach von den zehn Vorzügen, die ein mit Honigstücken vermischter Milchreis besitzt:
»Zehn Dinge gibt uns diese Speise:
Leben und Schönheit, Ausgeglichenheit und Kraft.
Sie vertreibt Hunger, Durst und die Winde.
Sie reinigt die Blase und das Blut, fördert die Verdauung.«

Honig gibt es in unzähligen Sorten, zum Beispiel als Heidehonig, Waldhonig, Blütenhonig, Akazienhonig. Wenn der Honig eine solche Sortenbezeichnung führen darf, muss vorher der Imker sicherstellen, dass seine Bienen ihre Sammeltätigkeit in den entsprechenden Gebieten oder Landschaften durchführen.

Niemand weiß genau, wie lange der Mensch schon Honig sammelt. Wahrscheinlich ist, dass er sich schon in der Steinzeit zu diesem Zweck an den Bienenwaben zu schaffen machte.

Historisch abgesichert ist, dass wir schon seit etwa 8000 Jahren Imkerei, also eine gezielte Bienenzucht zum Gewinn von Honig betreiben. Und dies bereicherte nicht nur den Speisezettel, sondern auch unser Sortiment an Heilmitteln.

Honig – ein Naturheilmittel

Die Deutschen sind Weltmeister, was den Verzehr an Honig angeht. Knapp drei Pfund pro Kopf werden hierzulande verzehrt. Doch diese Zahl erreicht nicht annähernd jene Quoten, die der Verzehr von Industriezucker bei uns erzielt. Ein bedauerliches Missverhältnis. Denn Honig ist nicht nur süß, sondern auch überdurchschnittlich gesund.

Schutz für die Zähne?

Ein erster Blick auf die Inhaltsstoffe des Honigs macht erst einmal skeptisch. Denn als Mineralien- und Vitaminlieferant spielt er keine sonderliche Rolle. Im Prinzip besteht er hauptsächlich aus Zucker und Wasser.

Sein Anteil an einfachen Zuckern liegt zwischen 75 und 79 Prozent, und deswegen argumentieren denn auch einige Zahnärzte, dass Honig für unsere Zähne keinesfalls gesünder ist als der herkömmliche Industriezucker. Manch einer hält ihn sogar für schädlicher, da er auf Grund seiner Klebrigkeit länger an den Zähnen haftet.

Tatsache ist jedoch, dass der Effekt des Honigs auf die Zähne von den Mengen abhängt, die man von ihm verzehrt. In einer Studie der Hebräischen Universität in Jerusalem zeigte er in niedrigen Konzentrationen einen fördernden, in hohen Dosierungen einen hemmenden Effekt auf das Wachstum von Kariesbakterien.

Wer also in seinen Tee einen Esslöffel Honig gibt, darf mit einem gewissen Zahnschutz rechnen. Wer jedoch seine Speisen mit Honig anstelle von Zucker süßt, tut damit seiner Zahngesundheit nicht unbedingt etwas Gutes.

Warme Milch mit Honig ist ein altbekannter Schlaftrunk, der den Magen und die Sinne beruhigt. Auch gegen Reizhusten hat das süße Getränk seine Wirkung. Danach sollte man allerdings das Zähneputzen nicht vergessen.

Bewährter Wundheiler

Wissenschaftliche Studien bestätigen antibiotische Effekte des Honigs bei Helicobacter pylori, der bei diversen Magenerkrankungen von Magenschleimhautentzündung bis Magengeschwür eine Rolle spielt.

Vor allem aber reagieren jene Mikroorganismen empfindlich auf Honig, die bei Wundinfektionen zu finden sind, wie etwa Staphylokokken und Pseudomonas-Bakterien.

Diese Befunde bestätigen, warum die alten Ägypter Recht damit hatten, Honig zum Hauptbestandteil ihrer Wundauflagen zu machen. Das nahrhafte Bienenprodukt wirkt nicht nur antibiotisch, es verhindert auf Grund seiner starken Wasserbindekraft auch, dass die Auflage an der Wunde kleben bleibt.

Honig wird schon seit Jahrtausenden von den Menschen gesammelt.

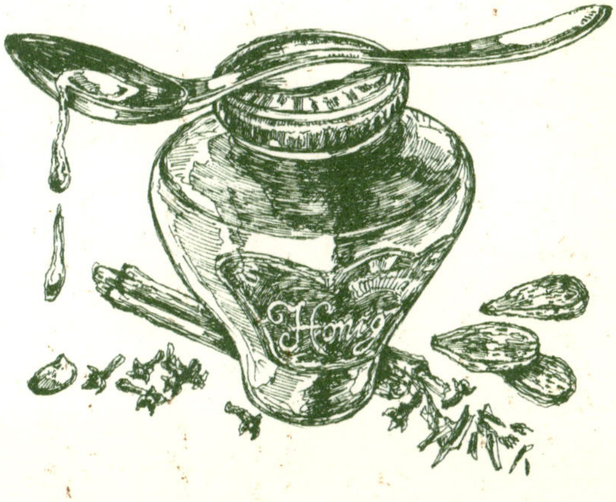

Wenig Nebenwirkungen

Honig besitzt kaum Nebenwirkungen, weder äußerlich noch innerlich angewendet, denn sonst wäre er nicht schon seit Jahrtausenden als Nahrungsmittel etabliert.

Aufgrund seines hohen Fruchtzuckeranteils kann es jedoch im einen oder anderen Fall zu Durchfall kommen, da dieser Zucker von unserem Darm nur unzureichend verdaut werden kann. Allerdings kann dieser sanfte Abführeffekt bei Kindern sogar von Vorteil sein: Ein paar Esslöffel Honig zählen in der Volksmedizin als wirkungsvolles Mittel von kindlichen Verstopfungen.

In Abhängigkeit davon, welchen Pollen die Bienen für die Herstellung benutzten, wurden beim Verzehr von Honig in seltenen Fällen auch Allergien beobachtet.

Rezepte für Honiganwendungen

Wenn Sie auf die Pollen bestimmter Pflanzen allergisch reagieren, sollten Sie von Honig aus diesen Blüten Abstand nehmen. Da guter Honig nicht hoch erhitzt wird, können die Allergene im süßen Saft durchaus noch aktiv sein.

- Honigsalbe für Schürf- und Brandwunden

Vermischen Sie einen Esslöffel Honig mit 30 Tropfen Echinaceatinktur (aus der Apotheke). Vermischen Sie beide Zutaten miteinander. Verteilen Sie diese Mischung mehrmals täglich auf der entzündeten Haut.

- Honig-Cystus-Tee zu Stärkung der Abwehrkraft

Den Saft einer halben Zitrone in eine Tasse pressen, dann einen Esslöffel Honig hineingeben. Einen Esslöffel Cystustee (aus der Apotheke) mit etwa 250 Milliliter kochendem Wasser überbrühen, fünf Minuten lang ziehen lassen, dann abseihen und in die Tasse mit dem Honig und dem Zitronensaft gießen. Trinken Sie davon ein bis zwei Tassen pro Tag.

Honig-Cystus-Tee schützt vor Infekten der oberen Atemwege.

- Honigrettich gegen Husten

Kaufen Sie einen frischen Rettich. Höhlen Sie ihn mit einem Messer aus, in die Höhle füllen Sie Honig hinein. Dann an einen warmen Ort stellen und zwei bis drei Stunden lang ziehen lassen. Schließlich wird der Rettich mitsamt seiner Honigfüllung komplett verspeist.

Ein altes Rezept aus der Volksmedizin, es soll bei Husten helfen.

Am besten direkt vom Imker

Problematisch ist, dass der Honig in Deutschland in sehr unterschiedlichen Qualitäten angeboten wird, die jedoch weniger von den Bienen, als von der Bearbeitung des Honigs durch den Menschen abhängen.

Als Faustregel gilt, dass der Honig umso hochwertiger ist, je naturbelassener er ist. Wichtig ist, dass er ungeklärt ist und nicht über 40 Grad Celsius erhitzt wurde, denn dadurch verlieren seine wichtigen Inhaltsstoffe ihre Wirksamkeit.

Kaufen Sie Ihren Honig am besten direkt vom Imker oder – wo das nicht möglich ist – im Naturkostladen oder Reformhaus.

Ein hochwertiger Honig sollte folgende Anforderungen erfüllen:

- Das Revier der Bienen befindet sich nicht in der Nähe von Industriebetrieben oder in einer Gegend, in der eine intensive konventionelle Landwirtschaft betrieben wird, die großflächig mit Pflanzenschutzmitteln arbeitet.
- Die Bienen werden nicht mit Zucker gefüttert.
- Bienenkrankheiten werden nur mit Naturmitteln behandelt.
- Nur der vollständig reife Honig wird gesammelt und bei der Abfüllung nicht erhitzt. Achten Sie auf Hinweise wie »kalt abgefüllt« oder »kalt geschleudert«.

Ein guter Honig stammt von einem einzigen Imker und nicht aus einer willkürlichen Mischung von Honigsorten.

Viele Imker verkaufen ihren Honig direkt ab Haustür. Achten Sie doch bei einem Spaziergang durch Ihr Stadtviertel auf das kleine Schild mit dem Bienenkorb: Honig vom Imker. Sie erhalten dort in der Regel vorzügliche Ware aus heimischer Produktion.

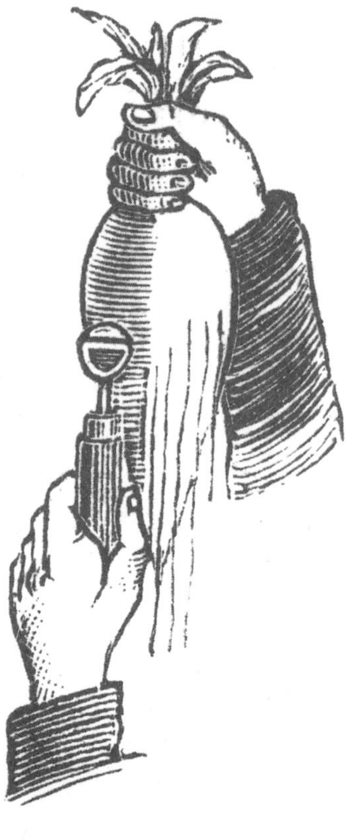

Rettich und Honig sind ein gutes Team gegen hartnäckigen Husten. Das Rezept für Honigrettich steht auf der gegenüberliegenden Seite.

KARDAMOM

Aus den Tropen nach Europa

Der überwiegende Anteil des Kardamomangebots kommt aus Indien. Die fleißigsten Verbraucher in Europa sind die Schweden, die das exotische Gewürz in ihren Backwaren sowie ihren Glühwein- und Punschgetränken verarbeiten.

Wie Ingwer, Galgant, Kurkuma und die Paradieskörner gehört Kardamom zu der tropischen Pflanzenfamilie der Ingwergewächse. Seine Samen sind jedoch teurer als die seiner Verwandten, da sie erst drei Jahre nach dem Einsetzen der Pflanzen geerntet werden können. Zudem muss der Zeitpunkt ihrer Ernte genau abgewägt werden, denn wenn man nur ein wenig zu lange damit wartet, sind die Früchte aufgesprungen und die Samen verloren.

Exotischer Heiler

- Gut für den Darm

Die Kardamomöle verbessern die Verdauungstätigkeit und helfen bei Blähungen sowie beim so genannten Roemheld-Syndrom (Herzbeschwerden infolge von Blähungen: Herzrhythmusstörungen, Beklemmungsgefühl, angina-pectoris-ähnliche Schmerzen).
Diese Wirkungen kommen am besten in Kombination mit Kümmel und Fenchel zum Tragen.

- Wohltuende Wärme

Darüber hinaus entfalten die Kardamomöle einen angenehmen Wärmeeffekt im Magen-Darm-Bereich, der sich nicht zuletzt positiv auf unsere Psyche auswirkt: In einen wärmenden Punsch für kalte Tage gehört traditionellerweise auch eine Portion Kardamom.

Viele kennen Kardamom aus dem Gewürzregal, wissen aber nicht, wie gesund es ist.

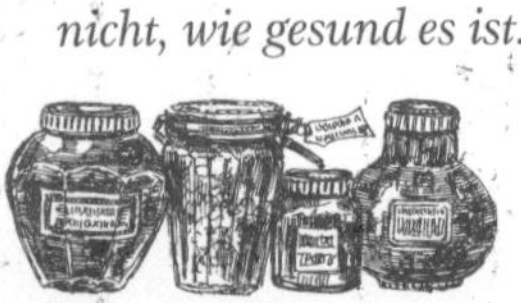

Aus dem Gewürzregal

Kardamom ist teuer, doch er ist seinen Preis wert. Kaum ein anderes Gewürz erreicht sein ausgewogenes Aroma, der Geschmack der Samen verwandelt sich während des Kauens von kampferartig-bitter zu wärmend-herb.

In hiesigen Gewürzläden erhältlich sind weißer und grüner Kardamom, wobei es sich bei der weißen Variante lediglich um ein Bleichprodukt des grünen Samens handelt.

Würzige Kardamomküche

Kardamom besitzt eine überdurchschnittlich weite Anwendungspalette, er kann sowohl süßen wie auch salzigen Geschmack verfeinern. Zudem gehört er zu den Standardbestandteilen von Currypulver, indischem Garam marsala und der meisten Glühwein-Gewürzmischungen.
In arabischen Ländern verwendet man ihn zum Würzen von Kaffee und Obst, in Ostfriesland zum Würzen von Tee, in Schweden zum Würzen von Punsch. Die chinesische und indische Küche schätzt ihn zu Fleisch- und Gemüsegerichten, in Deutschland verfeinert man Spekulatius und Lebkuchen damit.

Kardamom eignet sich nicht nur zum Würzen von Süßspeisen. Es ist in vielen asiatischen Gewürzmischungen zu finden, vor allem in indischen und chinesischen. Würzen Sie doch einmal Ihren Lamm- oder Rinderbraten mit Kardamom, das exotische Gewürz passt sehr gut zu diesen beiden Fleischsorten.

FEUERZANGENBOWLE MIT KARDAMOM

■ Zutaten für 15 Gläser:
6 EL schwarzer Tee
1,5 Liter Wasser
3 Orangen
2 Grapefruits
5 Gewürznelken
1 kleine Stange Zimt
7 Kardamomsamen
1 kleiner Zuckerhut (250 Gramm)
1 Flasche Rum (54 Vol.-%)

■ Den Tee mit kochendem Wasser übergießen, fünf Minuten lang ziehen lassen, abseihen. Zwei Orangen und eine Grapefruit auspressen, den Saft auffangen. Die restlichen Früchte schälen und in dünne Scheiben schneiden. Den Tee mit dem Obstsaft, den Früchten und den Gewürzen in ein feuerfestes Gefäß geben und auf ein brennendes Rechaud stellen. Den Zuckerhut auf einer Feuerzange über das Gefäß legen, mit etwas Rum tränken und anzünden. Dann mit einer Kelle immer wieder Rum nachgießen. Die Bowle ist fertig, wenn der Zuckerhut abgebrannt ist.

KRESSE

Aus dem heimischen Garten

Einige Ärzte verwendeten Kresse in früheren Jahrhunderten als Haarwuchsmittel – wahrscheinlich deshalb, weil ihre scharfen Senföle uns »die Haare zu Berge stehen lassen«.
Die bei uns bekanntesten Kressearten sind die Brunnen- und die Kapuzinerkresse. Heute schätzt man beide wegen ihres scharfpikanten Geschmacks und ihrer antibiotischen Wirkungen.
Die Brunnenkresse ist im heimischen Garten leichter anzubauen, wirksamer ist allerdings die Kapuzinerkresse.

Die Blüten der Kapuzinerkresse eignen sich vorzüglich als Beigabe und Dekoration von Salaten, pikanten Quark- und Jogurtsaucen und Gemüsesuppen. Einfach die Blüten vorsichtig abzupfen und waschen. Danach auf Küchenpapier abtrocknen lassen und zum Gericht geben.

Wirksame Senföle und Mineralstoffe

- Gut für die Harnwege

Das Senföl der Kresse besitzt eine ungemein starke antibiotische Kraft. Der Verzehr von zehn Gramm Kapuzinerkresse ist gleichbedeutend mit der Aufnahme von 20 Milligramm antibiotischen Inhaltsstoffen. Eine bemerkenswerte Konzentration, die sich im menschlichen Organismus vor allem in den Harn- und Atemwegen auswirkt.
Ein großer Vorteil des Senföls besteht darin, dass es – im Unterschied zu den synthetischen Antibiotika – die Nutzbakterien unseres Darms unbehelligt lässt, die Schadbakterien jedoch attackiert.
Dadurch wird Brunnenkresse zu einem wichtigen Garant einer gesunden Verdauung.

- Kalziumlieferant

Nicht unerwähnt bleiben sollte der hohe Kalziumanteil der beiden Kressearten. Das Mineral wird vor allem für den Aufbau von Zähnen und Knochen benötigt. Als Kalziumversorger erhält die Kresse jedoch nur dann Bedeutung, wenn sie nicht nur als Gewürz, sondern als Salat in größeren Mengen verzehrt wird.

Frisch auf den Tisch

Kresse schmeckt und wirkt am besten frisch. Getrocknete und tiefgekühlte Ware kommt an das frische Kraut nicht heran. Das gilt im Übrigen für beide Kressearten.
Leider wird die Brunnenkresse in Deutschlands Küchen nur wenig beachtet, während sie in der Nouvelle Cuisine Frankreichs unentbehrlich ist. Dort isst man sie als Salat und – mit Zitronensaft beträufelt – als rohes Gemüse zu Braten, Steaks und Schnitzeln. Ferner eignet sie sich als Gewürz zu Butterbrot, weißem Käse, Quark, Tomaten und hart gekochten Eiern.
Größere Mengen des Krauts erhalten ein pikanteres Aroma, wenn man sie mit Zitronensaft beträufelt. Zu den echten Delikatessen gehört Brunnenkresse, die zusammen mit frischem Ingwer zubereitet wird. Diese Kombination ist außerdem angezeigt zur Therapie von Darminfektionen.
Die Kapuzinerkresse eignet sich vor allem als Teezubereitung, wenn Sie unter Husten leiden. Einen gehäuften Teelöffel Kresse mit einer Tasse (200 Milliliter) kochendem Wasser überbrühen, zugedeckt zehn Minuten lang ziehen lassen, dann abseihen. Täglich zwei bis drei Tassen davon trinken.

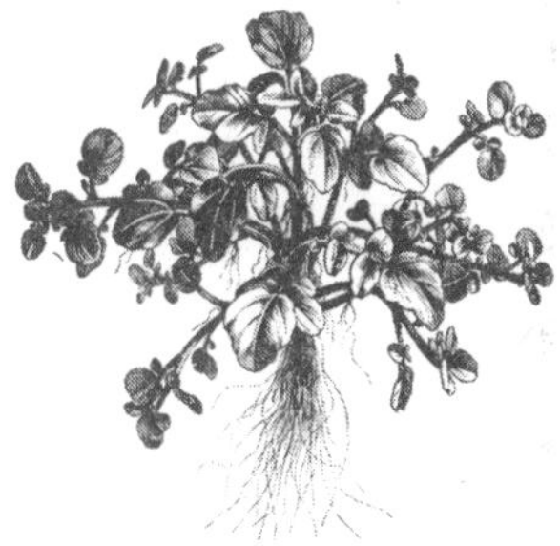

Brunnenkresse – aus dem eigenen Garten frisch auf den Tisch.

Brunnenkresse können Sie selbst anbauen und ernten. Zum Trocknen legen Sie die Blätter und Blüten der Kresse auf ein Siebgitter in einem trockenen, schattigen und staubfreien Raum. Nach dem Austrocknen kommt die Droge in einen sauberen und geruchlosen Behälter (kein Plastik!), dort hält sie sich mehrere Monate lang. Zum Würzen ist allerdings das frische Kraut besser geeignet.

KRESSESAUCE MIT KARTOFFELN

■ Zutaten für 2 Personen:
500 g Kartoffeln
100 g Magerquark
150 ml Jogurt oder Schmant
2 EL Brunnenkresse
1 Knoblauchzehe
30 g Butter
Salz

■ Während die Kartoffeln mit Schale gedämpft werden, wird die Sauce zubereitet. Dazu Quark und Jogurt mischen. Die Kresse und den gepressten Knoblauch hinzugeben. Zum Schluss die Butter schaumig rühren und langsam unter in die Sauce mischen. Mit etwas Salz abschmecken. Tragen Sie die gepellten heißen Kartoffeln und die Sauce getrennt auf.

KÜRBIS

Indianisches Erbe

Die Indianer kannten den Kürbis schon lange, bevor Portugiesen und Spanier den Dickkopf unter den Gemüsepflanzen nach Europa schafften. Die amerikanischen Ureinwohner waren überzeugt, dass der Verzehr des schmackhaften Fruchtfleisches und der ölhaltigen Samenkörner ein langes Leben garantiere.

Man setzte den Kürbis in Amerika lange als Gegenmittel bei Rauschmittelvergiftungen ein, außerdem half er beim Verjagen böser Geister.

In der Volksmedizin werden Kürbissamen und Kürbiskernöl außerdem zur Therapie von Blasen- und Prostatabeschwerden eingesetzt – die Wirksamkeit dieser Behandlung wurde mittlerweile durch klinische Untersuchungen belegt.

Nach Europa kam der Kürbis mit den Entdeckern und Eroberern Ende des 16. Jahrhunderts, wobei bis heute ungeklärt ist, ob der Export mit Absicht oder eher unfreiwillig geschah. Nichtsdestoweniger überzeugte er in unseren Breiten wegen seiner einfachen Aufzucht, seiner langen Lagerfähigkeit und seiner in ihm schlummernden gesundheitlichen Kräfte, so dass er sich recht schnell verbreiten konnte.

Gegen viele Leiden

- Das Kürbisfleisch

100 Gramm Kürbis enthalten 3800 Mikrogramm Alphakarotin, 3100 Mikrogramm Betakarotin sowie 1500 Mikrogramm Lutein und Zeaxanthin. Der Gemüseriese besitzt damit innerhalb des Pflanzenreichs eines der wirksamsten Karotinoidprofile überhaupt. Durch seine Karotinoide eignet sich der Kürbis als wirksamer Hautschutz, außerdem mobilisiert er unser Immunsystem.

- Die Kürbiskerne

Sie gelten in der Medizin als bewährtes Heilmittel bei Bandwürmern, denn sie enthalten eine Substanz, die die Haftfähigkeit des Bandwurmkopfs einschränkt. Die Würmer können dadurch leichter mit dem Stuhl abtransportiert werden.

Auf dem Markt

Kleine Kürbisse kauft man stückweise, möglichst mit fleckenloser Schale, große Exemplare aufgeschnitten – am besten auf dem Markt oder direkt beim Bauern.
Die Kürbisstücke halten sich – in Folie gehüllt – im Kühlschrank etwa drei Tage.
Kürbiskerne und Kürbiskernöl bekommen Sie in gut sortierten Supermärkten, Reformhäusern oder Naturkostläden. Beide sollten regelmäßig auf Ihrem Speisezettel stehen. Es gibt so viele Verwendungsmöglichkeiten, dass das nicht schwer fallen dürfte.

Reines Kürbiskernöl erkennt man daran, dass ein kleiner Tropfen davon auf dem Teller in der ursprünglichen Tropfenform liegen bleibt. Gepanschtes Öl neigt hingegen dazu, zu verlaufen.

Frisch auf den Tisch

Das gelbe oder orangefarbene Kürbisfleisch ist vielseitig einsetzbar. Es wird süßsauer eingelegt, eignet sich aber auch für Suppen und als Gemüsebeilage.
Die Kürbiskerne sind eine ideale Knabberei. Das Kürbiskernöl ist eine raffinierte Zutat in Salatsaucen.

KÜRBISSUPPE MIT MUSKAT UND ZIMT

■ Zutaten für 4 Personen:
2 kleine Zwiebeln
1 kleiner Kürbis
750 ml Hühnerbrühe
3 EL Langkornreis
1 gestr. TL geriebene Muskatnuss
1 Msp. gemahlener Zimt
1 Msp. gemahlener Kreuzkümmel
Salz
1 EL Zitronensaft

■ Zwiebeln abziehen und in Ringe schneiden. Den Kürbis aufschneiden und von Kernen und faserigem Gewebe befreien. Kürbisfleisch mit einem Löffel herausschaben und zusammen mit der Brühe, den Zwiebelringen, dem Reis und Muskat, Zimt und Kreuzkümmel in einen Topf geben. Das Ganze aufkochen und bei mittlerer Hitze so lange köcheln, bis Kürbisfleisch und Reis gar sind. Mit Salz und Zitronensaft abschmecken.

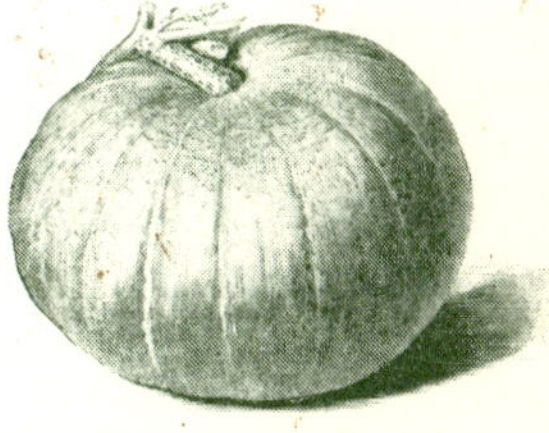

Gerade im Herbst ist das leckere Kürbisfleisch eine willkommene Bereicherung unseres Speisezettels.

LEINSAMEN

Alte Kulturpflanze

Leinen zählt zu den ältesten Kulturpflanzen überhaupt. Am Anfang stand seine Verwendung als Flachs zur Herstellung von Geweben, später gewann die Pflanze und ihr Samen zunehmend Bedeutung als Heil- und Nahrungsmittel.
Die heilige Hildegard rühmte die entzündungshemmende, erweichende und schmerzstillende Kraft der Leinenpflanze, ihr Samen wird bis heute in der Volksmedizin für die Behandlung von Verstopfungen, Harnsteinen und Darmentzündungen eingesetzt.

Leinsamen eignen sich auch zur äußerlichen Anwendung gegen Entzündungen, Akne, Furunkel, Magen-Darm-Krämpfe und Menstruationsbeschwerden. Am besten bereiten Sie sich einen Umschlag aus Leinsamenbrei. Dazu verrühren Sie die gemahlenen Körner mit heißem Wasser zu einem dicken Brei, den Sie dann auf einem Leinentuch oder einem einfachen Handtuch verstreichen.

Vielfältige Wirkstoffe

- Mineralien und Vitamine

Leinsamen enthalten viele wichtigen Mineralien und Vitamine. Unter den Mineralien dominieren Fluor, Jod, Kalium, Kalzium, Magnesium und Eisen, unter den Vitaminen Pyridoxin und Vitamin E.

- Gut für den Darm

Das Leinöl wirkt als Stuhlregulationsmittel. Es fungiert im Darm nicht nur als Gleit- und Quellmittel, sondern wirkt auch positiv auf Darmwand und Darmflora.
Die Fäulnis- und Gärungsprozesse werden normalisiert, der Stuhl verliert seinen unangenehmen Geruch, Blähungen und Verstopfungen gehen zurück. In vielen Fällen verschwinden sie sogar ganz.
Seine günstigen Einflüsse auf die Nutzbakterien des Darms sind vor allem bei einer Behandlung mit Antibiotika von Nutzen, die die Darmflora schwächen. Darüber hinaus enthalten 100 Gramm Leinsamen 36 Gramm Ballaststoffe. Damit zählen sie zu den wirksamen Mitteln gegen Verstopfung. Die Ballaststoffe des Leinsamens sind außerdem reich an Lignanen, die krebshemmend wirken können.

▶ Nebenwirkungen

Leinsamen enthalten geringe Mengen an Blausäure. Um jedoch eine Vergiftung zu riskieren, müsste man 500 Gramm auf einmal verzehren. Davor schützt jedoch schon allein die ölig-körnige Konsistenz und der herbe Geschmack der Leinsaat.

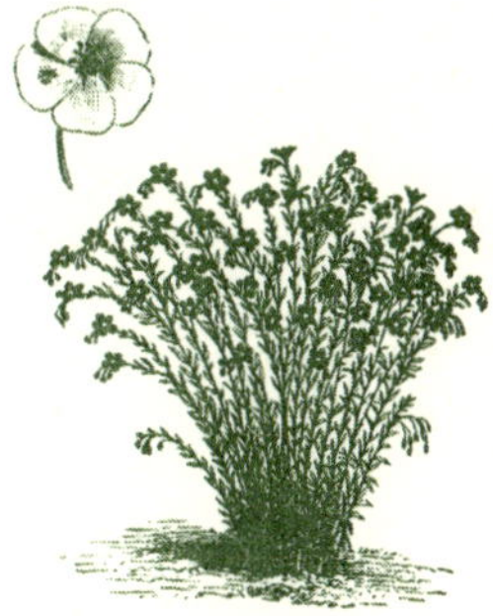

Von der Leinpflanze stammt nicht nur der Leinsamen, sondern auch das äußerst gesunde Leinöl, das sehr viele ungesättigte Fettsäuren enthält. Frisch gepresst ist es zu Pellkartoffeln ein absoluter Genuss.

Bioware bevorzugen

Leider werden bei Leinsamen immer wieder relativ hohe Schadstoffrückstände, vor allem Schwermetalle, gefunden. Kaufen Sie daher nur Leinsamen aus kontrolliertem Anbau.

Gesunde Beigabe

Leinsamen eignen sich als Zugabe zu Müslis und fruchtigen Jogurt- und Quarkspeisen sowie als Körnerbeimischung oder Auflage von dunklen Brot- und Brötchensorten. Man kann aber auch die Samen tee- oder esslöffelweise pur zu sich nehmen und danach reichlich Flüssigkeit trinken. Die optimale Tagesdosis liegt bei zwei bis drei Esslöffeln Leinsamen pro Tag.

LEINSAMENKROKANT

■ Zutaten:

50 g Sonnenblumenkerne
50 g Sesam
50 g Kürbiskerne
50 g Leinsamen
300 g Isomalt

■ Zunächst die Kerne und Samen in einer beschichteten Pfanne ohne Fett rösten, bis sie goldbraun sind. Danach alle zusammen in eine Schüssel geben. Das Isomalt in der leeren Pfanne schmelzen. Sobald die Masse zartbraun wird, die Pfanne vom Herd nehmen und die Körner unterrühren. Streichen Sie die Mischung auf ein mit Öl bepinseltes Backblech, und lassen Sie sie auskühlen. Danach können Sie die erstarrte Masse stampfen oder brechen.

Sie können die Krokantscheiben natürlich als Leckerei so essen, im Müsli schmecken sie jedoch besonders gut.

Leinsamenkrokant ist eine besonders leckere Verwendungsmöglichkeit für die öligen Samen. Auch diese Süßigkeit bringt Ihre Verdauung auf Trab.

LIEBSTÖCKEL

Das Maggikraut

Die Römer brachten einst den Liebstöckel von Persien nach Europa, wo er allerdings zunächst nur auf wenig Gegenliebe traf. Er sollte sich erst in später zuerst in Nordeuropa richtig etablieren können. Die bis zu zwei Meter hohe Pflanze wird wegen ihres typischen Geschmacks auch Maggikraut genannt. Sie beliefert uns mit ihren Blättern und ihren Wurzeln, wobei zu Heilzwecken eher die Wurzeln, zu Würzzwecken eher die Blätter geeignet sind. Mittlerweile wird Liebstöckel auch bei uns häufiger angepflanzt.

Beim Liebstöckel verweist weder der Erstname auf seine Verwendung als Aphrodisiakum noch der Zweitname Maggi-Kraut auf das im Handel erhältliche Suppengewürz. Liebstöckel ist wahrscheinlich nichts anderes als eine Verballhornung des ursprünglichen Hauptanbaugebiets Ligurien. Zwischen Maggigewürz und Maggikraut bestehen wohl geschmackliche Parallelen, doch in der traditionellen Suppenwürze ist es nicht enthalten.

In hiesigen Küchen wird er eher selten verwendet, dafür kommt er umso häufiger in Südeuropa zum Einsatz. So erfreut er sich zum Beispiel in Spanien großer Beliebtheit als Würze von deftiegn Eintöpfen.

Treibstoff für die Blase

- Wirkungsvolles Harntreibmittel

In den Liebstöckelwurzeln findet man ätherische Öle, die harntreibend wirken und damit zur Vorbeugung und Therapieunterstützung von Wassersucht, Gicht und Harnsteinerkrankungen eingesetzt werden können. Liebstöckelwurzeln sind deswegen Bestandteil von Blasen- und Nierentees.

- Biostofflieferant

Die Blätter des Liebstöckels enthalten überdurchschnittlich viele Karotinoide und Vitamin E. Auch das Mineralienprofil der Blätter kann sich sehen lassen: Sie liefern vor allem Mangan, Kalium, Kalzium, Eisen, Zink, Fluor und Jod.

Einkaufstipps

Kaufen Sie am besten frische Blätter, um sie dann bei Bedarf klein zu hacken. Getrocknete Ware ist ärmer an Geschmack und Aroma.

Deftiger Begleiter

Liebstöckelwurzeln lassen sich sehr gut mit anderen harntreibenden Heilpflanzen kombinieren – zum Beispiel mit Brennnessel-, Löwenzahn- und Petersilienwurzeln sowie Birkenblättern und Schachtelhalmsprossen. Aroma und Geschmack der Liebstöckelwurzeln bilden eine willkommene Alternative zu den meisten anderen dieser Pflanzen, die in der Regel geschmacklich nur wenig überzeugen können.

Liebstöckel ist ein ausgezeichneter Salzersatz für Menschen, die aufgrund einer Diät (beispielsweise wegen Bluthochdruck oder einer Nierenerkrankung) ihren Kochsalzkonsum reduzieren müssen.

In der Küche kommen eher die Blätter als die Wurzeln zum Einsatz. Allerdings haben sie – auch wenn der Name Maggikraut und auch der Geschmack den Verdacht nahe legen – nichts mit dem bekannten Suppengewürz zu tun.

Das Aroma des Liebstöckels ist außerordentlich intensiv und erinnert an Sellerie. Der Geschmack ist pikant, aber nicht dominant. Liebstöckel ist ein Geschmacksverstärker, das heißt, dass es den Speisen weniger seinen eigenen Stempel aufzwingt, als dass es den Charakter der Nahrungsmittel – vor allem den von Fleisch – betont.

Das Anwendungsspektrum von Liebstöckelblättern ist außerordentlich weit. Sie passen zu deftiger Hausmannskost wie Bohnensuppe, Linseneintopf, Kartoffelsuppe und Fleischsauce genauso wie zu Tofu, Quark, Jogurt, Salaten und Fisch.

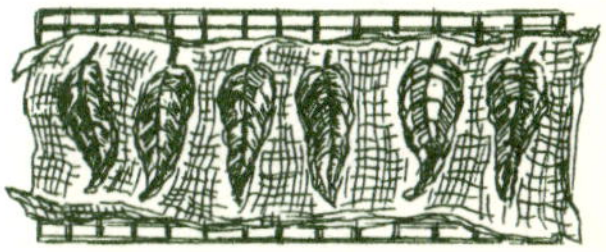

Liebstöckelblätter können auch getrocknet werden. Sie verlieren dann allerdings etwas von ihrem kräftigen Aroma.

LIEBSTÖCKEL-BRENNNESSEL-TEE

■ Zutaten:

1 TL Liebstöckelwurzeln

1 TL Brennnesselwurzeln

200 ml Wasser

■ Die Wurzeln mit dem kalten Wasser ansetzen, erhitzen, eine Minute lang kochen, zehn Minuten zugedeckt ziehen lassen. Schließlich abseihen. Trinken Sie davon zwei bis drei Tassen pro Tag zwischen den Mahlzeiten. Die letzte Tasse sollte nicht weniger als drei Stunden vor dem Schlafengehen getrunken werden, denn ansonsten besteht das Risiko, dass der Harndrang Sie aus dem Schlaf reißen wird.

Der Tee hilft gegen Wassersucht, Harnsteine, Gicht und Prostatabeschwerden

MEERRETTICH

Aus den Tiefen der östlichen Steppe

Vom Namen her hat der Meerrettich seinen Ursprung wohl weniger im Meer als in der Mähre, dem Pferd. Woher dieser Bezug kommt, bleibt allerdings im Dunkeln, denn die würzige Wurzel gehört nicht unbedingt zu den Leibspeisen der Huftiere. Die Heimat der Meerrettichwurzel ist die Steppe der Mongolei. Nach Deutschland kam sie Ende des 12. Jahrhunderts, in jüngerer Zeit wurde sie aufgrund ihrer antibiotischen Wirkstoffe wieder als Heilmittel entdeckt.

Scharfer Geselle

Der Grund für die überdurchschnittlichen Vitamin-C-Werte des Meerrettichs liegt einfach darin, dass er das wichtige Immunvitamin unterirdisch in seinen Wurzeln speichert und es daher vor den zerstörerischen Kräften des Sonnenlichts schützt.

- Sanftes Antibiotikum

Das Meerrettichöl besitzt eine ungemein starke antibiotische Kraft. Der Verzehr von zehn Gramm Meerrettichwurzeln ist gleichbedeutend mit der Aufnahme von 20 Milligramm antibiotischen Inhaltsstoffen.

In Experimenten konnte nachgewiesen werden, dass die Senföle aus Meerrettich schädliche Bakterien nicht etwa direkt attackieren, sondern sich in deren Stoffwechsel einschalten und dadurch deren Vermehrung unterdrücken. Ein bemerkenswerter Trick, der für uns Menschen den entscheidenden Vorteil besitzt, dass sich unser Immunsystem nicht über Gebühr mit dem Abtransport von zerstörten Zellen beschäftigen muss. Mit anderen Worten: Die Senföle des Meerrettichs wirken antibiotisch, ohne dass unser Körper durch eine übermäßige Schleim- oder Eiterbildung belastet würde.

- Vitamin-C-Lieferant

Mit 119 Milligramm Vitamin C auf 100 Gramm schlägt Meerrettich sogar Vitamin-C-Bomben wie Tomaten, Paprika, Erdbeeren, Grapefruits, Orangen und Kiwis. Vitamin C gilt bekanntermaßen als unentbehrlicher Biostoff für unser Immunsystem.

Aus dem Garten auf den Tisch

- Erntezeit für den Meerrettich ist in unseren Breiten der Herbst, zu dieser Zeit erhält man auch die Wurzeln mit dem höchsten Gehalt an Vitamin C.
- Kaufen Sie am besten nur die frischen Wurzeln! Meerrettich im Glas enthält nur noch wenig Vitamin C. Und ist ein Glas erst einmal geöffnet, verflüchtigen sich auch die anderen Inhaltsstoffe.

Komplette Meerrettichwurzeln lagern Sie in Sandkisten oder aber – gut in Alufolie verspackt – im Kühlschrank. So bleiben die wichtigen Aromen und Inhaltsstoffe am besten erhalten.

Frischen Meerrettich zubereiten

Die Meerrettichwurzeln werden geschält und zerrieben. Nehmen Sie immer nur so viel, wie wirklich gebraucht wird. Kleine Meerrettichstückchen lohnen sich nicht zur Aufbewahrung, weil sie schon nach wenigen Stunden fast alle wichtigen Biostoffe verloren haben.

Meerrettich kann zu den unterschiedlichsten Salaten und Saucen verarbeitet oder auch pur verzehrt werden.

KRÄUTERJOGURT GEGEN SCHNUPFEN UND HUSTEN

■ Zutaten für 2 Personen:

2 EL gehackte Gartenkresse
2 TL gehackte Petersilie
2 TL gehackter Dill
1 durchgepresste Knoblauchzehe
1 TL geriebener Meerrettich
1 EL Zitronensaft
500 g Jogurt, Vollfettstufe
Salz
Pfeffer

■ Alle Zutaten miteinander vermischen, mit Salz und Pfeffer abschmecken. Löffeln Sie davon mindestens zwei Gläser pro Tag, und der Schnupfen ist bald vorbei. Gegen die geballte antibiotische Kraft von Jogurt, Knoblauch und Meerrettich hat er keine Chance.

Wenn Sie mögen, können Sie den Kräuterjogurt auch zu Grillfleisch oder Pellkartoffeln essen. Er schmeckt und hilft Ihnen gleichzeitig – einfach eine gelungene Mischung.

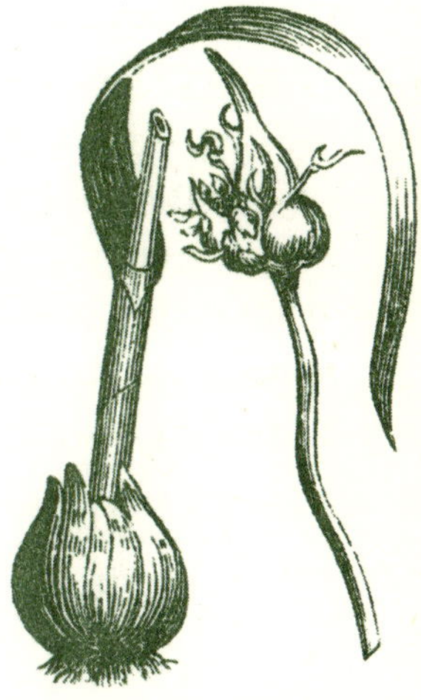

Nutzen Sie die antibiotischen Wirkungen von Knoblauch, und kochen Sie öfter mit der tollen Knolle.

MÖHRE

Von Anbeginn an

Die Möhre begleitet uns von frühster Kindheit an. Möhrenmus bildet fast bei allen Babys die erste feste Nahrung, die sie zu sich nehmen. Und auch später gehört die Möhre zu unserem Standardgemüse.
Dennoch: Aus medizinischer Sicht könnten wir ruhig noch viel mehr Möhren essen. Viele Krankheiten wären dadurch vielleicht vermeidbar.

Rundum gesund

- Stimmungsmacher

Möhren enthalten große Mengen an Folsäure. Dieses B-Vitamin wird für die Produktion unserer Glückshormone benötigt – ohne Folsäure keine gute Laune. 100 Gramm junge Möhren enthalten etwa 28 Mikrogramm, ältere allerdings nur noch zwölf Mikrogramm Folsäure.

- Hautschützer

Möhren sind die Könige unter den Karotinlieferanten. 100 Gramm Möhren enthalten 7900 Mikrogramm Betakarotin. Der Gehalt ist bei älteren Pflanzen höher als bei jungen. Karotinoide gelten als effektive Radikalenfänger.

- Cholesterinsenker

Die Möhre enthält viele Pektine, und deren therapeutische Wirkung auf erhöhte Blutfettwerte ist wissenschaftlich belegt. Möhren zählen zu den ergiebigsten Pektinlieferanten überhaupt. In einer klinischen Studie konnte bei Patienten mit erhöhten Blutfettwerten deutliche Besserungen erzielt werden, die 200 Gramm Möhren pro Tag aßen.

Wie andere Ballaststoffe auch erhöhen die Pektine der Möhre die so genannte Passagegeschwindigkeit in Dünn- und Dickdarm. Der Nahrungsbrei verweilt also kürzer im Darm, so dass auch weniger Zeit bleibt, Fette zu verdauen: Gut für unseren Blutfettspiegel.

Ganzjahresgemüse

In Deutschland gibt es Möhren das ganze Jahr über, etwa zur Hälfte stammen sie aus heimischem Anbau.

Die ersten Frühmöhren – unter Folie oder Glas gezogen – kommen als Bundmöhren auf den Markt. Sie sind durchaus schmackhaft, doch ihr Karotingehalt ist relativ gering. Vom Sommer bis zum Herbst ist Haupterntezeit.

Am besten gekocht

Aus medizinischer Sicht gewinnt die Möhre, wenn man sie kocht und zu Brei püriert, da dann ihre Karotinoide von unseren Darmwänden besser aufgenommen werden können.

Möhren sind ein Wurzelgemüse, dem es in unseren kalten und rauen Breiten ausgesprochen gut gefällt. Und das sieht man ihnen auch an. Sie sind kompakt und fest, voller ballaststoffhaltiger Zellulose, die nur eine Aufgabe hat: nämlich möglichst wenig Vitamine und Mineralien an die Umwelt abzugeben – und sie für uns aufzubewahren.

KOHLRABISUPPE MIT MÖHRENKLÖSSCHEN

■ Zutaten für 4 Personen:

300 g Möhren
Salz
1 Prise Zucker
50 g Hartweizengrieß
1 EL Mehl
1 Ei
Pfeffer
400 g Kohlrabi
25 g Butter
750 ml Hühnerbrühe
1 EL Crème fraîche

■ Möhren schaben, waschen und in Stücke schneiden. In wenig Salzwasser mit dem Zucker 15 Minuten lang garen.

Über einem Sieb abgießen, nicht abtropfen lassen. Die nassen Möhren pürieren, mit Grieß, Mehl, Ei und Pfeffer zu einem Teig verrühren und gut 30 Minuten lang quellen lassen.

In der Zwischenzeit den Kohlrabi putzen, schälen, in Scheiben oder Streifen schneiden. In der Butter mit 200 Milliliter Hühnerbrühe aufkochen, mit Crème fraîche, Salz und Pfeffer abschmecken.

Für die Möhrenklößchen von der Teigmasse mit zwei Teelöffeln vorsichtig etwa 20 Klößchen abstechen und in der restlichen Hühnerbrühe gar ziehen lassen.

Die Klößchen sind gar, wenn sie aufschwimmen. Klöße mit der Brühe zur Suppe geben und servieren.

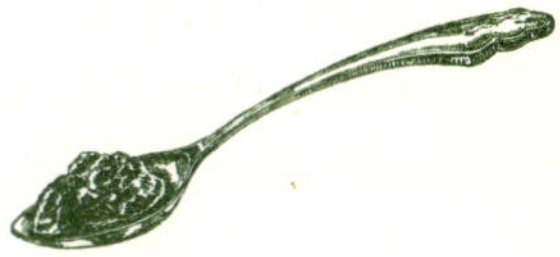

Mit der leckeren Kohlrabisuppe können Sie Gesundheit einfach löffeln.

PAPRIKA

Süß wie die Sünde – scharf wie der Teufel

Die ursprüngliche Heimat des Paprikas sind die Tropen und Subtropen Südamerikas. Mit Kolumbus kam der Paprika nach Europa, vor allem in höheren Kreisen begann man von einem feuerroten Gewürz zu schwärmen, das so »süß wie die Sünde« und so »scharf wie der Teufel« sein sollte.
Heute ist Paprika als Gemüse ebenso in allen Haushalten zu finden wie in pulverisierter Form als Gewürz.

Gut fürs Blut

Paprikapulver niemals in siedendes Fett geben, denn das lässt seinen Zucker auskristallisieren. Folge: Das Gewürz verliert seine rote Farbe und schmeckt bitter. Besser den Paprika ins erhitzte, aber nicht siedende Fett geben oder ihn erst auf das fertige Pfannengericht streuen.

- Gesunde Schärfe

Bedeutendster Wirkstoff des Paprikas ist das Capsaicin. Paprikapulver enthält höhere Mengen davon als das Frischgemüse – es sei denn, man isst bei der Frucht Trennwände und Kerne mit, denn dort ist der Wirkstoff in besonders hoher Konzentration vertreten. Außerdem: Je schärfer die Frucht, desto höher ist ihr Capsaicinanteil.
Capsaicin verringert die Blutgerinnung und verbessert die Fließeigenschaften des Blutes. Dadurch verhindert es Engpässe in den Blutgefäßen – das Risiko von Durchblutungsstörungen, Herzinfarkten und Schlaganfällen sinkt.
Darüber hinaus wirkt Capsaicin anregend auf die Magensaftausschüttung und vorbeugend bei Migräneanfällen.

- Natürlicher Hautschutz

Frisches Paprikagemüse (rot und gelb) enthält viele hautschützende Karotinoide. Deren Wirkung kommt allerdings am besten zum Tragen, wenn das Gemüse gekocht wird.

Wenig belastet

Paprika stand lange Zeit im Verdacht, eine Nitrat- und Pestizidbombe zu sein. Jüngere Untersuchungen geben jedoch

Entwarnung. In Bezug auf den Nitratgehalt gehört Paprika zu den Schlusslichtern der Tabelle, auch bei PCB und Pestiziden weist er in der Regel relativ niedrige Rückstände auf. Großmutters Tipp: Wählen Sie Paprika der niedrigeren Handelsstufen! Der ist zwar kleiner, dafür aber in der Regel weniger gedüngt und mit Nitraten belastet. Und das Paprikapulver kaufen Sie sich am besten aus biologischem Anbau.

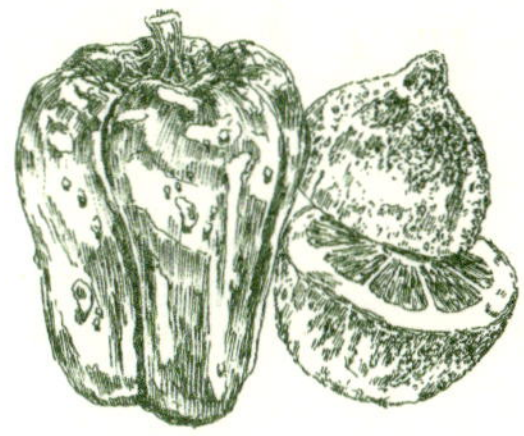

Das Paprikapulver wird aus den getrockneten Paprikafrüchten gewonnen.

Richtig würzen

Zu den gebräuchlichsten Paprikagewürzen zählen:

- Delikatesspaprika mit kaum spürbarem Eigengeschmack, aber sanft duftend und mit intensiver Färbung
- Rosenpaprika, hellrot und scharf
- Paprika »edelsüß«, dunkelrot, mittelscharf, aromatisch und leicht süßlich

Delikatesspaprika eignet sich vor allem für Speisen, denen Sie eine kräftige rötliche Farbe geben wollen, er unterstützt die Schärfe von Pfeffer verströmt ein anregendes Aroma. Rosenpaprika färbt weniger, ist dafür aber so scharf, dass man ihn als Pfefferersatz nehmen kann. Der edelsüße Paprika schließlich ist vielfältig einsetzbar, er gehört nicht nur in ungarische und österreichische Fleischgerichte, sondern lässt sich auch vorzüglich auf Bratfisch, Käse und Quarkspeisen genießen.

Äußerlich aufgetragen erzeugt Paprika ein leicht brennendes Wärmegefühl auf der Haut, das bei längerer Anwendung von rheumatischen Schmerzen ablenkt. Auf diesem Effekt basieren die Rheumapflaster und einige Rheumasalben.

EMMENTALERCREME MIT PAPRIKA

■ Zutaten:

200 g Emmentaler
200 g Sahnequark
4 EL Biojogurt
1 klein gehackte Zwiebel
1 Msp. Kümmel, 1 Msp. Cayenne-Pfeffer
1 TL Paprikapulver, edelsüß
Salz

■ Emmentaler, Sahnequark und Biojogurt zu einer glatten Creme verrühren. Schließlich die Gewürze hinzugeben, durchmischen, mit Salz abschmecken.

PETERSILIE

Seit der Antike bekannt

Die Petersilie wurde schon in der Antike als Heilpflanze geschätzt. Man bescheinigte ihr harntreibende und menstruationsfördernde Wirkungen. Im 16. Jahrhundert wanderte das Kraut aus den Taschen der Ärzte mehr und mehr in die Töpfe der Köche. Auch heute wird es weniger als Heilkraut, denn als Gewürz oder Salatbeilage eingesetzt.

Die Blätter der Petersilie gehören, in die Küche. Die Wurzeln hingegen sind auch in der Heilpflanzenkunde bekannt. Sie stammen allerdings von der Unterart Petroselinum crispum tuberosum und werden zur Spülung der Harnwege eingesetzt. Dazu wird ein gehäufter Teelöffel der zerkleinerten Wurzeln mit einer Tasse (200 Milliliter) kochendem Wasser überbrüht. Zehn Minuten lang zugedeckt ziehen lassen, danach abseihen. Nicht mehr als zwei Tassen pro Tag davon trinken!

Wirkungsvolles Kraut

- Ergiebiger Vitaminlieferant

Petersilie ist ein ergiebiger Vitaminträger. 100 Gramm enthalten 166 Milligramm Vitamin C, 1,7 Milligramm Vitamin E, 170 Mikrogramm Folsäure und 2,8 Mikrogramm Niazin. Durch diese enormen Werte wird das Kraut zu einem wichtigen Heilmittel bei Infektionen und Abwehrschwäche, die hohen Anteile an Niazin und Folsäure fördern die Blutbildung und die Arbeit der Hirn- und Nervenzellen.

- Voller Mineralien

Auch als Mineralienlieferant ist Petersilie geradezu unentbehrlich. Überragend sind seine Anteile an Kalium (1000 Milligramm auf 100 Gramm), Eisen (5,5 Milligramm auf 100 Gramm) und Kalzium (245 Milligramm auf 100 Gramm).

- Gut für die Nieren

Von enormer therapeutischer Bedeutung ist der Petersilienbiostoff Apiol. Er bewirkt die Anregung der Verdauungsvorgänge und der Menstruation, außerdem wirkt er in geringem Umfang keimabtötend. Wichtiger ist jedoch sein erweiternder Einfluss auf die Blutgefäße der Nieren, wodurch die Nierentätigkeit mobilisiert wird. Das Zusammenspiel von Apiol mit dem Mineral Kalium, das ja in der Petersilie ebenfalls vorkommt, macht das grüne Kraut zu einem der wirksamsten Harntreiber und Nierenmobilisatoren überhaupt.

Nicht übertreiben

Große Mengen des Petersilienwirkstoffs Apiol können Frühgeburten auslösen, oftmals einhergehend mit erheblichen Nebenwirkungen auf Nerven und Nieren. Für diese Wirkungen müsste man das Kraut jedoch kiloweise verzehren.

Möglicherweise ist dem Genießer schon einmal aufgefallen, dass Petersilie im Geschmack der Muskatnuss nicht unähnlich ist. Der Grund: Das ätherische Öl Myristizin ist in beiden Gewürzen zu finden.

Nur frisch verwenden

Wer wirklich die ganze Würzkraft der Petersilie erleben will, sollte nur frisches Kraut verwenden. Denn die getrocknete und gepulverte Ware ist ebenso unansehnlich wie geschmacksarm, auch Petersilie aus der Tiefkühltruhe ist allenfalls noch grün, besitzt jedoch keinen Geschmack mehr.

Grüner Alleskönner

Die krausen Blätter des Krauts eignen sich mehr zur Dekoration als zum Verzehr, während die glatten Blätter als Gewürz zu allen möglichen Speisen eingesetzt und mit zahlreichen anderen Kräutern kombiniert werden können.

In warmen Gerichten wird der herbe Geschmack der Petersilie verstärkt, wobei das Kraut allerdings erst beim Servieren hinzukommen sollte und nicht schon beim Kochen – denn während des Garens geht neben dem Geschmack vor allem Vitamin C in großem Umfang verloren.

Suppengrün ohne Petersilie ist unvorstellbar. Ebenso ist sie unentbehrlicher Bestandteil von »Bouqet garni«, »Fines herbes« und der Frankfurter Grünen Sauce.

GEBACKENE PETERSILIE

■ Zutaten:
2 Bund Petersilie
Ausbackfett
Küchenkrepp

■ Die Petersilienblätter mit Stängel waschen und gut abtrocknen. Das Ausbackfett auf 180 Grad Celsius erhitzen, die Petersilie eintauchen und etwa eine Minute lang backen. Herausnehmen und das Fett auf Küchenkrepp abstreifen. Gebackene Petersilie ist vorzüglich zu Kartoffelgerichten.

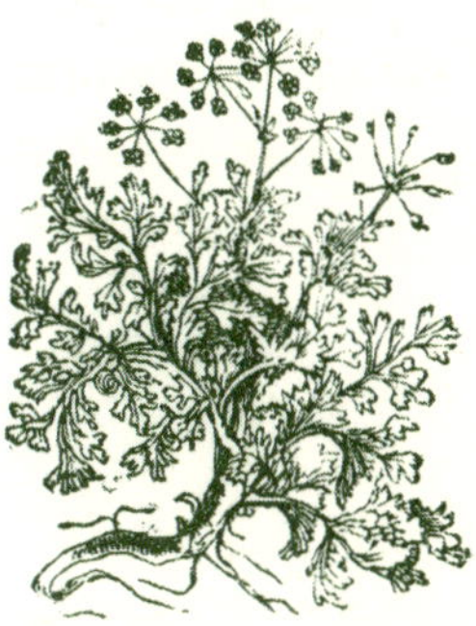

Gebackene Petersilie ist ein gesunder Snack.

PFEFFER

Scharfer Begleiter

Eine ganze Reihe von scharfen Gewürzen wird gerne als Pfeffer bezeichnet, so gibt es schwarzen, weißen und grünen Pfeffer sowie Chili-, Nelken-, Cayenne- und Spanischen Pfeffer. In deutschen Küchen dominieren schwarzer, weißer und grüner Pfeffer, die allesamt vom schwarzen Pfeffergewächs Piper nigrum abstammen.

Wärme mit positiven Folgen

Cayenne-Pfeffer stammt von einem ganz anderen Gewächs als Pfeffer und unterscheidet sich daher auch im Gewürzprofil. Er enthält wenig ätherische Öle, dafür aber umso mehr vom »Scharfmacher« Capsaicin. Er ist daher kein Universalgewürz, seine Stärken entfaltet er vor allem in Begleitung von Fleisch und Nüssen.

Unter den Wirkstoffen von schwarzem, weißem und grünem Pfeffer dominiert das Piperin. Es erregt in Rachen, Speiseröhre und Magen die Thermorezeptoren, die für das Wärmeempfinden zuständig sind. In der Folge spüren wir einen deutlichen Wärmereiz, der schließlich auch andere Teile unseres Körpers erfasst. Die Wissenschaft spricht hier vom so genannten Thermic Food Effect.

- Wir fühlen uns warm durchflutet und wohlig entspannt.
- Der Körper beschleunigt den Stoffwechsel, so dass wir mehr Kalorien verbrennen und der Cholesterinspiegel in unserem Körper sinkt.
- Der Körper leitet viel Blut in den Darm. In der Folge wird die Verdauung deutlich verbessert.
- Schließlich regt Piperin auch die Speichelsekretion an.

Viele Sorten

Das Pfeffergewächs Piper nigrum liefert uns schwarzen, weißen und grünen Pfeffer:

- Weißer Pfeffer: Dazu werden die organgeroten Beeren vollreif geerntet und anschließend zur Fermentation auf große Haufen geworfen. Kurz darauf lässt sich das weiche Fruchtfleisch samt Schale herunterwaschen, so dass nur die weißen Pfeffersamen übrig bleiben. Sie schmecken mittelscharf.

- Schwarzer Pfeffer: Er ist ein wenig preiswerter als der weiße Pfeffer. Seine Herstellung besteht schlicht und einfach darin, dass die noch etwas unreifen Beeren an der Luft zum Trocknen ausgelegt werden. Beim Trocknenfärben sie sich schwarz und werden etwas schrumpelig.
- Grüner Pfeffer: Er bekommt sein intensives Aroma und seine Farbe dadurch, dass die unreifen Früchte in saurer Salzlake eingelegt werden. Grüner Pfeffer bringt neben seiner Schärfe auch immer etwas Salz aus der Lake mit in die Speisen ein.

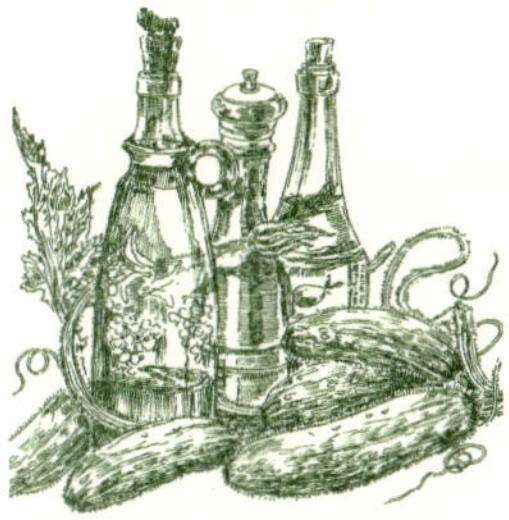

Pfeffer gehört zu den Würzmitteln, die in keiner Küche fehlen dürfen.

Universalwürze

Es gibt praktisch kein Gericht, für das der Pfeffer nicht anwendbar wäre, selbst einige Süßspeisen (wie etwa Erdbeeren) können mit ihm noch etwas »aufgepeppt« werden.
Insgesamt schmecken natürlich alle Pfeffersorten intensiver, wenn sie ungemahlen in ganzen Früchten gekauft und erst bei Bedarf in der Mühle zerkleinert werden.

ROTKOHLSALAT MIT PFEFFER

■ Zutaten für 4 Personen:
1 Rotkohl
100 g schwarze Oliven ohne Stein
1 süßsaurer Apfel
3 EL Olivenöl
1 EL Apfelessig
1 TL frisch gemahlener schwarzer Pfeffer
Salz

■ Den Kohl putzen, hobeln, abbrausen und im Sieb abtropfen lassen. Die Oliven in feine Streifen schneiden.
Den Apfel schälen, entkernen und in sehr dünne Scheiben schneiden. Für die Marinade Öl und Essig mit dem Pfeffer verrühren und mit etwas Salz abschmecken.
Apfel, Rotkohl und Oliven gut vermischen, mit der Marinade übergießen, etwas ziehen lassen und dann servieren.
Der Rotkohlsalat ist eine gute Beilage zu allen herzhaften Gerichten.

Früher war die gängige Meinung, dass Pfeffer aufgrund seiner Schärfe Magengeschwüre und Darmkrebs auslösen könnte. Neuere Studien beweisen das Gegenteil. Demnach regt Pfeffer wohl die Ausschüttung von Magensäure an, doch er hat keinen Einfluss auf die Entstehung von Magengeschwüren.

SENF

Die Kraft der Samen

Senf passt gut in viele Saucen. Er ist unentbehrlicher Bestandteil einer Vinaigrette zum Salat, gibt aber auch milden Sahnesaucen zum Fleisch einen besonderen Pfiff.

Den Senf beziehungsweise seine Samenkörner gibt es in drei Varianten: schwarzen, indischen und weißen Senf. Alle drei werden kulinarisch überall auf der Welt genutzt, medizinisch am bedeutsamsten ist der schwarze Senf.

In unseren Breiten überwiegen die industriell hergestellten Senfpasten, die in Gläsern oder Tuben angeboten werden. In ihnen findet man allerdings neben den zermahlenen Senfkörnern auch noch andere Gewürze und vor allem Salz. Einigen Produkten sind außerdem noch Farb- und Konservierungsstoffe zugesetzt. Sie sind daher für die medizinische Therapie ungeeignet.

Schwarz ist heilsam

Medizinisch ist lediglich der schwarze Senf von Bedeutung. Er enthält große Mengen an Sinigrin und Myrosin, die sich im Wasser zu einem ätherischen Senföl verbinden. Dieses Öl wirkt in hohem Maße antibiotisch, vor allem auf Harnwege und Blase. Äußerlich aufgetragen mobilisiert es die Durchblutung der Haut.

Schwarzer Senf darf nicht von Menschen verzehrt werden, die an einem Geschwür im Magen- und Darmbereich leiden. Denn seine scharfen Substanzen können an den erkrankten Stellen für schmerzhafte Reizungen sorgen!

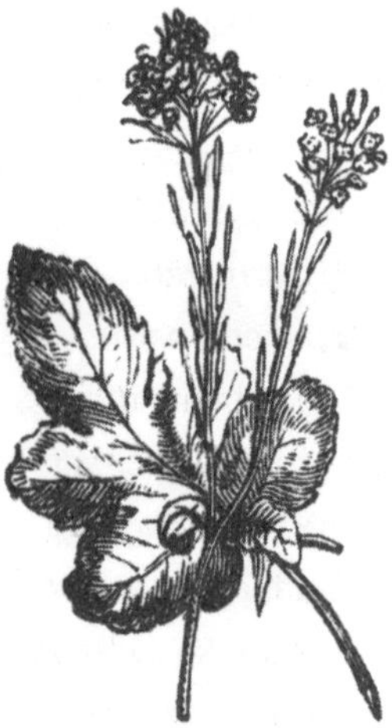

Aus Senfsaat lassen sich nicht nur scharfe Pasten, sondern auch heilsame Umschläge zubereiten.

- Senfumschlag gegen Muskel- und Gelenkschmerzen

Zerstampfen Sie 120 Gramm Senfsamen mit einem Mörser mit so viel Wasser, dass eine dicke, streichfähige Paste entsteht. Tragen Sie die Paste auf ein Tuch auf, das auf die schmerzende Stelle gelegt wird. Die Haut wird vorher mit Gaze abgedeckt, damit der Senf nicht an ihr kleben bleibt. Dauer der Anwendung etwa zwei bis drei Minuten, dreimal täglich wiederholen.

Lange haltbar

Senfkörner halten sich in gut verschließbaren Gefäßen bis zu einem halben Jahr. Die Senfpasten werden leider zusätzlich zum Kochsalz mit Konservierungsstoffen vermengt, obwohl die ätherischen Öle der Senfkörner allein schon das Wachstum von Pilzen und Bakterien verhindern würden. Es gibt aber auch Produkte ohne Konservierungsstoffe.

Von scharf bis mild

Weißer Senf schmeckt intensiv, ist aber nur von geringer Schärfe. Ganz im Unterschied zum schwarzen Senf, der uns die Haare regelrecht zu Berge stehen lässt. Geschmacklich in der Mitte von beiden steht der indische Senf, er ist besonders reich an fettem Öl. Man bekommt ihn allerdings in Europa nur selten. Senf eignet sich für eine ganze Reihe von Speisen, vor allem aber zu Fleischgerichten.

Die eigentümliche Schärfe und auch die medizinischen Wirkungen des Senfs sind das Resultat eines chemischen Prozesses, der entweder beim industriellen Zerstampfen oder aber beim Zerkauen der Senfkörner in Gang gesetzt wird. Als Initialzündung für diesen Prozess werden Wasser beziehungsweise Speichel gebraucht, denn sie sorgen erst als Lösungsmittel dafür, dass sich zwei bestimmte Senfsubstanzen zu einem »Schärfecocktail« miteinander verbinden können.

SCHARFES ERBSENPÜREE

■ Zutaten für 2 Personen:

2 EL Butterschmalz
1 TL schwarze Senfkörner
1 TL Koriander
1 TL gemahlener Kreuzkümmel
1 TL gemahlener Ingwer
200 g Tiefkühlerbsen
Salz
100 ml Wasser

■ Das Butterschmalz in einem schweren Topf erhitzen, die Gewürze hinzufügen und den Topf sofort mit einem Deckel verschließen.
Den Topf vom Herd nehmen, wenn die Senfkörner hochzuspringen beginnen.
Dann ein paar Sekunden warten, schließlich den Deckel herunternehmen, Erbsen und Wasser hinzufügen.
Kurz aufkochen, noch einige Minuten lang auf kleiner Flamme köcheln lassen. Wenn die Erbsen weich sind, mit Salz abschmecken und mit einem Stampfer oder Mixstab pürieren.
Das Erbsenpüree passt ausgezeichnet zu kurzgebratenem Fleisch.

WEIN

Kultgetränk aus Traubensaft

Deutscher Wein hatte lange Jahre einen schlechten Ruf, er war Weinkennern zu sehr nachgesüßt und zu wenig gehaltvoll. Das hat sich im letzten Jahrzehnt doch sehr geändert: Deutsche Rieslinge gehören wieder zu den Spitzenweißweinen mit Weltgeltung, und die Rotweine sind stark auf dem Vormarsch.

Wein ist ein Getränk mit einer uralten Tradition. Im alten Transkaukasien wurde Wein schon 5000 Jahre vor unserer Zeitrechnung als Rauschmittel in heiligen Zeremonien eingesetzt. Man verehrte den vergorenen Traubensaft als von Gott gesandtes Mittel zur ekstatischen Erhöhung des Menschen. Ganz ähnlich dachten auch noch die alten Ägypter und Griechen. Diese Tradition hat sich im Grunde in den Gottesdiensten der christlichen Religionen fortgesetzt – Wein spielt eine große Rolle beim Abendmahl.

Gesunde Tradition

In Deutschland ist der Wein als Getränk gegenüber dem Bier im Laufe der Jahrhunderte immer mehr ins Hintertreffen geraten. Ganz im Unterschied zu Frankreich. Die Franzosen sind immer noch eine Nation von Weintrinkern. Und sie leiden erheblich seltener an Herz- und Kreislauferkrankungen. Wissenschaftler sprechen in diesem Zusammenhang vom »french paradox«, dem »französichen Widerspruch«, weil die Franzosen auf Grund ihres hohen Fett- und Nikotinkonsums eigentlich viel häufiger unter Arterienverkalkung (Arteriosklerose) leiden müssten als wir Deutschen. Hauptverantwortlich für diesen Tatbestand ist wohl der Rotwein, weil seine Gerbstoffe die Blutgefäße in Schuss halten.

Rotwein verbessert die Durchblutung im Herzmuskel. Der Grund: Die Rotweingerbstoffe wirken entspannend auf die Muskeln in den Herzkranzgefäßen, die dadurch einen größeren Querschnitt bekommen und mehr Blut durchlassen.

Rotwein schützt das Herz

Mäßiger und regelmäßiger Weingenuss besitzt generell präventive Eigenschaften, vor allem im Hinblick auf Herz-Kreislauf-Erkrankungen.

Darüber hinaus enthalten die einzelnen Weinsorten auch noch Substanzen, die ganz spezifische Wirkungen im menschlichen Organismus entfalten.

Überragend sind die gesundheitlichen Wirkungen von Rotwein, denn er enthält große Mengen an Gerbstoffen, die in den Blutgefäßen für einen guten Durchfluss sorgen. Aber auch andere Weinsorten haben es medizinisch in sich:

- Müller-Thurgau, Spätburgunder vom Kaiserstuhl, Riesling und echter Champagner enthalten viele Mineralien, vor allem Kalium, Kalzium und Magnesium.
- Weißweine regen generell die Magentätigkeit an.
- Spätburgunder und Trollinger aus Baden-Württemberg sowie Rotweine aus Frankreich und dem Rheingau enthalten Gerbstoffe, Kalium und Magnesium zur Stärkung des Herzmuskels.
- Weißweine aus Anjou und Traminer entfalten bei ihrer Ausscheidung durch den Urin antiseptische Wirkungen und helfen dadurch bei Blasenentzündungen.
- Bordeaux-Weine enthalten antibiotische Flavonoide und Phosphor und helfen dadurch gegen Husten.

Großmutters Tipp: Erwärmen Sie den Wein auf etwa 60 Grad Celsius, und fügen Sie etwas Zimt und einige Zitronenschalen hinzu. Ein leckerer Erkältungstrunk!

- Roséwein aus der Provence und die leichten Silvaner aus Franken fördern die Tätigkeit der Nieren und senken den Harnsäurespiegel.
- Rieslinge vom Kaiserstuhl und von der Hessischen Bergstraße wachsen auf kalziumreichen Böden und schützen dadurch vor Knochenschwund.
- Trockener Riesling hilft generell bei Verstopfung, weil er die Magenbewegungen und die Sekretion von Verdauungssäften anregt.

Entwarnung für Weinfreunde: Täglich ein kleinen Glas Rotwein ist gesund! Das ist inzwischen die einhellige Meinung der Gesundheitsexperten. Neben den positiven Wirkungen auf das Herz-Kreislauf-System scheint es noch andere beachtenswerte Effekte zu geben. Mediziner fanden in Studien zum Beispiel heraus, dass Menschen, die mäßig aber regelmäßig dem vergorenen Traubensaft zusprechen, länger leben als strikte Abstinenzler.

Vorsicht, Kater!

In der Regel führt Rotwein eher zum dicken Kopf als Weißwein. Der Grund: Er enthält mehr Histamine, die zu starken Spannungsänderungen an den Blutgefäßen der Stirnmuskulatur führen können. Darüber hinaus haben auch viele Allergiker Probleme mit Rotwein, weil dessen Histamine die Überreaktionen des Immunsystems noch weiter anheizen.

In Deutschland gibt es viele Weinbaugebiete mit Winzern, die ihren Kunden gerne über ihre Arbeitsweise Auskunft geben. Wenn sich in Ihrer unmittelbaren Nähe keines befindet, könnten Sie Ihren jährlichen Weinkauf vielleicht mit einer kleinen Wochenendreise verbinden.

Welcher Wein?

Mitte des letzten Jahrhunderts begannen die Winzer damit, die Schädlinge an ihren Reben zuerst mit Schwefel und dann mit einer Kupfervitriolverbindung zu attackieren. Schließlich kam es sogar zum Einsatz von Arsenverbindungen. Der Einsatz von Pestiziden ist heute leider noch nicht ausgemerzt, jedoch werden mittlerweile auch im traditionellen Weinbau immer häufiger neue, alternative Wege der Schädlingsbekämpfung beschritten. Das Sortiment an Bioweinen steigt stetig an. Bei diesen wird auf mineralische Düngung verzichtet, außerdem werden widerstandsfähige Rebsorten kultiviert und Nützlinge gefördert, um den Einsatz von Schädlingsbekämpfungsmitteln überflüssig zu machen. Wer also wirklich auf Nummer sicher gehen will, sollte Bioweinen den Vorzug geben.

Nützliche Tipps zum Weinkauf

- Setzen Sie vor allem auf trockene Weine, denn diese sind viel verträglicher.
- Seien Sie beim Wein nicht zu sparsam. Kaufen Sie Ihren Wein dort, wo man Ihnen Auskunft über die Arbeitsweise des Winzers geben kann. Bioweine erkennt man an der kleinen BÖW(-Bundesverband ökologischer Weinbau)-Nummer auf dem Etikett.
- Leider können selbst viele Bioweine nicht vollständig auf Schwefel verzichten, denn das Mineral hat im Produktionsprozess den Sinn, Neben- und Zwischenprodukte der Gärung abzubinden, den Wein vor Oxidation zu schützen und die Vermehrung von Hefepilzen und Bakterien zu hemmen. Für die einzelnen Weinsorten aus deutschen Anbaugebieten sind jedoch bestimmte Schwefelgrenzwerte vorgeschrieben, deren Einhaltung in der Regel penibel beachtet wird.

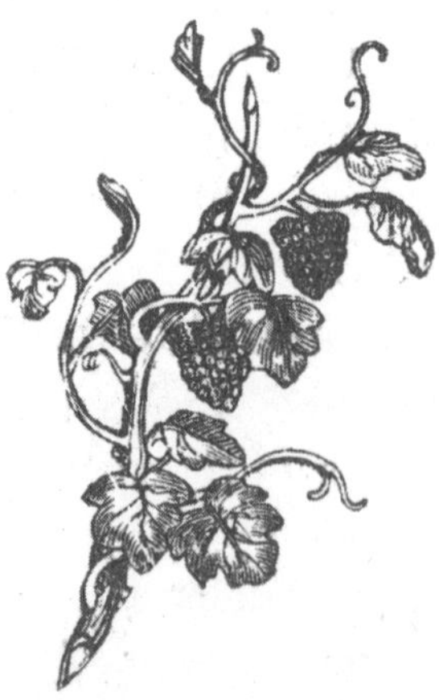

Die Verarbeitung des Traubensaftes entscheidet darüber, wie bekömmlich der Wein wird.

ROTBUSCH-ROTWEIN-DRINK

■ Zutaten für 16 Portionen:

2 EL Rotbuschtee
1 l Wasser
400 g Kristallzucker
1 Zimtstange
2 in Scheiben geschnittene Orangen
2 in Scheiben geschnittene Zitronen
1 l Rotwein
50 ml Brandy
1 l Soda
Eiswürfel

■ Rotbuschtee mit kochendem Wasser überbrühen, zwei Minuten lang ziehen lassen, danach abseihen. Den Kristallzucker bei moderater Hitze im Topf mit dem Rotbuschtee lösen, zwei Minuten lang köcheln lassen, bis das Ganze zu Sirup geworden ist.

Zimtstange, Zitronen- und Orangenscheiben in ein Mixgefäß geben. Den Rotbuschsirup darüber gießen, vier Stunden ziehen lassen.

Wein und Brandy hinzugeben und alles gut abkühlen lassen. Vor dem Servieren Soda und Eiswürfel zugeben.

Mittlerweile wird sogar Weißwein ohne oder mit nur ganz wenig Alkohol angeboten. Geschmacklich sind diese Weine allerdings keine Offenbarung, und auch ihr gesundheitlicher Wert ist fraglich, weil sie vielen Verarbeitungsprozessen unterzogen wurden. Bleiben Sie lieber beim Traubensaft, wenn Sie keinen Alkohol trinken wollen.

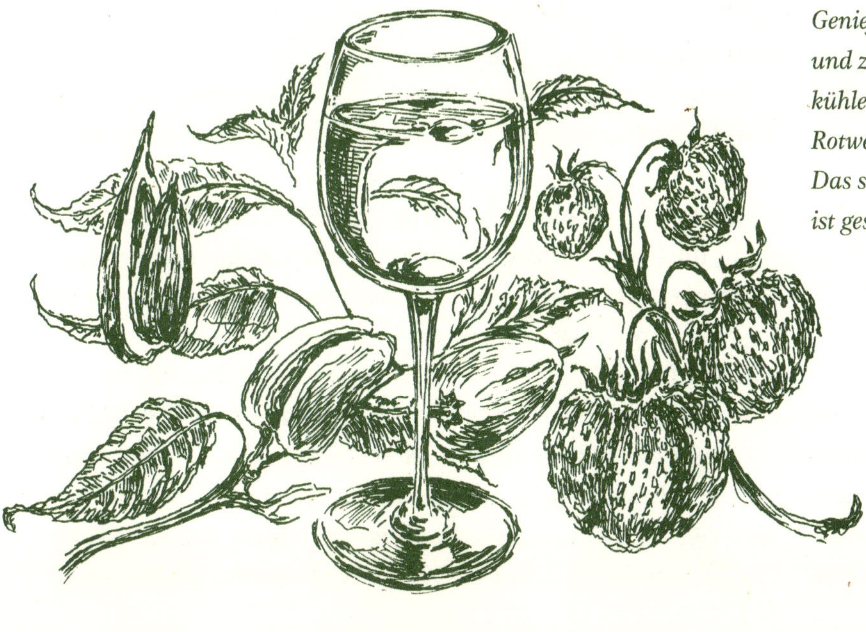

Genießen Sie ab und zu ein Glas kühlen Rotbusch-Rotwein-Drink. Das schmeckt und ist gesund.

ZWIEBEL

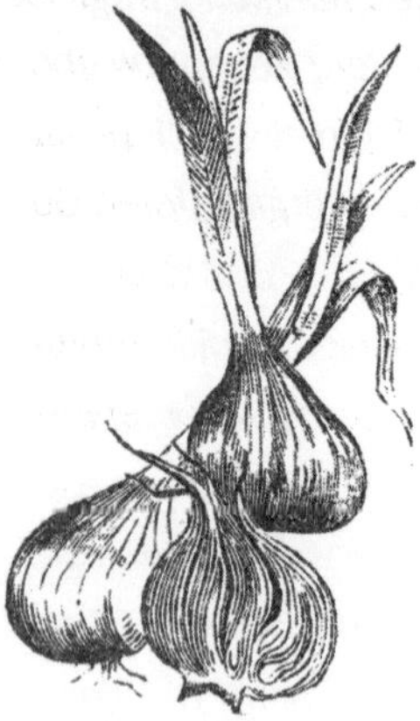

Zwiebeln sind aus unserer Küche nicht wegzudenken.

Gebirgspflanze aus dem Hindukusch

Die Heimat der Zwiebel sind die Gebirgsregionen Afghanistans, Pakistans und des Irans. Dort wächst sie noch heute in ihrer wilden Urform.

Die alten Ägypter verehrten die Zwiebel als Symbol des Mondes, für ihre Bauern war sie neben Brot das wichtigste Nahrungsmittel. Beim kräftezehrenden Bau der riesigen Pyramiden stärkten sich die Arbeiter mit Lauch, Knoblauch und Zwiebeln. Die antiken Griechen schätzten die Zwiebel als Beilage zu Fleisch- und Fischgerichten. Hippokrates (460 bis 370 v. Chr.) empfahl sie zur Stärkung der Augen.

Im Mittelalter wurde die Zwiebel zum Schutz gegen Cholera und Pest eingesetzt. In Kräuterbüchern des 16. Jahrhunderts empfiehlt man sie gegen Brandblasen, Wassersucht und Wurmbefall.

Für den amerikanischen Präsidenten George Washington (1732 bis 1799) war das aromatische Liliengewächs ein Allheilmittel, egal, ob er eingewachsene Zehennägel hatte oder unter einer Erkältung litt.

Tolle Knolle

- Sulfide

Ähnlich wie beim Knoblauch sorgen die Sulfide der Zwiebel über das Abatmen für einen Geruch, der von vielen Menschen eher mit Argwohn betrachtet wird.

Ähnlich wie Knoblauch, Schnittlauch und Schalotten besticht die Zwiebel durch ihren hohen Gehalt an Schwefelverbindungen, die vor allem in Schleimhäuten desinfizierende Eigenschaften besitzen. In Ländern mit sehr hohem Zwiebelkonsum (zum Beispiel Griechenland) ist Magenkrebs viel seltener anzutreffen als in anderen Regionen. Darüber hinaus hemmen die Sulfide der Zwiebel die Gerinnung des Blutes. Es kann besser fließen, das Risiko von Gefäßverschlüssen wird deutlich verringert. Nicht zu vergessen schließlich die Wirkungen der Zwiebelöle auf die Verdauung. Sie mobilisieren die Arbeit von Magen, Darm, Leber, Gallenblase und Bauchspeicheldrüse.

- Zink

Mit 1,4 Milligramm auf 100 Gramm gehört die Zwiebel zu den zinkreichsten Gemüsesorten. Dieses Mineral spielt eine wichtige Rolle für das Immunsystem.

Die Küchenzwiebel ist eine Universalzwiebel, ihr Geschmack passt zu überaus vielen Gerichten: Sie ist gemeint, wenn in einem Rezept von Zwiebeln die Rede ist.

Lagerfähiges Gemüse

Koch- und Gemüsezwiebeln sollten beim Kauf noch nicht ausgekeimt und fest sein. Im dunkel abgestellten Gemüsekorb halten sich Zwiebeln mindestens einen Monat lang.

Vorsicht beim Schneiden

Zwiebeln schmecken roh und gekocht. Roh sind sie therapeutisch am wirksamsten. Denken Sie jedoch daran, dass klein gehackte Zwiebelstücke umgehend verarbeitet werden sollten, da sonst die ätherischen Öle abdampfen.

STECKRÜBEN-ZWIEBEL-GEMÜSE

■ Zutaten für 4 Personen:

2 Zwiebeln
500 g Steckrüben
40 g Butter
1 l Fleischbrühe
Salz
Pfeffer
1 Bund Schnittlauch
1 TL Beifuß

■ Die Zwiebeln abziehen und in Würfel schneiden. Steckrüben schälen, putzen und ebenfalls würfeln. Die Butter in einem Topf erhitzen, die Zwiebelstücke darin bei schwacher Hitze glasig dünsten. Die Steckrüben hinzugeben und drei Minuten lang mitdünsten. Die Fleischbrühe angießen und alles zusammen 15 Minuten lang köcheln lassen. Salzen und pfeffern, am Ende die Flüssigkeit durch ein Sieb abgießen.

Den Schnittlauch waschen, trockentupfen und klein schneiden und zusammen mit dem Beifuß dem Gemüse beigeben.

Im Winter sind Zwiebeln ein wichtiger Vitaminlieferant. Sie müssen, um diese Funktion erfüllen zu können, allerdings roh gegessen werden, zum Beispiel mit anderer Rohkost als Salat.

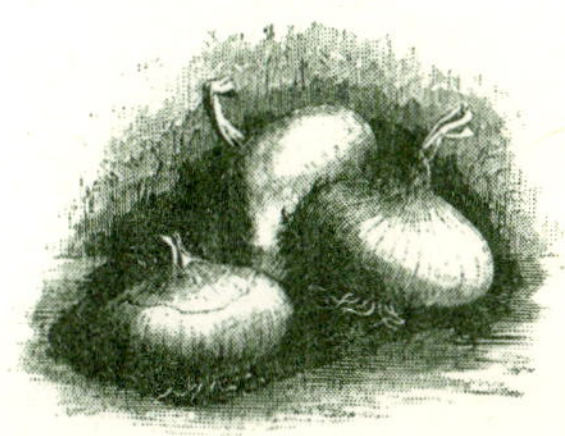

ÜBER DIESES BUCH

Die Autoren

Dr. med. Christiane Lessing ist Ärztin und Medizinjournalistin. Sie leitete jahrelang die Gesundheitsredaktion eines renommierten Verlages und hat schon viele Medizin- und Gesundheitsbücher veröffentlicht. Die Autorin lebt in München.

Dr. med. Jörg Zittlau arbeitet seit über zehn Jahren als Wissenschaftsjournalist und Autor von Sach- und Fachbüchern. Seine Spezialgebiete sind Naturheilweisen, gesunde Ernährung und Sportmedizin. Der Autor lebt in Bremen.

Die Illustratorin

Beate Brömse ist Illustratorin und Malerin. Sie arbeitet für zahlreiche Verlage, und ihre Arbeiten wurden unter anderem in »graphis annual« und »novum« veröffentlicht. Beate Brömse lebt in München.

Haftungsausschluss

Die Inhalte dieses Buches sind sorgfältig recherchiert und erarbeitet worden. Dennoch kann weder die Autoren noch der Verlag für die Angaben in diesem Buch eine Haftung übernehmen.

Impressum

Es ist nicht gestattet, Abbildungen und Texte dieses Buches zu digitalisieren, auf PCs oder CDs zu speichern oder auf PCs/Computern zu verändern oder einzeln oder zusammen mit anderen Bildvorlagen/Texten zu manipulieren, es sei denn mit schriftlicher Genehmigung des Verlages.

Hinweis

Unsere Ratschläge und Ernährungstipps können und dürfen eine eventuell notwendige medizinische Behandlung auf keinen Fall ersetzen oder verzögern. Bitte gehen Sie sofort zum Arzt, wenn Sie sich krank fühlen, und befolgen Sie unbedingt seine Anweisungen.

Weltbild Buchverlag
–Originalausgaben–

Projektleitung:
Dr. Ulrike Strerath-Bolz
Redaktion:
Claudia Krader, München
Umschlagillustration:
Christian Weiß, München
Umschlaggestaltung:
X-Design, München
Satz:
Dirk Risch, Berlin
Druck und Bindung:
Freiburger Graphische
Betriebe GmbH & Co. KG,
Bebelstraße 11,
79108 Freiburg

Gedruckt auf chlorfrei gebleichtem Papier

Printed in Germany

ISBN 3-89897-053-1

REGISTER

Heilanwendungen und Heilmittel

Symptome und Erkrankungen